胃肠影像病例点评 200 例
Gastrointestinal Imaging Case Review
(第 2 版)

注 意

　　胃肠影像诊断领域的知识和最佳临床实践在不断发展。由于新的研究与临床经验不断扩展着我们的知识，我们在遵守标准的安全预防措施的同时，也有必要在治疗和用药方面做出适当的变动。建议读者对每一用药都要学其生产厂家所提供的最新产品信息，以确定药物的推荐剂量、服用方法、持续时间及相关禁忌证。根据自己的经验和患者的病情，决定每一位患者的服药剂量和最佳治疗方法，是经治医师的责任。无论是出版商还是著者，对于由于本出版物引起的任何个人或财产的损伤或损失，均不承担任何责任。

出版者

临床影像病例点评系列
Case Review Series

胃肠影像病例点评 200 例
Gastrointestinal Imaging Case Review
（第 2 版）

原　著　Robert D. Halpert

主　译　王　滨

副主译　董　鹏　张仕状　刘　强

北京大学医学出版社
Peking University Medical Press

图书在版编目(CIP)数据

胃肠影像病例点评 200 例：第 2 版 /（美）罗伯特
（Robert H. D.）著；王滨主译. —北京：北京大学医学
出版社，2010.1
书名原文：Gastrointestinal Imaging Case Review Series
ISBN 978-7-81116-855-6

Ⅰ. ①胃… Ⅱ. ①罗… ②王… Ⅲ. ①胃肠病—影象
诊断 Ⅵ. R573.04

中国版本图书馆 CIP 数据核字（2009）第 208421 号

Gastrointestinal Imaging: Case Review Series, 2/E
Robert D. Halpert
ISBN-13: 978-0-323-04094-5
ISBN-10: 0-323-04094-2
Copyright © 2008 by Elsevier Limited. All rights reserved

Authorized Simplified Chinese translation from English language edition published by the Proprietor.
978-981-272-368-0.
981-272-368-4

Elsevier (Singapore) Pte Ltd.
3 Killiney Road, #08-01 Winsland House I, Singapore 239519
Tel: (65) 6349-0200, Fax: (65) 6733-1817
First Published 2010
2010 年初版

Simplified Chinese translation Copyright © 2010 by Elsevier (Singapore) Pte Ltd and Peking University Medical Press. All rights reserved.

Published in China by Peking University Medical Press under special agreement with Elsevier (Singapore) Pte Ltd. This edition is authorized for sale in China only, excluding Hong Kong SAR and Taiwan. Unauthorized export of this edition is a violation of the Copyright Act. Violation of this Law is subject to Civil and Criminal Penalties.

本书简体中文版由北京大学医学出版社与 Elsevier (Singapore) Pte Ltd.在中国境内（不包括香港特别行政区及台湾）协议出版。本版仅限在中国境内（不包括香港特别行政区及台湾）出版及标价销售。未经许可之出口，是为违反著作权法，将受法律之制裁。

北京市版权局著作权合同登记号：图字：01-2009-2386

胃肠影像病例点评 200 例（第 2 版）

主　　译：王　滨
出版发行：北京大学医学出版社（电话：010-82802230）
地　　址：（100191）北京市海淀区学院路 38 号　北京大学医学部院内
网　　址：http://www.pumpress.com.cn
E - mail：booksale@bjmu.edu.cn
印　　刷：北京画中画印刷有限公司
经　　销：新华书店
责任编辑：韩忠刚　　　　责任校对：金彤文　　　　责任印制：张京生
开　　本：889mm×1194mm　1/16　印张：24　字数：678 千字
版　　次：2010 年 1 月第 1 版　2010 年 1 月第 1 次印刷
书　　号：ISBN 978-7-81116-855-6
定　　价：99.00 元

版权所有，违者必究
（凡属质量问题请与本社发行部联系退换）

译者名单（按姓氏笔画排序）

王　滨　　潍坊医学院
王锡臻　　潍坊医学院
牛庆亮　　潍坊市中医院
史英红　　烟台市毓璜顶医院
刘　艳　　潍坊医学院
刘　强　　山东省医学影像学研究所
刘金刚　　潍坊医学院
杨春波　　潍坊医学院
张　强　　潍坊医学院
张仕状　　潍坊医学院
桑　莉　　潍坊医学院
袁宇啸　　潍坊医学院
崔　慧　　潍坊医学院
程　鑫　　潍坊医学院
葛艳明　　潍坊医学院
董　鹏　　潍坊医学院

译者前言

由著名放射学专家 Robert D. Halpert 原著的《胃肠影像病例点评 200 例》（第 2 版）于 2008 年出版，出版后即受到广大消化系统影像诊断医师、消化内科和普通外科等医师的高度评价，并成为重要的工具书和参考资料之一。

本书原著分为三个部分：第一部分是基础篇（opening round），阐述的是消化系统常见病的影像学表现、临床表现、病理基础以及鉴别诊断，巩固了消化系统各专业医师在常见病方面的相关知识。第二部分是提高篇（fair game），概述了消化系统少见病的影像学表现、病理基础以及相关的临床表现，提高了消化系统各专业医师的临床业务能力。第三部分是挑战篇（challenge），本部分针对消化系统的一些罕见病，进行影像、病理和临床等方面的分析，进一步拓宽了消化系统各专业医师的知识面。

本书图文并茂，简练易懂，内容丰富，病种全面，层次分明，富含作者自己的经验，反映了当今世界在消化系统疾病方面最新的影像检查技术和诊断水平。

本书不仅包括常规的 X 线和超声诊断技术，还包括 CT、MRI 等影像学技术，图像三维处理及各种增强技术，使本书的内容更加丰富。由于一些新兴的检查技术和方法在消化系统的应用时间较短，但愿译著《胃肠影像病例点评 200 例》的出版能对国内的消化系统各专业医师的诊疗水平提高起到应有的作用。

承蒙北京大学医学出版社的委托，我们组织了以潍坊医学院医学影像学系和潍坊医学院附属医院影像中心为主的消化系统方面的医师对原著进行了翻译和审校。翻译内容力求忠于原著，文字力求简明扼要，并合乎中文习惯。

本书在翻译过程中，潍坊医学院、潍坊医学院附属医院和山东省医学影像学研究所给予了大力支持和精心指导，潍坊医学院附属医院影像中心的全体同仁给予了积极配合和大力协助，谨此一并表示感谢。

因时间仓促，加之译者水平有限，译著中的不当之处，恳切希望同道予以斧正。

译 者
2009 年 7 月

序

《胃肠影像病例点评 200 例》（第 1 版）的出版受到广大读者的欢迎与好评，一致认为此书极具实用价值，对此我很欣慰。该书作者在创造通俗易懂的及以病例为基础的学习工具书方面做出了杰出的成绩，并成为 THE REQUISITES 系列图书的有益补充。

尽管一些读者善于学习传统的工具书，但另一些读者学习时喜欢遇到难题时的渴望、激情，以及如坐针毡的感觉。《胃肠影像病例点评 200 例》采用模拟委员会的方式，展示有限数量的图片，并要求做出鉴别诊断，提问几个临床和影像问题（唯一的不同是本书给你正确的答案与即时的反馈！），病例按从相对简单到非常困难分级，来检测读者知识水平。此外，作者为每个病例提供简短的注释及与 THE REQUISITES 的相互参照。

由于此系列图书（第 1 版）的成功，作者开始出版《胃肠影像病例点评 200 例》的第 2 版。作者期望在第 2 版中引入新的模式与新的影像学技术，提供新的甚至更多的病例图解及其病理知识。

Dr. Robert D. Halpert 编写的这卷《胃肠影像病例点评 200 例》是该系列图书的最新版本，在第 1 版的基础上添加了新的病例和注释，并介绍了新的影像学技术。胃肠道影像学不仅包括常规 X 线检查、CT、MRI 和超声，还包括分子影像学、灌注成像、三维成像、波谱和各种增强检查，使这一领域的技术方法更加完善。该书还含有住院医师感兴趣的临床病例。Dr. Robert D. Halpert 在第 1 版的成功在此版同样得以体现，这为住院医师的培养提供了极具价值的资料。

我很高兴为您介绍最新版的《胃肠影像病例点评 200 例》，这是继 David M. Yousem 和 Carol da Motta 编写的《头颈部影像学》，Ronald J. Zagoria、William W. Mayo-Smith 和 Julia R. Fielding 编写的《生殖泌尿影像学》的最新版本，Karen L. Reuter 和 T. Kemi Babagbemi 编写的《妇产科超声》，William D. Middleton 编写的《全身血管超声》，Brian Bowen、Alfonso Rivera 和 Efrat Saraf-Lavi 编写的《脊柱影像学》，以及 Joseph Yu 编写的《肌肉与骨骼影像学》之后编写的该书的第 2 版。

David M.Yousem, MD

前 言

胃肠影像病例点评200例（第2版）旨在进一步达到Dr. Peter Feczko第1版要实现的目标，其预期目的在于通过自我评估与实践的方式补充 THE REQUISITES 系列图书，同时享受胃肠道影像学学习过程中的乐趣。你会注意到在第2版中平片与钡餐的图像较少，而将重点放在MDCT图像上，这是进入21世纪后影像学特点的真实反映。的确，在过去的五年里钡餐检查数量的急剧下降并不是一过性的，可以肯定地说钡餐检查会步气脑造影术的后尘。尽管钡餐检查仍然应用于部分的病例中，但以后的应用将会越来越少，而在钡餐检查领域有丰富经验的放射科医师将继续减少。我们专业间的界线是不明确的，因此，必须不断适应这些变化。好的消息是，尽管一些传统的影像学技术方法可能不再应用，但是新颖的、创伤小的、费用较低和风险比以往任何方法都小的检查与治疗方法不断应用于临床，甚至我们专业的名称"放射诊断学"需重新斟酌，因为我们影像科室承担了越来越多的治疗性工作。从我个人角度来说，从事影像工作是一件令人振奋的事情。

再一次感谢Renea Hays在准备书稿与插图时给予的帮助。我必须感谢我的同事Dr. Tom Cole与密西西比大学的几位热心的放射科住院医师们，他们对该书的编写充满兴趣，并为此提供帮助。

Robert D. Halpert, MD

基础篇

病例 1 ························· 3	病例 21 ························ 39
答案　小肠梗阻 ············· 4	答案　缺血性横结肠炎 ······· 40
病例 2 ························· 3	病例 22 ························ 41
答案　急性阑尾炎 ············ 4	答案　脾转移瘤 ············· 42
病例 3 ························· 5	病例 23 ························ 43
答案　游离盲肠型盲肠扭转 ··· 6	答案　迷走右锁骨下动脉 ····· 44
病例 4 ························· 7	病例 24 ························ 45
答案　反流性食管炎 ·········· 8	答案　脑视网膜血管瘤病 ····· 46
病例 5 ························· 9	病例 25 ························ 47
答案　乙状结肠憩室炎 ······· 10	答案　动脉瘤样扩张性小肠淋巴瘤 ··· 48
病例 6 ························ 11	病例 26 ························ 49
答案　食管重复囊肿 ········· 12	答案　创伤性膈肌损伤 ······· 50
病例 7 ························ 13	病例 27 ························ 51
答案　小肠套叠 ············· 14	答案　胆囊息肉 ············· 52
病例 8 ························ 15	病例 28 ························ 51
答案　乙状结肠扭转 ········· 16	答案　气肿性胃炎 ··········· 52
病例 9 ························ 17	病例 29 ························ 53
答案　胃恶性溃疡 ··········· 18	答案　胃食管结合部腺癌 ····· 54
病例 10 ······················· 19	病例 30 ························ 55
答案　骶前间隙增宽 ········· 20	答案　Carmen 半月征 ········ 56
病例 11 ······················· 21	病例 31 ························ 57
答案　肠系膜上动脉综合征 ··· 22	答案　急性溃疡性结肠炎 ····· 58
病例 12 ······················· 23	病例 32 ························ 59
答案　脾裂伤 ··············· 24	答案　门静脉系统积气 ······· 60
病例 13 ······················· 23	病例 33 ························ 61
答案　胃扭转 ··············· 24	答案　巨大胃源性胃肠道间质瘤 ··· 62
病例 14 ······················· 25	病例 34 ························ 63
答案　结肠腺瘤 ············· 26	答案　胆道恶性狭窄（Klatskin 瘤）··· 64
病例 15 ······················· 27	病例 35 ························ 65
答案　肠壁囊样积气症 ······· 28	答案　盆腔内卵巢畸胎瘤 ····· 66
病例 16 ······················· 29	病例 36 ························ 67
答案　气腹 ················· 30	答案　食管念珠菌病 ········· 68
病例 17 ······················· 31	病例 37 ························ 69
答案　十二指肠胃黏膜异位症 ··· 32	答案　非结石性胆囊炎并穿孔 ··· 70
病例 18 ······················· 33	病例 38 ························ 71
答案　胰腺炎性十二指肠狭窄 ··· 34	答案　胃转移瘤-牛眼征 ····· 72
病例 19 ······················· 35	病例 39 ························ 73
答案　急性胰腺炎 ··········· 36	答案　结肠家族性腺瘤性息肉病 ··· 74
病例 20 ······················· 37	病例 40 ························ 75
答案　胃淋巴瘤 ············· 38	答案　降结肠苹果核样病变 ··· 76

目 录

病例 41	77
答案　瓷器样胆囊	78
病例 42	79
答案　食管壁内假憩室	80
病例 43	81
答案　巨大盆腔肿瘤压迫乙状结肠	82
病例 44	83
答案　腰大肌脓肿	84
病例 45	85
答案　胰头癌	86
病例 46	87
答案　皮革状胃	88
病例 47	89
答案　肝裂伤	90
病例 48	89
答案　小肠吸收不良	90
病例 49	91
答案　猫样食管（嗜酸细胞性食管炎）	92
病例 50	93
答案　乙状结肠憩室炎	94

病例 51	93
答案　Spigelian 疝	94
病例 52	95
答案　回肠末端 Crohn 病	96
病例 53	97
答案　慢性溃疡性结肠炎	98
病例 54	97
答案　胃黏膜皱襞增厚	98
病例 55	99
答案　门静脉高压	100
病例 56	101
答案　良性胃溃疡	102
病例 57	103
答案　小肠类癌	104
病例 58	105
答案　艾滋病相关性结肠炎	106
病例 59	107
答案　结肠 Crohn 病	108
病例 60	109
答案　胆囊腺肌瘤病	110

提高篇

病例 61	113
答案　Gardner 综合征	114
病例 62	113
答案　胆囊积液和穿孔	114
病例 63	115
答案　阑尾炎并阑尾粪石	116
病例 64	117
答案　硬化性胆管炎	118
病例 65	117
答案　胰腺囊性肿瘤	118
病例 66	119
答案　十二指肠绒毛状腺瘤阻塞乳头	120
病例 67	119
答案　直肠子宫内膜异位症	120
病例 68	121
答案　气肿性胆囊炎	122
病例 69	121
答案　胰腺损伤	122
病例 70	123

答案　脾脓肿	124
病例 71	125
答案　出血性胰腺炎	126
病例 72	127
答案　腹部脂肪肉瘤	128
病例 73	129
答案　结节病并肝脾大	130
病例 74	131
答案　下咽部鳞癌	132
病例 75	133
答案　泛影葡胺灌肠后泌尿系统异位排泄	134
病例 76	135
答案　巨大十二指肠乳头	136
病例 77	137
答案　幽门螺杆菌性胃炎	138
病例 78	139
答案　成人 Hirschsprung 病（先天性巨结肠）	140
病例 79	139
答案　胃出口梗阻	140

病例 80	141	病例 101	173
答案 食管转移瘤	142	答案 食管静脉曲张	174
病例 81	143	病例 102	175
答案 中毒性巨结肠	144	答案 小肠蛔虫病	176
病例 82	145	病例 103	177
答案 腹腔假黏液瘤	146	答案 食管的马-韦二氏撕裂及积气症	178
病例 83	145	病例 104	179
答案 结肠脾曲穿通伤	146	答案 吞食强碱	180
病例 84	147	病例 105	181
答案 假膜性结肠炎	148	答案 肝海绵状血管瘤	182
病例 85	149	病例 106	183
答案 奇静脉异常连接	150	答案 囊性纤维化和胰腺萎缩	184
病例 86	149	病例 107	185
答案 腹股沟疝	150	答案 肝黏液性转移瘤伴钙化	186
病例 87	151	病例 108	187
答案 腹部神经纤维瘤病	152	答案 深部囊性结肠炎	188
病例 88	153	病例 109	189
答案 慢性胰腺炎性的良性胰管梗阻	154	答案 包虫病	190
病例 89	155	病例 110	191
答案 双侧腹部肿块推移肠管	156	答案 小肠动脉瘤样扩张	192
病例 90	157	病例 111	193
答案 多发性胃息肉	158	答案 硬化性胆管炎	194
病例 91	159	病例 112	195
答案 结肠膀胱瘘	160	答案 结肠直肠癌：遗传性 Lynch 综合征	196
病例 92	161	病例 113	197
答案 肝局灶性结节增生	162	答案 转移性病变引起的胃出口梗阻	198
病例 93	161	病例 114	197
答案 肝腺瘤并出血	162	答案 腹腔积血和宫外孕	198
病例 94	163	病例 115	199
答案 腹主动脉瘤所致腹痛	164	答案 胃 Menetrier 病	200
病例 95	165	病例 116	201
答案 显著扩张的小肠	166	答案 急性胰腺炎的罕见表现	202
病例 96	167	病例 117	201
答案 胺碘酮性肝密度增高	168	答案 结肠阿米巴病	202
病例 97	167	病例 118	203
答案 卵巢癌并输尿管梗阻	168	答案 盲肠炎	204
病例 98	169	病例 119	205
答案 上消化道检查偶然发现肺病变	170	答案 胃癌经胃结肠韧带侵及结肠	206
病例 99	169	病例 120	207
答案 胆囊静脉曲张	170	答案 结肠硬皮病	208
病例 100	171	病例 121	209
答案 长期的失弛缓症	172	答案 环状胰腺	210

目 录

病例 122	211
答案 十二指肠区原发癌	212
病例 123	213
答案 食管转移性疾病	214
病例 124	213
答案 Mirizzi 综合征	214
病例 125	215
答案 结肠转移瘤	216
病例 126	217
答案 Meckel 憩室	218
病例 127	219
答案 膈肌破裂致肝疝入胸腔	220
病例 128	219
答案 食管闭锁并小肠转位	220
病例 129	221
答案 纤维板层肝细胞癌-26 岁男性病例	222
病例 130	223
答案 幽门癌	224
病例 131	225
答案 轻度胰腺创伤	226
病例 132	227
答案 回肠末端脱入盲肠	228
病例 133	227
答案 骨髓移植后移植物抗宿主病	228
病例 134	229
答案 小肠肥大细胞增生病	230
病例 135	231
答案 乙状结肠放线菌病	232
病例 136	233
答案 出血性食管静脉曲张	234
病例 137	235
答案 临床表现类似急性阑尾炎的阑尾癌	236
病例 138	235
答案 巨大的十二指肠血肿 6 周后吸收	236
病例 139	237
答案 表现为小肠梗阻的 Crohn 病	238
病例 140	239
答案 直肠地毯病	240
病例 141	241
答案 卓-埃综合征	242
病例 142	243
答案 中肠旋转不良	244
病例 143	243
答案 胃假性肿瘤	244
病例 144	245
答案 鱼骨嵌入食管上端	246
病例 145	247
答案 慢性胰腺炎磁共振胰胆管造影	248
病例 146	247
答案 肠道膀胱瘘	248
病例 147	249
答案 盲肠结核	250
病例 148	249
答案 胆石性肠梗阻	250
病例 149	251
答案 非顺行性左半结肠梗阻	252
病例 150	253
答案 Crohn 病-小肠粪便征	254

挑战篇

病例 151	257
答案 内脏逆位	258
病例 152	259
答案 胰腺分裂	260
病例 153	261
答案 结肠代食管术	262
病例 154	263
答案 网膜孔肠内疝	264
病例 155	265
答案 肠系膜扭转	266
病例 156	267
答案 巨大子宫肌瘤	268
病例 157	267
答案 胃毕 I 式术后胃石形成	268
病例 158	269
答案 食管静脉曲张样癌	270
病例 159	271
答案 肝内胆汁瘤	272
病例 160	273
答案 胃 Crohn 病	274

病例 161	275
答案　无功能性胰岛细胞瘤	276
病例 162	275
答案　肝细胞癌	276
病例 163	277
答案　巨大十二指肠球溃疡及穿孔	278
病例 164	279
答案　腹膜后积气	280
病例 165	281
答案　槟榔肝	282
病例 166	281
答案　结肠附件炎	282
病例 167	283
答案　甲状舌管囊肿	284
病例 168	285
答案　纱布瘤(术后纱布残留并脓肿形成)	286
病例 169	287
答案　门脉海绵样变	288
病例 170	287
答案　上皮样血管内皮瘤	288
病例 171	289
答案　食管蹼	290
病例 172	291
答案　类似憩室炎的乙状结肠癌	292
病例 173	293
答案　继发于食管狭窄的食物嵌塞	294
病例 174	295
答案　肝、脾微小脓肿	296
病例 175	295
答案　重症尿毒症性胃炎	296
病例 176	297
答案　回肠末端淋巴样增生	298
病例 177	299
答案　贲门失弛缓并食管癌	300
病例 178	301
答案　复发性 Wilms' 瘤累及胃肠道	302
病例 179	303
答案　艾滋病患者并发小肠感染	304
病例 180	305
答案　Crohn 病肠壁内脂肪沉积	306
病例 181	307
答案　横结肠扭转	308
病例 182	309
答案　小肠缺血性狭窄	310
病例 183	311
答案　胆囊癌	312
病例 184	313
答案　盲肠 Burkitt 淋巴瘤	314
病例 185	315
答案　先天性胸骨后膈疝	316
病例 186	317
答案　类癌综合征	318
病例 187	317
答案　脾转移瘤	318
病例 188	319
答案　结肠血吸虫病	320
病例 189	321
答案　脾淋巴管瘤	322
病例 190	323
答案　胰头 T 细胞性淋巴瘤	324
病例 191	325
答案　食管纤维血管性息肉	326
病例 192	327
答案　幽门管溃疡	328
病例 193	329
答案　小肠壁内出血	330
病例 194	331
答案　小肠和结肠硬皮病	332
病例 195	333
答案　局灶性肝动脉闭塞	334
病例 196	335
答案　妊娠期肠系膜静脉栓塞	336
病例 197	337
答案　结肠 Behçet 病	338
病例 198	339
答案　胰十二指肠动脉假性动脉瘤	340
病例 199	341
答案　胃囊性外生性胃肠道间质瘤	342
病例 200	341
答案　胆管囊腺瘤	342

术语索引 ································ 343

基础篇

病例 1

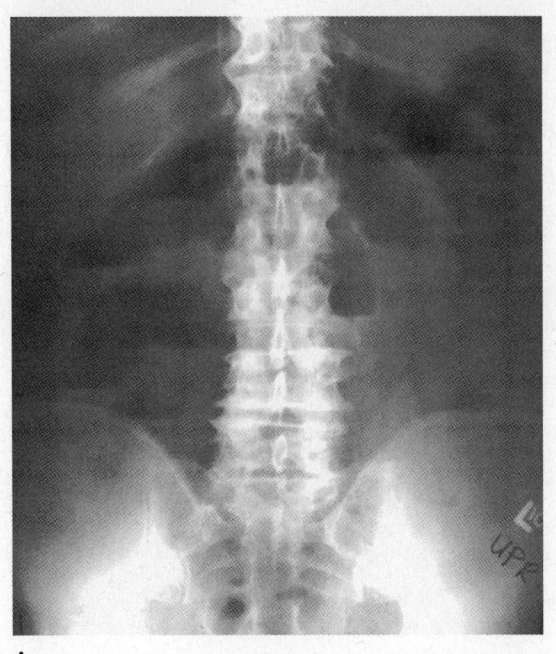
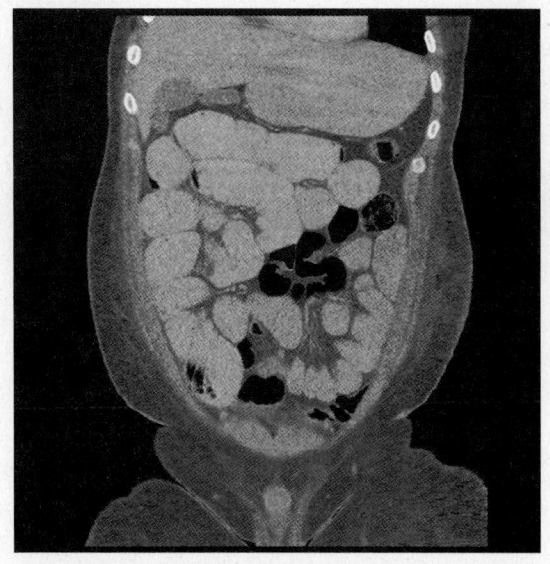

A
B

1. 患者临床表现为腹痛、腹胀和疼痛性痉挛，下面哪个表述是正确的？
2. 患者很可能有腹部手术史。
3. 钡灌肠显示结肠未见明显异常。
4. 上述表述可能均正确。

病例 2

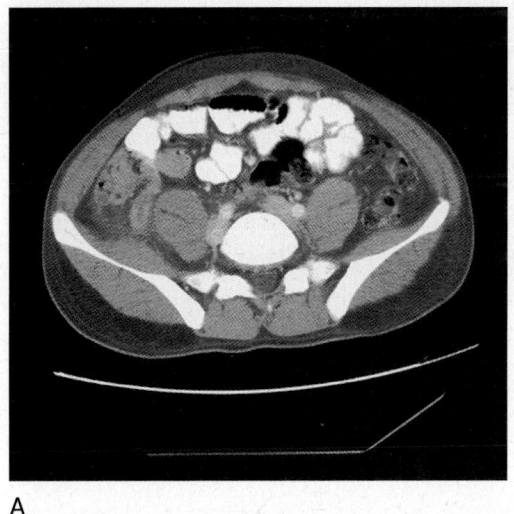
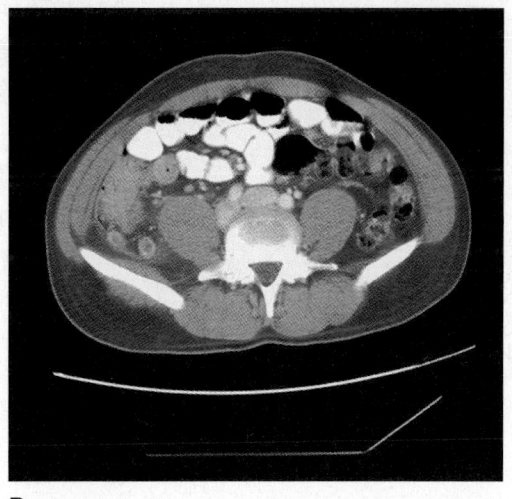

A
B

1. 西方国家最常见的急腹症的病因是什么？
2. 经典的阑尾表面解剖学是由谁首先表述的？
3. CT 图像上阑尾的正常宽度是 10~12mm，是否正确？
4. 腹部平片上急性阑尾炎最常表现为急性局限性的肠梗阻，是否正确？

答 案

病例 1

小肠梗阻

1. 立位腹部平片显示典型的小肠梗阻，所有临床症状均支持此诊断。
2. 绝大部分小肠梗阻患者既往有手术史。如果没有手术史，发生小肠梗阻则提示预后不良。
3. 如果发生小肠梗阻，钡灌肠检查诊断价值不大。但是，如果回肠末端钡剂逆流，回肠末端萎陷或者管径正常，提示可能发生小肠梗阻。
4. 上述均正确。

参考文献

Gastrointestinal Imaging: THE REQUISITES, ed 3, p 107.

点 评

摄常规腹部平片时，若情况允许尽量行立位和仰卧位检查。腹部 CT 检查适用于所有腹部不适患者。然而，对无手术史的患者不建议采用 CT 筛查，因为费用比较昂贵。如果怀疑小肠梗阻，腹部平片是首选的检查方法。CT 检查可以显示扩张的肠曲，有时可发现移行带，偶尔也可显示梗阻原因（不包括肠粘连，CT 很难发现）。

除极少数的阑尾蜂窝织炎引发的肠梗阻外，在发病的最初 48~72 小时内见到典型的多个阶梯状的"气液平面"，是机械性小肠梗阻的特征性表现。了解特定的"气液平面"的组成非常重要。同一肠袢可表现为两个不同的"气液平面"。"气液平面"本身没有特异性，除机械性肠梗阻外，在其他情况下也可见到。当发生机械性肠梗阻时，肠内容物通过狭窄的肠腔受阻，导致肠内液体的往复运动，小肠蠕动增加。当患者站立时，积液不均匀分布，因此，在同一肠曲内可见高低不平的"气液平面"。相反，如果小肠运动减弱或者消失，肠液就会均衡地分布于整个肠道，就不会出现高低不等的"气液平面"。

病例 2

急性阑尾炎

1. 急性阑尾炎是发达国家最常见的急腹症，它的发病率大约是万分之十至万分之十一，然而，近三十年，阑尾炎的发病率呈缓慢下降趋势。
2. 阑尾的表面解剖首先由 McBurney 于 19 世纪表述，他提出了著名的"麦氏点"，其位于右下腹部。
3. 错误。在 CT 图像上阑尾的正常宽度大约是 4mm，超过 4mm 为异常。
4. 错误。

参考文献

Gastrointestinal Imaging: THE REQUISITES, ed 3, p 317.

点 评

急性阑尾炎是一种常见的急腹症。尽管阑尾的各种影像学检查方法的诊断优势存在争议，但研究表明，多排探测器螺旋 CT（MDCT）是最佳的影像学检查方法。MDCT 不仅能显示阑尾，而且能显示其他并发症等重要信息。无并发症的急性单纯性阑尾炎的 MDCT 表现为：阑尾增粗超过 6mm，增强后强化（血管充血），阑尾周围索条影，偶尔在阑尾周围或盆腔陷窝可见少量积液。

腹部平片通常无助于急性阑尾炎的诊断。有临床症状并钙化的阑尾粪石在平片上有特征性的表现，但非常少见；偶尔在右下腹部可显示局部肠梗阻，但绝大部分腹部平片没有异常表现。医学生和住院医师都应该能在所见的腹部 CT 片上找到阑尾。有时可偶尔发现异位阑尾。读片越多，诊断就越准确。

病例 3

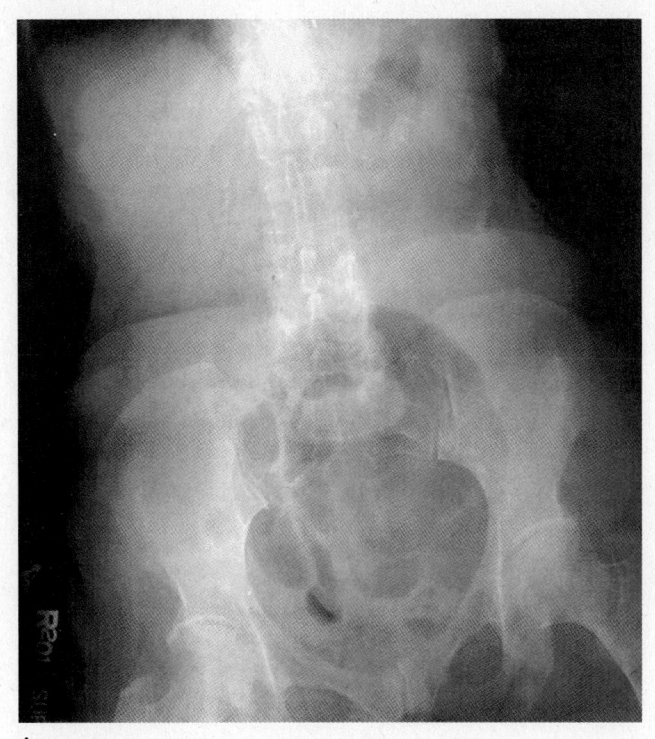
A

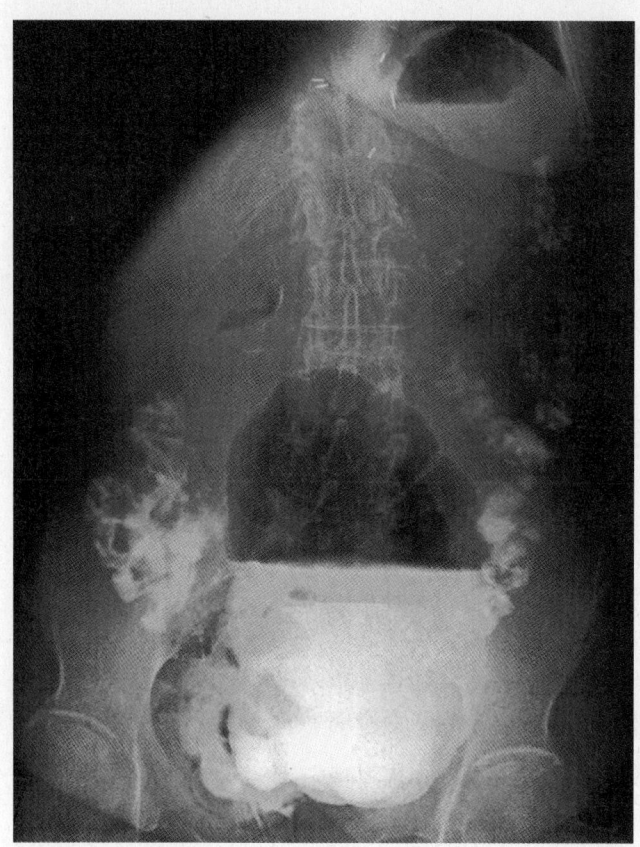
B

1. 最常见的肠扭转类型是什么?
2. 盲肠扭转可能会导致盲肠扩张,扩张的盲肠越过中线、指向脾。是否正确?
3. 其他什么情况可类似乙状结肠扭转?
4. 肠扭转有什么并发症?

病例 3

游离盲肠型盲肠扭转

1. 乙状结肠扭转。
2. 正确。
3. 术后严重的结肠梗阻；偶尔也见于在由神经肌肉病变或某些药物导致的非梗阻性巨乙状结肠病例中。
4. 肠梗阻、肠系膜血管蒂受累和肠坏死。

参考文献

Gastrointestinal Imaging: THE REQUISITES, ed 3, p 310.

点　评

　　肠扭转指的是一段肠管发生扭曲或者旋转。它的严重程度与并发症的出现取决于扭转的松紧程度及是否能自主解旋。发生肠扭转并自主复位的病例数可能比放射科医师想像得要多。

　　肠扭转最好发于乙状结肠（大约占50%~75%），盲肠占第二位（大约占20%~40%），横结肠扭转少见，结肠脾曲扭转罕见。

　　盲肠扭转有两种类型：普通扭转型和少见的游离盲肠型（大约占10%，如该病例）。常见的盲肠扭转是围绕管腔的轴线扭转，导致升结肠梗阻。如果回盲瓣功能良好（只允许肠内容物流入），充气扩张的盲肠长轴会跨过中线，朝向脾。过度充气扩张的肠壁越来越薄，肠腔可突然破裂，导致穿孔，引起肠内容物漏出和腹膜炎。如果回盲瓣功能不良，表现常不典型。

　　如果为游离盲肠，盲肠不是围绕管腔的轴线旋转，而是向上翻折、跨过升结肠并与其粘连。位于右腹部或肝下方的中线部位，并与肠管垂直的含气结构为扩张的盲肠。其粘连原因不明，可能为先天性因素所致。

病例 4

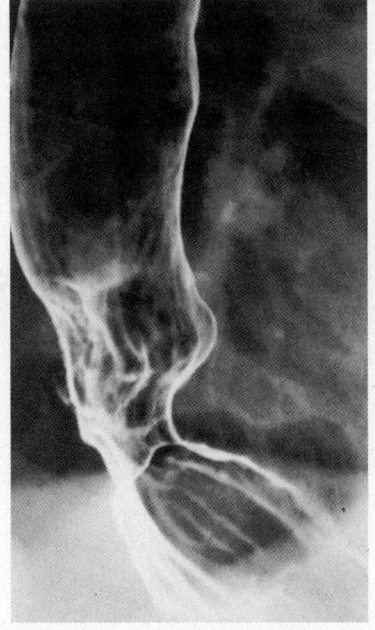

A

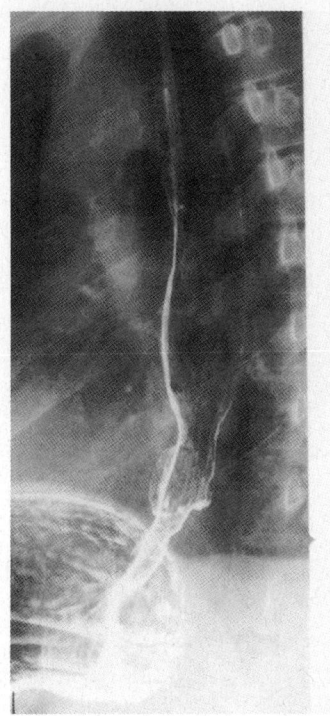
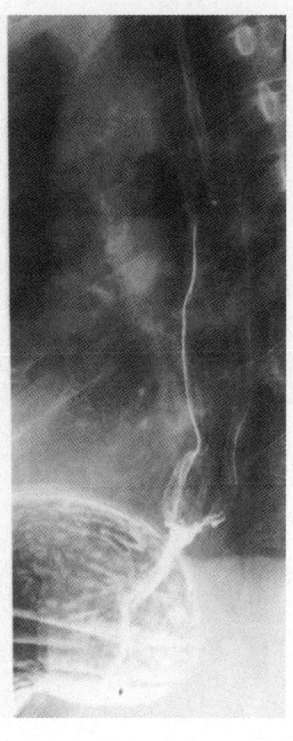

B

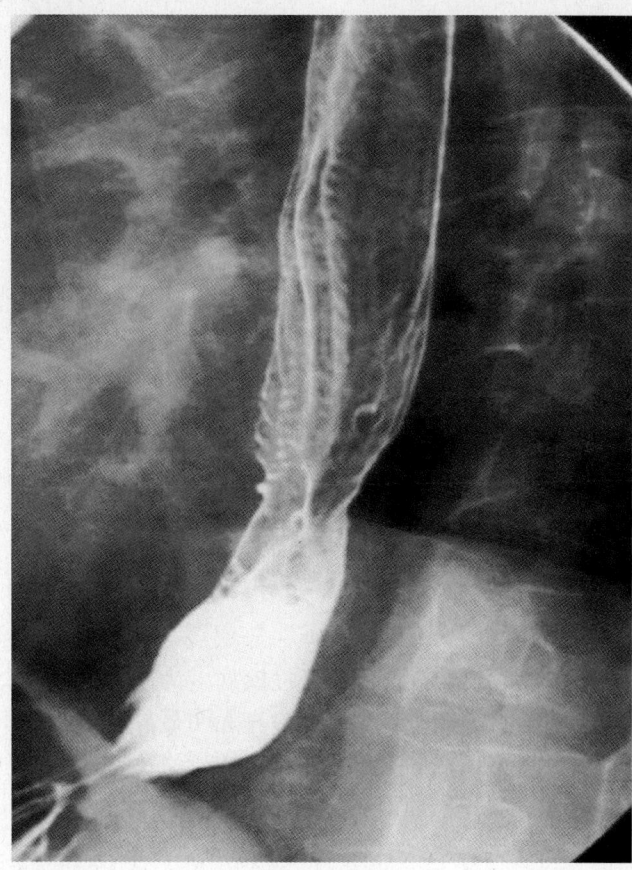

C

指出下列表述正确还是错误：
1. 人群中的胃食管反流性疾病（GERD）的患病率大约是 25%。
2. Barrett 化生的影像学表现在影像学专著中表述得非常清楚。
3. 慢性反流性食管炎表现为间歇性失眠症。
4. 反流性食管炎可累及食管近侧。

病例 4

反流性食管炎

1. 错误。GERD 的患病率大约是 50%~75%。
2. 错误。Barrett 化生的影像学表现已有报道，但缺乏特征性的影像学表现。
3. 正确。很多患者表现为夜间突然醒来，严重的表现为发作性的咳嗽和哮喘样症状。许多患者由仰卧位变为右侧卧位时可能会引发症状。
4. 错误。大多数反流性食管炎的症状、内镜检查及影像学检查都表明食管远端受累。

参考文献

Gastrointestinal Imaging: THE REQUISITES, ed 3, p 16.

点 评

影像学发现的胃食管反流性疾病多为慢性期。早期或急性期黏膜充血，影像学检查无明显异常。慢性期表现为黏膜皱襞呈颗粒状增粗及表浅溃疡，严重的会出现管腔狭窄。偶尔可见猫样食管（如该病例），是由于胃酸反流入食管而引起的食管黏膜炎性病变，表现为对称分布的黏膜沟。近期的内镜文献报道，一例年轻患者发现嗜酸细胞性食管炎，其表现与该病非常相似。了解胃食管反流和食管抗反流的机制非常重要。食管内容物会随着第二收缩波迅速排空吗？CT 表现一般没有特异性，可显示远端食管壁轻度均匀增厚或者食管扩张伴管腔积液。反流性食管炎与食管裂孔疝的关系尚不明确，但食管裂孔疝增加了反流的发生率。

慢性食管反流性疾病可并发 Barrett 化生（食管黏膜正常的鳞状上皮被柱状腺上皮所替代的胃、肠上皮化生），Barrett 化生可在食管远端及胃食管连接部恶变为腺癌。也可发生其他严重并发症如食管远端溃疡和狭窄。

生理性反流是正常人群中普遍存在的生理现象，任何时候都可发生。然而，食管下括约肌和食管第二收缩波的排空运动使酸性消化液回到胃中，这些自身保护性机制使食管下端免受胃酸侵蚀。这些抗反流功能降低的原因目前仍不十分明确。胃食管反流性疾病的发病率呈上升趋势。有学者认为与肥胖人群增多有关，还有学者认为许多新开发的降压药及强心剂的不良反应可导致食管下括约肌功能障碍，但这还有待于进一步研究。

病例 5

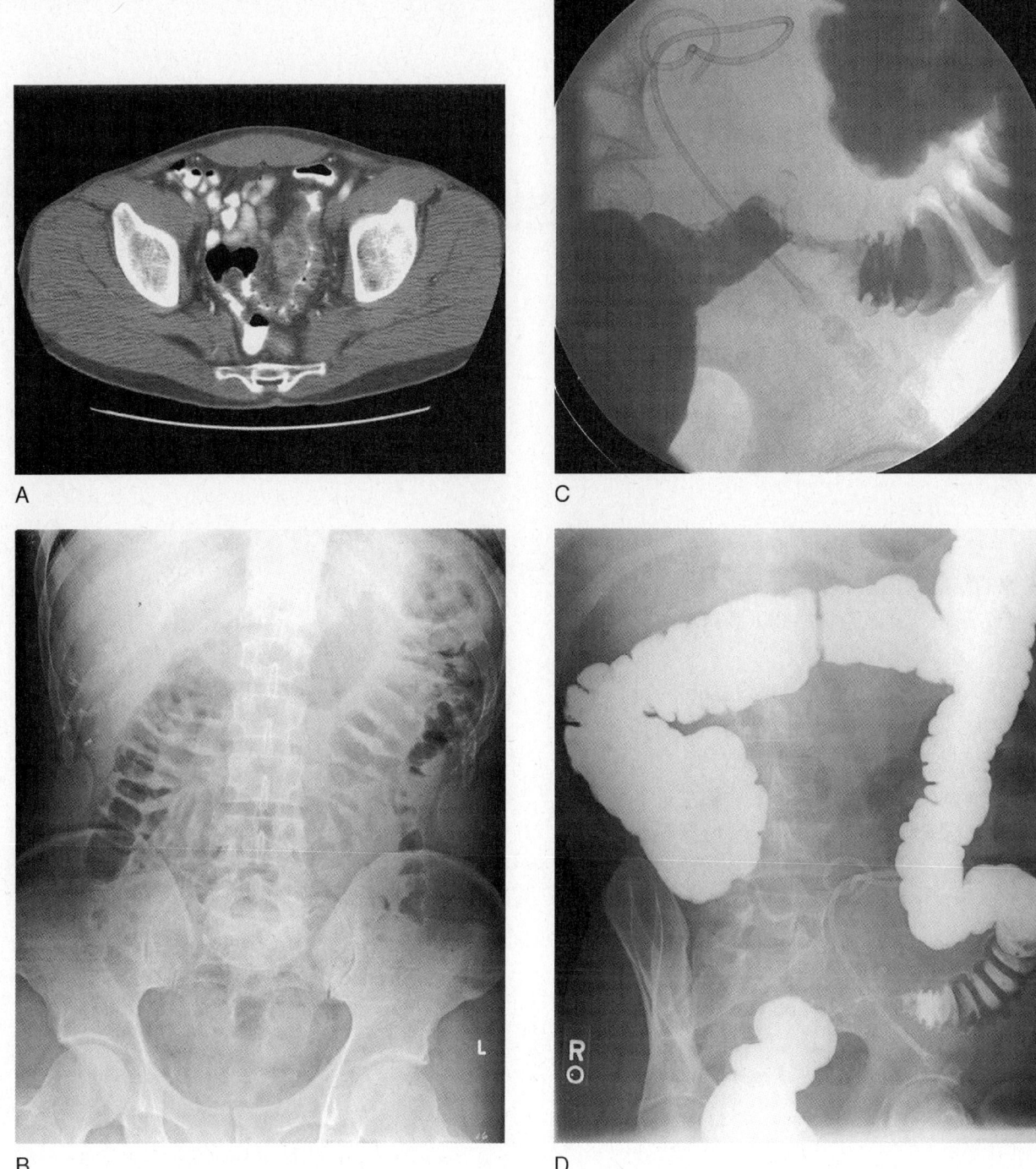

1. 该组图像所显示的是肠道的哪一部分?
2. 直肠出血最常见的原因是什么?
3. 什么情况能发生长期肠动力异常、肠腔内压力增高、传输时间延长?
4. 该病变的世界范围内的地域分布有什么差异?

病例 5

乙状结肠憩室炎

1. 平片和 CT 图像显示的是乙状结肠。
2. 直肠出血最常见的原因是痔疮,最严重的原因是结肠憩室出血。
3. 这些改变最可能见于憩室病,这些均可导致肠淤积,从而增加肿瘤的发生率。
4. 憩室病和憩室炎像结肠癌一样,最好发于西方发达国家,而在第三世界国家发病率明显减低。

参考文献

Gastrointestinal Imaging: THE REQUISITES, ed 3, p 302.

点 评

CT 图像上显示乙状结肠肠壁不规则增厚,类似于含少许气体的结肠周围小脓肿。平片没有特异性,只显示弥漫性结肠积气,而乙状结肠区肠道内气体较少。

60 岁以上的人群患有结肠憩室的几率约占 60%~70%。大部分人没有症状,部分患者有间断性的便血(也有大量便血者),部分患者表现为反复的腹部隐痛(肠痉挛),提示憩室周围轻度的炎性改变(是憩室炎的早期表现);还有部分患者表现为憩室周围炎穿孔和伴有憩室炎的所有症状的显性憩室炎,以及可能的肠梗阻,也有部分患者直接表现为结肠梗阻。图 5C 和 5D 钡灌肠检查显示乙状结肠管腔狭窄,但黏膜未见明显破坏。

病例 6

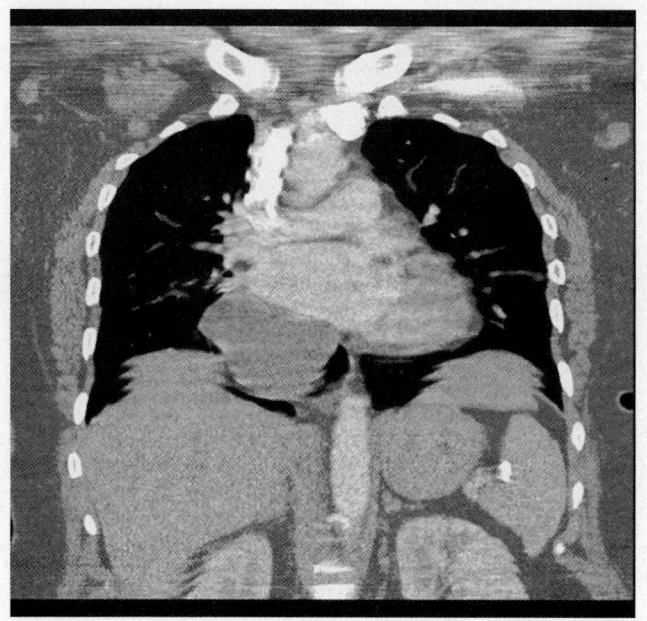

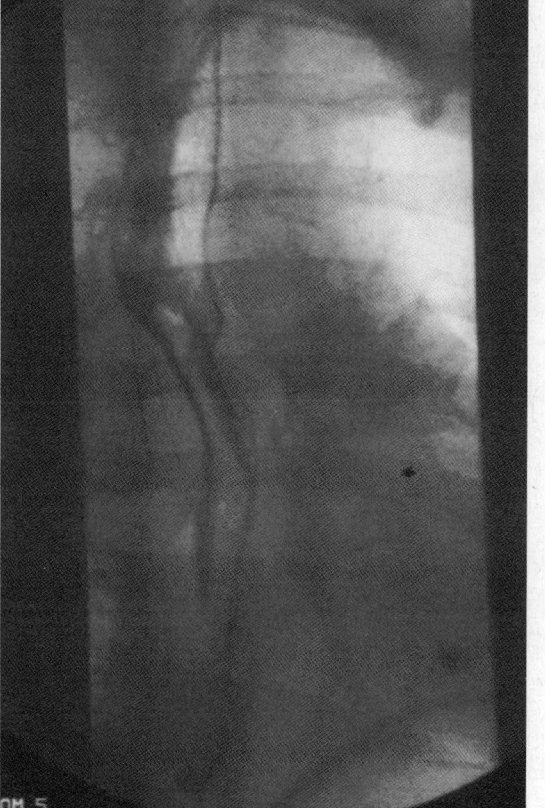

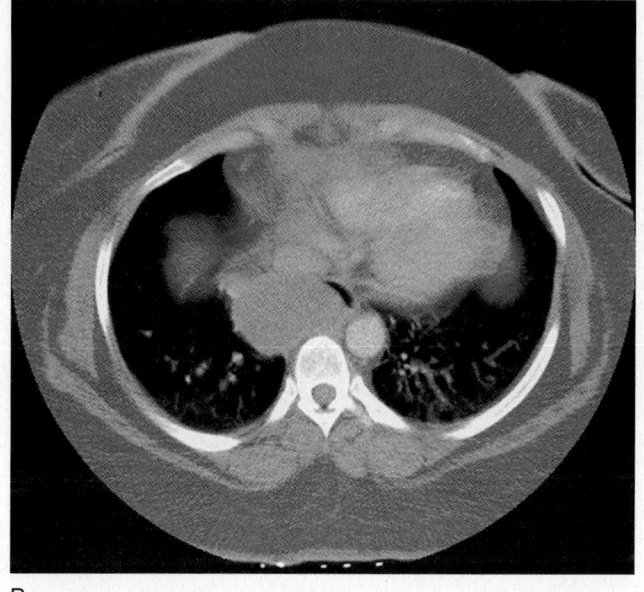

1. 该组图像显示的是黏膜的、管壁内、还是管壁外的病变？
2. 最常见的三种前肠先天性囊肿是什么？
3. 最常见的肠源性囊肿是什么？
4. 下纵隔囊肿的症状是什么？

病例 6

食管重复囊肿

1. 管壁外的病变。
2. 肠道重复囊肿、支气管囊肿和神经源性囊肿。
3. 食管重复囊肿。
4. 下纵隔囊肿除继发感染外,通常没有自觉症状。

参考文献

Gastrointestinal Imaging: THE REQUISITES, ed 3, p 10.

点评

图像显示的是食管下段外压性改变,受压食管边缘呈钝角,黏膜光整,管腔受压变窄,没有明显的溃疡或黏膜破坏征象,这些征象都表明病变来源于食管壁外。实际上,这个病变是食管的非穿通性重复囊肿,囊肿通常与食管不通,少数囊肿与食管相通。交通囊肿如果发生在食管下端,易被误认为是食管膈上憩室。食管重复囊肿是最常见的肠源性囊肿,大约占25%,它是一种前肠发育畸形。本例 CT 图像显示食管旁囊性肿块,与食管不通(图 6A、6B),少数囊肿可与食管相通。

支气管囊肿和神经源性囊肿是另外两种前肠先天性囊肿,并且都可累及食管。这些囊肿通常是一种单房型的胚胎发育异常,与肺先天性囊性腺瘤样畸形有胚胎学相关性。食管重复囊肿内衬鳞状上皮和柱状上皮,常见于食管下端,通常难与支气管囊肿区分。支气管囊肿多发生在纵隔及隆突下区,内衬纤毛柱状上皮,为肺发育过程中支气管芽异常所致,与食管不通。神经源性囊肿常位于后纵隔,较食管重复囊肿和支气管囊肿位置偏后,是由于胚胎发育异常所致,与脊索结构分化不良有关,通常伴有脊椎发育不良,如半椎体和蝴蝶椎。

病例 7

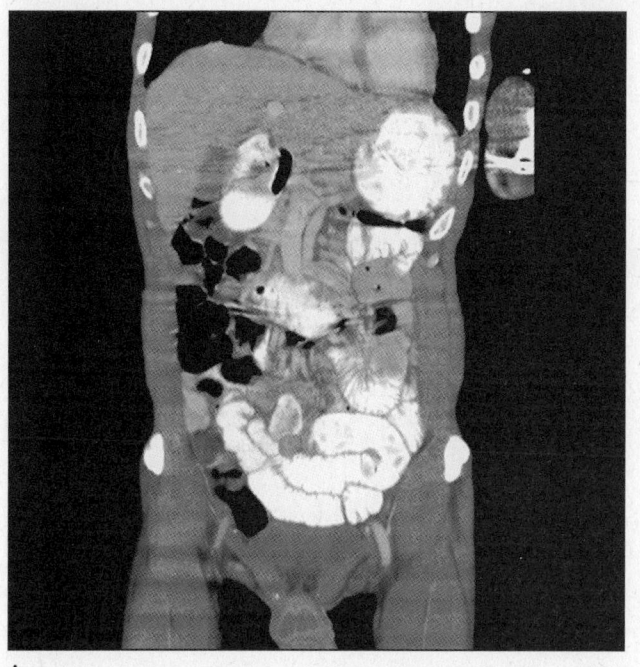

A

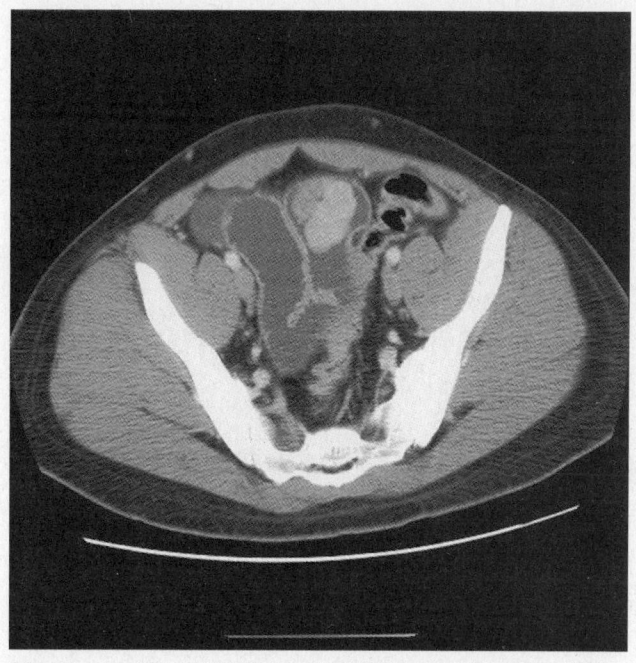

B

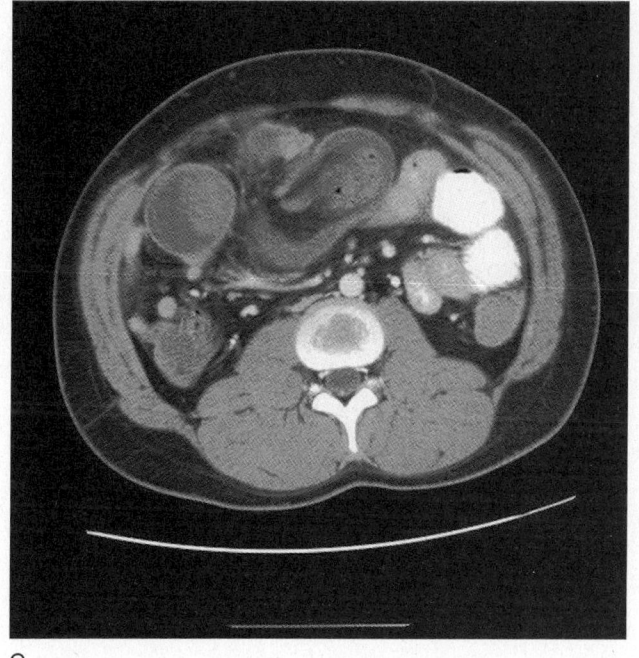

C

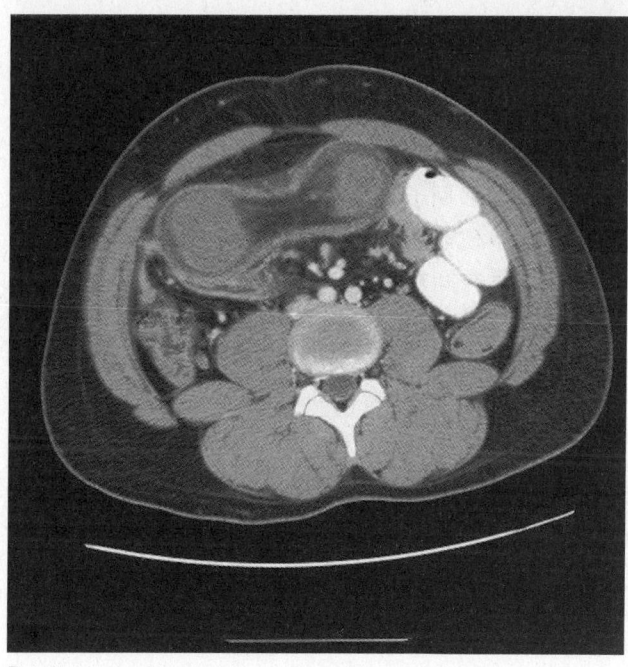

D

1. 小肠最常见的肿瘤是什么？
2. 小肠良性肿瘤可能出现什么症状？
3. 小肠淋巴瘤最好发于什么位置？
4. 哪些息肉病综合征最常累及小肠？

病例 7

小肠套叠

1. 小肠最常见的肿瘤是平滑肌瘤（良性间质细胞瘤）。
2. 小肠良性肿瘤的患者可能没有症状，较大的肿瘤可以导致出血或肠套叠。
3. 回肠末端。
4. 家族性息肉病、Peutz-Jeghers 综合征、Cronkhite-Canada 综合征、Cowden 病。

参考文献

Gastrointestinal Imaging: THE REQUISITES, ed 3, p 78.

点 评

小肠肿瘤较食管、胃和结肠的肿瘤发生率低。小肠肿瘤往往无自觉症状，因此不易被发现。除息肉综合征外，小肠肿瘤多见于老年人，常表现为出血、套叠、肠梗阻等症状。最常见的小肠良性肿瘤是平滑肌瘤（胃肠道间质瘤），其次是脂肪瘤。小肠的良性肿瘤和良、恶性息肉均能导致肠套叠。小肠淋巴组织增生可引起婴幼儿肠套叠。

肠套叠大多见于小儿，成人仅占5%~15%。成人肠套叠多在出现症状或继发肠梗阻时才被发现。大部分肠套叠发生时间短暂，因此慢性轻微的腹部不适常在短期内缓解。当套入部（伸入的肠管）进入套鞘（接纳的肠管）并卡在其中时，就会马上出现症状，并因肠道充血、水肿而迅速恶化，且很难复位（图7C、7D）。小儿肠套叠的特点是：大部分为回结型，往往能通过缓慢而谨慎的钡灌肠（结肠）得以复位。成人肠套叠通常是回回型，大多需要手术治疗。成人肠套叠往往是良性或恶性肠道息肉（图7B）导致的。

病例 8

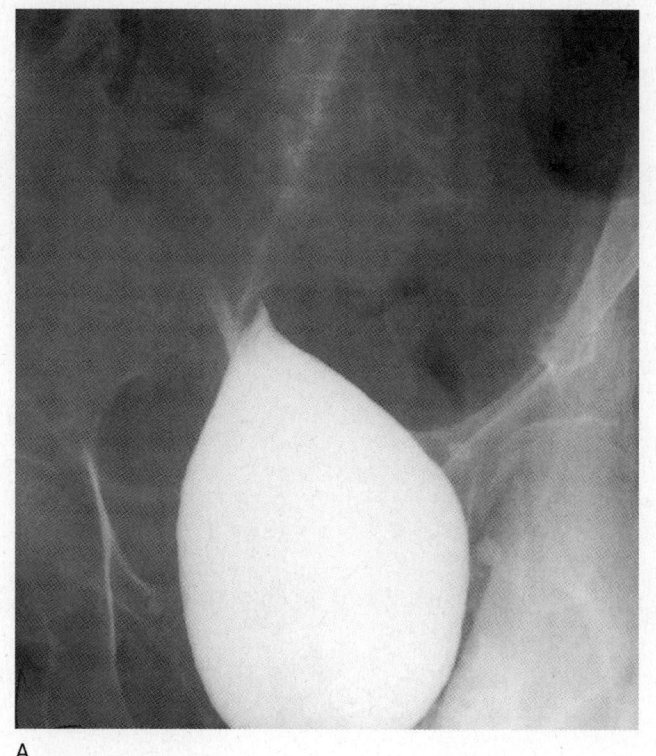
A

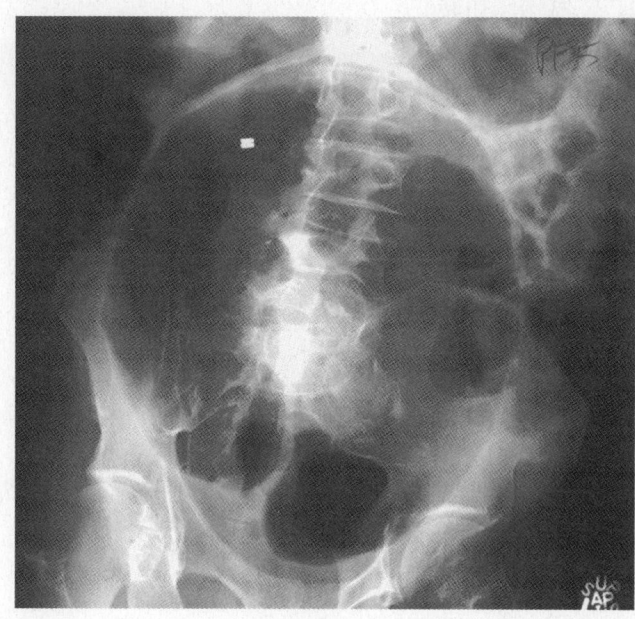
B

1. 该组图像显示的是什么疾病？
2. 最常见的结肠扭转形式是什么？
3. 图像上由肠扭转所形成的影像学征象叫什么？
4. 最快速的诊断方法是什么？

答 案

病例 8

乙状结肠扭转

1. 乙状结肠扭转。
2. 乙状结肠扭转。
3. "鸟嘴征"。
4. 腹部平片是最快速的诊断方法，如果平片不能明确诊断，水溶性对比剂灌肠是快捷、容易和经济的检查方法，但在随后的几小时内进行的CT检查会受到影响。

参考文献

Gastrointestinal Imaging: THE REQUISITES, ed 3, p 310.

点 评

乙状结肠扭转是胃肠道最常见的扭转类型，大约占8%~10%，好发于蛔虫病流行地区。西方国家，乙状结肠扭转多见于老年人（男性略多于女性），死亡率大约为20%，其死亡率取决于扭转的程度和发病至确诊并得以治疗的时间。乙状结肠围绕其系膜逆时针扭转，扭转的角度可从180°至540°不等，多发生在距肛外缘20~25cm处；患者通常表现为腹胀、腹痛、不能排便排气。

70%的患者通过腹部平片能明确诊断，可见结肠明显扩张，位于盆腔上方，表现为我们所熟知的"咖啡豆征"，乙状结肠的肠袋消失。如果扭转程度比较严重，在扭转近端可能会发生梗阻。一般来说，梗阻近端的气体能够进入扭转的肠管，但气体不能由扭转的肠管进入梗阻近端和远端的肠管，本病例未出现近端梗阻的征象。

如果腹腔没有游离气体，肠管无明显的积气，也没有腹膜炎的临床表现，水溶性对比剂灌肠是最佳的造影检查方法。借助对比剂能显示管径正常的远端乙状结肠及直肠，扭转的肠管逐渐变细，末端呈"鸟嘴征"，从而可以明确诊断。

病例 9

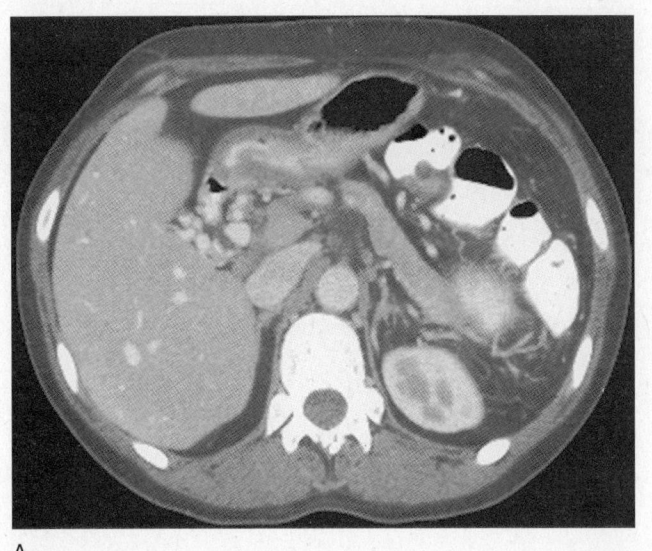
A

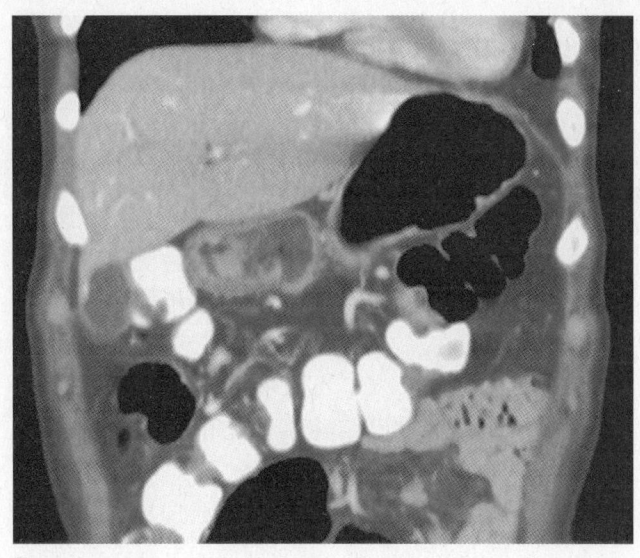
B

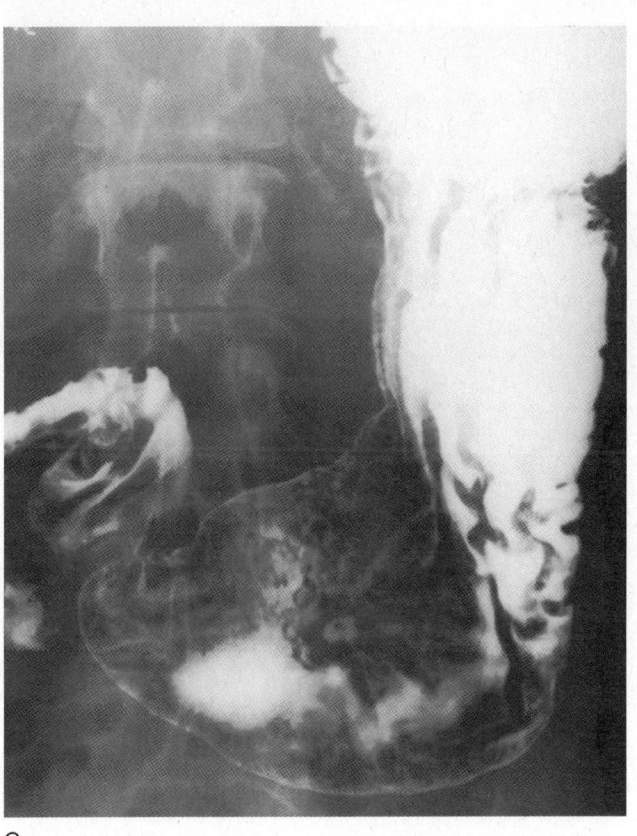
C

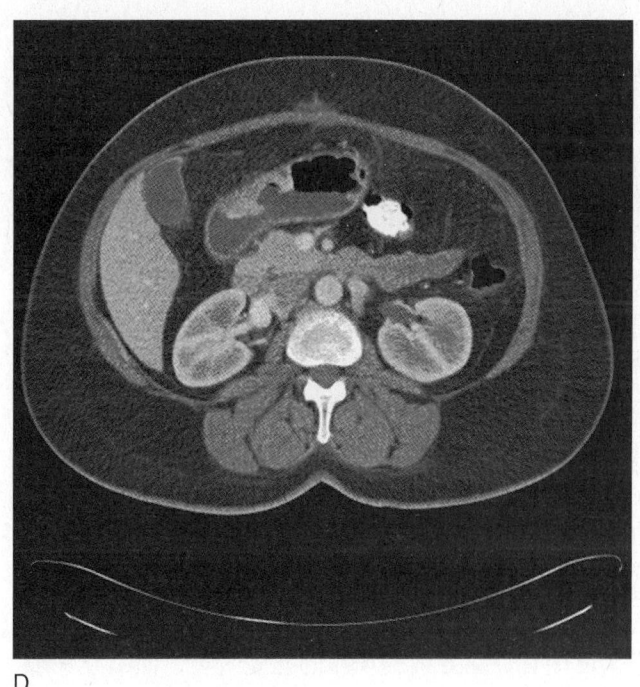
D

1. 基于胃双重对比造影，胃溃疡通常有哪三种影像学分型？
2. 恶性胃溃疡五个特征性的影像学表现是什么？
3. 如果已诊断为胃恶性肿瘤，最佳的影像学检查方法是什么？
4. 良性胃溃疡能转变为恶性溃疡吗？

病例 9

胃恶性溃疡

1. 放射学上，胃溃疡通常分为良性、恶性和性质不确定(既有良性溃疡又有恶性溃疡的征象)。
2. 腔内溃疡；黏膜皱襞未达龛影口部；黏膜皱襞增厚、杵状、融合或截断；溃疡位于肿块偏心的位置；溃疡非圆形，边界清晰，形态不规则，边缘模糊。
3. CT 是最佳方法，CT 不仅能清楚地显示病变本身，还能显示淋巴结转移情况和是否有肝脏转移。
4. 不能。虽然人们曾经认为良性胃溃疡从病原学途径来说能转变为胃癌，但目前尚未发现这样的病例。

参考文献

Gastrointestinal Imaging: THE REQUISITES, ed 3, pp 77–78.

点 评

目前，胃癌主要靠内镜及 CT 检查确诊。对于没有症状的人群的筛查，高质量的双重对比钡餐检查仍然是非常必要的。不伴有肿块的浅表扩散性黏膜病变或伴有小肿块的病例行 CT 检查时容易漏诊。包括该病例在内，上消化道双重对比钡餐检查检出的病变，借助于 CT 不仅能明确诊断，还能对病变进行更加准确的分级。对于胃周侵犯、淋巴结转移和胸部、腹部、盆腔的转移情况，MDCT 都能做出准确的评价(图 9A、9B)。

良性胃溃疡可见以下征象：①Hampton 线（龛影口部一条光滑的透亮细线，项圈状）；②腔外龛影；③溃疡对称性位于肿块中央，如在胃肠道间质瘤溃疡周围的炎性水肿带；④黏膜皱襞可直达龛影口部边缘，可伴有炎症导致的增粗的黏膜皱襞，但皱襞一般为非杵状增粗（杵状增粗是指黏膜皱襞末端肿胀呈杵状）。

本病例双重对比造影图像上可见黏膜皱襞呈杵状，融合和消失（图 9C）。

病例 10

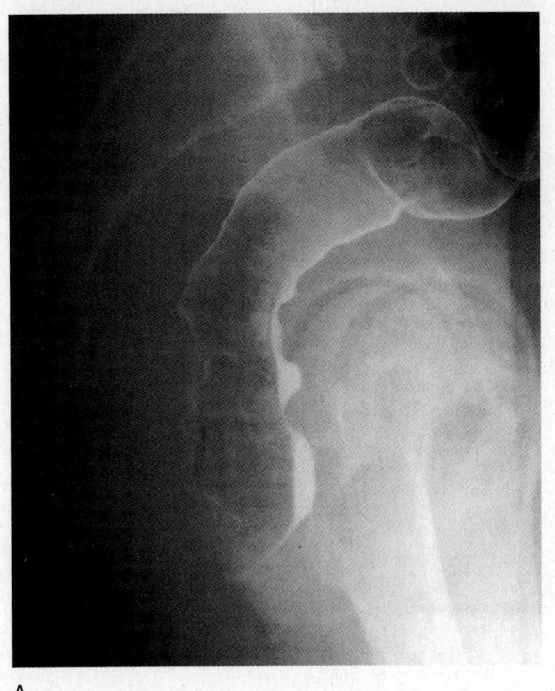
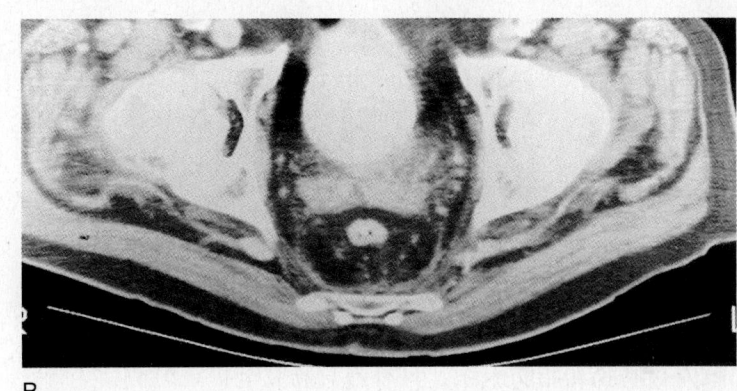

A
B

1. 骶骨直肠间隙正常的宽度是多少？
2. 骶前间隙应从哪个水平测量？
3. 炎性肠病患者（如溃疡性结肠炎），增宽的骶前间隙内有什么组织结构？
4. 医源性骶前间隙增宽有哪些原因？

答 案

病例 10

骶前间隙增宽

1. 1.5~2.0cm。
2. 骶骨的下部或直肠中段水平测量。
3. 大部分为正常的结缔组织。
4. 射线损伤或盆腔手术。

参考文献

Gastrointestinal Imaging: THE REQUISITES, ed 3, pp 315–316.

点 评

骶前间隙是直肠的中段与骶骨间的间隙（从腹膜返折的下方测量），此间隙的宽度存在个体差异，有时候放射科医师也很难判断有无异常。大部分人骶前间隙内含筋膜和脂肪组织，只有当直肠完全扩张时测量骶前间隙才是准确的。如果炎性病变累及直肠致其不能完全充盈时，骶前间隙往往会增宽。Crohn 病可导致直肠周围炎性病变，使骶前间隙增宽。

骶前间隙增宽最常见于直肠病变，亦可由骶骨和腹膜后间隙的病变引起。直肠病变可以是炎症也可以是肿瘤（图 10A）；腹膜后脂肪过多（图 10B）或纤维增生都会导致骶前间隙增宽；骶骨病变如骶骨肿瘤（转移瘤、脊索瘤、神经纤维瘤等）和骶骨炎症（如骨髓炎）都可引起骶前间隙增宽。

病例 11

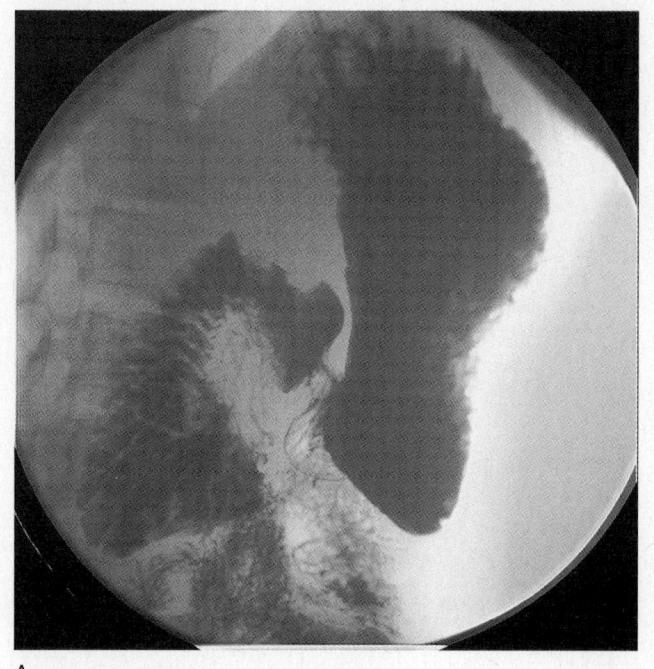
A

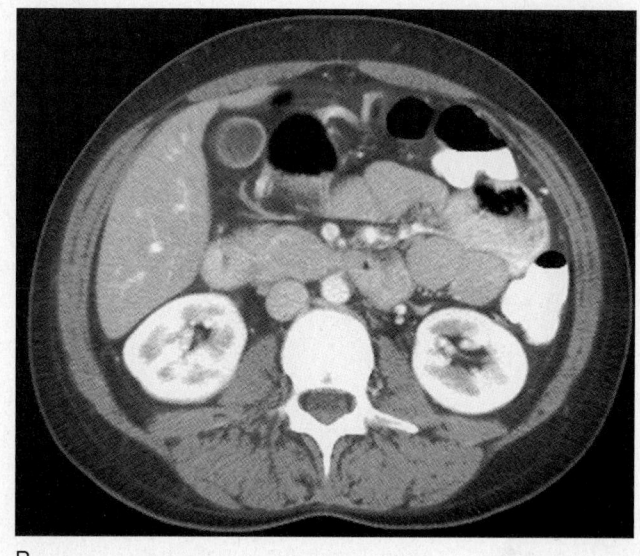
B

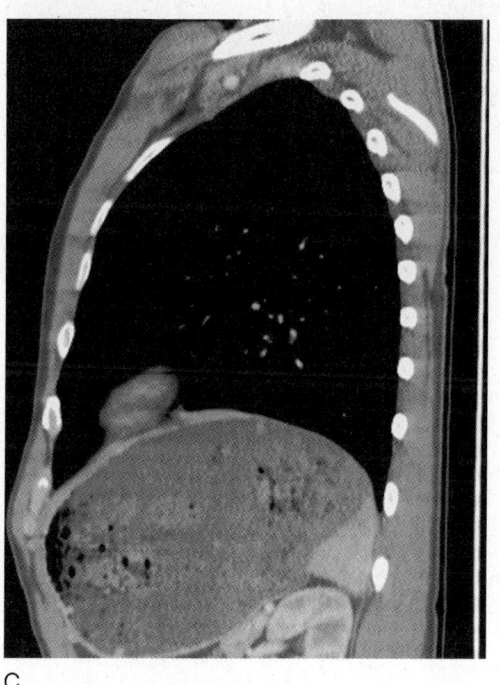
C

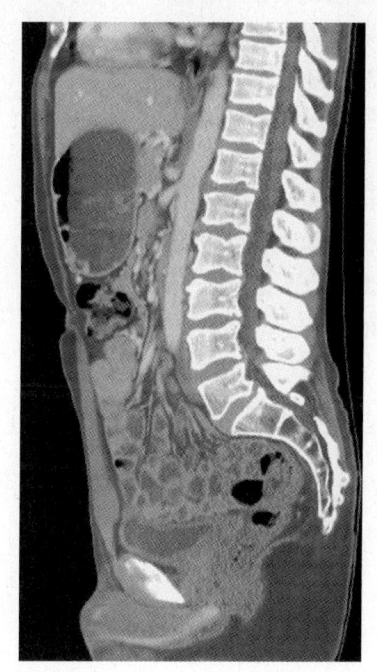
D

1. 该组图像上显示哪些异常？
2. 此病由什么解剖异常引起？
3. 哪些人容易患该病？
4. 用什么简单方法能改善症状？

答案

病例 11

肠系膜上动脉综合征

1. 肠系膜上动脉综合征。
2. 腹主动脉与肠系膜上动脉之间夹角变小，导致一定程度的十二指肠梗阻。
3. 肠系膜上动脉综合征多见于患有严重疾病、突然消瘦以及烧伤患者、躯干固定患者、生长过快的儿童、进食障碍的年轻女性等。
4. 旋转至仰卧位时，部分患者腹主动脉与肠系膜上动脉之间夹角可增大。

参考文献

Gastrointestinal Imaging: THE REQUISITES, ed 3, p 90.

点 评

位于腹膜后间隙的十二指肠水平段在腹主动脉和肠系膜上动脉之间通过，两者形成一定的夹角。因为这个夹角的大小变化较大，所以该病的诊断有时存在争议。在 MDCT 矢状位图像上，一些无明显症状的人群也可显示该夹角变小，因此有学者不认同肠系膜上动脉综合征，这是完全可以理解的。但是，大多数肠系膜上动脉综合征的患者有临床症状，表现为呕吐、腹痛、恶心和体重下降等症状。腹部影像学检查常表现为胃和近段十二指肠扩张（图 11C），十二指肠于腹主动脉与肠系膜上动脉形成的夹角处受压，管腔变窄，其远端十二指肠的管腔无狭窄。在 MDCT 矢状位图像上可测量此夹角的大小（图 11D），该病例中，此夹角为 18°。正常人此夹角的大小存在差异，一般为 25°~30°。持续发作的严重病例，应予手术治疗，如行胃空肠吻合术。

病例 12

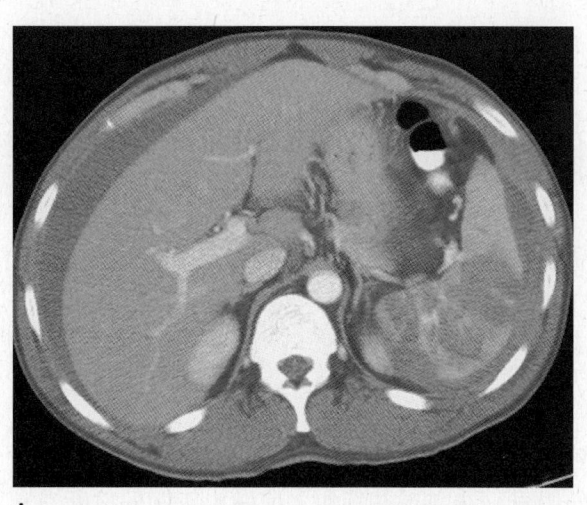
A

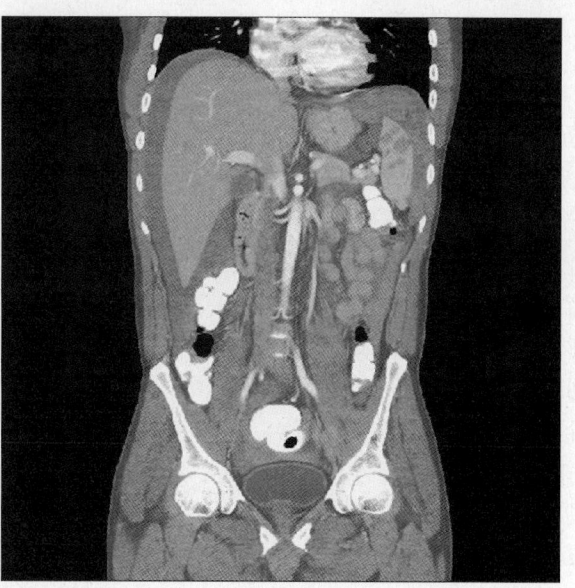
B

1. 该组图像主要的异常表现是什么？
2. 哪些异常表现是急诊手术的指征？
3. 需要外科治疗的脾裂伤的百分比是多少？
4. 脾损伤的患者出现典型的右上腹疼痛和低血压的百分比是多少？

病例 13

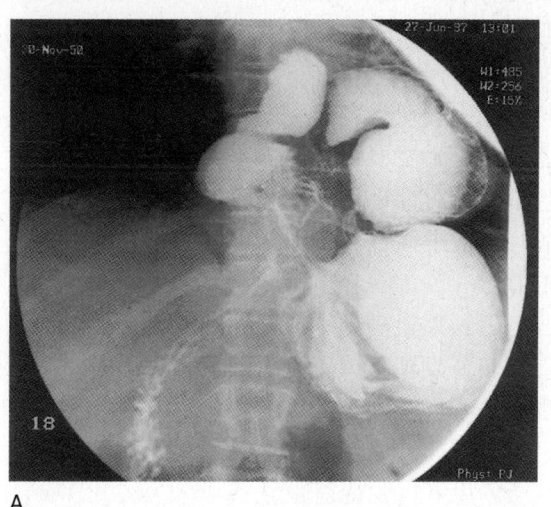
A

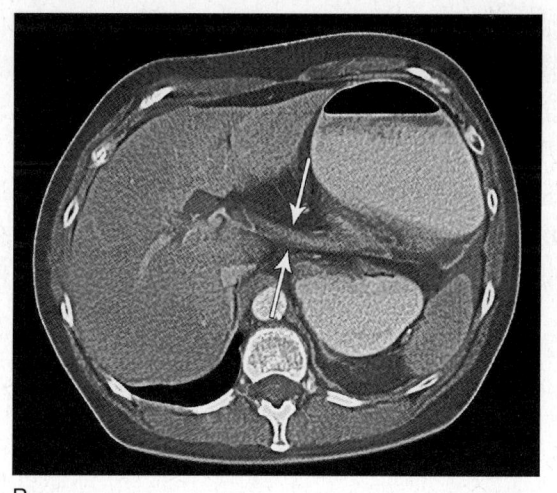
B

1. 该组图像显示有什么异常？
2. 该病人在什么情况下需要急诊手术？
3. 根据扭转方式的不同，可分为哪两型？
4. 与该病有关的既往病史是什么？

病例 12

脾裂伤

1. 脾裂伤。
2. 出现大量内出血症状，且 CT 显示活动性出血。
3. 随着 CT 的出现，答案在迅速变化着。在 CT 出现之前，如果诊断性腹腔灌洗呈阳性，患者往往需要行脾切除术，如今，随着 MDCT 的应用，内脏损伤的诊断标准已发生变化，需要脾切除术的病例越来越少，取而代之的是通过微创的介入手术行脾动脉栓塞治疗脾裂伤。
4. 脾损伤的患者在临床上容易被忽视，有的症状较轻，只有大约 50% 的患者有腹痛、腹胀的表现，有 35% 的患者出现低血压。

参考文献

Gastrointestinal Imaging: THE REQUISITES, ed 3, p 211.

点　评

在腹部钝性损伤中，脾损伤是最常见的。血压稳定的脾外伤患者常规需要行 CT 检查，以评价脾损伤的程度及分级；分级有助于确定是需要干预治疗还是继续观察。脾裂伤依据撕裂的大小与深度、撕裂的数量、血液外渗的情况及是否有活动性出血进行分级。Ⅰ级为脾包膜撕裂，范围较小，未出血，撕裂的深度不超过 1cm；Ⅴ级为粉碎脾，并且累及脾门血管。

该例为青年男性，车祸伤致脾Ⅲ级损伤。患者的脾见多发深度撕裂（粉碎脾）伴有脾内、外出血，脾段动脉有损伤但并未伤及脾门和脾动脉，肝周和脾周均可见积血。此患者经过稳定血压及行脾动脉栓塞术治疗，效果良好。

病例 13

胃扭转

1. 胃扭转。
2. 累及胃主要血管并发生胃壁坏死。
3. 胃扭转分为器官轴型和网膜轴型。
4. 既往的膈肌损伤史。

参考文献

Gastrointestinal Imaging: THE REQUISITES, ed 3, pp 54–55.

点　评

胃的大部分或全部疝入胸腔时可导致胃扭转。该病比较少见，在出现并发症之前做出正确的诊断非常关键。患者通常为老年人，并且症状不明显。无论以胃长轴或网膜为轴心扭转，只要胃壁绷紧导致胃血液循环障碍并发生坏死，均需急诊手术。患者往往有长期的食管裂孔疝病史，膈肌的食管裂孔变得松弛、增大，胃疝入胸腔内。既往膈肌外伤史，也是发病的诱因。

胃扭转有两种类型。器官轴型胃扭转以胃长轴（胃食管结合部与幽门连线）为轴心旋转。此型最常见，通常是慢性的，无明显症状，好发于老年患者。本型中有 5%~25% 的患者会发生胃血液循环障碍并发生坏死；网膜轴型胃扭转以网膜（肝胃韧带）为轴心，胃的远侧翻转至胃底水平或胃底水平以上，此型通常与膈肌病变无关。

放射学上，腹部平片常在膈肌上方可见两个含大量气体的"气液平面"。CT 图像可显示扭转的发生部位（图 13B）。

部分患者长期发病，却症状轻微或无症状。但如果出现胃扭转并发梗阻或胃壁血液循环障碍时，患者通常表现为恶心、呕吐、严重的腹痛、胃梗死甚至心力衰竭。由于胃扭转有上述潜在的危险，对于无症状或症状轻微的患者也要特别注意。

病例 14

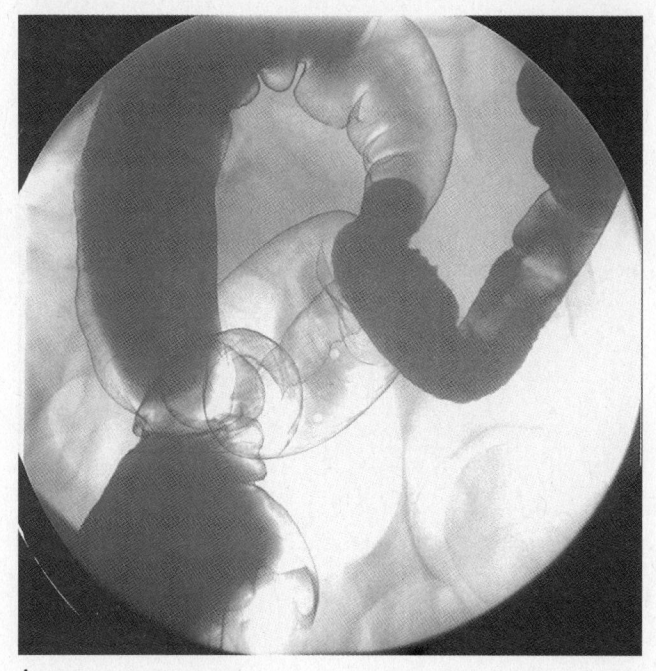
A

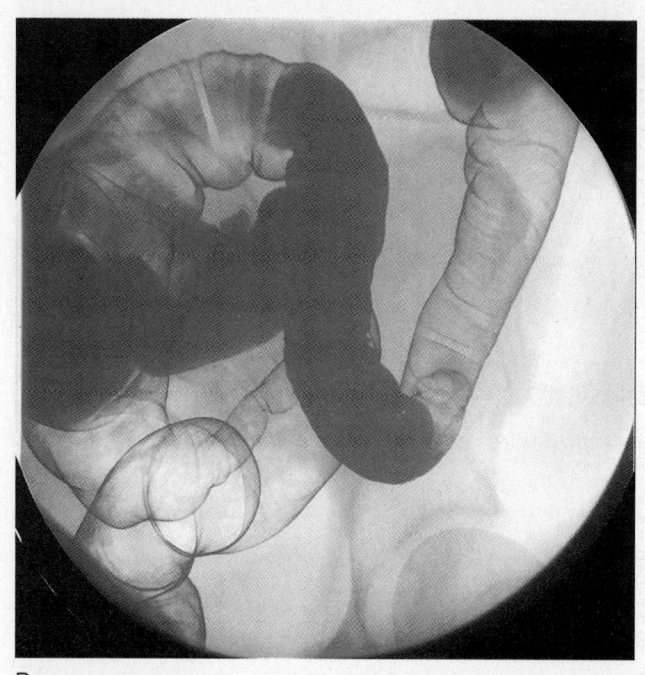
B

1. 结肠气钡双重造影图像显示的病变特点是什么？
2. 带蒂与不带蒂的息肉，哪种更危险？
3. 多少比率的结肠腺癌是由结肠息肉恶变而来？
4. 结肠检查中如果发现一个息肉，那发现第二个息肉的可能性占多少？

答 案

病例 14

结肠腺瘤

1. 在降结肠与乙状结肠结合部有一长蒂息肉。
2. 不带蒂的息肉更危险，因为当息肉恶变时不带蒂的息肉比带蒂者更容易扩散至结肠黏膜。
3. 99%。
4. 25%。

参考文献

Gastrointestinal Imaging: THE REQUISITES, ed 3, p 272.

点 评

60岁以上的老年人中有15%~30%的人发现有结肠腺瘤。结肠腺瘤的发病与年龄、遗传及危险因子关系密切。结肠息肉有三种组织学形式，第一种最为常见（约占80%），为管状腺瘤，通常体积较小不容易发生恶变，往往有较长的蒂（本例即是），能随患者的体位变化而变化。结肠气钡双重造影及CT检查中偶尔可发现上述改变，但很困难。其他两种类型为管状绒毛状腺瘤和绒毛状腺瘤。绒毛状腺瘤最容易恶变为腺癌；有学者及临床医生认为，不管结肠绒毛状腺瘤的组织学表现如何，都应该认为是低度恶性肿瘤。不超过0.5mm的小息肉一般不会发生恶变；1~2cm的息肉恶变几率大约为10%；超过2cm的腺瘤恶变几率增加到30%~40%。从解剖学角度看，结肠息肉在结肠内的分布没有明显差异。但是，往往较大的息肉位于结肠远端。此外，超过60岁的患者，右半结肠检出的息肉数量增加。

病例 15

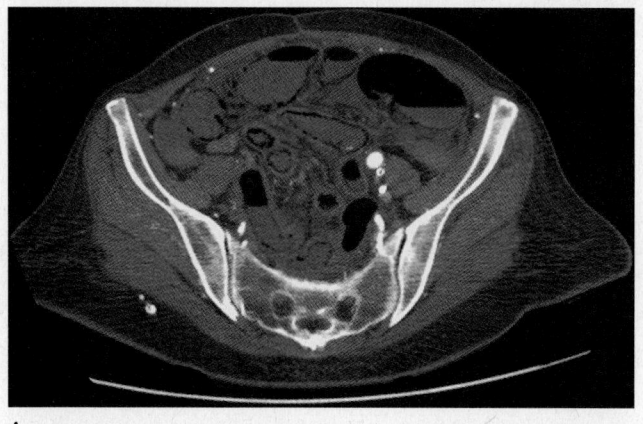

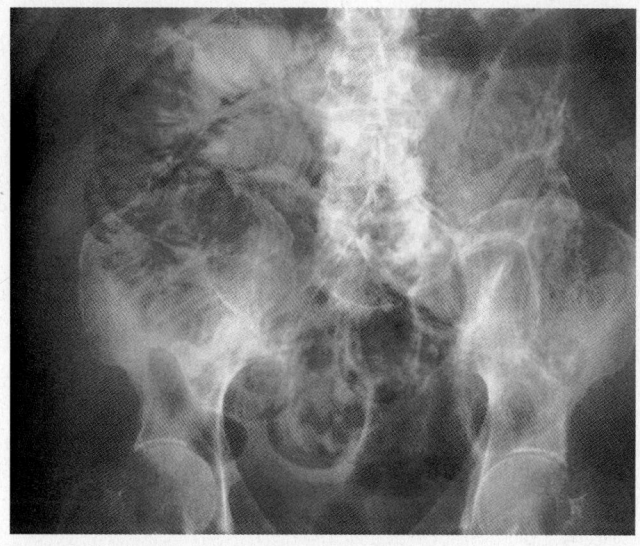

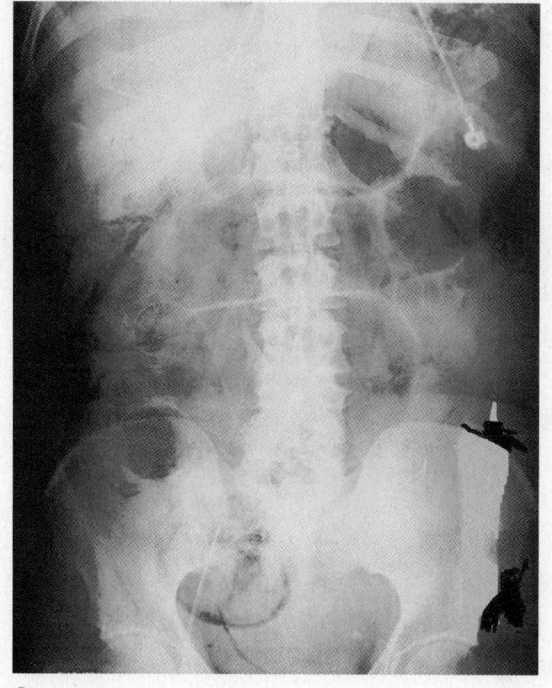

1. 平片上肠道气体有什么异常？
2. 什么原因引起这样的表现？
3. 这种情况严重吗？
4. 有腹痛的老年患者，出现这种表现首先应该考虑什么？

答 案

病例 15

肠壁囊样积气症

1. 肠壁黏膜下条状气体影。
2. 肠坏死、肠道手术后或肠道器械操作不当、溃疡。
3. 一般认为比较严重，但也可见于肠道手术后或肠道内镜检查后无任何症状的患者。
4. 肠缺血和坏死。

参考文献

Gastrointestinal Imaging: THE REQUISITES, ed 3, p 335.

点 评

  肠壁囊样积气症是指肠壁内存在很多气体，最常见的原因是肠壁黏膜破裂，肠道内气体通过肠壁黏膜进入黏膜下层。肠壁黏膜撕裂、肠道的缺血坏死都可引起肠道黏膜破损，气体可以进入肠壁。

  肠道缺血是肠壁囊样积气症常见且最危险的原因。肠道炎症，如坏死性小肠结肠炎、假膜性小肠结肠炎、Crohn 病及肠道传染病，都可引起肠壁囊样积气症，该病也可能与服用甾体类药物有关。此外，肠梗阻、腹部外伤、肠道内镜检查、肠道恶性肿瘤、化学治疗、肠道手术都可引起肠壁囊样积气症。CT 检查对该病很敏感，即使积气量较少（图 15A）。

  影像学表现为肠壁黏膜下多发的线样透亮影。如果门静脉内出现气体，通常表明肠坏死，往往容易发现。良性的肠壁囊样积气症也就是我们通常所说的肠气囊肿症，为肠道远端肠壁浆膜下的气囊，往往没有临床意义。患者无临床症状，气体沿着支气管血管进入腹膜后，经过肠系膜，最终聚集于肠道远端的肠壁浆膜下层（即 Macklin 途径）。

病例 16

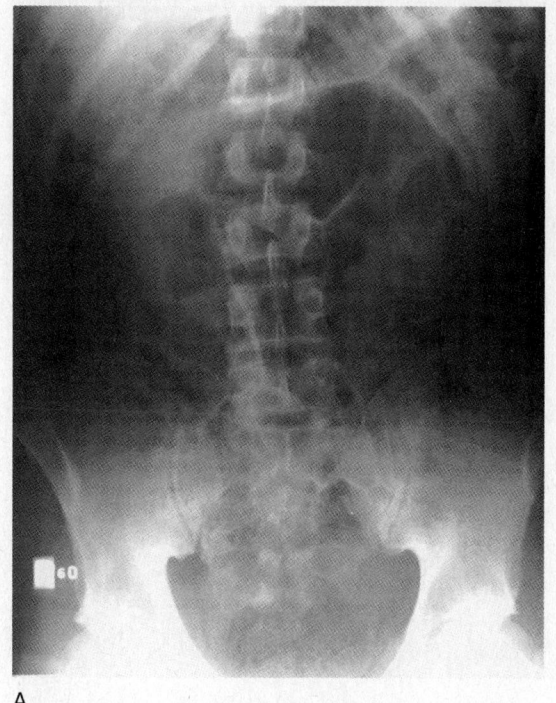

A

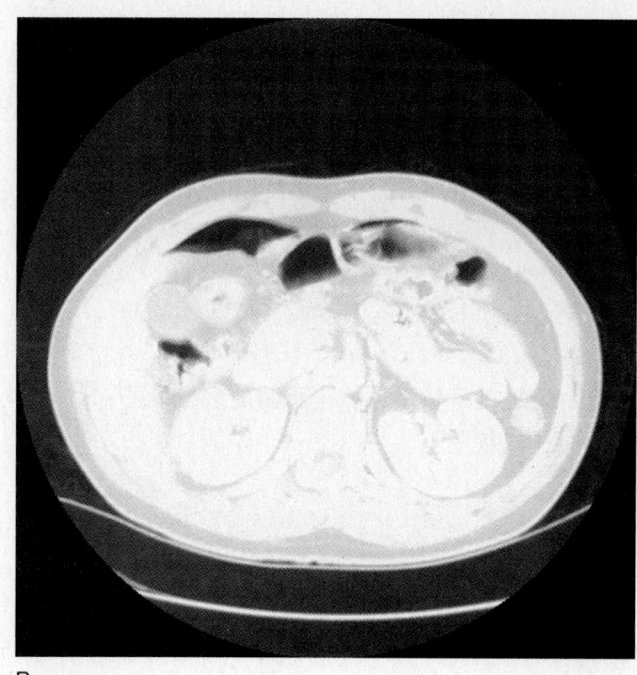

B

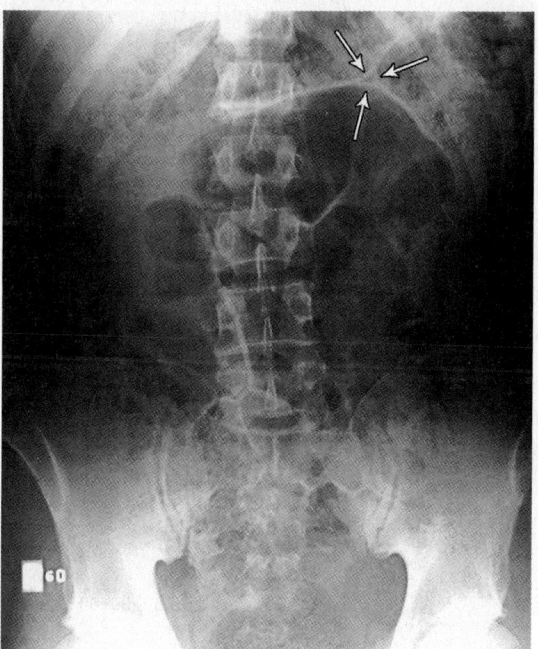

C

1. 立位胸部平片上能识别的腹腔内游离气体量至少为多少？
2. 什么是"Rigler 征"？什么是 Rigler 三角？
3. 哪种影像学方法显示腹腔内游离气体最好？
4. 术后影响腹腔内气体吸收的因素有哪些？

病例 16

气腹

1. 至少为 1~2ml。
2. Rigler 征为肠壁的黏膜侧和浆膜侧的气体共同将肠壁内外缘衬托勾画成线条样。Rigler 三角为气腹的征象之一，积聚在肠间的游离气体与相邻三段肠壁构成的含气倒三角影（图16C）。
3. CT 检查显示气腹非常敏感，就像显示气胸和腹膜后积气一样。
4. 术中进入腹腔内的气体量、体内脂肪的多少、是否并发炎症和肠梗阻。

参考文献

Gastrointestinal Imaging: THE REQUISITES, ed 3, p 344.

点评

腹腔内积气比较常见。最常见的原因是开腹手术和腹腔镜手术。手术过程中进入腹腔的气体一般于术后 3 至 10 天可吸收，但在某些情况下，吸收的过程会持续几个星期，进入腹腔的气体越多，吸收的时间越长。较瘦的患者往往需要更长的时间吸收，这是由于肥胖的患者网膜内有更多脂肪，能减少进入腹腔的气体量。如果患者术后并发肠梗阻或腹膜炎，吸收腹腔内游离气体的能力就会降低。

长期以来，立位胸片和腹部左侧卧位摄片能准确地显示气腹，即使 1~2ml 的少量气体也可显示。而 CT 检查可显示部分平片不能显示的腹腔游离气体，MDCT 是目前最佳的显示非常少量的腹腔游离气体的方法。

有些重症患者不能取站立、侧卧位，只能仰卧位检查。常规仰卧腹部平片的一些征象表明腹腔内有游离气体。"Rigler 征"是指肠壁的黏膜侧和浆膜侧的气体共同将肠壁内外缘衬托出来。正常腹部平片可见软组织-肠道气体界面，尤其是可见到黏膜层-气体界面，肠壁的浆膜层在腹腔内无游离气体时不能显示，因此，当见到黏膜层-气体和浆膜层-气体两个界面，即"Rigler 征"，应该提示气腹的可能。积聚在肠间的游离气体与相邻三段肠壁，即浆膜层-气体界面，构成的含气倒三角影，就是所谓的 Rigler 三角，该征象除非腹腔内有足够的游离气体，否则很难发现。"镰状韧带征"也是气腹的一个征象。肝下的游离气体与肝下缘在 Morrison 隐窝处形成软组织-气体界面，这也是气腹的一个典型征象，但仰卧位平片不能显示。腹腔内积气较多时有时可见盆腔侧壁的韧带。CT 检查显示腹腔内积气更敏感。

病例 17

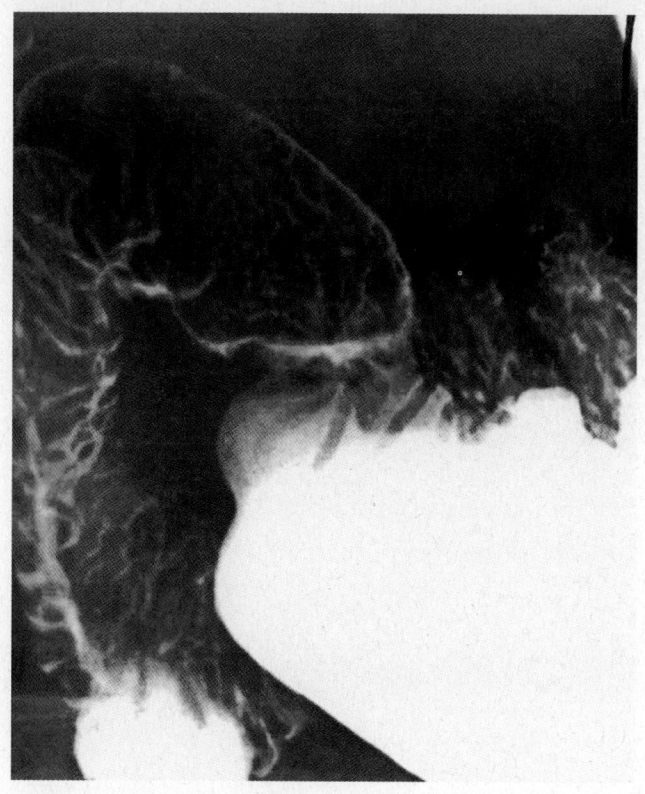

1. 十二指肠良性淋巴组织增生症的病因是什么？
2. 十二指肠球部胃黏膜异位症的发病率为多少？
3. 什么原因导致十二指肠球部酸度增加？
4. 十二指肠良性肿瘤在哪个部位最常见？

病例 17

十二指肠胃黏膜异位症

1. 尽管有时可见于低丙球蛋白血症患者,但其原因不明。
2. 一些人认为其发病率为 20%。
3. Brunner 腺增生症。
4. 十二指肠的近侧 1/2。

参考文献

Gastrointestinal Imaging: THE REQUISITES, ed 2, p 96.

点 评

十二指肠球部结节样充盈缺损并不少见,可以单发或多发,大小不等。由于病理基础不同,形成有助于鉴别诊断的影像特征。

十二指肠球部胃黏膜异位症远比放射科医师见到的多,在病理学检查标本中的发现率达 20%,而在影像学检查中的发现率不到 1%。影像学表现为十二指肠球基底部大小不等的轻微隆起,直径仅有几 mm 大小,常呈簇状分布的镶嵌样改变;鉴别诊断的要点是有时可见成角或斑片状的边缘。该病往往没有临床症状。近端十二指肠和球部的良性淋巴组织增生症的特征性表现是多发的、边缘光整的小充盈缺损(1~2mm),通常累及全部病变区域。十二指肠球部胃黏膜异位症通常没有临床症状,多见于低丙球蛋白血症、无丙球蛋白血症等免疫力低下的患者。Brunner 腺增生症的影像学表现与上述的两种疾病不同。

十二指肠球胃黏膜异位症的充盈缺损往往比较大,一般超过 1cm,边缘光整,弥漫生长,呈鹅卵石样改变。尽管该病可能伴发胃酸过多的观点没有被普遍认同,但胃酸过多者该病的发生率较 Brunner 腺增生症多,因此,认为胃酸是该病的相关因素。

单个或多个的异位胰腺往往表现为十二指肠球部息肉样的充盈缺损,小钡斑可位于充盈缺损的中心,是胰导管的口部,这是非常重要的诊断征象。

十二指肠良性肿瘤,如平滑肌瘤(胃肠道间质瘤)、腺瘤和神经纤维瘤,往往发生在十二指肠近端,尤其是十二指肠球部。息肉综合征(如 Peuta-Jeghers 综合征、Cronkhite-Canada 综合征和家族性息肉综合征)都可见十二指肠多发息肉。

病例 18

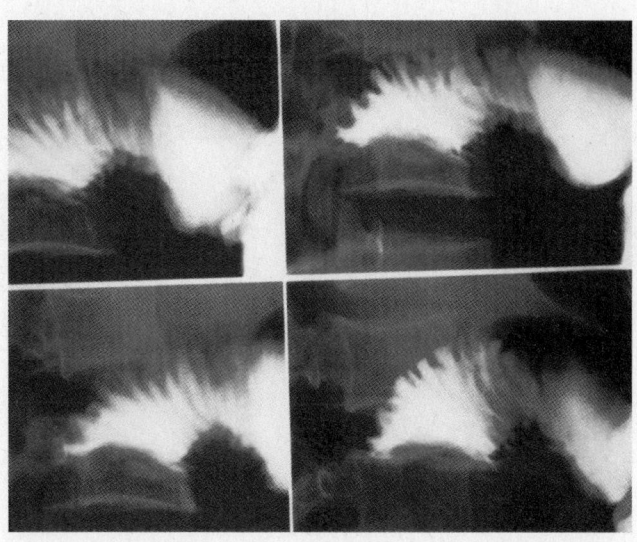

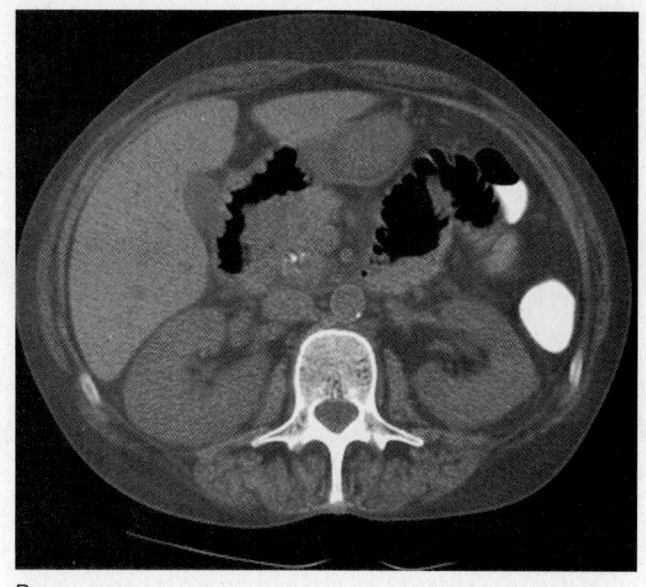

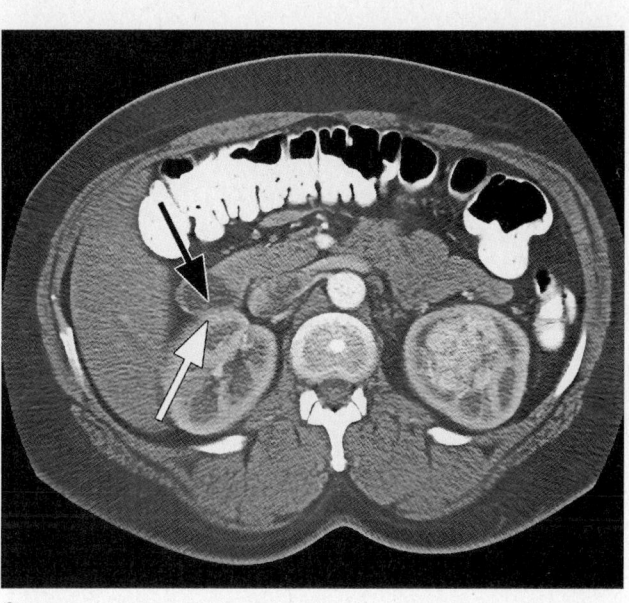

1. 钡餐及上腹部 CT 检查有哪些异常？
2. 小肠最常见的恶性肿瘤是什么？
3. 右肾与十二指肠的解剖关系如何？
4. 十二指肠炎症最常见的原因是什么？

病例 18

胰腺炎性十二指肠狭窄

1. 十二指肠第二段狭窄并痉挛，近段扩张不明显，CT 图像上显示病变区肠壁增厚。
2. 淋巴瘤。
3. 位于腹膜后的十二指肠降段及水平段的结合处与右肾毗邻。
4. 胃酸过多症（消化性溃疡）。

参考文献

Gastrointestinal Imaging: THE REQUISITES, ed 3, p 99.

点 评

原发性十二指肠病变或十二指肠周围结构病变均可引起十二指肠球部痉挛和黏膜皱襞增厚。十二指肠最常见的疾病是消化性溃疡。尽管痉挛不多见，但卓-埃综合征、嗜酸细胞性肠炎、Whipple 病、淀粉样变性、壁内出血、低蛋白血症都可引起黏膜皱襞增厚。小肠最常见的恶性肿瘤是淋巴瘤（图 18A、18B）。

累及胰头的胰腺炎，多侵犯十二指肠第二段的黏膜，表现为黏膜增厚且不规则，尤其是近胰腺侧。病变区可见黏膜皱襞系带（Selleck 皱襞），也见于近胰腺侧。

小肠最常见的恶性肿瘤为淋巴瘤（大多为非霍奇金淋巴瘤），好发于回肠末端，很少发生于十二指肠。

除胰腺外，许多患者的右肾与十二指肠的关系也很密切。图 18C 显示的是左肾的病变，但右肾（黑箭头）和邻近的十二指肠（白箭头）关系密切。右肾上极的恶性肿瘤可累及邻近的十二指肠，这并不少见。

病例 19

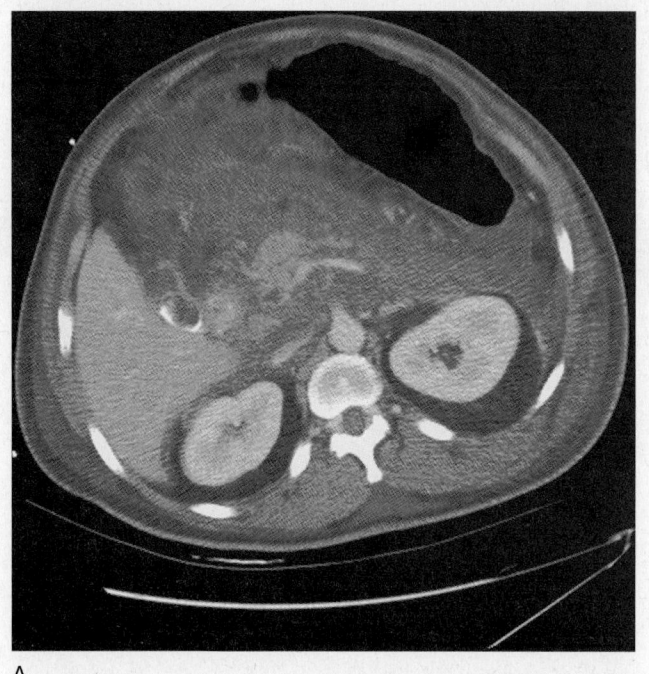
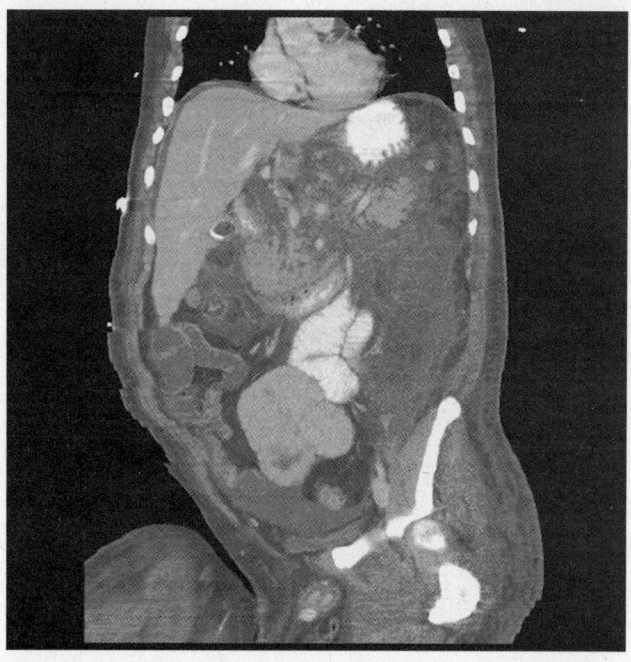
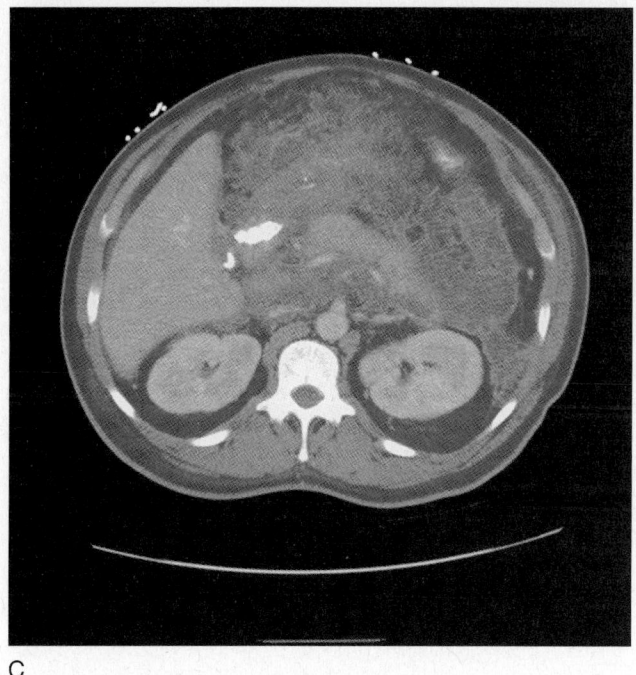

1. 在北美国家，胰腺炎最常见的原因是什么？
2. 酒精性胰腺炎的发病机制是什么？
3. 急性胰腺炎的 CT 表现是什么？
4. 描述急性胰腺炎患者的左肺底改变。

答案

病例 19

急性胰腺炎

1. 在西方国家，大约 40%~50% 的胰腺炎是由过量饮酒引发的。
2. 酒精性胰腺炎的发病机制并不明确，目前存在多种学说。
3. 通常表现为胰腺水肿和胰周积液；伴有出血（如本例）时，表现为密度较高的血性积液，坏死性胰腺炎可见胰腺内小气泡影。
4. 几乎所有急性胰腺炎患者都有左肺底的改变，表现为少量胸腔积液，甚至盘状肺不张。

参考文献

Gastrointestinal Imaging: THE REQUISITES, ed 3, pp 171–172.

点 评

急性胰腺炎是一种危重的疾病，其发病率在不同国家有所差异。过去十年里，美国的急性胰腺炎发病率呈缓慢下降趋势，其死亡率为 10%~15%，黑人中的死亡率更高，男性较女性死亡率高。酒精性胰腺炎多发于青年人，胆汁性胰腺炎更多见于老年人。其他原因亦可引发胰腺炎，包括创伤、药物、医源性因素（如 ERCP）及特发性胰腺炎。胰腺炎患者往往表现为腹痛及腹膜刺激症状，可伴有发热及心动过速。出血性胰腺炎表现为"Cullen 征"（脐周皮肤呈蓝色变）及"Grey-Turner 征"（胁腹皮肤变色），是血管破裂出血积聚于腹壁并分布于组织间隙所致。绝大部分患者有左肺底的改变，依病情的严重程度，左肺底的改变或轻或重。胰腺炎累及胰腺的左上部分时可导致左侧膈肌动度减弱，左肺基底部通气量减低引起肺不张、渗出等病变。胆结石嵌顿于 Oddi 括约肌，造成括约肌痉挛是胰腺炎的常见原因；胰腺炎的严重程度取决于结石的大小和嵌顿的时间。ERCP 术后大约 5% 的患者并发胰腺炎，本病例显示胰腺炎性增大，胰周、腹腔及左侧胁腹部积血（图 19C）。

病例 20

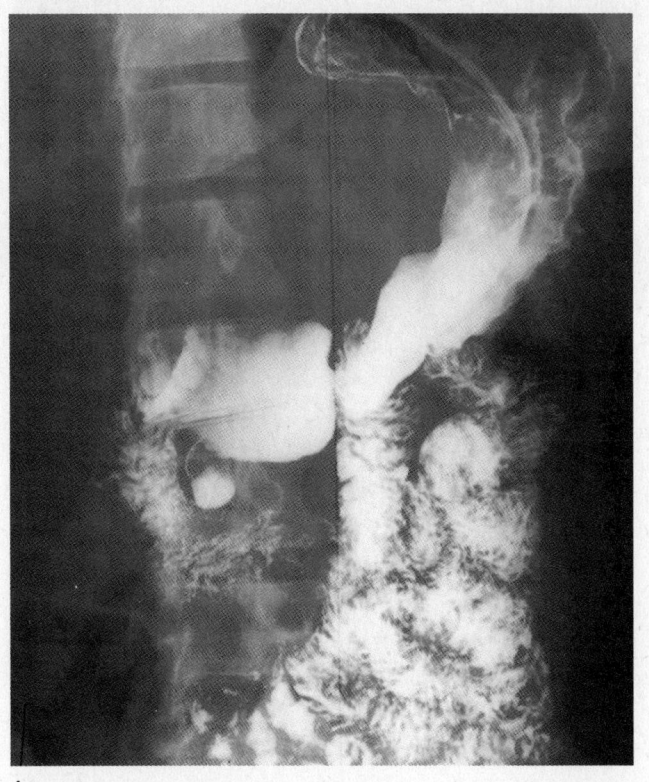
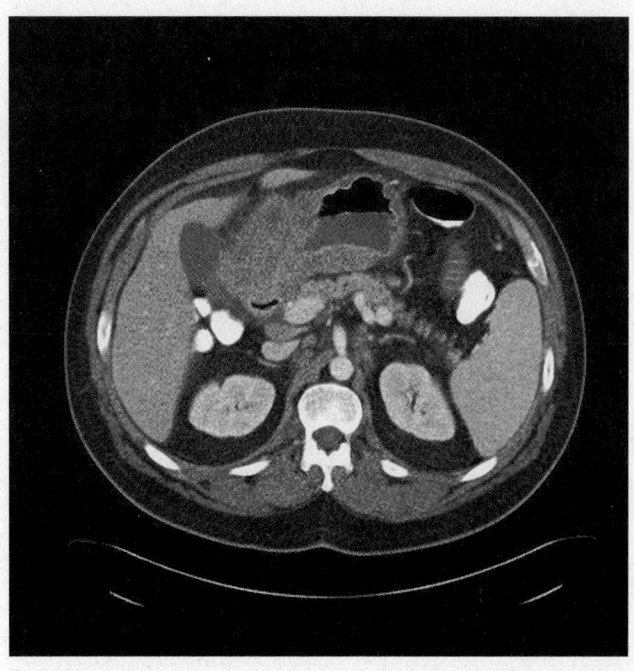
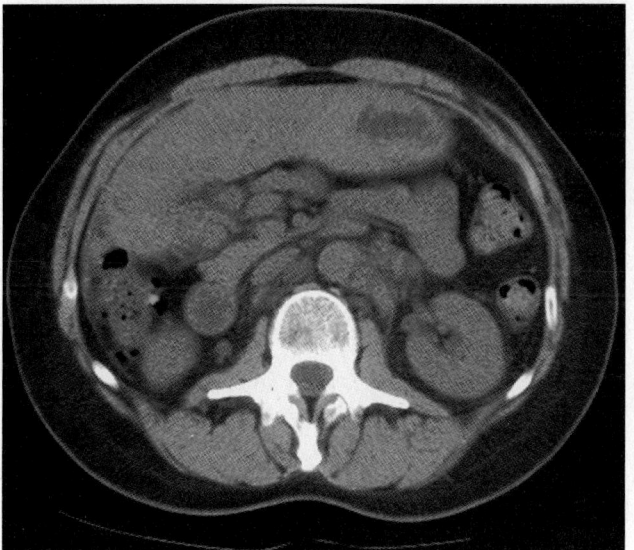

1. 胃幽门部更容易发生腺癌还是淋巴瘤？
2. 胃淋巴瘤局限于胃的比例为多少？
3. 腹膜转移更容易侵犯胃小弯侧还是大弯侧？
4. 胃淋巴瘤中非霍奇金淋巴瘤的比例是多少？

病例 20

胃淋巴瘤

1. 腺癌和淋巴瘤都可发生在胃幽门部，腺癌累及幽门比淋巴瘤更常见，因为胃癌的发病率远较淋巴瘤高。然而，淋巴瘤侵犯幽门者也比较多见。
2. 在近半数的患者中胃淋巴瘤仅局限于胃及周围的淋巴结。
3. 更易侵犯胃大弯侧，因为发生腹膜转移时通过网膜侵犯胃。
4. 非霍奇金淋巴瘤为胃淋巴瘤最常见的类型，大约占 90%。

参考文献

Gastrointestinal Imaging: THE REQUISITES, ed 3, p 60.

点 评

胃是胃肠道最易发生淋巴瘤的器官。胃淋巴瘤可以是全身淋巴瘤侵犯身体其他脏器和淋巴系统的一部分；也可以是原发性的，仅局限于胃和相关的淋巴结。约一半的患者是胃原发性淋巴瘤，一半是全身性淋巴瘤。胃淋巴瘤在胃原发性恶性肿瘤中所占的比例不到 5%。大部分胃淋巴瘤为非霍奇金淋巴瘤。霍奇金淋巴瘤侵犯胃者非常少见，在胃淋巴瘤中所占比例小于 10%。胃淋巴瘤多发生于男性老年患者（50 岁以上）。

胃淋巴瘤的影像学表现多样，可以表现为黏膜皱襞增厚（图 20B，20C），与胃炎和其他原因导致的胃黏膜增厚难以鉴别；也可表现为孤立或多发的结节或息肉样病变，结节表面可有溃疡。少数情况下肿瘤可浸润胃壁全层呈皮革状胃（图 20A），多为霍奇金淋巴瘤，是由于细胞的促结缔组织增生反应，引起胃壁广泛硬化。胃淋巴瘤较胃癌更易通过幽门部侵犯至十二指肠。尽管胃淋巴瘤和胃癌都可侵犯幽门部，因为胃癌的发病率较高，所以胃癌侵犯幽门的病例更多见。因此，有无幽门部受侵不是胃淋巴瘤和胃癌相鉴别的特异性征象。

手术切除仍是胃淋巴瘤最好的治疗方式，同时根据情况辅以恰当的化疗。原发病变处于进展期或全身性淋巴瘤首选化疗。

病例 21

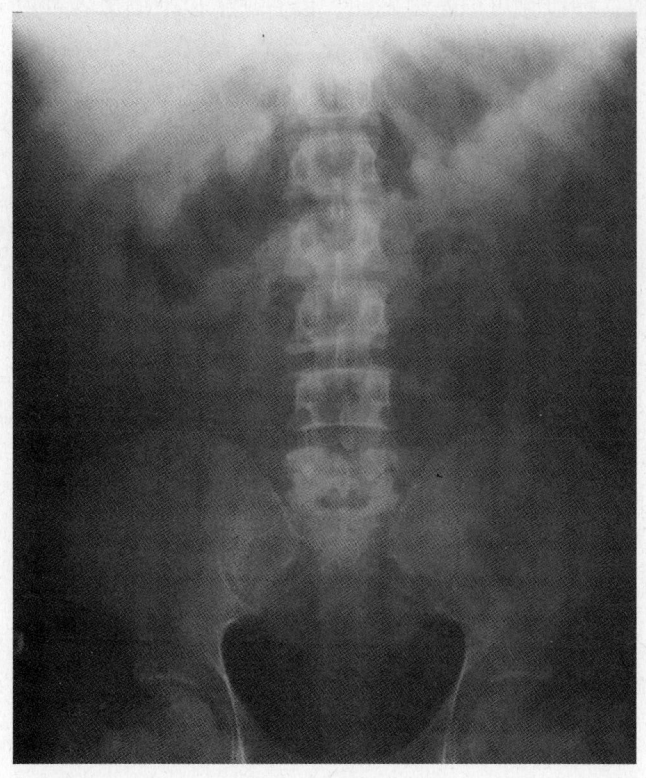
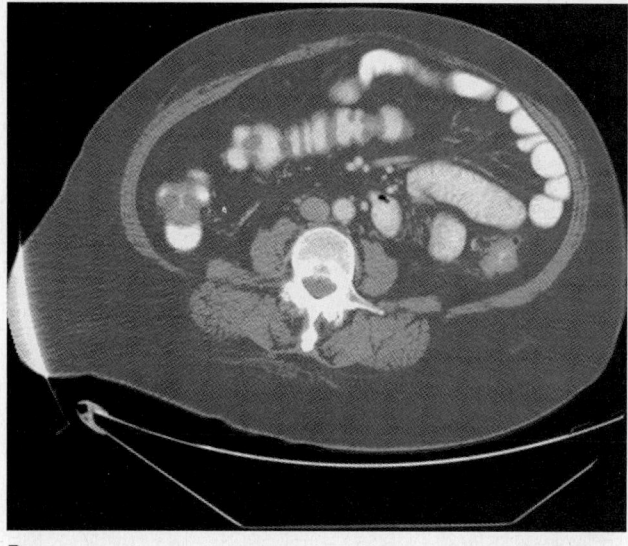
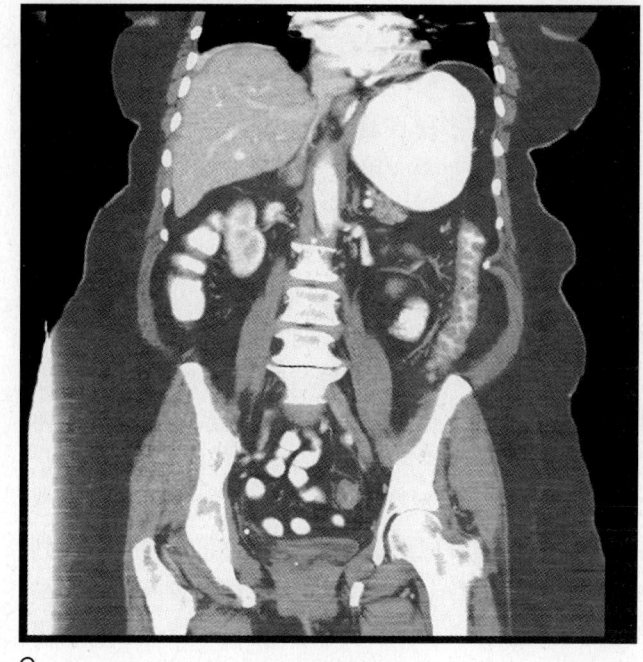

1. 你用哪些术语来描述该腹部平片中的异常表现？
2. 评价肠缺血情况时，哪种检查方法最好？
3. 结肠的血供分界区在哪儿？
4. 小栓子到达结肠可类似于哪种疾病？

病例 21

缺血性横结肠炎

1. 结肠黏膜皱襞增厚；指压痕征。
2. CT。
3. 结肠脾区。
4. 结肠癌。

参考文献
Gastrointestinal Imaging: THE REQUISITES, ed 3, p 298.

点 评

缺血性肠病临床常见，尤其是老年人。多由肠道的低血流灌注所致。常发生于低血压、心力衰竭、刚刚手术后及其他疾病的患者。动脉栓塞不常见，可发生于动脉粥样硬化的老年患者，或者患有心血管疾病伴有栓子形成的患者，导致肠系膜血管阻塞。也有小部分患者因静脉阻塞导致缺血性肠病。

随着高质量多排探测器CT(MDCT)的临床应用，DSA在缺血性病变中应用的越来越少，常不能显示阻塞的血管。CT是显示受累肠段及潜在的病理状态和并发症的最佳检查方法。

实际上，结肠缺血性病变常常是节段性的，很少累及整个结肠。尽管不同肠段的血液供应在某种程度上相互交通，但不同区域的结肠有其自己的单独血供，其血供分界区是指肠系膜上和肠系膜下血管供血的过渡区，常常指结肠脾区，有时也包括直肠和乙状结肠交界区。许多学者认为，在处于低血流灌注状态的患者中，结肠脾区最易缺血，因为它是动脉血流到达肠道最远的部位。相反，也有学者认为该区由双动脉系统供血，赋予了某些保护。有趣的是，大多数患者病变发生在降结肠和乙状结肠区，右半结肠也常常受累，因为病理性的肠管扩张易于导致缺血，而多数情况下右半结肠扩张最明显。

在放射学上，缺血首先表现为肠壁的增厚和水肿，肠壁的结节样改变可能是多发的局限性水肿或出血所致（指压痕征，图21C）；肠黏膜可表现为毛糙不齐，出现类似于炎性肠病的改变。随着缺血的治愈，结肠可出现纤维化、结肠袋消失甚至假性憩室形成，纤维化可以是多发的，但有一半以上的患者可以完全治愈，不遗留肠道狭窄。

病例 22

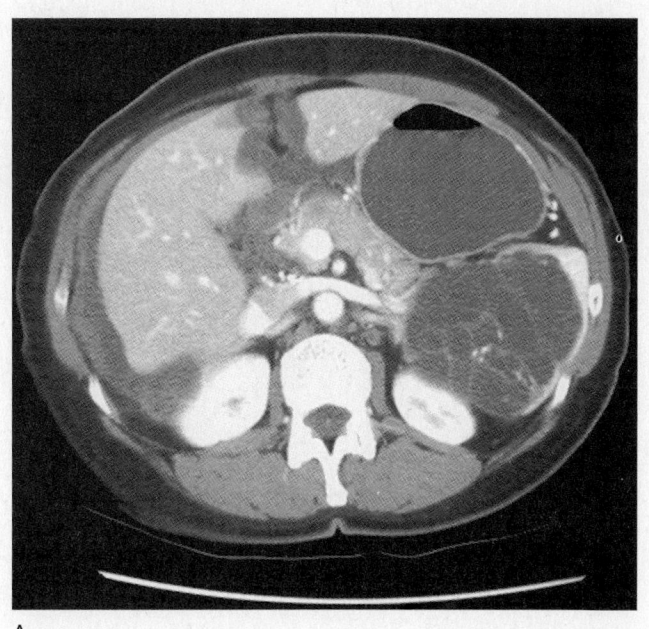
A

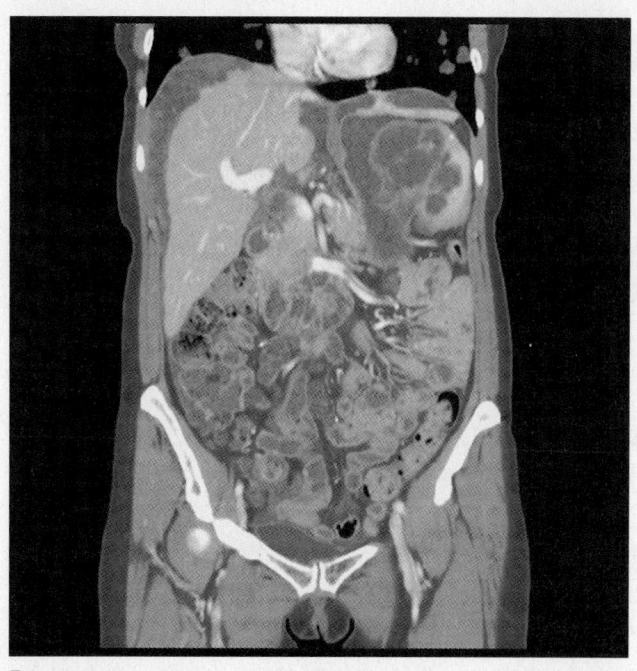
B

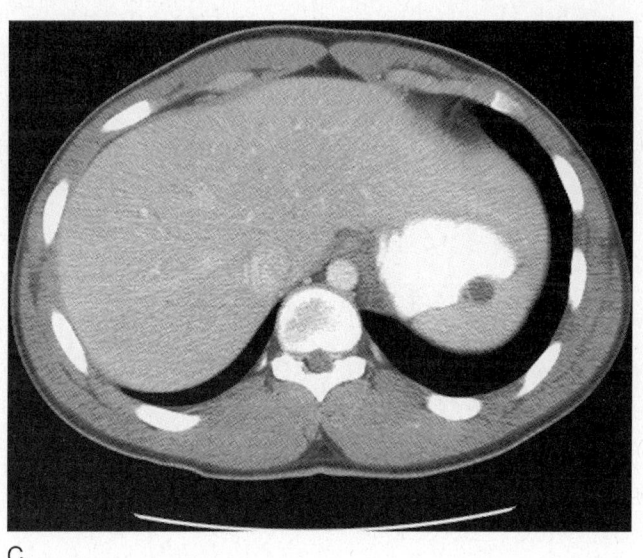
C

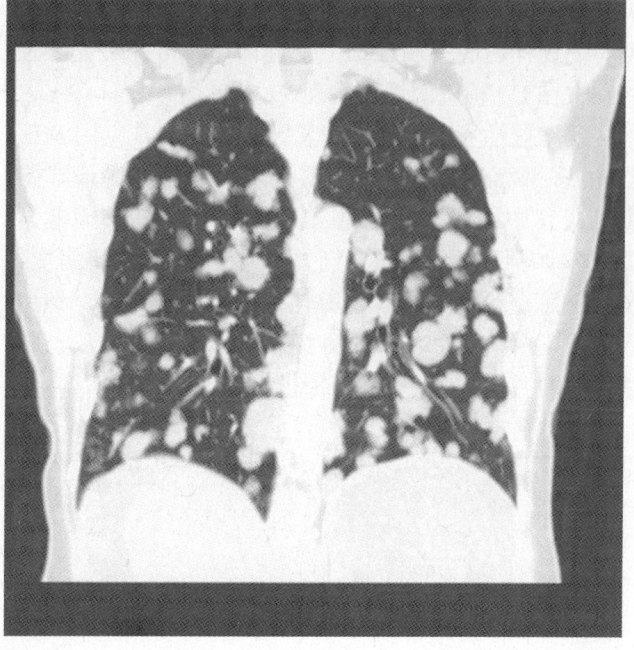
D

1. 如何用准确而简洁的放射学术语来描述图像中脾的影像学表现？
2. 脾最常见的两种良性囊肿是什么？
3. 脾转移瘤的发生率是多少？
4. 脾最常见的良性肿瘤是什么？

病例 22

脾转移瘤

1. 脾大部分组织被一个巨大的、膨胀性的、密度不均匀的、有分隔的囊性病变所取代，仅在脾边缘残存小部分正常脾组织。
2. 后天性囊肿和表皮样囊肿。
3. 不足 4%。
4. 血管瘤。

参考文献

Gastrointestinal Imaging: THE REQUISITES, ed 3, p 215.

点 评

外伤所致的后天性囊肿和表皮样囊肿是脾最常见的囊性病变。通常认为后天性囊肿多数是因外伤所致（脾小的撕裂伤，愈合后血肿残留、积液，最终液体蓄积形成囊肿），没有明确的壁，数年后可钙化。后天性囊肿约占脾良性囊性病变的 80%，不需要特殊处理。表皮样囊肿有明确的上皮性内壁，可能是先天性的，常在 CT 检查时偶然发现。

胰尾假性囊肿有时与脾囊肿表现相似，应用 MD-CT 的多平面重建图像可以鉴别。脾原发性肿瘤非常少见，其中血管瘤最常见（图 22C）。脾转移瘤非常少见（如图所示），如果已知患者有原发肿瘤病史，在行脾病变鉴别诊断时，脾转移瘤不能被忽略。该患者的原发肿瘤为卵巢癌，肿瘤在整个腹膜腔内广泛播散，伴有腹水，并侵及脾和胸腔（图22D）。

病例 23

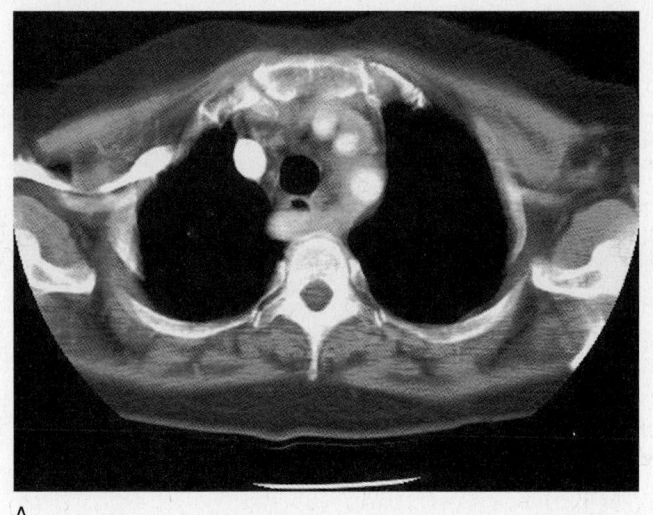
A

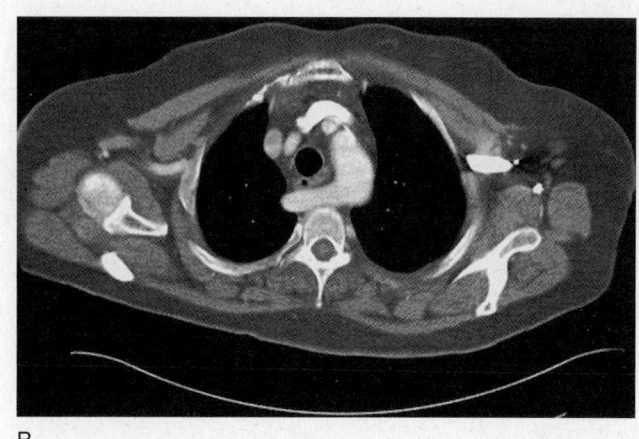
B

1. 该患者的主诉会是什么？
2. 右锁骨下动脉常起源于何处？
3. 产生食管症状的其他血管性结构有哪些？
4. 血管性疾病引起的吞咽困难常称为什么？

病例 23

迷走右锁骨下动脉

1. 吞咽困难。
2. 右颈总动脉。
3. 扩大的左心房、明显的主动脉迂曲、肺吊带、双主动脉弓、胸主动脉瘤。
4. 食管受压性咽下困难。

参考文献

Gastrointestinal Imaging: THE REQUISITES, ed 3, p 14.

点　评

　　正常情况下，能够见到的食管压迹有：①主动脉弓压迹；②左主支气管压迹；③左心房压迹。先天性异位右锁骨下动脉起源于主动脉弓远端（不是从颈总动脉发出），发病率不到1%。迷走右锁骨下动脉走行于食管后方，自左向右穿越纵隔后到达右上肢，少数患者迷走右锁骨下动脉走行于食管前方。

　　本例中，后方走行的迷走右锁骨下动脉压迫上段食管的后壁产生吞咽困难的症状。食管钡餐检查是确诊该病最简单而经济的方法。当然，如果有必要，MDCT可显示异常的血管（如本例所示）。在本例中，由于食管内含有少量的气体，能够更容易看到迷走右锁骨下动脉自食管后方穿行至纵隔右侧。食管受压性咽下困难，这个术语以往指的是风湿性心脏病明显扩大的左心房压迫食管引起的吞咽困难，而现在一般用于由血管结构压迫引起的吞咽困难。

病例 24

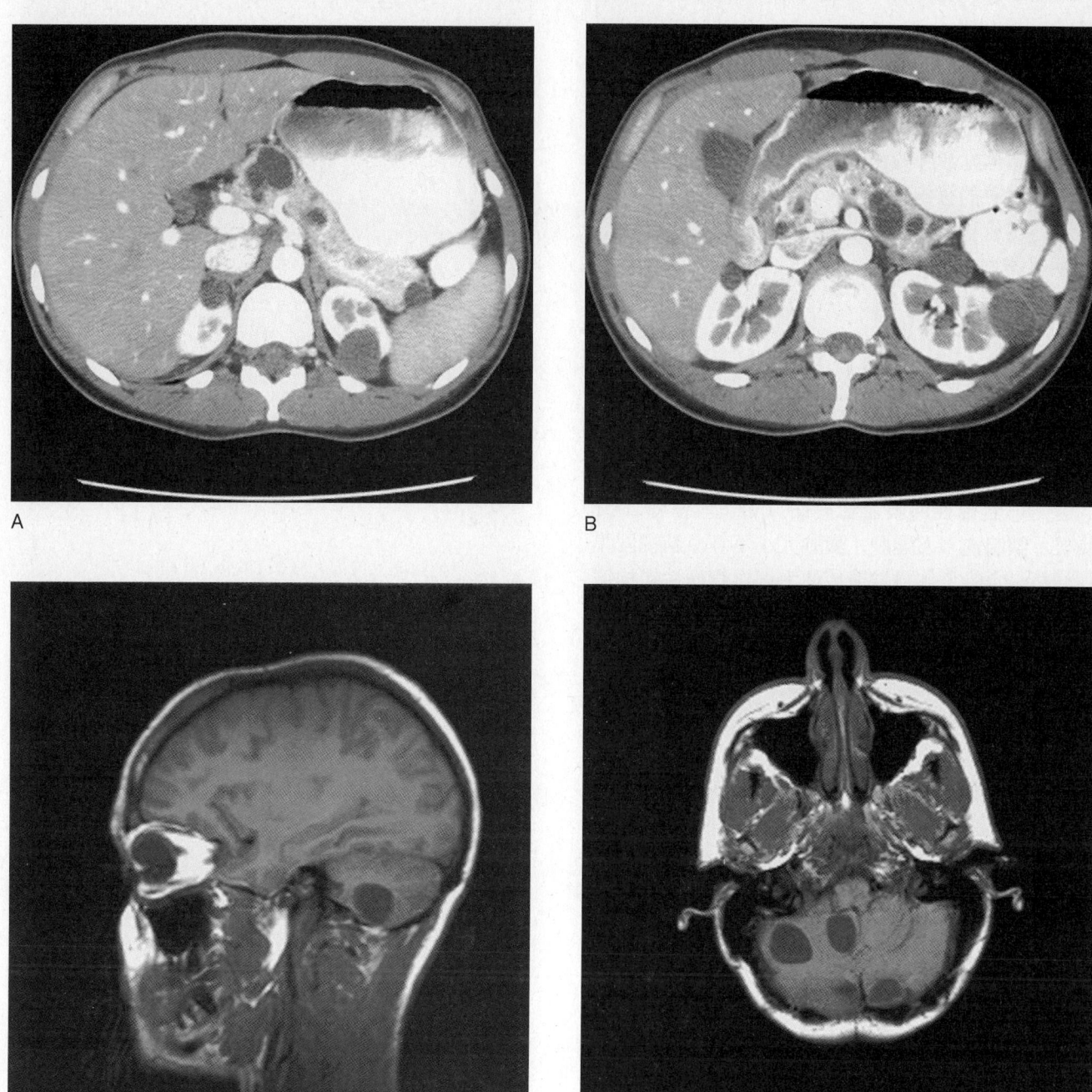

1. 胰腺炎发生假性囊肿的比率是多少？
2. 多发的先天性胰腺囊肿与何种疾病相关？
3. 囊性纤维化常引起胰腺囊肿，对吗？
4. 胰腺损伤很可能产生该组图片所显示的影像表现，对还是错？

答 案

病例 24

脑视网膜血管瘤病

1. 大约有 10%的胰腺炎会形成假性囊肿；慢性胰腺炎形成假性囊肿的比率略多于急性胰腺炎。
2. 累及肾脏的家族性息肉病。
3. 错。尽管早期可以引起囊肿，但最终多引起胰腺明显萎缩。
4. 错。

参考文献

Gastrointestinal Imaging: THE REQUISITES, ed 3, p 168.

点 评

　　这是一名脑视网膜血管瘤病（VHL）患者，CT图像显示胰腺内多发囊肿，囊肿大小不等。脑视网膜血管瘤病是常染色体显性遗传的毛细血管瘤性错构瘤病，常累及中枢神经系统，包括脑和视网膜。脑内病灶常为后颅窝的血管母细胞瘤（图 24C，D）。

　　该病可以伴发腹部脏器肿瘤，如肾脏透明细胞癌、嗜铬细胞瘤和发病率不断升高的胰腺囊性恶性肿瘤。

　　胰腺多发囊肿可见于约四分之三的脑视网膜血管瘤病患者中，因此，当发现胰腺多发囊肿时，要高度怀疑脑视网膜血管瘤病的可能性。该病也可伴发实性胰岛细胞瘤，多好发于 30~40 岁。如果发现并发恶性肿瘤，预后往往较差。在行腹部 CT 检查时，如果发现多发的胰腺囊肿应引起注意，应仔细观察有无嗜铬细胞瘤、肾脏透明细胞癌等肿瘤。

病例 25

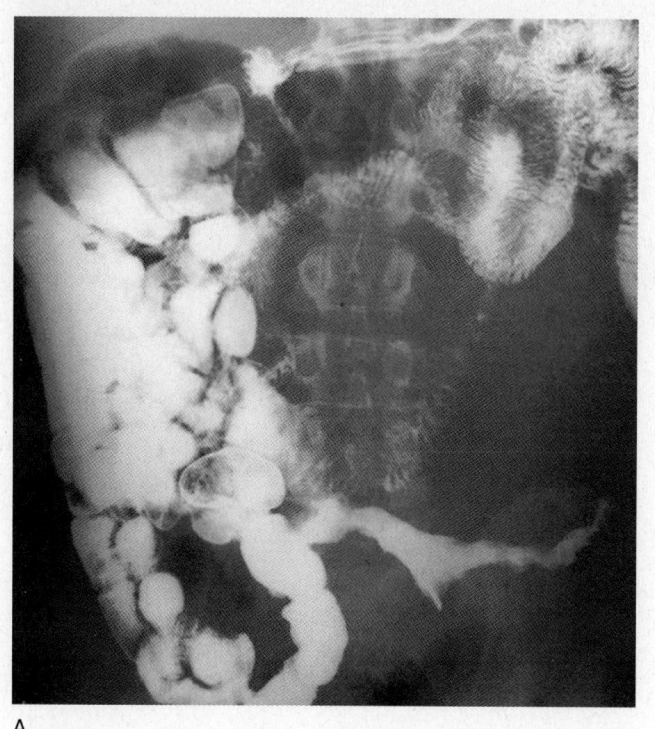
A

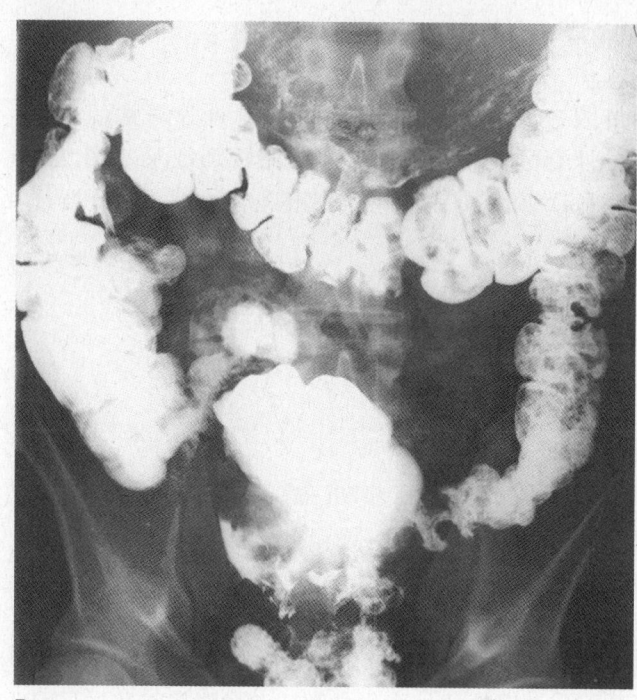
B

1. 这两幅图像显示哪些异常？
2. 何种疾病能形成巨大肿块累及肠管却没有肠梗阻？
3. 在问题 2 中，不出现肠梗阻的原因是什么？
4. 哪种小肠疾病会导致尿中 5-羟基吲哚乙酸（5-HIAA）水平的升高？

答案

病例 25

动脉瘤样扩张性小肠淋巴瘤

1. 图 25A 显示的是范围较大的、明显异常的小肠伴有肠黏膜的破坏，但无肠梗阻征象。图 25B 显示小肠的一大而不规则的空洞性病变，无肠梗阻。
2. 淋巴瘤，尤其是非霍奇金淋巴瘤。
3. 动脉瘤样扩张。
4. 类癌。

参考文献

Gastrointestinal Imaging: THE REQUISITES, ed 3, p 133.

点 评

非霍奇金淋巴瘤是小肠最常见的恶性肿瘤，多发生于回肠末端；常形成巨大的肿块而不出现肠梗阻，这是因为淋巴瘤的一个称之为"动脉瘤样扩张"的特点，即肠腔穿越肿块内部形成一个由肿瘤包绕的假通道而不出现梗阻（图 25A）。这种情况也可发生于其他的肠道小细胞肿瘤（如黑色素瘤），但罕见，其中 99% 为淋巴瘤。该现象不出现于霍奇金病，其机制尚不明确。患者临床上可出现腹部肿块或伴有全身症状，但无肠梗阻的症状。CT 表现为累及肠管的巨大肿块，常伴有腹腔、腹膜后及肠系膜根部的泡沫样的肿大淋巴结。

病例 26

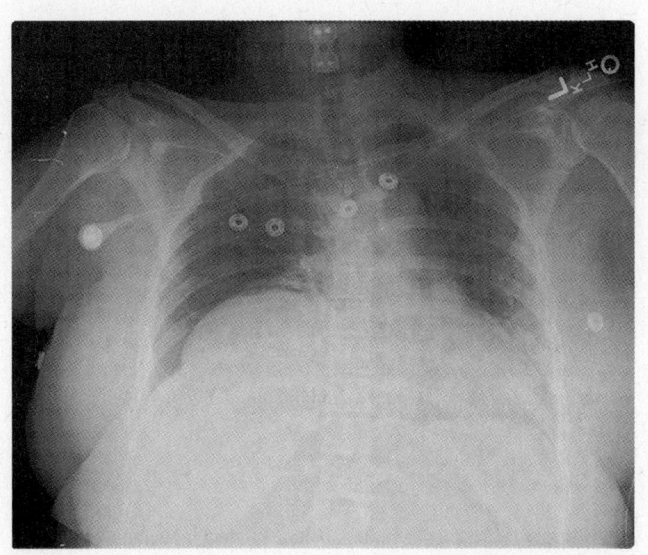

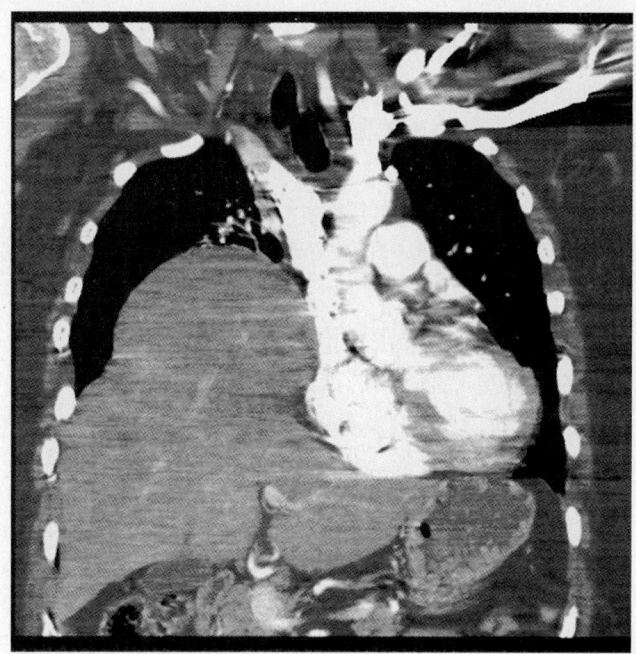

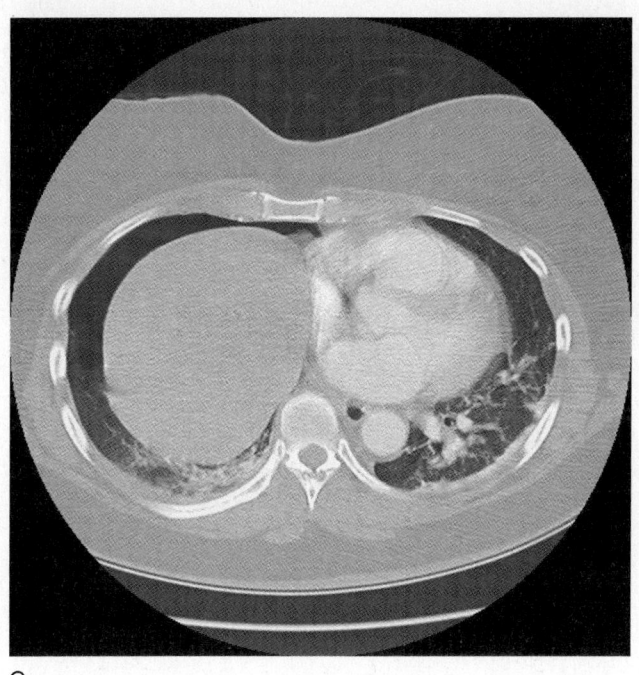

1. 该患者为车祸伤，请描述平片上的异常表现。
2. 哪一侧更容易发生膈破裂和内脏疝？
3. 在图 26C 中，右侧胸腔内可见到什么结构？
4. 对该患者还应考虑有哪些其他的损伤？

答 案

病例 26

创伤性膈肌损伤

1. 右侧膈肌明显地局限性抬高，心脏和纵隔向左侧移位。
2. 左侧。两侧发生率基本相同，但右侧损伤常伴有血管的损伤，故病人可能被送至急诊科前已死亡。
3. 平片中见到的局限性抬高的膈肌，在 CT 图像上显示为进入胸腔的肝顶部。
4. 单纯膈肌损伤很少见，有 25% 的病人伴有脾和肝脏的破裂，约 40% 的患者可伴有骨盆和脊柱的骨折，少数患者（约 5%）可有主动脉的损伤。

参考文献

Gastrointestinal Imaging: THE REQUISITES, ed 3, p 193.

点 评

膈肌破裂（85%）多与高速猛烈碰撞的车祸伤有关，其次与从梯子、屋顶等高处坠落或穿透伤有关。即使拥有当今先进的影像学检查手段，膈肌损伤的诊断也经常延误或漏诊（图 26C），穿透伤更是如此。膈肌损伤的程度越重，诊断就越容易，幸存的可能性也就越小，尤其是右侧膈肌损伤，因为右侧膈肌损伤伴主动脉撕裂的发生率高。

膈肌撕裂口的大小可从 1cm 到近乎整个膈肌（约 15cm）（如本例所示）。

病例 27

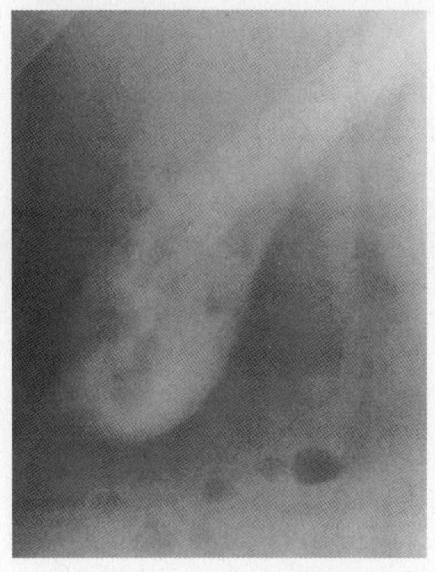

1. 哪些疾病可表现为胆囊壁及腔内的多发病变？
2. 哪一型胆囊息肉最常见？
3. 哪种胆囊恶性肿瘤可见多发的壁结节？
4. 哪种胆囊良性病变可见多发壁结节？

病例 28

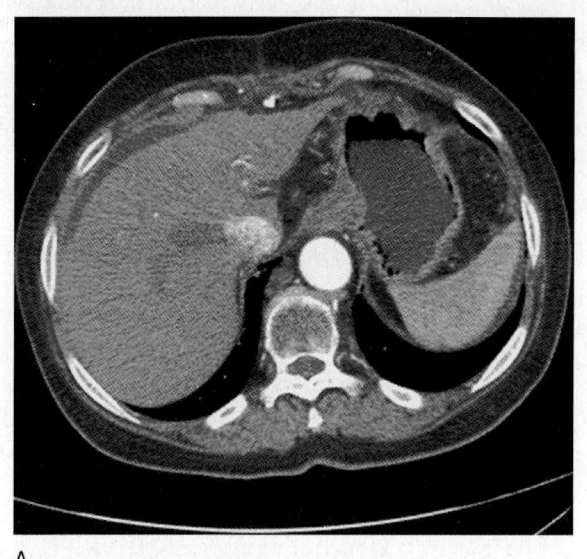

A

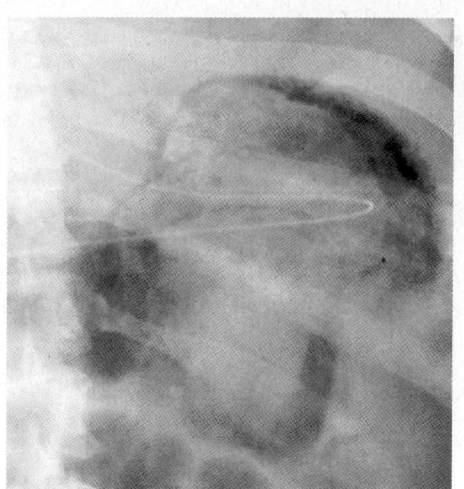

B

1. 哪些细菌感染可产生这种异常表现？
2. 摄入什么样的物质可导致该病的发生？
3. 当出现该异常时，什么病史与之有关？
4. 还有其他哪些病变可有此种异常表现？

病例 27

胆囊息肉

1. 息肉、附壁结石、转移瘤、腺肌瘤病和血凝块。
2. 胆固醇型。
3. 转移瘤。
4. 腺肌瘤病。

参考文献

Gastrointestinal Imaging: THE REQUISITES, ed 3, p 246.

点 评

胆囊结石是引起胆囊内充盈缺损的最常见原因。多种非结石性病变可引起胆囊腔内的充盈缺损,其中胆囊息肉最常见。息肉表现为胆囊腔内产生回声的充盈缺损,但位置固定,常在胆囊的一侧壁上,不随体位的移动而移动。胆囊息肉,尤其是多发时,通常是胆固醇性息肉。多发性胆固醇性息肉的患者可以考虑是胆固醇沉着症。若息肉为单发,可以是胆固醇性、腺瘤性息肉或乳头瘤。

很少有其他疾病产生类似于胆囊息肉的多发壁结节或突起性病变。有时胆囊腺肌瘤病伴胆囊黏膜窦隆起可产生多发的壁结节样改变。黏附于胆囊壁的结石也可以产生息肉样表现,且难与真正的息肉相鉴别。胆囊的转移瘤非常少见,一旦出现,可产生壁内息肉样表现。黑色素瘤、乳腺癌和淋巴瘤侵及胆囊可发生胆囊转移瘤。原发性胆囊癌多表现为单发性病灶,很少为多发。血凝块、出血、甚至静脉曲张都有形成胆囊壁息肉或结节的可能,但十分罕见。

病例 28

气肿性胃炎

1. 溶血性链球菌、梭状芽孢杆菌类和大肠菌群。
2. 腐蚀性物质。
3. 近期的内镜检查和外科手术。
4. 消化性溃疡、胃出口梗阻和肺部疾病。

参考文献

Gastrointestinal Imaging: THE REQUISITES, ed 3, p 88.

点 评

胃壁内出现气体往往是不祥之兆。尽管胃壁内出现气体可以是近期内镜检查或是胃部手术的一个后遗改变,但该并发症非常罕见。尽管进行了成千上万的内镜检查,放射科医师极少遇到内镜检查导致的胃壁内积气。

通常,胃壁内出现气体往往意味着严重的胃部感染,即蜂窝织炎型胃炎。尽管在感染组织中分离出多种病原菌,但最常见的是溶血性链球菌、梭状芽孢杆菌类和大肠菌群。感染在重症糖尿病患者中更常见,主要与全身性的系统性病变和糖尿病诱发的局灶性血管炎有关。除此之外,胃部感染也被发现于身体健壮和那些长期体质虚弱的患者(如移植物受者、术后患者、AIDS 患者)。胃部感染的发生发展过程尚不明确,一般认为,细菌通过溃疡或黏膜的破口进入黏膜下组织,随后导致感染的蔓延。出现蜂窝织炎型胃炎,胃壁可能很快发生坏死。因为其死亡率非常高,所以及时的治疗,包括胃切除术和应用抗生素是十分必要的。

胃幽门梗阻的患者也可以发生气肿性胃炎,是由于胃腔内压力升高使气体进入胃壁内。气肿性胃炎也偶尔见于有肺部疾病的患者,但在胃肠道的其他位置也可发生积气。服入腐蚀性制剂试图自杀的患者也可以发展成气肿性胃炎,这意味着胃壁将发生坏死。影像学表现很准确,但要做出正确诊断,临床病史是最重要的。

病例 29

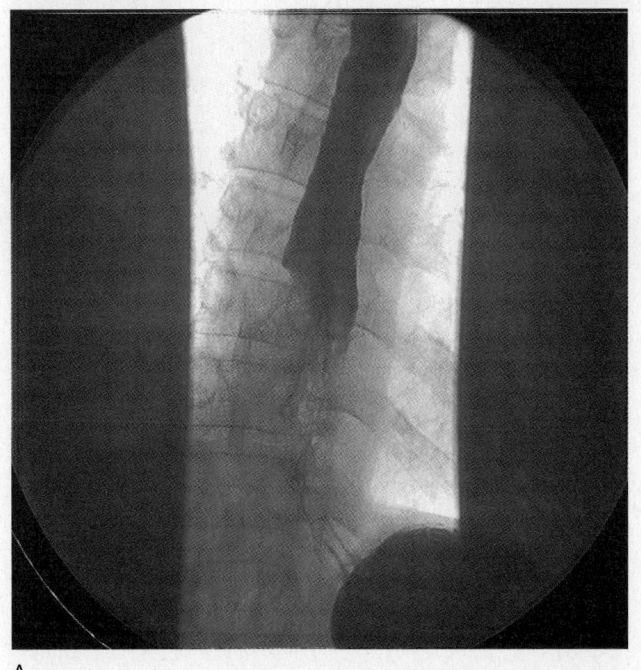
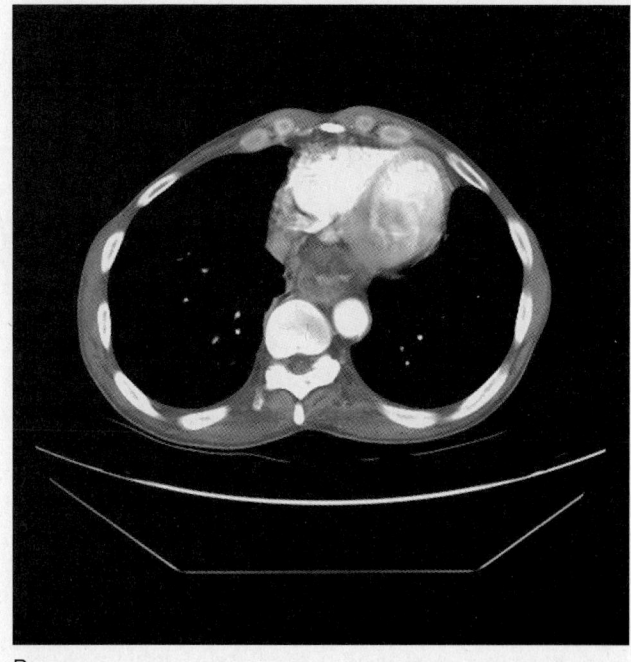
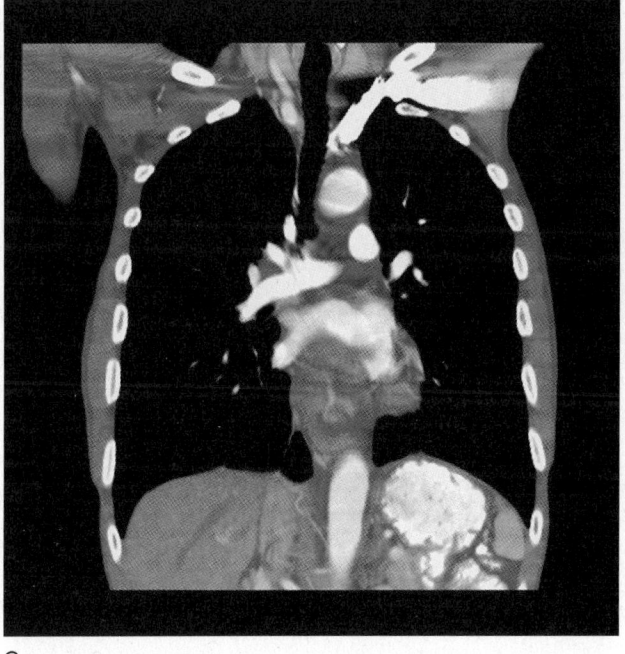

1. 描述该组图像的异常表现。
2. 食管恶性肿瘤最常见的病理类型是什么？
3. 哪种炎性疾病可有该种表现？
4. 哪些患病倾向性因素与该病相关？

答 案

病例 29

胃食管结合部腺癌

1. 食管远端管壁不规则增厚，钡餐检查显示食管肿块、溃疡和管腔狭窄。
2. 腺癌。
3. 慢性和急性反流性食管炎。
4. Barrett 化生。

参考文献

Gastrointestinal Imaging: THE REQUISITES, ed 3, p 23.

点 评

近 30 年来，西方国家食管腺癌已成为最常见的食管癌类型，发生率在此期间增长了近 500%。鳞状细胞癌曾一度是最常见的类型（80%~90%），但近 30 年来，腺癌发病率的显著升高使该数字发生了逆转。目前，腺癌与鳞状细胞癌的发病率之比为 55%：45%。

这些变化直接归因于在食管远端发生的 Barrett 化生。患有 Barrett 化生的患者有 40%甚至更高的恶变风险。几乎所有食管远端和胃食管结合部的腺癌均为前期存在的 Barrett 化生所致。这些患者常较患有食管鳞状细胞癌的患者年轻，常有长期的烧心症状和固体食物咽下困难史。吸烟、酒精等鳞状细胞癌的相关致病因素也许不适于腺癌。尽管绝大多数的腺癌来源于基础性病变 Barrett 化生，但仍有一小部分直接来自于少见的食管腺瘤的腺体。一般来说，病灶越靠近食管远端，Barrett 化生为患病因素的可能性就越大。

该病 5 年生存率为 10%~12%，在很大程度上与病变发生转移有关。病变可以很局限，也可经附近的淋巴结链转移（上腹腔肝胃韧带内，图 29C），也可远处转移至肺和其他部位。

影像学表现包括：胃食管结合部的软组织肿块、管腔狭窄及形态不规则。在钡餐图像上可见病变伴有一些慢性炎性改变。在 CT 图像上可见食管壁增厚（大于 5mm），在纵隔内和胃周有时可见肿大淋巴结。

病例 30

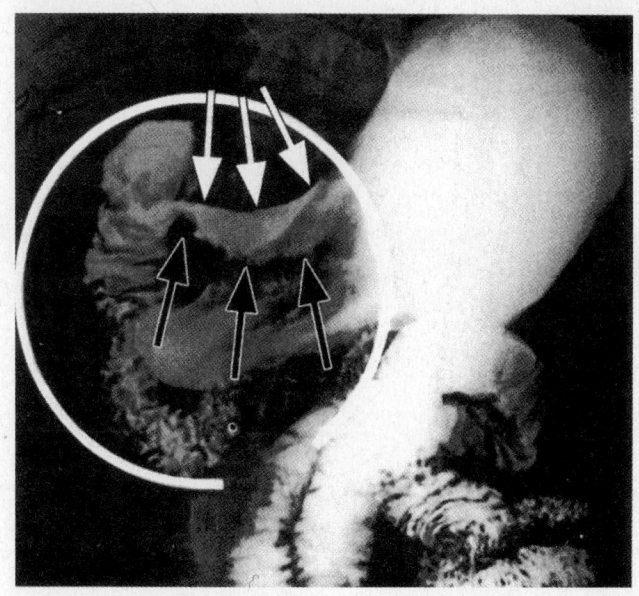

1. 半月征出现于哪种疾病？
2. Kirkland 复合体指的是什么？
3. 病灶发生在什么位置时才能见到半月征？
4. 半月征最好是在上消化道造影检查的双对比相上观察，对还是错？

病例 30

Carmen 半月征

1. 溃疡型胃恶性肿瘤。
2. 溃疡周围凹陷的透亮区域。
3. 病灶必须发生于胃体或胃窦的小弯侧。
4. 错,最好是在单对比相或双重相上观察。

参考文献

Gastrointestinal Imaging: THE REQUISITES, ed 3, p 84.

点 评

Carmen 半月征是由 Carmen 医生在 19 世纪 30 年代后期,双对比相尚未常规应用时,首先描述的,认为是胃溃疡型恶性肿瘤的一个特征性征象。该征象令人迷惑和难以理解的是它的出现必须具备某些条件,首先,病灶必须是一个扁平浸润性溃疡伴有周围隆起的边缘;其次,病灶必须位于胃的"马鞍"区,即胃体或胃窦的小弯侧。检查应该具有一个单对比相或至少是一个双重相图像(单对比相和双对比相均获得时)。该征象也可见于双对比相,但经常不被公认;最后,必须向胃部加压,以便迫使钡剂进入凸向胃腔的半月形结构内。隆起的溃疡边缘相互接触形成的透亮带称之为 Kirkland 复合体。

病例 31

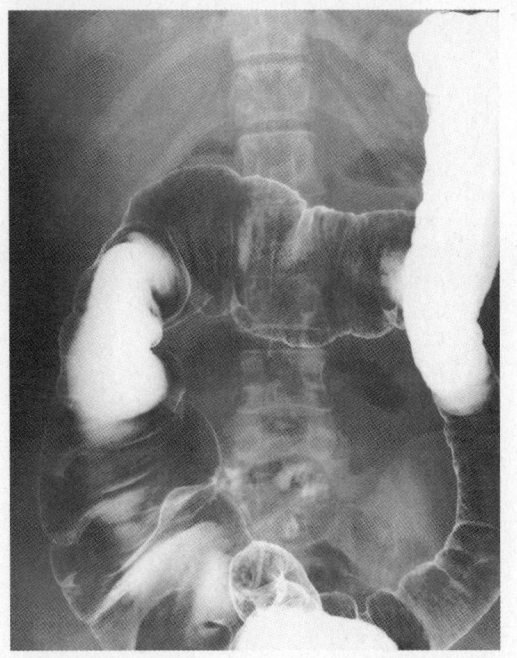
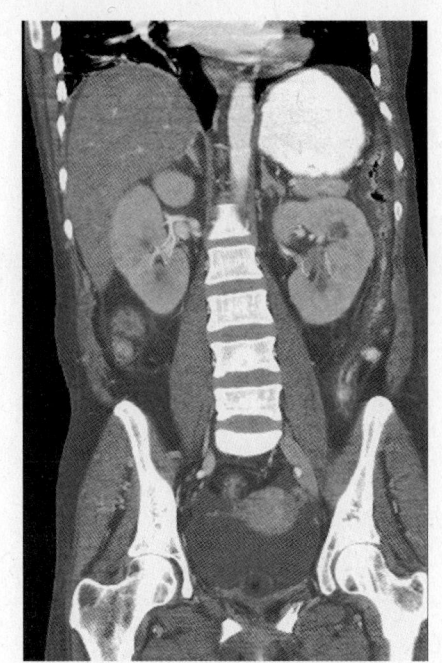
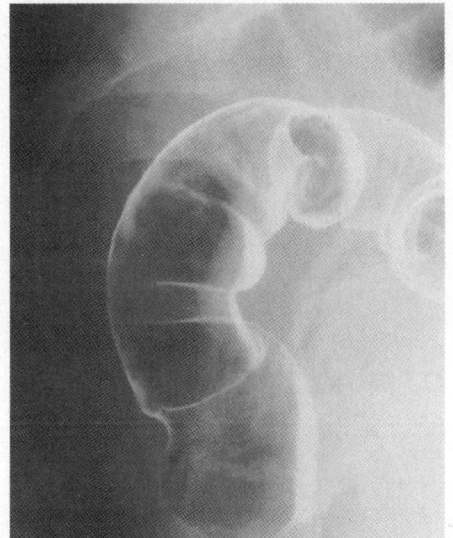

1. 恰当地描述此三幅图像中的异常表现。
2. 哪部分结肠最容易患急性溃疡性结肠炎？
3. 哪种炎性肠病（IBD）最易导致瘘管形成？
4. 哪种炎性肠病最易发生恶变？

答案

病例 31

急性溃疡性结肠炎

1. 直肠侧位像显示黏膜增厚和骶前间隙增宽，结肠双对比像显示结肠远段呈颗粒状和结肠袋消失，右半结肠正常。冠状位 CT 图像显示降结肠的炎性改变。
2. 直肠和结肠远段。
3. Crohn 病。
4. 慢性溃疡性结肠炎。

参考文献

Gastrointestinal Imaging: THE REQUISITES, ed 3, p 292.

点 评

　　溃疡性结肠炎是结肠浅表的炎性病变，通常侵及结肠远段。早期黏膜充血水肿呈颗粒状，进一步发展为多发、广泛分布的微小溃疡。临床表现为腹痛、腹泻、便血。该病症状可自发性消失（在此情况下应该重新考虑诊断的可能性）或继续发展成迁延不愈的慢性炎症，偶尔再发作。大约占 1/3 的严重患者可累及整段结肠。有时从临床和组织学上区分溃疡性结肠炎和 Crohn 病是非常困难的，而放射学检查有时更加特异。该病自远端开始向近端逐渐发展，从不累及末段回肠，但有时可表现为回肠扩张（倒灌性回肠炎）。病灶的跳跃性和不均匀性见于 Crohn 病而不见于溃疡性结肠炎。Crohn 病常有瘘管形成，而溃疡性结肠炎却很少有瘘管形成。肠道其他部分受累多见于 Crohn 病，而不见于溃疡性结肠炎。二者均可见到结肠外的表现。溃疡性结肠炎的恶变风险明显高于 Crohn 病。

病例 32

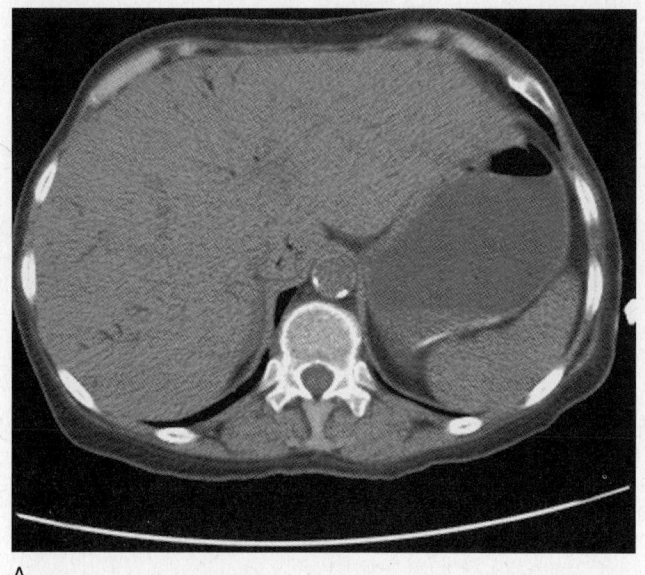

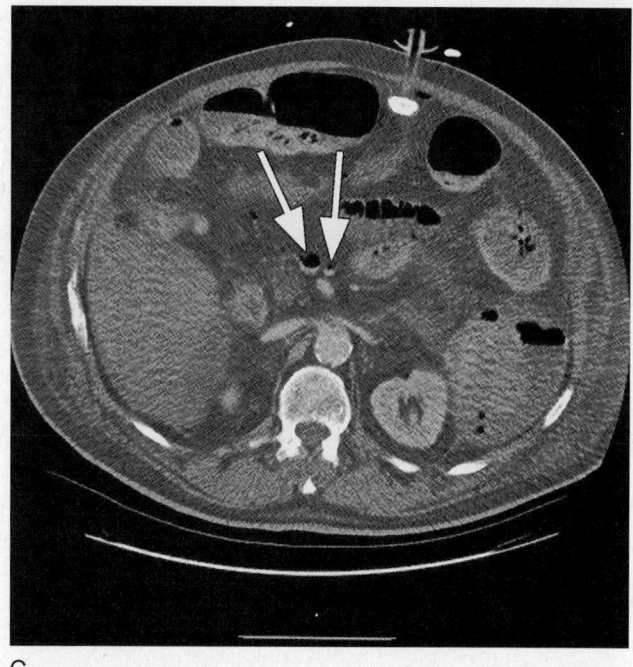

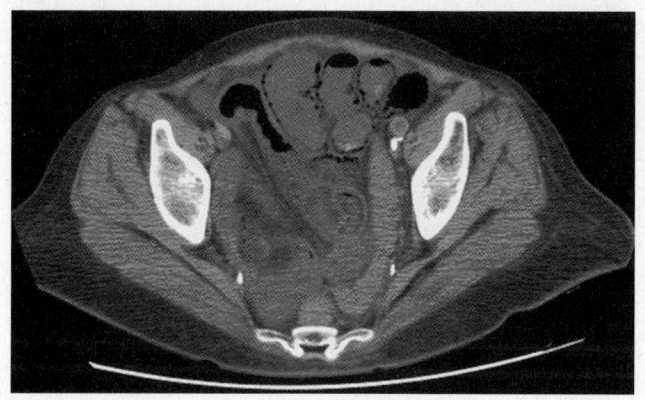

1. 这三幅图像有什么共同的异常表现？
2. 引起门静脉系统积气的良性病变有哪些？
3. 如何将门静脉系统和胆管系统积气区分开来？
4. 当在肝脏的外周区和中央区均见到分枝状积气时，那么气体是位于门静脉系统还是胆管系统？

病例 32

门静脉系统积气

1. 肝脏门静脉系统（图 32B）、门静脉的回流静脉，小肠壁内（图 32A）（积气症）和肠系膜上血管内出现气体（图 32C）。
2. 肠道手术（最常见）、器械操作、肠道溃疡、肠道的梗阻和扩张。
3. 门静脉系统内的气体随着门静脉血流呈离心性流动，故气体多见于肝脏外周区；而胆道内的积气随胆汁呈向心性流动，所以我们见到气体位于肝门区。
4. 当在肝脏的外周和中央区均见到气体时，表明那是大量的门静脉积气，而且是一种不良的预兆。这种情况下，在脾静脉甚至脾内也可以见到气体。

参考文献

Gastrointestinal Imaging: THE REQUISITES, ed 3, p 210.

点 评

门静脉系统内积气是一种重症的表现，尤其是在老年人。然而，如前所述，该表现也可见于某些良性病变。如果发现门静脉系统内可能存在积气，要及时与临床科室沟通，以便考虑到致命性的肠壁组织坏死。对肠道积气进行认真仔细的评估是非常必要的。偶尔，肠系膜血管内可见气体影（如本例所示）。

胆管系统内积气几乎不会危及生命，唯一的例外是胆道内产气菌的化脓性感染所形成的胆道积气，但非常罕见，而且病人的病情会非常严重。大多数胆管系统内积气是外科手术（胆肠吻合术）、结石侵蚀慢性发炎的胆囊壁并侵入到毗邻的空腔脏器、ERCP 术和十二指肠乳头切开术后所致。

病例 33

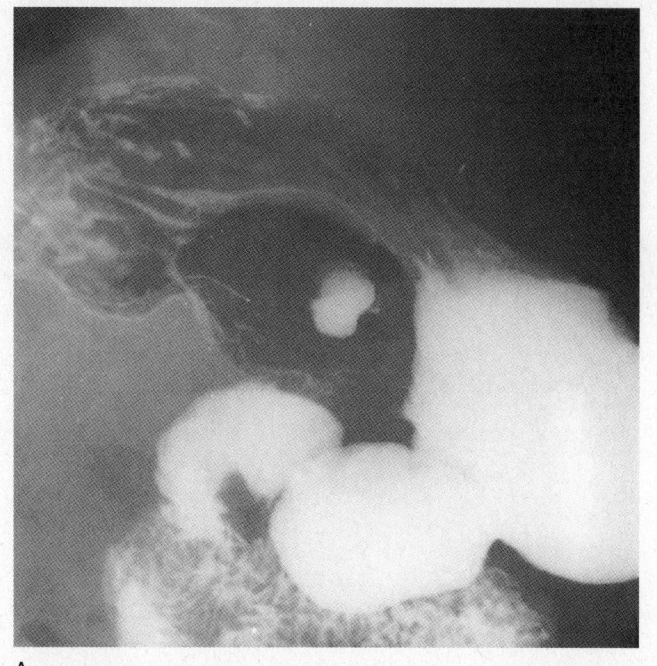
A

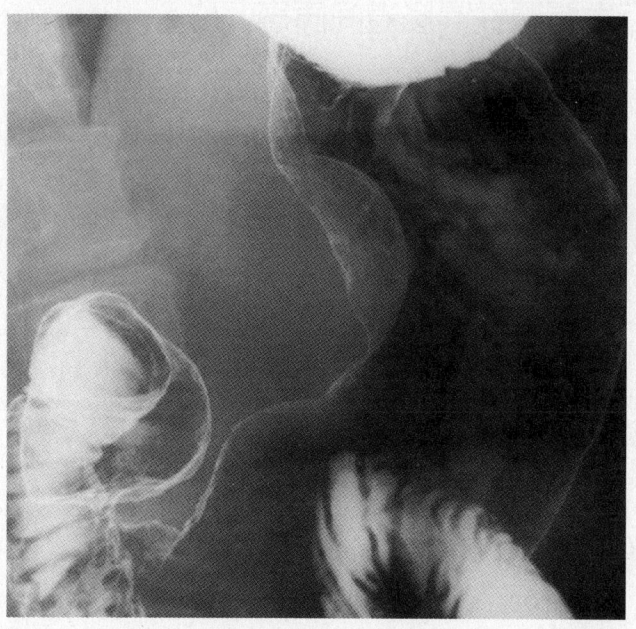
B

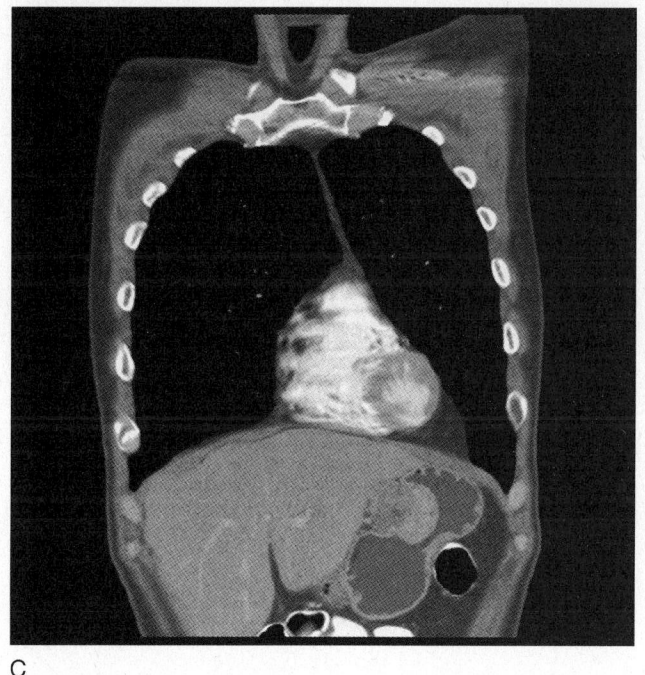
C

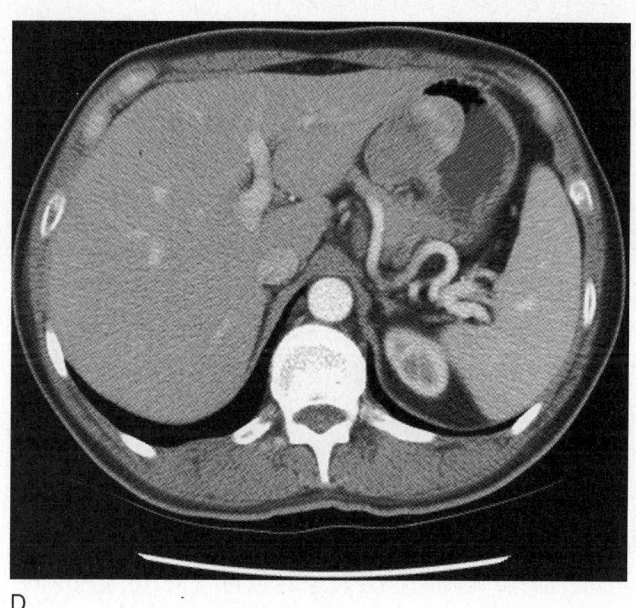
D

1. 哪些胃肿瘤呈外生性生长？
2. 最常见的良性胃黏膜下肿瘤是什么？
3. 怎样区分平滑肌瘤和平滑肌肉瘤？
4. 哪些先天性发育异常可有类似平滑肌瘤的表现？

病例 33

巨大胃源性胃肠道间质瘤

1. 通常是一些间质细胞起源的肿瘤，如：平滑肌肉瘤、平滑肌瘤、成平滑肌瘤和一些少见的神经纤维瘤，甚至淋巴瘤。
2. 良性胃肠道间质瘤（平滑肌瘤）。
3. 在病理检查中见到有丝分裂像的多少（或出现转移）。
4. 罕见，异位的胰腺残留或重复囊肿。

参考文献

Gastrointestinal Imaging: THE REQUISITES, ed 3, p 76.

点评

平滑肌瘤或胃肠道间质瘤是较为常见的胃肿瘤，它们占所有胃良性肿瘤的近一半，仅一小部分为恶性（<10%）。男性和女性的良性胃肠道间质瘤的发病率相同，但恶性胃肠道间质瘤多见于男性。随着年龄的增长，发病率有略增加的趋势。

放射学检查难以鉴别良、恶性胃肠道间质瘤以及其他黏膜下肿瘤。良性胃肠道间质瘤可见于胃的任何部位，而与其相似的肉瘤通常更多得是位于近端。其生长方式多样，绝大多数良恶性胃肠道间质瘤可向胃内或胃腔内生长。然而，有临床意义的少部分病例，肿块呈外生性生长，进入到胃周的腹腔间隙，形成一个对胃壁产生压迫的外生性肿块。尽管这种生长方式少见，但当遇到巨大的腹腔内肿块长入腹腔间隙且紧邻胃生长时要考虑到该病。长入胃腔内的肿瘤可形成溃疡，可以巨大，偶尔多发。由于该肿瘤本身血管丰富，胃黏膜拉伸变薄表面形成溃疡，病人可出现上消化道出血的症状。良恶性平滑肌瘤的鉴别，即使对病理学家来说，也是非常困难的。经典的标准是在每个高倍镜视野下见到的核分裂象的数目（>10 为恶性间质瘤）。然而，在不同的部位，肿瘤的组织学特性也不一样，而且送检组织对病理科医生所看到的核分裂象和异型性也有很大的影响。有学者认为肿瘤的大小同样重要，肿瘤直径大于 5cm 时多为恶性。最后，毫无疑问的诊断标准是发现转移灶。若根据病理表现不足以判定良恶性，采用 CT 检查来确定肿瘤的性质是完全有必要的（图 32C，D）。

病例 34

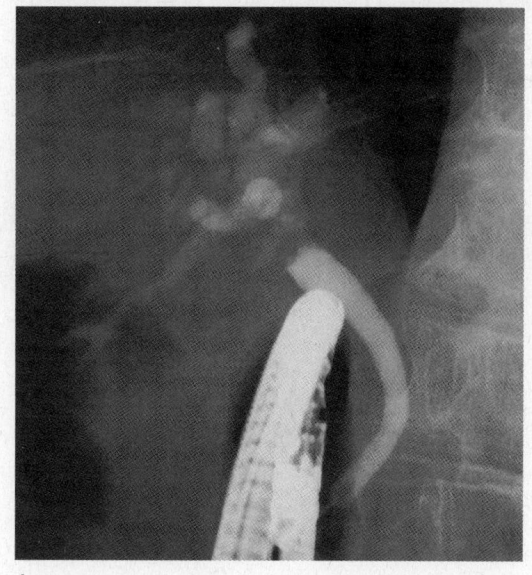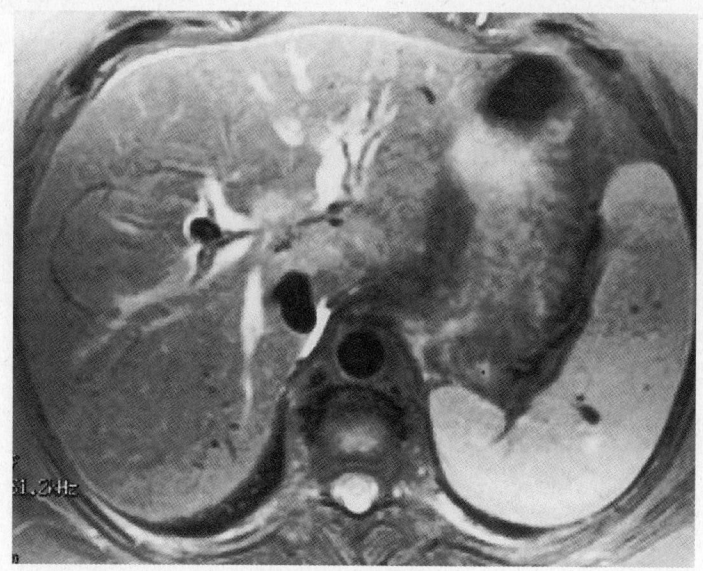

1. 该病例最可能的诊断是什么？
2. 该病的名称是什么？
3. 哪些疾病使患者易患胆管癌？
4. 该病有什么异常表现？

病例 34

胆道恶性狭窄（Klatskin 瘤）

1. 胆管癌。
2. Klatskin 瘤（肝门胆管癌）。
3. 硬化性胆管炎、先天性胆总管囊肿、先天性肝脏纤维化、复发的寄生虫感染。
4. 狭窄，息肉和肝肿块。

参考文献

Gastrointestinal Radiology: THE REQUISITES, ed 3, p 232.

点 评

胆管癌是起源于胆管上皮的恶性肿瘤，可发生于胆管系统的任何部位（甚至是肝内的最小分支），故其表现多样，常表现为非肿瘤性狭窄，因为癌细胞沿胆管壁以硬癌的方式蔓延；也可形成息肉样肿块突入胆管腔内。肝实质内的胆管癌经常被认为是肝脏肿块，难与其他肝脏肿瘤相鉴别。胆管癌发生在肝外胆管者预后最好，该病在侵及邻近结构前就可产生黄疸或其他症状。胆管癌大多预后差，它可侵犯邻近的重要结构，如胆管和门静脉。远处转移少见。

CT 检查可显示近端胆管扩张（图 34A），局部狭窄（图 34B）或管腔内的息肉样肿块，近端胆管扩张往往较为明显，当肿瘤位于肝实质或出现占位效应时，肿块很明显。约 1/3 的胆管癌向胆管外生长进入肝实质，表现为肝脏肿块。

发生于左右肝管汇合处的胆管癌被称为 Klatskin 瘤（肝门胆管癌），为典型的硬化性胆管癌，病灶沿胆管生长，导致胆管壁增厚和进行性管腔狭窄。随着肿瘤生长，局部出现明显的肝叶萎缩，CT 可显示肝门部肿块。因为该区域内的重要结构如门静脉常常被侵犯，患者在 6~8 个月内几乎会无一例外死亡。肝门区增大的淋巴结和结石嵌顿于胆囊管所致的 "Mirizzi" 综合征可有类似表现。

病例 35

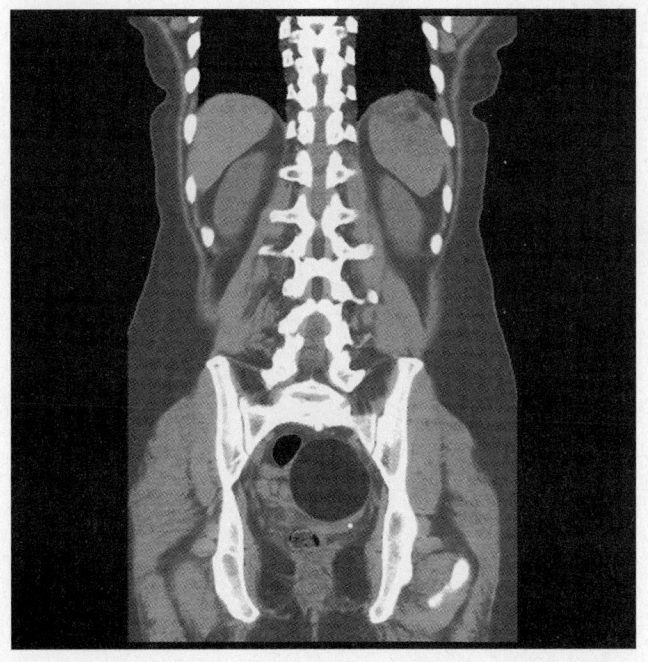
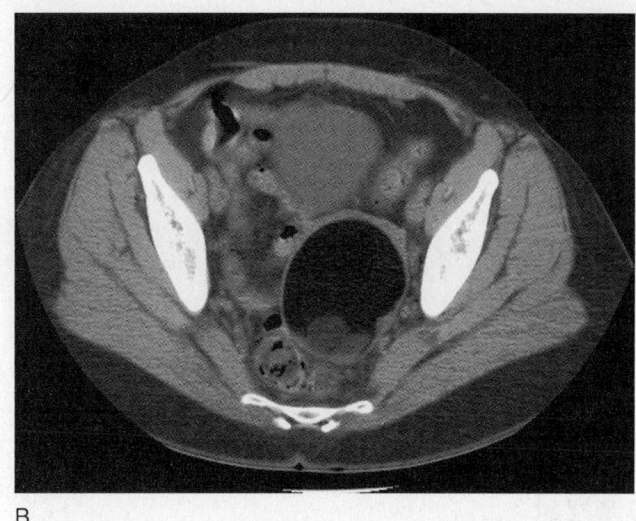
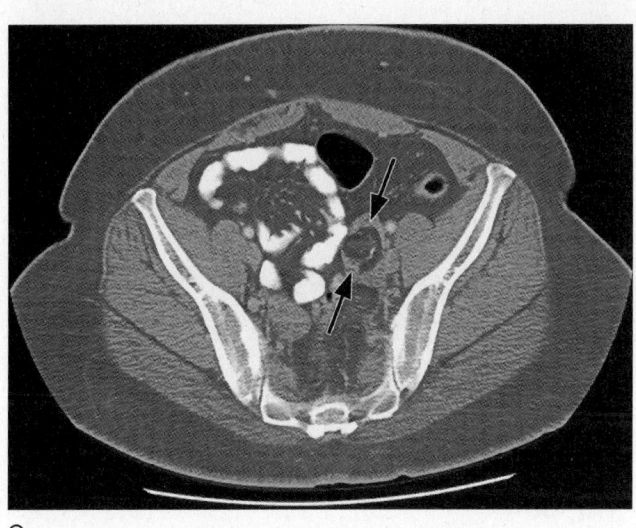
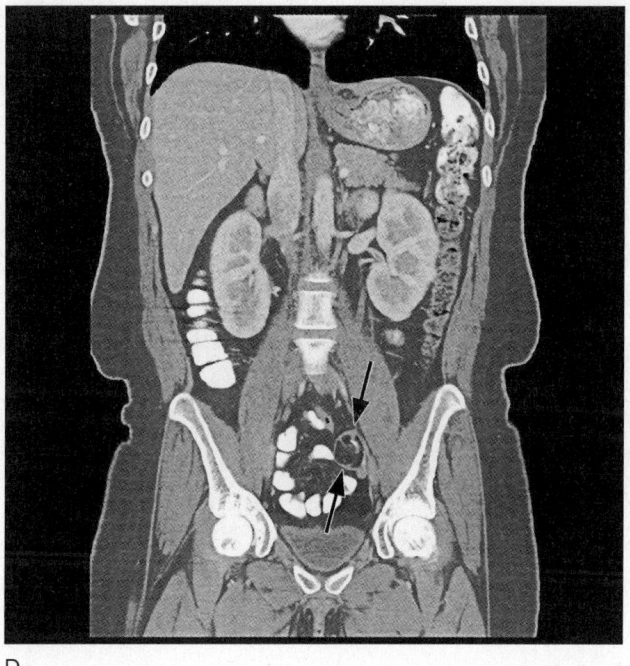

1. 24 岁女性，腹痛。在 CT 轴位和冠状位图像上有何异常表现？
2. 多大的比率的皮样囊肿是双侧性发生的？
3. 大部分良性皮样囊肿的内部成分是什么？
4. 在哪些情况下要考虑到恶性皮样囊肿？

答 案

病例 35

盆腔内卵巢畸胎瘤

1. CT 图像显示左侧盆腔内一巨大的脂性密度肿块，边界清晰，病变的底部可见一头结节。
2. 10%~15%为双侧性。
3. 病灶内可见到油脂样物质、毛发甚至形成不全的牙齿。
4. 当病灶大于10cm，形态不规则，形成囊状小腔以及软组织成分增多时，要考虑到恶性皮样囊肿的可能。

参考文献

Gastrointestinal Imaging: THE REQUISITES, ed 3, p 306.

点 评

良性皮样囊肿（又称成熟囊性畸胎瘤）是青年女性最常见的盆腔肿物，通常无症状，双侧者占10%~15%。一些患者可产生不适感，其原因尚不清楚，可能与病灶的毗邻位置有关，也可能与扭转的程度有关，另外，也可能是一种恶变的征象。伴有毛发和未发育的牙齿的卵巢皮样囊肿内几乎100%可见到脂肪密度。

盆腔 CT 可显示这些异常，但多数是偶然发现的。性腺以外的生殖细胞瘤，包括皮样囊肿临床常见，也是前上纵隔好发的肿瘤之一。畸胎瘤恶变少见，但随病人年龄增长而有所增加。病灶的大小、软组织成分的多少以及病灶内脂肪的含量各不相同（图 35C，D）。扭转是该病最常见的并发症。

病例 36

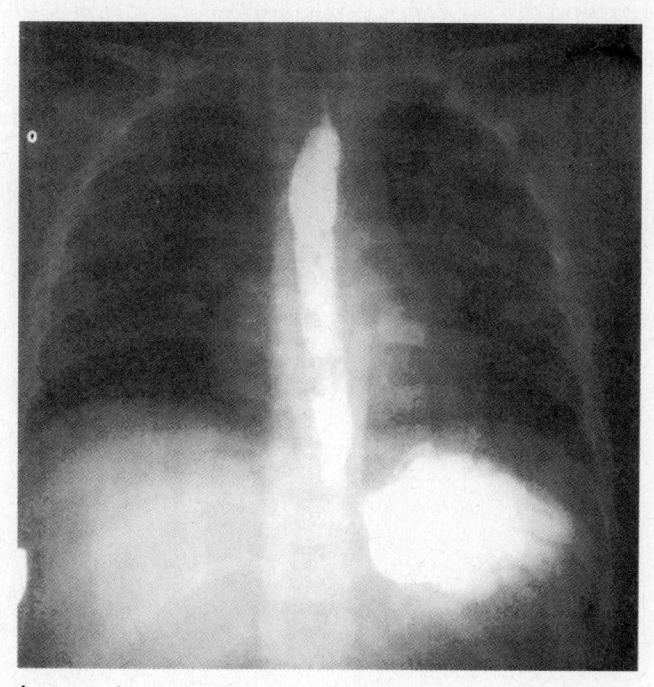
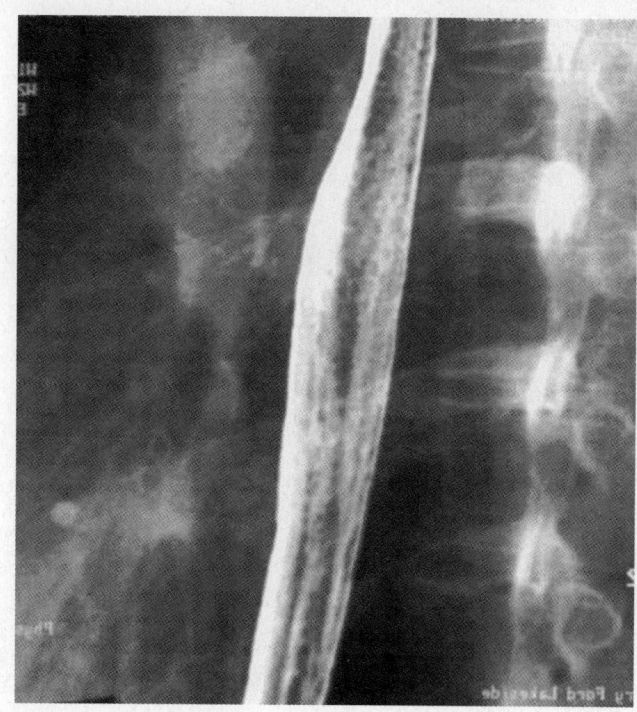

1. 引起食管内小结节样表现最常见的原因是什么？
2. 在免疫缺陷的患者中，哪种疾病的病灶表现为斑块样？
3. 在老年人中，哪种疾病可引起该表现？
4. 哪种皮肤病变与多发的食管微小病灶有关？

病例 36

食管念珠菌病

1. 食管双重对比造影时由发泡剂所引起的伪影。
2. 食管念珠菌病。
3. 糖原棘皮症。
4. 伴有食管乳头状瘤的黑棘皮病。

参考文献

Gastrointestinal Imaging: THE REQUISITES, ed 3, p 7.

点 评

食管黏膜的多发斑块或结节并不少见，很多疾病可产生这种异常表现。根据病人的临床病史，常常可做出正确诊断。结节可以弥漫或局限分布，对此做出准确地判断是正确诊断的关键。

食管多发充盈缺损多是由于技术问题所致，如果患者将钡剂和产气剂一起吞服，无一例外地将会产生这种伪影，因此，建议患者先服产气剂，随即服少量的水。多种感染和炎性病变可在食管壁产生这种真正意义的黏膜充盈缺损，其中主要是念珠菌感染。放射科医生可见食管内边界清楚的小斑块，与鹅口疮病人咽后壁的圆形或卵圆形白斑相似。在病变早期，多发斑块位于食管的纵行皱襞内，通常称之为定居期，随后病变如树根样伸入黏膜和黏膜下，此时可观察到溃疡（溃疡形成期），患者出现吞咽疼痛；随着溃疡的发展，整个食管会出现广泛而弥漫的溃疡和出血（"绒毛状"食管）。

在定居期，表面的斑块直径仅仅几 mm，但很快会增长至 1cm 甚至更大。除了免疫缺陷的患者外，当患者患有硬皮病、贲门失迟缓症和其他一些与食管内容物淤积有关的疾病时，在放射学影像中可见到念珠菌感染的表现。反流性食管炎也可在食管远端形成斑块样隆起，但没有溃疡所致的炎症和水肿区。极少数情况下，疱疹性食管炎也可形成多发的小结节样病灶，但疱疹累及区常为微小的穿透性溃疡而不是斑块。

糖原棘皮症是食管常见的良性病变，是由于细胞质内糖原增多导致上皮细胞的肿胀所致，主要见于老年人，该病被认为是一种退变现象，没有或很少有临床意义。某些恶性肿瘤和癌前病变也可形成多发的斑块。

少数情况下，食管癌早期可表现为局灶性的、形态不规则的、大小不一的隆起性病变，而不是孤立的肿块。食管癌沿黏膜表面扩散可形成弥漫的结节。黏膜白斑是口腔的癌前病变，有时也见于食管。食管乳头状瘤可见于皮肤黑棘皮病患者。

病例 37

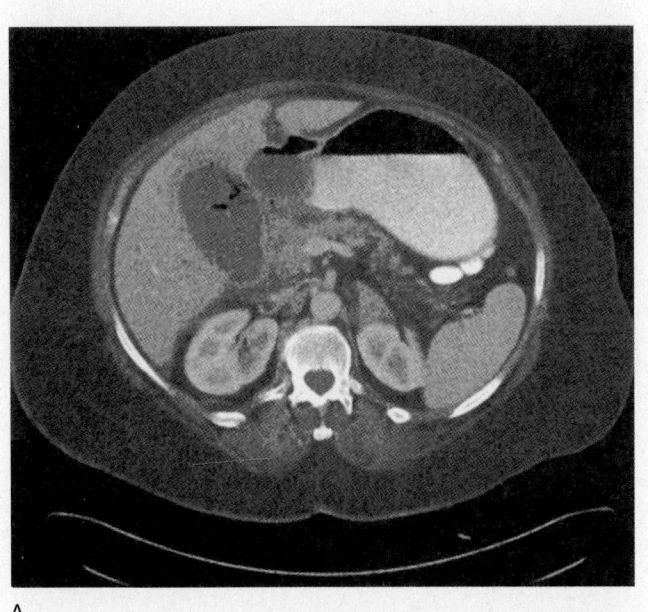
A

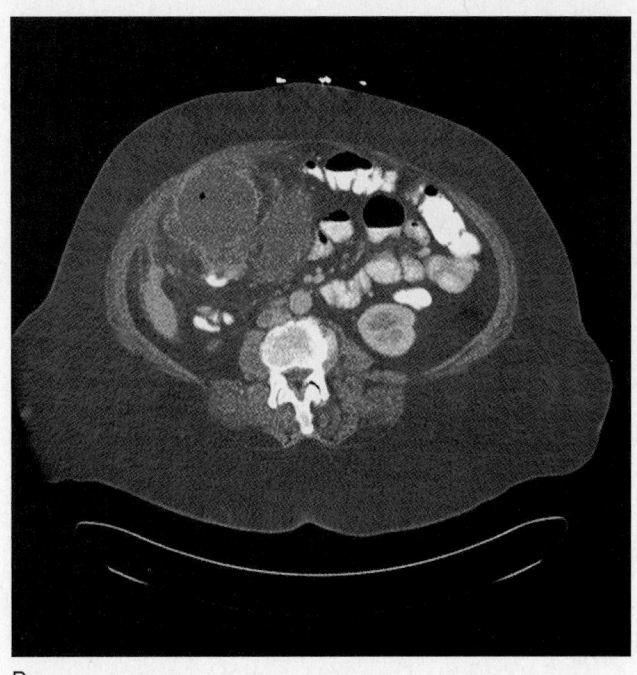
B

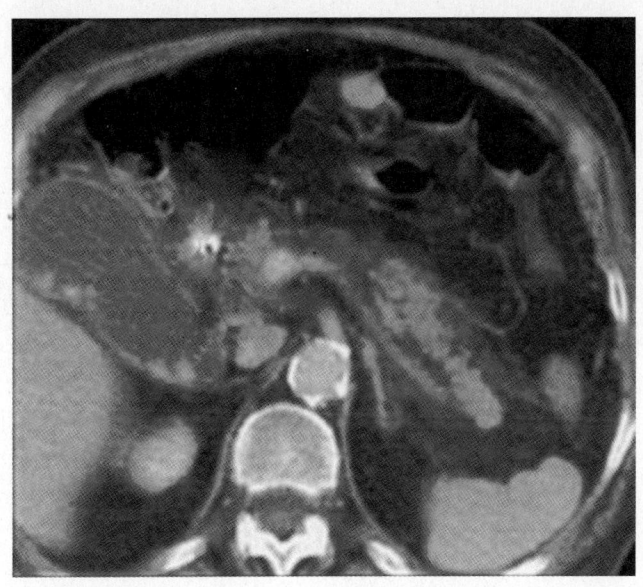
C

1. 该患者临床表现为明显的右上腹部疼痛和发热，CT 图像上有什么异常表现？
2. 右上腹部超声检查有什么异常表现？
3. 伴有胆囊结石的急性胆囊炎的比率是多少？
4. 急性胆囊炎导致胆囊穿孔所占的比率是多少？

病例 37

非结石性胆囊炎并穿孔

1. 胆囊增大，壁增厚，胆囊周围积液，胆囊内可见小气泡，未见到结石。
2. 胆囊增大，壁增厚，胆囊窝积液。
3. 90%，非结石性胆囊炎占 10%。
4. 不超过 1%~2%。

参考文献

Gastrointestinal Imaging: THE REQUISITES, ed 3, p 252.

点 评

急性胆囊炎是最常见的急腹症之一。在年轻患者中，约 90% 的患者与胆结石有关，而且更多见于女性（图 37C）。该病是因结石阻塞胆囊管引起胆绞痛、胆囊的炎性改变和 "Murphy" 症。多数急性胆囊炎患者的临床症状在 7~10 天内自然消退，几乎所有患者均有既往发作史，少数患者将会继续进展为更严重的病变，如胆囊气肿、胆囊穿孔和腹膜炎，这些病变会危及患者生命。非结石性胆囊炎并不常见，多发生于老年人，尤其是男性患者。

病例 38

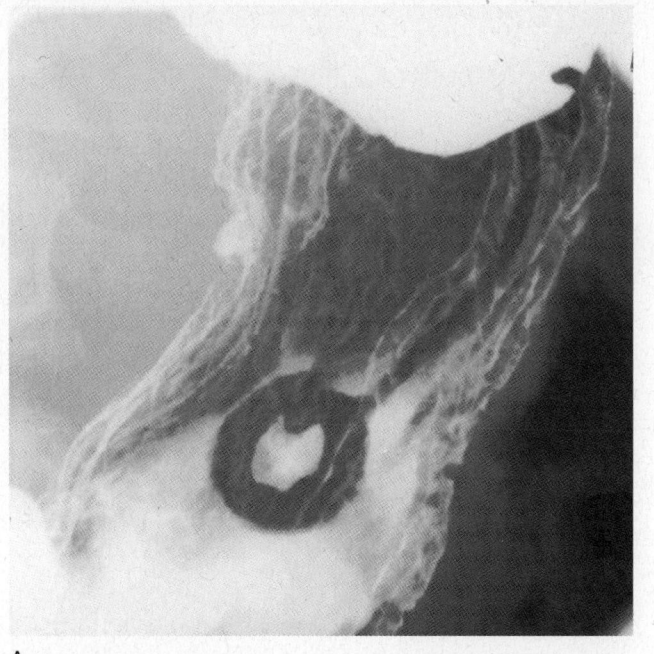

A

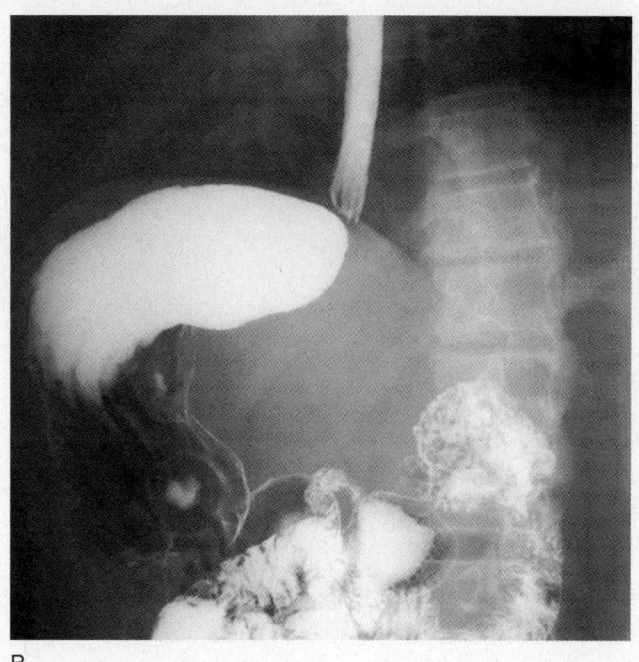

B

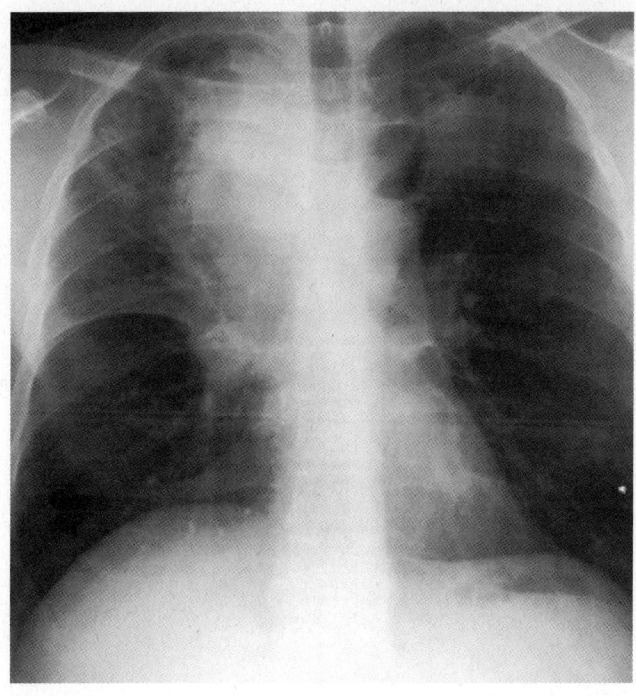

C

1. 胃部疾病的这种独特的表现称之什么（图38A，38B）？
2. 哪些疾病可有这种表现？
3. "皮革状胃"的含义是什么？
4. 这种表现提示是原发性还是继发性病变？

病例 38

胃转移瘤-牛眼征

1. "牛眼征"。
2. 通常是胃转移瘤。
3. 拉丁语术语，意思是皮革做的囊袋，表明胃部广泛而弥漫的浸润性病变。
4. 继发性病变。

参考文献

Gastrointestinal Imaging: THE REQUISITES, ed 3, p 74.

点　评

　　胃转移瘤表现多样，本例所显示的是典型的"牛眼征"，该征象因圆形的充盈缺损伴中心钡剂积聚，形似牛眼而得名。充盈缺损是胃壁的转移性肿块对钡剂产生推移，牛眼是肿块中心的溃疡内积聚钡剂。

　　该例原发灶为小细胞肺癌（图38C）。其他恶性肿瘤血行转移也可产生类似的表现，例如乳腺癌和黑色素瘤。另外，少数"牛眼征"也可见于胃的原发性肿瘤，如淋巴瘤和Kaposi肉瘤。近几十年，胃的"牛眼征"最多见于AIDS患者的Kaposi肉瘤。

　　引起胃单发"牛眼征"的良性病变是胃肠道间质瘤，该征象是由于胃壁肿块的中央区表面黏膜溃烂所致。"牛眼征"也偶尔见于小肠病变。

病例 39

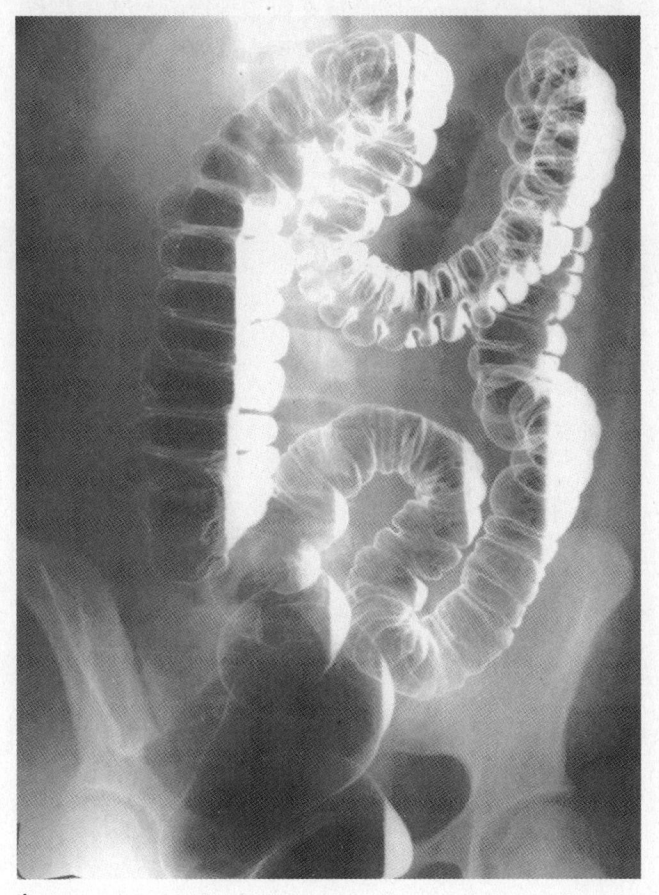
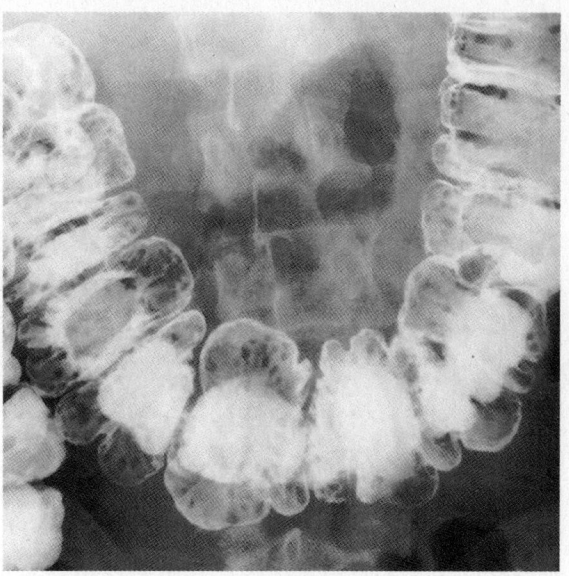

A
B

1. 大多数结肠腺瘤性息肉病综合征的遗传方式是什么?
2. 腺瘤性息肉病综合征患者可见哪些骨质异常?
3. 哪种综合征伴发中枢神经系统的肿瘤?
4. 患者可以发生何种甲状腺疾病?

病例 39

结肠家族性腺瘤性息肉病

1. 常染色体显性遗传。
2. 骨瘤和骨皮质增生症。
3. Turcot 综合征。
4. 甲状腺癌。

参考文献

Gastrointestinal Imaging: THE REQUISITES, ed 3, p 284.

点评

如果结肠内有大量的腺瘤性息肉，尤其发生在年轻成人患者，常诊断为息肉病综合征。一直以来，腺瘤性息肉病分为家族性结肠息肉病或 Gardner 综合征（息肉数目较少）。一般认为，后者可有结肠外的表现。腺瘤性息肉病为常染色体显性遗传，导致结肠内有大量的腺瘤性息肉形成。很多人认为这两种疾病是同一基因缺陷的不同表现，因此将其统归为家族性腺瘤性息肉病综合征（FAPS）。

患有家族性腺瘤性息肉病综合征的患者，息肉主要见于结肠，较少发生于结肠外，如胃和小肠。结肠和胃的非腺瘤性息肉也有相应的增加，它们常为增生性息肉，即所谓的胃底腺息肉。腺瘤常发生在胃和十二指肠，这些患者中壶腹周围癌（继结肠癌之后的第二位最常见的恶性肿瘤）的发生率也有增加，一些研究显示小肠腺瘤的发病率显著升高。

肠外表现包括骨的异常，典型者为 Gardner 综合征。骨瘤可发生于近 50% 的病人。与家族性腺瘤性息肉病综合征（FAPS）相关的骨皮质增生症和牙齿异常的发生率也有增高。表皮样囊肿伴视网膜色素性病变已有文献报道。甲状腺癌发病率也有增高，尤其在女性。偶尔也会发生巨大的腹腔内纤维瘤、肠系膜纤维化和硬纤维瘤。有学者认为，胰腺癌和良性肝肿瘤的发病率也有轻度的升高。中枢神经系统肿瘤（恶性胶质瘤和成神经管细胞瘤）通常与 Turcot 综合征伴发。

许多学者认为 Turcot 综合征是家族性腺瘤性息肉病综合征（FAPS）的另一种更具有致命性的变异类型。

病例 40

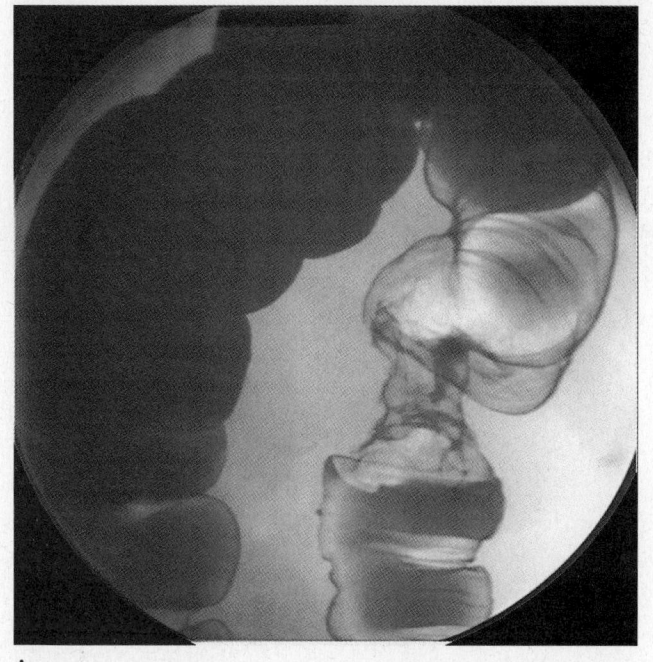
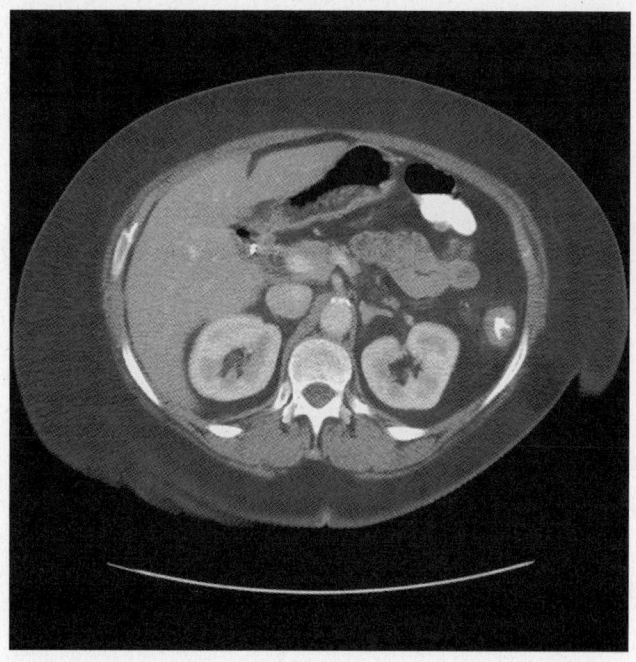
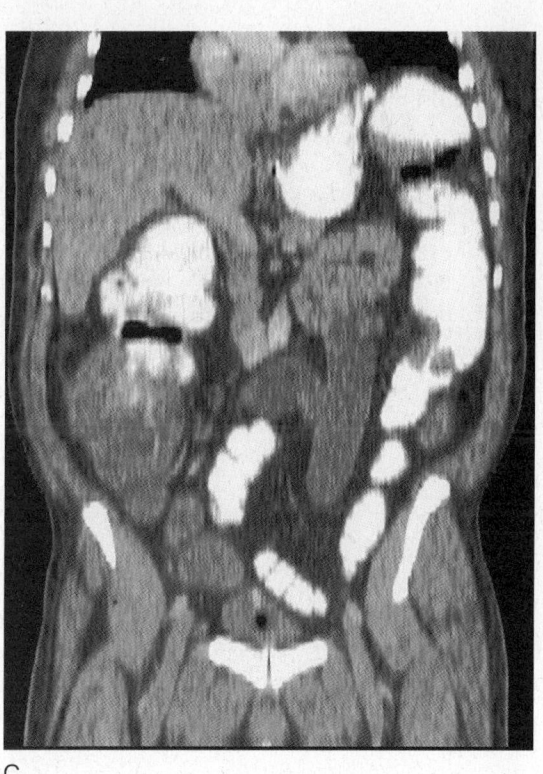

1. 该组图像有什么异常表现？
2. 广泛公认的结肠直肠癌的病原学途径是什么？
3. 该途径有哪些例外？
4. 请列举结肠直肠癌的相关危险因素。

答 案

病例 40

降结肠苹果核样病变

1. 结肠脾区双重对比相显示局部的黏膜破坏和管腔狭窄（苹果核征）。
2. 多数结肠直肠癌遵循的途径是由腺瘤发展成癌。
3. 这些例外包括由发育异常的肠黏膜引起的自发性改变，如溃疡性结肠炎。
4. 危险因素包括：家族史、慢性溃疡性结肠炎、腺瘤性息肉、饮食、居住地。

参考文献

Gastrointestinal Imaging: THE REQUISITES, ed 3, p 272.

点 评

近年来，尽管结肠直肠癌在美国的发病率趋于稳定，但仍是继前列腺癌、乳腺癌和肺癌之后的第四位常见的癌症，其死亡率仅次于肺癌；早期发现有助于提高生存率，对结肠直肠癌而言，就是尽早发现并切除息肉。无蒂息肉增大，癌变几率增加。癌变几率在 5~10mm 的息肉中是 1%；1~2cm 的息肉中是 10%；2cm 以上的息肉中约为 40%；小息肉（小于 5mm）很少或无恶变。因此，没必要为了找到小息肉而费时费力，但是，筛查 1cm 或更大的息肉是有必要的。可用结肠镜进行筛查，其优势在于结肠镜能在发现息肉的同时将其切除，但并发症（穿孔）比结肠气钡双重造影（ACBE）高 10 倍，费用也明显高于结肠气钡双重造影。如果气钡双重造影由技术熟练的放射科医师来做，那么 1cm 和更大的息肉及结肠直肠癌的检出率与结肠镜相当。目前，MDCT 可以发现淋巴结和远处转移，非常适合于该病的检查（图 40C）。随着 CT 结肠内镜的不断应用，因其检查时间短、无须保持镇静、结果快捷等优点，有望成为可靠的筛查方法。

病例 41

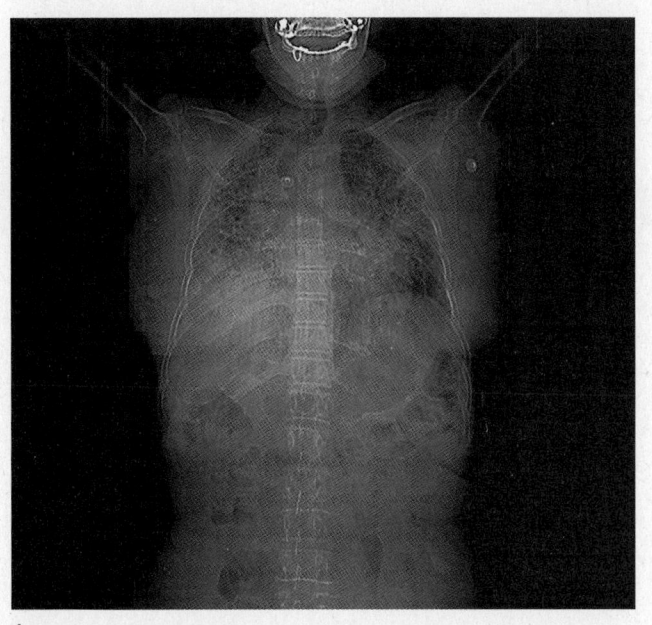

A

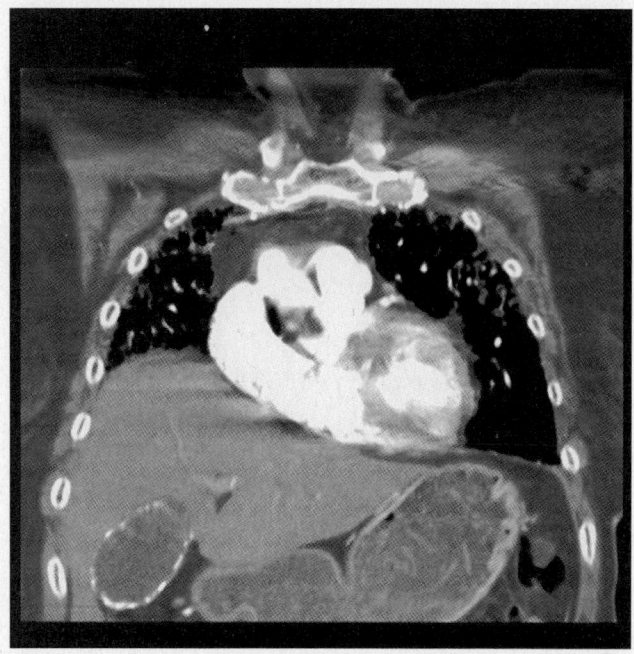

B

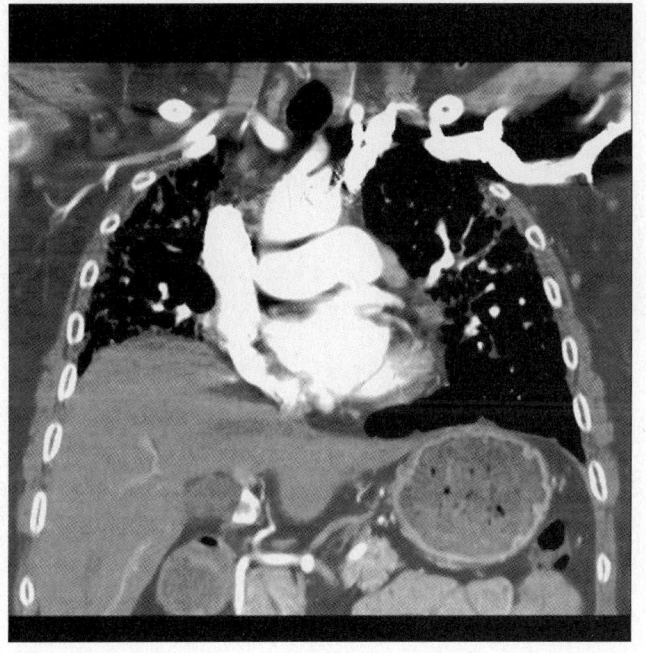

C

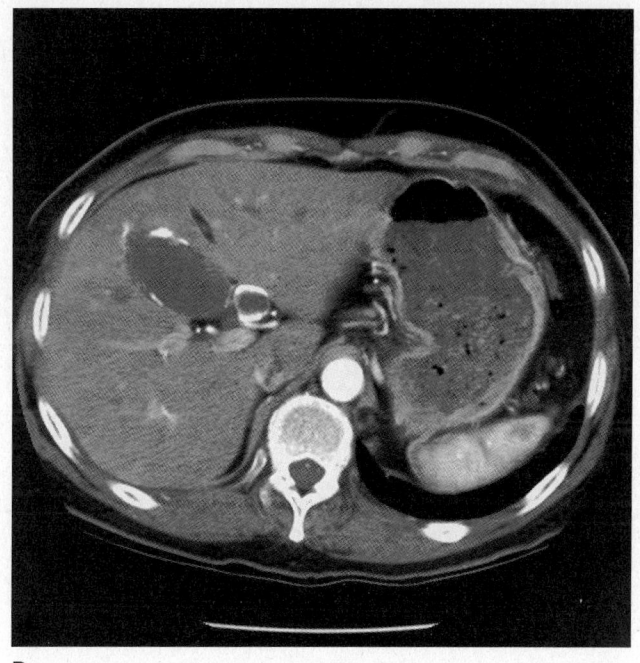

D

1. 右上腹所示较大钙化是什么？
2. 这一异常易误诊为什么病变？
3. 该病的病因学是什么？
4. 请说出该病的主要并发症。

答 案

病例 41

瓷器样胆囊

1. 瓷器样胆囊（胆囊壁钙化）。
2. 巨大的胆囊结石。
3. 由慢性胆囊管堵塞引起的。
4. 胆囊癌。

参考文献

Gastrointestinal Imaging: THE REQUISITES, ed 3, p 254.

点 评

胆囊管慢性阻塞和亚急性炎症是胆囊壁钙化的主要原因，胆囊钙化常表现为胆囊收缩变小（与本例不同），易与胆囊钙化结石混淆。与胆囊结石相比，瓷器样胆囊具有较高的癌变风险，未经治疗的瓷器样胆囊的癌变风险率高达10%~30%。平片和超声难以将本病与胆囊结石进行鉴别。MDCT可很好地显示胆囊管的梗阻，具有较高的鉴别诊断价值（图41C，D显示阻塞胆囊管的钙化结石）。

病例 42

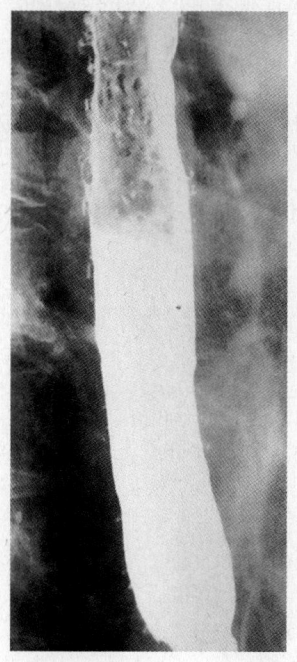

1. 图像中所示的充满钡剂的结构是什么?
2. 说出有相似表现的其他疾病的名称。
3. 引起该病的常见病原菌是什么?
4. 该病的病原菌能否在正常的食管内见到?

病例 42

食管壁内假憩室

1. 扩张的食管黏液腺管。
2. 食管狭窄(一般为良性)、食管癌、食管炎和食管反流。
3. 念珠菌。
4. 否。

参考文献

Gastrointestinal Imaging: THE REQUISITES, ed 3, p 30.

点 评

食管壁内假憩室比较罕见。钡餐检查可显示钡剂填充扩张的黏液腺管。食管黏液腺管是食管的正常结构，正常情况下影像学检查不能显示，在病理状态下（一般与慢性炎症有关）腺管扩张，钡剂则进入腺管和腺体。

食管炎症可以出现以上病理改变，而绝大多数食管壁内假憩室患者有食管炎病史。该病患者常表现为食管狭窄，多为典型的良性狭窄，但有文献报道食管壁内假憩室可伴发恶性狭窄。食管壁内假憩室内发现有念珠菌，其确切的因果关系尚不明确，很有可能念珠菌是继发性感染，而不是致病原因。念珠菌在正常食管中非常罕见，因此，出现在壁内假憩室中是不正常的。

食管壁内假憩室影像学表现为食管壁小的烧瓶状的囊样突出，如果对该病不了解时，这种改变常被误认为是溃疡。食管壁内假憩室分布是节段性或者弥漫性的，可达黏膜下层或穿透食管壁。CT表现为食管壁增厚，管腔不规则，与食管癌类似。影像学特征取决于临床和治疗过程，针对食管狭窄和炎症的治疗可使憩室减小或消失。近年来，与食管壁内假憩室相关的食管癌的发生率略有升高。

病例 43

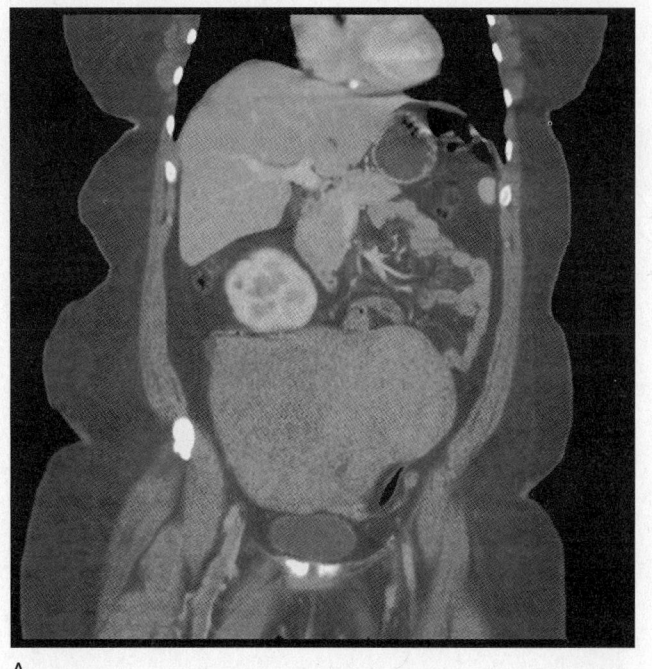

A

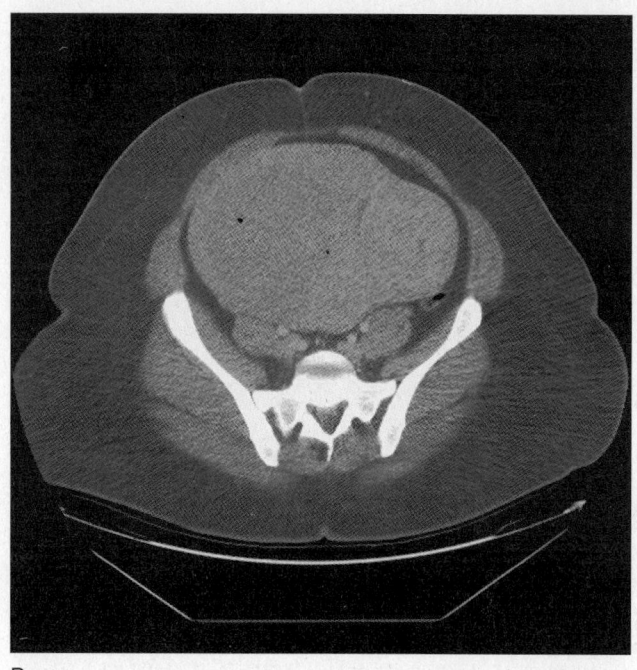

B

C

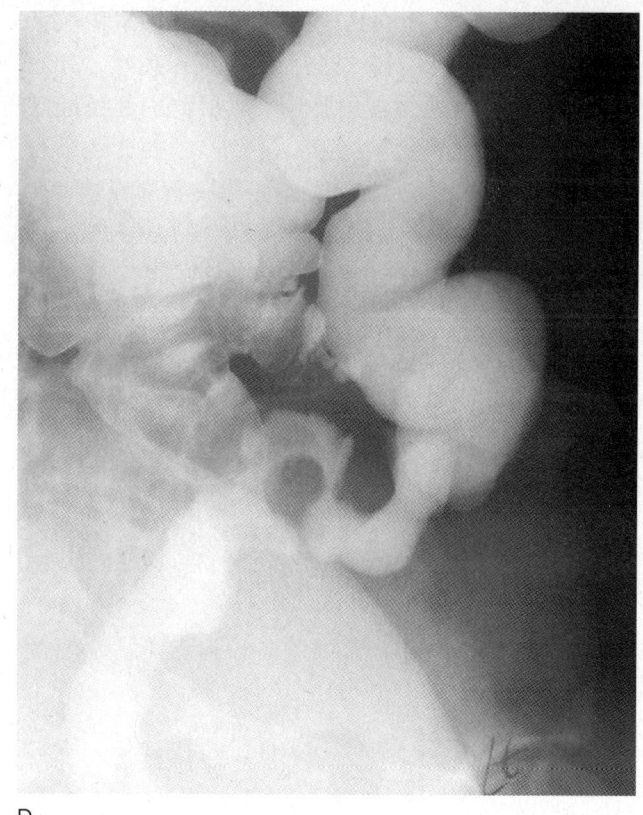

D

1. 该女性患者的现病史可能是什么？
2. 此肿块最可能源自哪里？
3. 除了肠管，被盆腔肿块累及的其他器官是什么？
4. 盆腔良、恶性肿块累及肠管时的表现有什么不同？

81

病例 43

巨大盆腔肿瘤压迫乙状结肠

1. 盆部疼痛或不适，肠管蠕动障碍，胁腹部疼痛。
2. 可能为子宫的实性肿块。卵巢源性的肿瘤为囊性或者囊实混合性的肿块，实性肿块很少见。肠系膜源性的肿瘤为囊性或实性肿块。
3. 尿路。压迫输尿管导致尿路梗阻或肾积水；压迫膀胱引起尿频。
4. 良性病变推压肠管；恶性病变则侵犯肠管浆膜面。

参考文献

Gastrointestinal Imaging: THE REQUISITES, ed 3, p 291.

点 评

盆腔肿块在女性很多见，通常为子宫肌瘤。盆腔肿块大小和形态可有明显差异，可以是实性的，也可有中心坏死，多数伴有钙化。若盆腔肿块体积较大时，可压迫乙状结肠、降结肠而引起临床症状（如本例所示）。恶性肿瘤可侵犯肠管浆膜层，引起肠腔狭窄、形态不规则或肠管粘连（图43D）。病变区肠管扩张可引起剧痛，因此，对疑盆腔恶性病变的患者行钡灌肠检查时，应注意此点。CT图像可显示肿块压迫单侧或双侧输尿管并发肾积水（图43C）。

病例 44

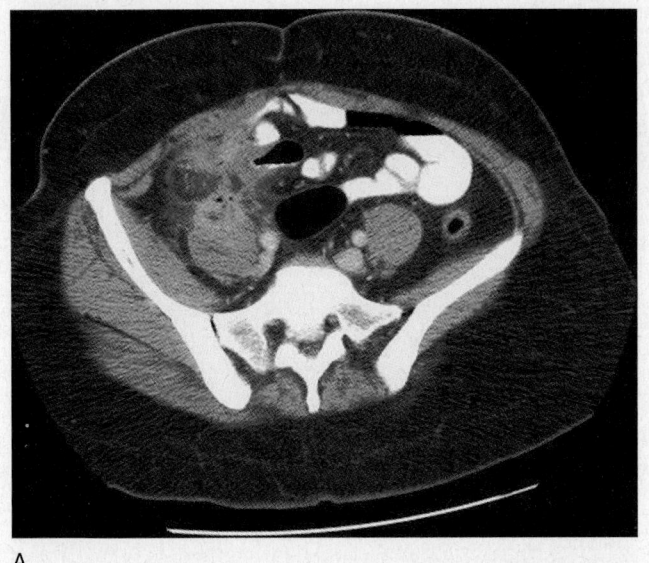
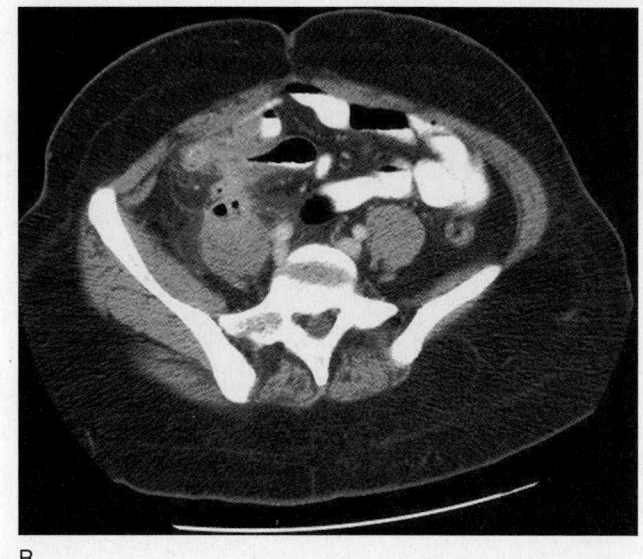
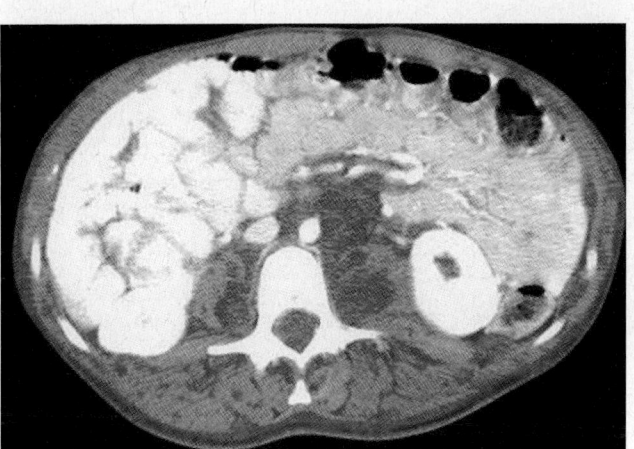

1. 该患者为年轻女性，在查体中发现腹部疼痛和腰大肌征，通过这些图像，怎样解释这些症状？
2. 什么是腰大肌征？
3. 什么疾病常累及腰大肌并形成脓肿？
4. 急性阑尾炎能引起腰大肌征吗？

答 案

病例 44

腰大肌脓肿

1. CT 显示炎症累及右下腹肠管并向后累及腹膜后间隙和腰大肌。
2. 查体时，直腿抬高或髋关节屈曲可引起患侧疼痛。
3. Pott 病、脊柱结核冷脓肿常累及腰大肌。
4. 能。尽管阑尾位于腹腔内而腰大肌在腹膜后，但明显的右下腹炎症可引起腰大肌改变。

参考文献

Gastrointestinal Imaging: THE REQUISITES, ed 3, p 340.

点 评

目前，右下腹肠道炎症蔓延至腰大肌的病例并不多见。除了 AIDS 患者外，结核很少累及空回肠，蔓延至腹膜后间隙更罕见。阑尾炎可引起腰大肌改变，但很少累及腹膜后间隙。该例为年轻患者，伴有右下腹的蜂窝织炎，最可能诊断为 Crohn 病，伴有与腹膜后间隙相交通的瘘管形成（如图所示），但是，Crohn 病累及腹膜后间隙并不多见。腹部放线菌病容易穿透筋膜和腹膜而累及腹膜后间隙，尽管发病率低，但鉴别诊断时要考虑到。Crohn 病的瘘管多见于肠道-肠道、肠道-膀胱、肠道-皮肤之间，偶尔可见于肠道-输尿管之间。其他累及腰大肌的疾病包括转移瘤、脊柱病变以及神经肌肉病变，如神经纤维瘤病（图 44C）。

病例 45

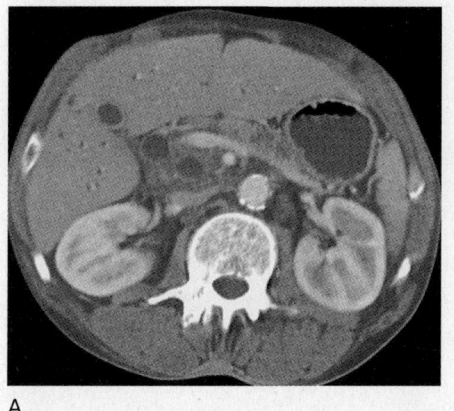
A

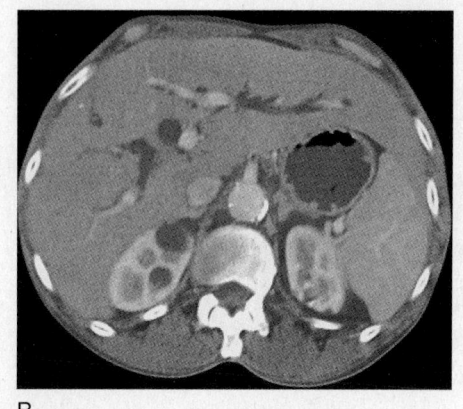
B

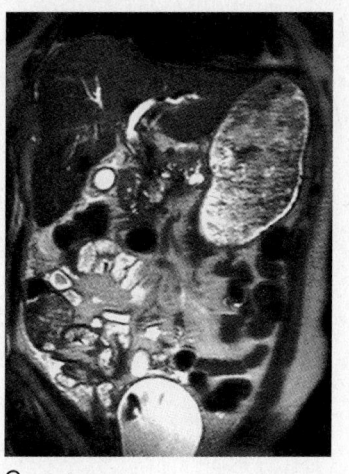
C

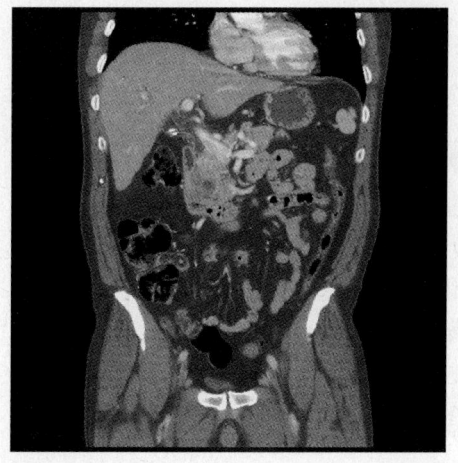
D

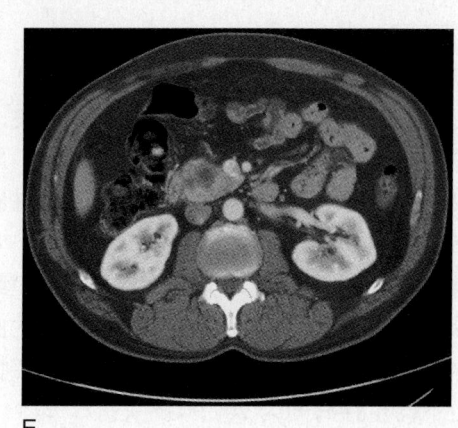
E

1. 该患者的体格检查和病史是什么？
2. 发生在胰头或钩突部的胰腺癌的比率是多少？
3. 胰腺癌多起源于胰腺腺泡还是胰管上皮？
4. 影像学技术的提高如何影响胰腺癌的死亡率？

答 案

病例 45

胰头癌

1. 黄疸、消瘦、持续性上腹部疼痛、纳差和乏力。
2. 80%。
3. 多起源于胰管上皮。
4. 随着影像学技术的发展，提高了胰头癌的早期诊断率，局限于胰腺体部和尾部的早期胰腺癌多在查体时偶然发现。然而，从整体上看总生存率无明显提高。

参考文献

Gastrointestinal Imaging: THE REQUISITES, ed 3, p 159.

点　评

　　CT 图像显示胰头区混杂密度肿块，肿块堵塞胰管和胆总管，包绕肠系膜上动、静脉，压迫门静脉导致管腔狭窄，这提示患者已失去手术机会。MR（图45C）和 CT（图45D）冠状位图像进一步证实了这些改变。胰头癌可引起黄疸、无痛性胆囊增大（Courvoisier 胆囊）、Trousseau 综合征（癌性血栓性静脉炎综合征），偶尔出现糖尿病。有临床症状的患者确诊后平均生存时间为 20 个月左右。

　　影像学检查时，可意外发现胰头区（经常在钩突）微小病变，患者无临床症状（如图 45E 所示）。这些幸运的患者进行肿块切除和 Whipple 手术，可提高其生存率。

病例 46

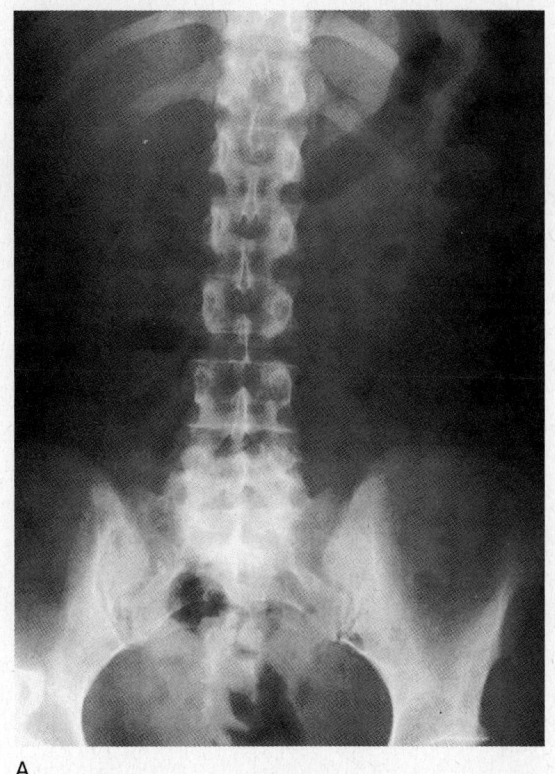

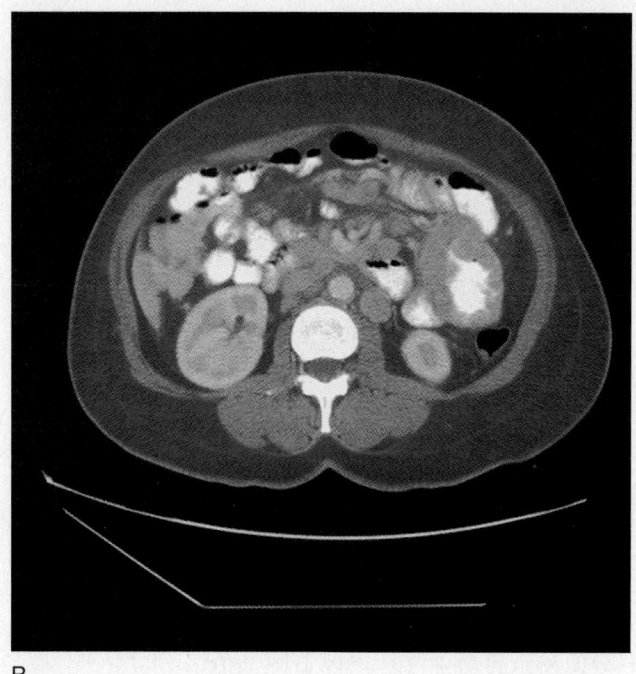

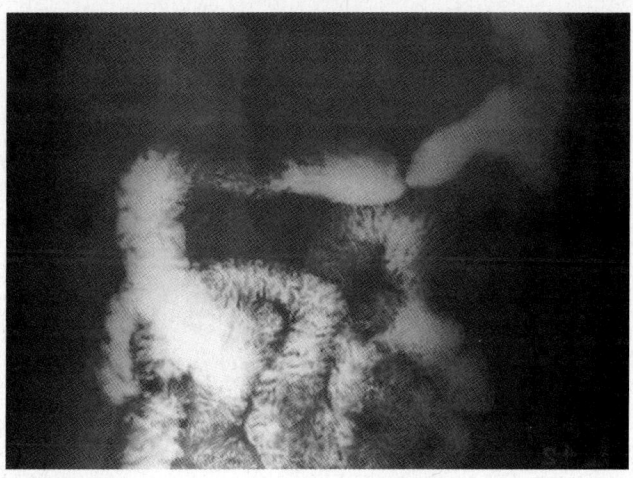

1. 腹部平片有什么异常发现？
2. 哪些病变会有此表现？
3. 在腹部俯卧平片上，通过胃的哪个部位来判断患者体位？
4. 为什么筋膜和其他结构像肝、脾和肾在平片上能看见？

病例 46

皮革状胃

1. 充盈气体的胃的轮廓出现异常。
2. 胃壁僵硬和胃腔狭窄（皮革胃）可由良性或恶性病变引起；恶性病变中，胃癌是最常见的。
3. 在俯卧时，充气的胃底多位于后部，根据胃内气体的位置来判断患者是俯卧还是仰卧位。
4. 筋膜以及腹内脏器周围环绕脂肪，根据软组织-脂肪界面可显示解剖结构。

参考文献

Gastrointestinal Imaging: THE REQUISITES, ed 3, p 58.

点 评

仔细观察平片上胃内气体形态有助于发现胃内弥漫性病变，根据该患者胃内气体的形态提示胃壁僵硬、胃腔狭窄。上消化道钡餐检查也证实如此（图46A）。CT图像显示胃壁弥漫性增厚（图46B）。本例皮革状胃由弥漫性胃硬腺癌引起。其他引起皮革胃的疾病有：①转移瘤，尤其是乳腺癌、肺癌；②促结缔组织增生的胃霍奇金淋巴瘤；③炎性病变：重度弥漫性消化性胃炎、腐蚀性胃炎、放射性胃炎、结节病和Crohn病（羊角胃）以及少量报道的梅毒。

病例 47

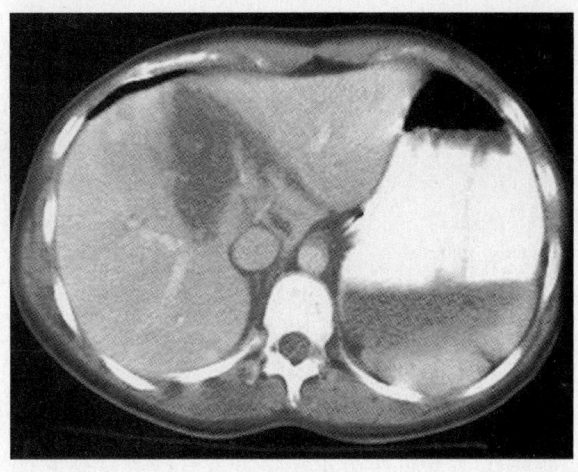

1. 该患者发生摩托车车祸，CT 图像上有什么异常？
2. 引起该表现的常见原因是什么？
3. 该病变最可能发生在什么位置，肝左前叶还是肝右后叶？
4. 该病患者有多大比例需要手术？

病例 48

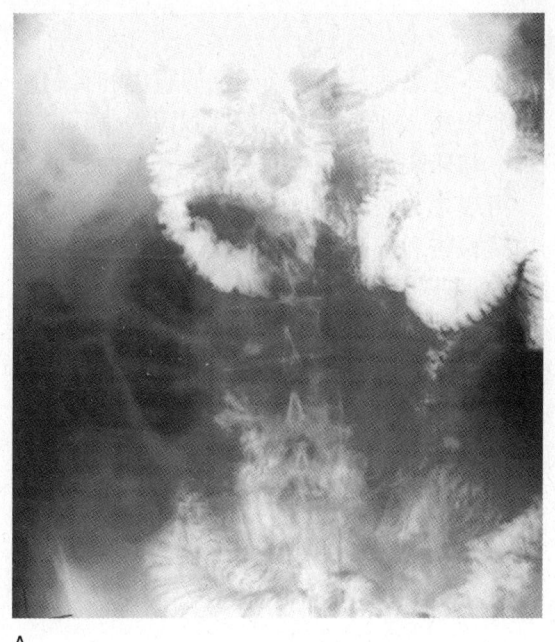
A

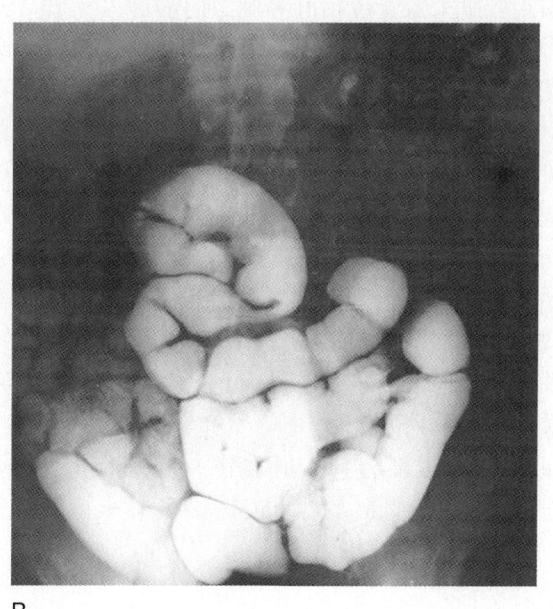
B

1. 根据这些图像，描述小肠的表现。
2. 黏膜消失的含义什么？
3. 什么病变会引起这种表现？
4. 小肠检查中发现分泌过多有什么意义？有什么表现？

病例 47

肝脏裂伤

1. CT 图像显示为肝裂伤。右后叶病变较轻，其他部位病变明显。
2. 最常见的病因为肝区的钝伤，其次为穿通伤。
3. 肝右叶，尤其是右叶后段最容易发生肝裂伤。可能与紧邻后腹壁和脊柱，外伤时其反作用力所致。
4. 比例差别较大，主要与损伤程度、失血量和合并的腹部其他脏器损伤有关。普遍认为约 30%~40% 的患者不需要手术治疗。

参考文献

Gastrointestinal Imaging: THE REQUISITES, ed 3, p 207.

点 评

腹部钝伤中，除了脾，肝脏是最容易损伤的实性器官。肝脏外伤可为单发，但多合并腹内、腹壁、胸壁以及其他部位骨骼肌肉和神经的损伤。目前，肝脏外伤常见于车祸伤。肝脏大血管包括肝静脉、门静脉和肝动脉撕裂时，肝裂伤比较严重。尤其是肝动脉撕裂时非常危急，往往没有足够时间把病人送到急诊室进行抢救。

肝脏裂伤的 CT 表现为肝内或包膜下血肿。80% 的患者可见不同程度的肝外血肿，还可见肝脏形态失常及肝内局灶性混杂密度影。肝裂伤属于自限性疾病，多数不需要治疗。近几十年来，现场救治水平和运输伤员速度的提高，使腹部实性脏器损伤患者的存活率有了明显提高。毫无疑问，CT 在提高患者生存率方面也起到了重要作用。

肝脏钝伤，根据损伤程度分为：肝挫伤、肝血肿、肝裂伤、损伤大血管和肝撕脱的严重损伤。

病例 48

小肠吸收不良

1. 明显的黏膜皱襞萎缩的小肠中度扩张(空肠为主)、黏膜皱襞消失和分泌增多，都属于小肠吸收不良的征象。
2. 黏膜消失属于放射学术语，黏膜皱襞显示不清晰或消失，与硬币表面磨损变平使图案显示不清相类似。如果黏膜皱襞萎缩显示不清或消失则称之为黏膜消失。肠道弥漫浸润性疾病或隆起性占位可出现黏膜消失。
3. 黏膜消失最常见于由小肠吸收不良综合征引起的黏膜萎缩。
4. 肠道分泌增多也是小肠吸收不良的另一个重要征象，提示小肠吸收障碍。钡餐检查显示钡剂稀释并且密度减低。

参考文献

Gastrointestinal Imaging: THE REQUISITES, ed 3, p 112.

点 评

小肠吸收不良患者可有不同程度的腹泻和食物耐受不良，麸质肠病（非热带性口炎性腹泻）是其中最常见的一种。临床表现随着对食物耐受不良的程度不同而改变，可表现为腹泻、脂肪泻和消瘦。确诊需要依靠小肠内镜检查和黏膜活检。消化道胶囊内镜在穿行肠道过程中可获得黏膜表面图像，钡剂检查仍是最廉价高效的检查方法。有明显临床症状并且到医院就诊的患者，钡餐检查往往能发现小肠吸收不良的征象。用新改良的钡剂常见不到小肠内絮状物、分节和众所周知的"腊肠征"等典型表现。本例中，可见肠管扩张、黏膜皱襞的萎缩和消失(以回肠为著)，以及分泌过多。

病例 49

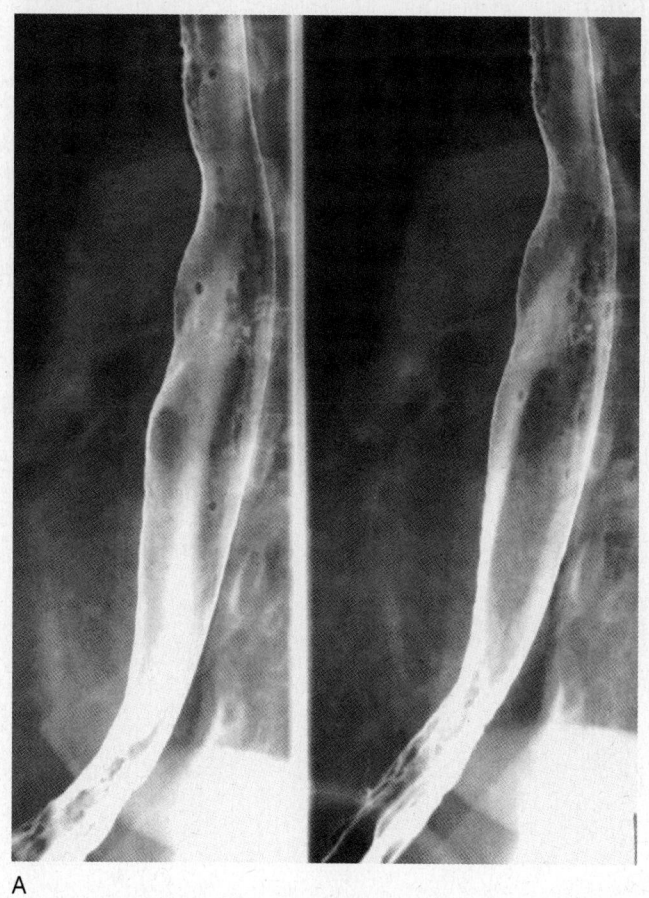

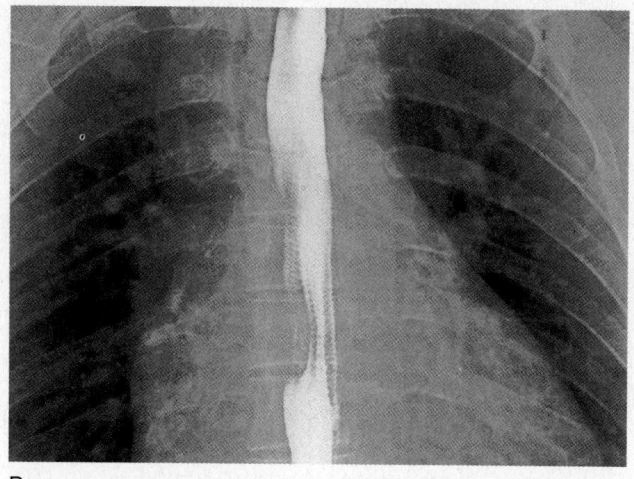

1. 怎样描述图 49B 中食管的表现？
2. 什么原因引起该表现？
3. 哪些疾病会有此种表现？
4. 图 49A 是一 16 岁患者，有硬物吞咽困难，影像学上仅发现轻度食管狭窄，下一步应做什么检查？

答案

病例 49

"猫样"食管（嗜酸细胞性食管炎）

1. "猫样"食管。病变食管与猫科动物的食管形态类似而得名。
2. 由于纵行肌痉挛和收缩所致。
3. 可见于多种疾病，如胃食管反流性疾病，食管黏膜在胃酸刺激下可出现该表现；内镜医师在嗜酸性食管炎所见的一过性食管收缩。
4. 有吞咽困难而食管钡餐未见异常的患者，用水冲服 12.5mm 钡丸并全程监视其走行和通过胃食管结合处时的情况。当钡丸通过胃食管结合处时，大部分人的胃食管结合处会相应地扩张。本例患者，钡丸在胃食管连接处滞留几分钟，证实胃食管结合处存在隐匿性狭窄。

参考文献

Gastrointestinal Imaging: THE REQUISITES, ed 3, p 31.

点 评

大部分"猫样"食管与胃食管反流性疾病有关，可伴有或不伴有胃食管反流疾病的其他征象，如溃疡。目前，尚没有证据证明该病与 Barret 化生、食管癌有关。然而，近几年来，普遍认为该病与嗜酸细胞性食管炎有关，医学文献对此进行了讨论。食管内镜所见的食管黏膜一过性收缩与放射学检查所见的"猫样"食管相类似，过去认为是一种少见征象，如今可见于多种疾病。"猫样"食管在西方国家相对多见，多见于年轻人（发病年龄 10~30 岁，尽管最近文献报道了一例 56 岁的个案）。老年患者多表现为吞咽困难伴有胸痛；年轻患者多有胃食管反流症状。嗜酸细胞性食管炎可能与过敏症患者的胃肠道嗜酸细胞浸润是不相关的。目前尚没有嗜酸细胞性食管炎伴发食管癌的报道。

病例 50

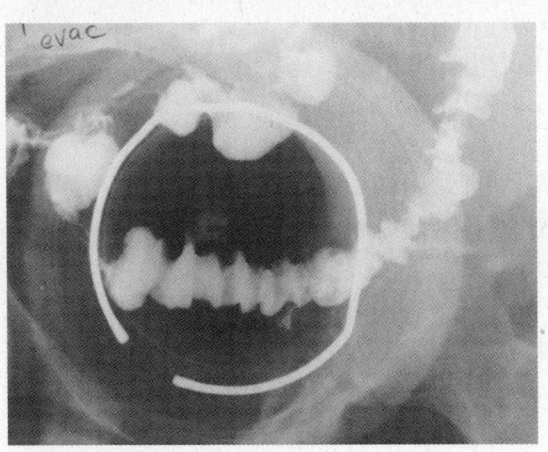
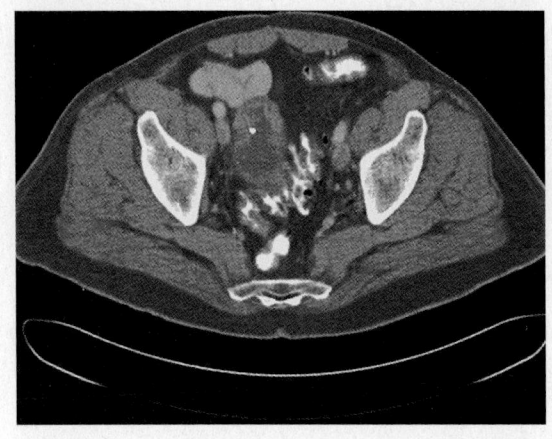

1. 钡餐检查和 CT 图像上有什么共同表现？
2. 在美国，60 岁以上人群结肠憩室的发生率是多少？
3. 该病直肠无痛性出血的发生率是多少？
4. 发展成显性结肠憩室炎的患者所占的比率是多少？

病例 51

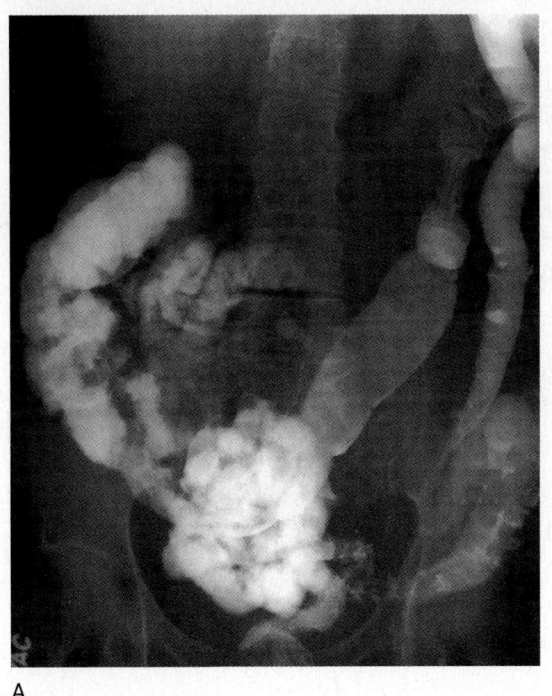
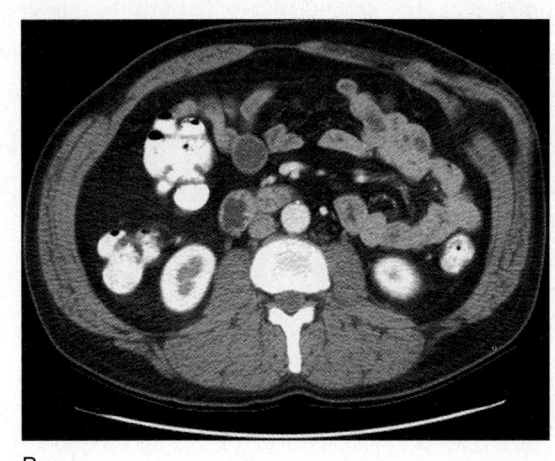

1. 此疝通过什么解剖结构疝出？
2. Richter 疝的含义是什么？
3. 成人腹壁疝最常见的类型是什么？
4. 说出包含 Meckel 憩室的疝的名称。

答 案

病例 50

乙状结肠憩室炎

1. 两幅图像均显示结肠外脓肿。
2. >60%。
3. 15%~30%。
4. 大约 15%。

参考文献

Gastrointestinal Imaging: THE REQUISITES, ed 3, p 302.

点 评

结肠憩室在西方国家是一种常见病，其发病率随着年龄的增长而升高。近三、四十年来，年轻患者的发病率有所升高。憩室形成的相关原因可能是：肠腔内压力增高、肠道内容物通过时间缩短以及西方发达国家食物内纤维含量较低等。多数患者没有症状或者仅有腹部隐隐不适，少数患者可有便血，其中仅有少数（约 5%）可出现大出血。多数有症状的憩室位于右半结肠。

如本例所示，15% 的结肠憩室可发展为显性憩室炎，由于肠道内容物堵塞憩室而引起憩室周围炎症，如果未进行治疗可以导致结肠周围脓肿形成，部分脓肿与肠腔相通形成自发引流（如本例钡餐图像所示），但大部分脓肿仍需要外科手术治疗或者采用放射介入技术置入引流管。有学者认为，所谓的巨大乙状结肠憩室是由憩室脓肿自发引流后腔内被覆上皮细胞形成的永存空腔。

毫无疑问，CT 是发现结肠憩室最佳的检查方法，不仅能显示憩室周围炎症，而且凭借结肠内充盈的阳性对比剂，可以更好显示结肠脓肿，如果不使用对比剂会降低 CT 诊断结果的可靠性。

病例 51

Spigelian 疝

1. 半月线。
2. 仅部分肠壁包纳在疝囊中。
3. 手术切口疝。
4. Littre 疝。

参考文献

Gastrointestinal Imaging: THE REQUISITES, ed 3, p 329.

点 评

前腹壁可出现多种类型的疝。随着 CT 的应用，可发现更多无症状的疝。成人中，切口疝最常见，约 5% 有腹部手术史的患者可发生切口疝，而且多在术后 6 个月内发生，部分患者无临床症状。腹腔镜应用日趋广泛，它不采用典型的外科缝合，手术创口较小，通过腹壁小的缺损也可形成切口疝。Richter 疝罕见，疝内容物为肠壁一部分而不是整个肠管（如盲肠尖端引起右侧腹股沟疝）。

半月线疝相对少见，是发生于左或右下腹部的肠疝，疝出肠管的腹壁区域称为半月线，由连接腹直肌的腹横肌和腹内斜肌的纤维带构成。半月线疝可能由于肌肉联合和纤维组织先天缺损或薄弱而引起的。疝囊斜行于肌群间隙或者肌束间，临床诊断困难。患者常有下腹部间断或持续性疼痛。根据疝的部位不同，其内容物可为小肠（右）或者乙状结肠（左）。疝口较大的不容易发生肠梗阻或者绞窄。疝可以自发性复位。因为内容物不能够完全经腹壁疝出，临床容易漏诊，尤其是在肥胖病人。本疝的发生率男女相似。下腹部可双侧同时发生或者伴发其他的腹壁缺损。腹壁缺损处仅含脂肪组织时无临床症状。

病例 52

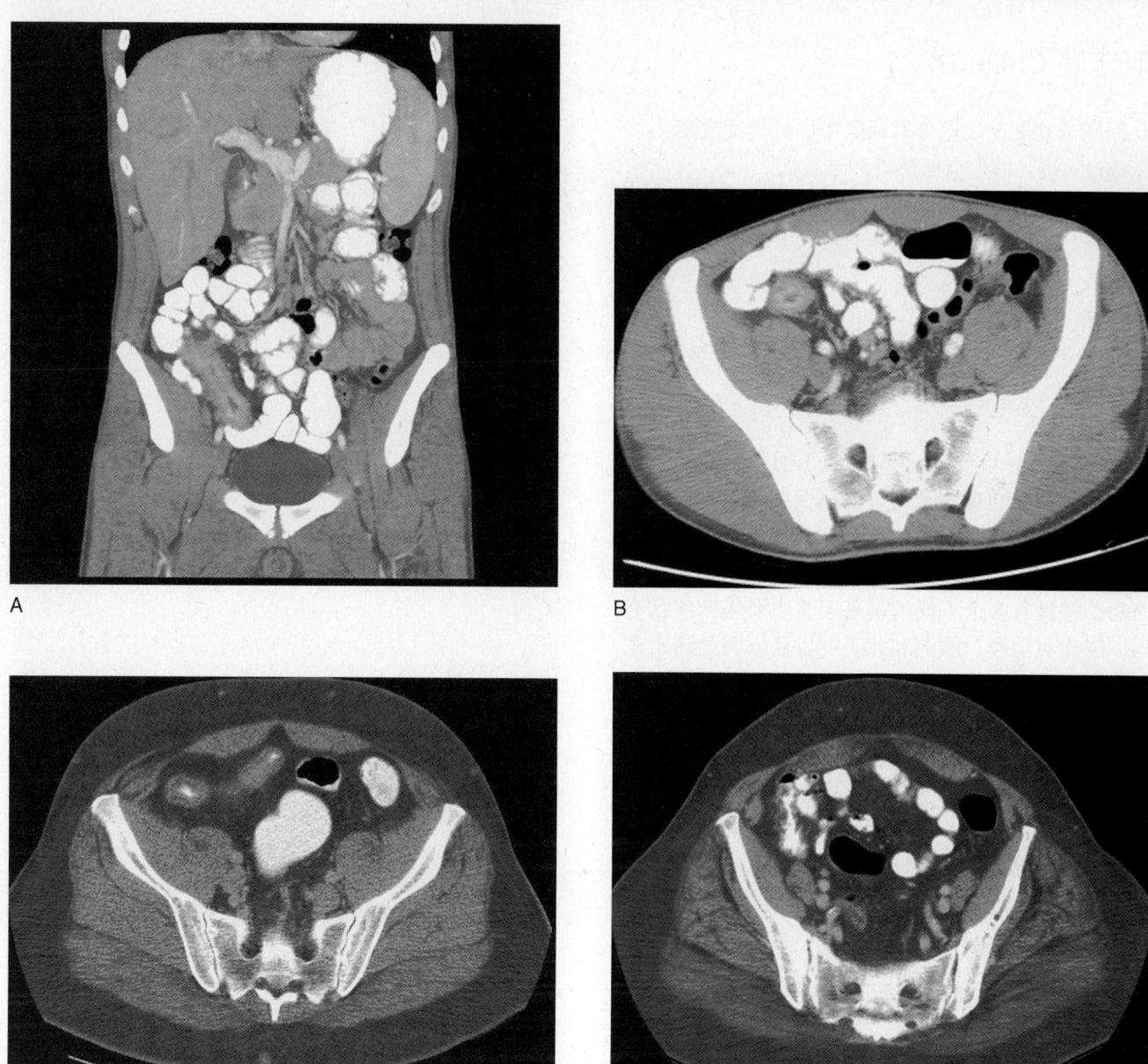

1. 该组图像有什么异常表现？
2. 列举一些导致此种表现的疾病。
3. Crohn 病累及回肠末端的比率是多少？
4. 除回肠末端外，消化道的哪些部分可以被 Crohn 病累及？

病例 52

回肠末端 Crohn 病

1. 回肠末端肠壁增厚伴有回肠周围的炎性改变。
2. Crohn 病，耶尔森菌感染和结核病。
3. 累及回肠末端和盲肠者约占 50%。
4. 食管、胃、小肠、结肠、直肠。

参考文献
Gastrointestinal Imaging: THE REQUISITES, ed 3, p 126.

点 评

本例 Crohn 病(节段性肠炎)位于回肠末端，是常见的一种非特异性炎性肠病（溃疡性结肠炎是另一种常见的非特异性炎性肠病）。Crohn 病是肠壁全层性肉芽肿性炎性改变，200 余年来，有许多医学文献报道过该病，并且有多个不同的病名。其主要临床症状有腹泻、腹痛和消瘦。欧洲和北美的发病率明显高于东方国家，西方国家的发病率持续升高，一直到 20 世纪 80 年代才趋于稳定。该病多见于年轻人，发病的最高峰在 15~25 岁，第二个高峰出现在 70 岁左右。病因可能是对某些抗原的免疫反应，但目前尚没有分离出相应的抗原。Crohn 病累及结肠时，钡灌肠检查可凭借其特异征象与溃疡性结肠炎鉴别，当只有回肠末端受累(图 52C、D)，所有影像学检查均缺乏特异性，如果发现有瘘管、肛裂和胃肠道外表现时有助于诊断。

病例 53

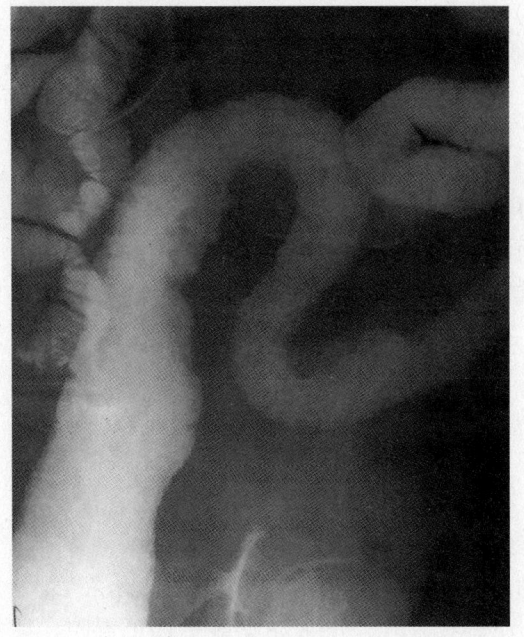
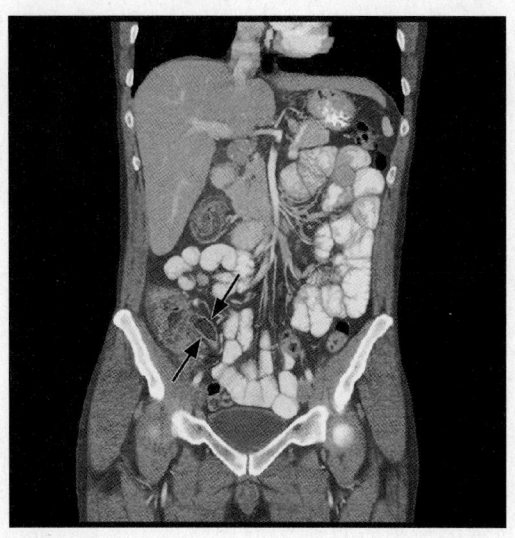

A B

1. 该男性患者 31 岁，图像显示乙状结肠有什么异常？
2. 该患者先前患有什么疾病？
3. 你认为该患者有肠瘘吗？
4. 该患者有发生结肠直肠癌的危险吗？

病例 54

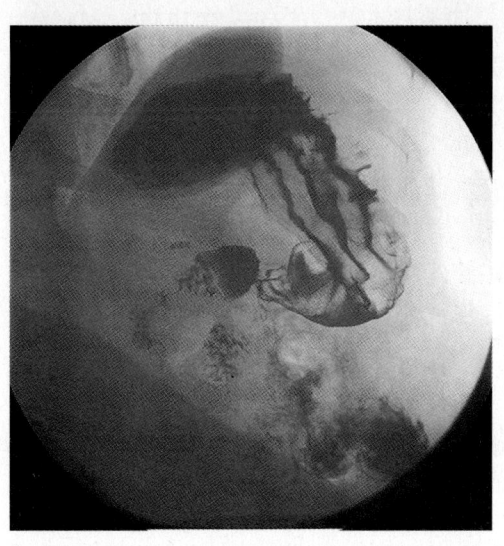
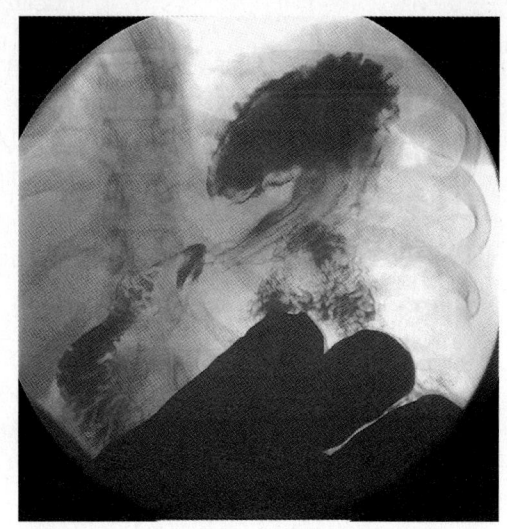

A B

1. 什么肿瘤常会引起胃黏膜皱襞增厚？
2. 说出一些能引起胃黏膜皱襞增厚的浸润性疾病名称。
3. 引起单纯胃底静脉曲张的原因是什么？
4. 引起胃黏膜皱襞增厚的最常见病菌是什么？

答　案

病例 53

慢性溃疡性结肠炎

1. 不同形态的多发的小的充盈缺损。
2. 急性重度溃疡性结肠炎。
3. 没有。
4. 有。

参考文献

Gastrointestinal Imaging: THE REQUISITES, ed 3, p 287.

点　评

慢性溃疡性结肠炎可引起后遗症，如本例所示的炎症后息肉病。本例所显示的充盈缺损，亦称为结肠的丝状息肉病，实际上，它不是真正的息肉或增生性息肉（占很小比例），而是炎症愈合过程中的后遗改变形成的炎性息肉。溃疡性结肠炎急性期，黏膜表面形成广泛的表浅溃疡，残留的小黏膜岛水肿形成假息肉；愈合期，结肠黏膜上皮重新覆盖结肠表面，并可达到残存的息肉状黏膜底部或下方，使结肠表面凹凸不平，影像显示为丝状息肉或者炎症后息肉。累及全部结肠的患者，如果病程达10年以上，约有10%发生恶变；病变局限者愈合后较少恶变，但仍然存在恶变风险。图53B显示患者为全结肠炎，注意正常的回肠末端（箭头）。

病例 54

胃黏膜皱襞增厚

1. 淋巴瘤。
2. 嗜酸性胃炎、结节病、Crohn 病、Ménétrier 病、淀粉样变性、酒精性胃炎。
3. 脾静脉血栓。
4. 幽门螺杆菌。

参考文献

Gastrointestinal Imaging: THE REQUISITES, ed 3, p 64.

点　评

在上消化道检查中经常见到胃黏膜增厚，幽门前区远端的正常黏膜厚度为 3~5mm，胃底部为 8~10mm。在胃充盈时，正常黏膜多平行于胃腔。黏膜异常表现为不规则增厚、结节状和蚯蚓状。CT 图像显示相应部位胃壁增厚。

黏膜增厚和胃壁增厚都属于非特异性征象，多种疾病，甚至正常人的胃都可出现这种征象，最常见于某些类型的胃炎，如酒精性胃炎。胃幽门螺杆菌感染被认为是引起胃炎性病变最常见的原因，也是上消化道最常见的感染。在诊断时应该考虑到少见病——卓-艾综合征（胃泌素瘤）。许多良性疾病，包括嗜酸细胞性胃炎、结节病、淀粉样变性、Crohn 病和 Ménétrier 病，均可引起胃黏膜增厚。肿瘤性病变中，淋巴瘤的典型表现是黏膜增厚，胃腺癌及转移瘤诊断时也应考虑到，但相对少见。

胃和食管静脉曲张与多种原因引起的门静脉系统压力增高有关。单纯的胃底静脉曲张与脾静脉血栓有关。脾静脉是脾的主要引流静脉，堵塞后可在胃短静脉与胃底之间形成侧支循环，这些静脉通过胃冠状静脉引流入门脉系统。脾静脉血栓的形成多由胰腺炎、胰腺癌所致，少见的原因包括腹膜后病变、手术或者血液高凝状态。

病例 55

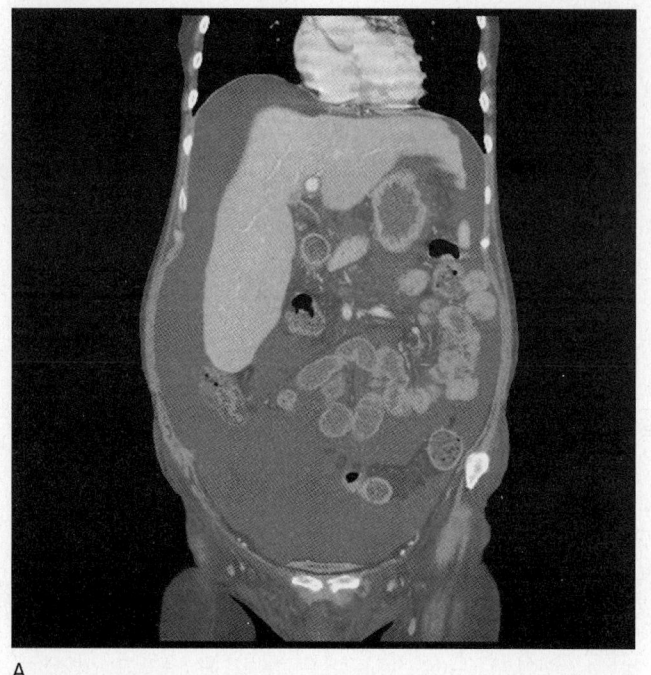
A

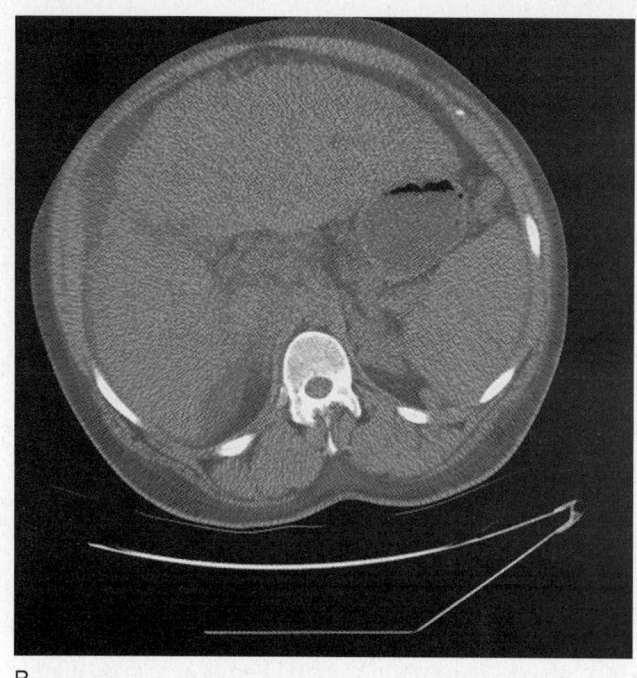
B

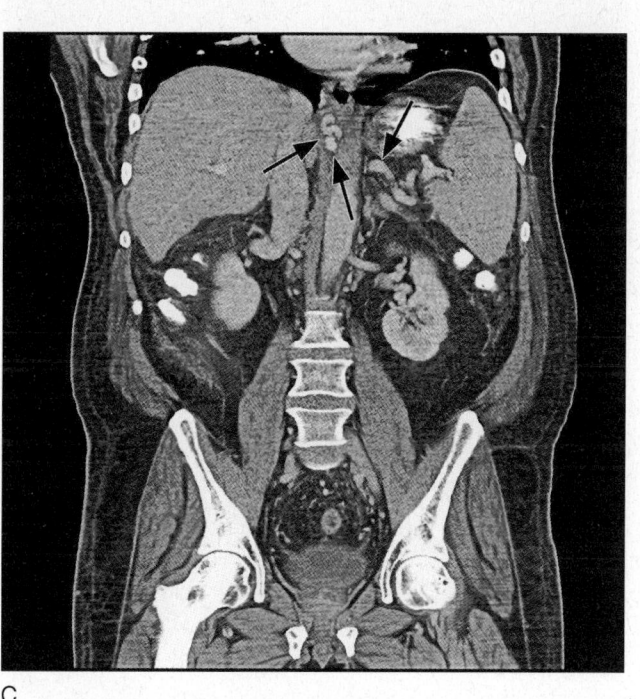
C

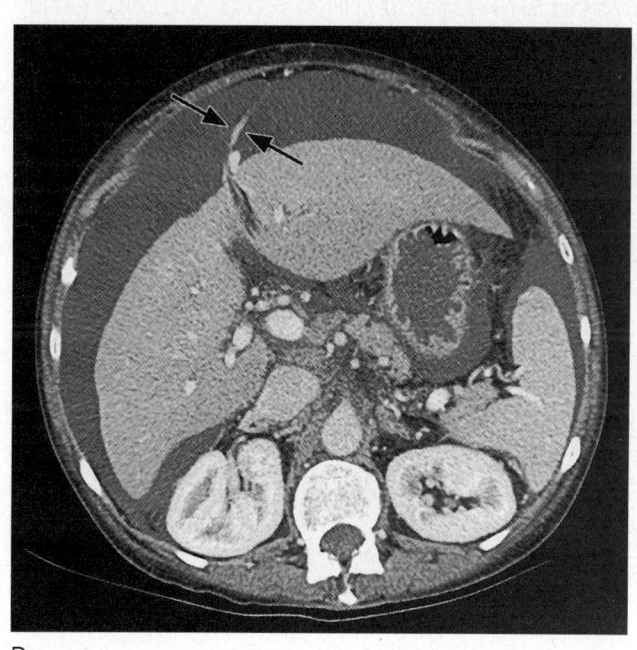
D

1. 该患者的图像显示哪些异常？
2. 在北美，引起此疾病的原因是什么？
3. 该疾病的并发症有哪些？
4. 肝脏广泛受累时，肝脏的哪一区域不受累或受累较轻？为什么？

答 案

病例 55

门静脉高压

1. 肝硬化、腹水、门静脉高压和静脉曲张。
2. 慢性酒精中毒和不可逆的酒精性肝炎。
3. 肝细胞肝癌、食管静脉曲张，部分患者可有门静脉栓塞与闭塞，以及在肝慢性疾病基础上可能发生门静脉海绵样变性。
4. 肝脏尾叶，因为它有独立的血液供应。

参考文献

Gastrointestinal Imaging: THE REQUISITES, ed 3, p 184.

点 评

　　肝硬化是由于慢性肝细胞中毒引起的整个肝脏的纤维化和萎缩变形。病变开始为局灶性，当病变累及整个肝脏时，CT 图像显示肝脏体积减小，呈结节样，肝脏边缘不规则，而肝尾叶一般不受累，这是因为肝脏大部分由门静脉供血，而大多数患者的肝尾叶静脉直接与下腔静脉交通。在美国，大多数肝硬化是酒精性的（Laennec 硬化），多伴有脾大、腹水和食管静脉曲张（图 55C）。如果腹水量大，肝脏镰状韧带可以显示（图 55D）。

　　其他引起肝硬化的疾病包括肝豆状核变性和血色素沉着病。门静脉高压是由门静脉闭塞引起的，有时门静脉内可见到血栓。除了肝硬化外，还有其他可以引起门静脉血栓的疾病，将在其他章节进行讨论。

病例 56

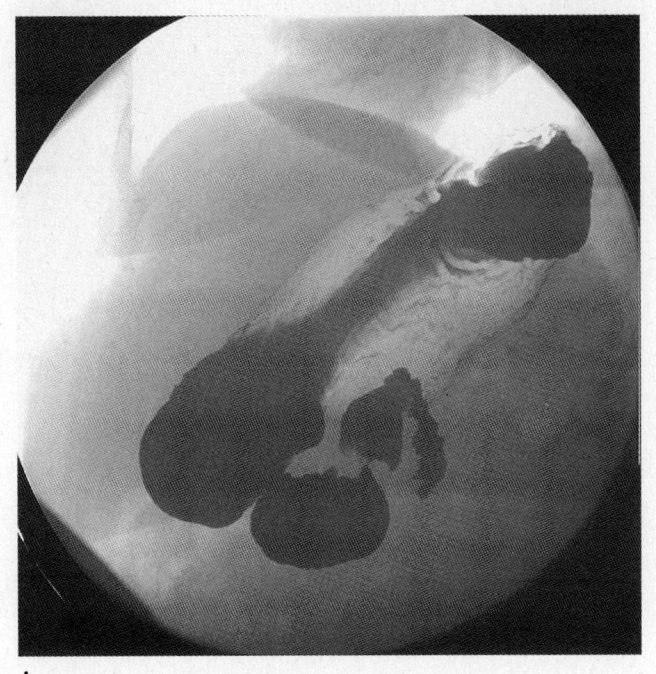
A

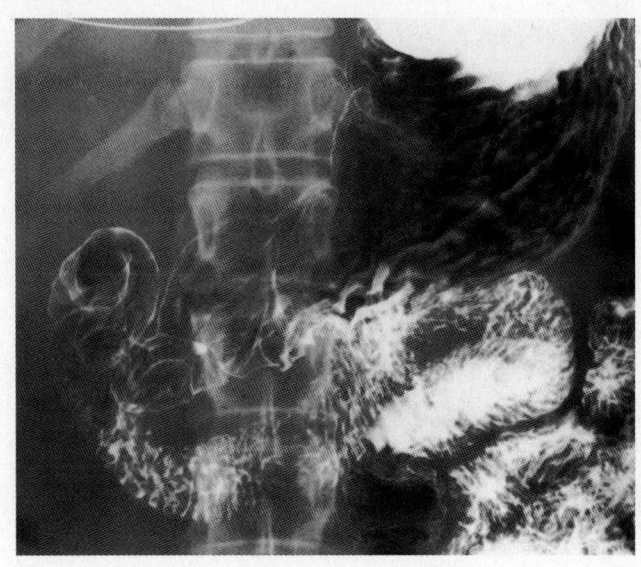
B

1. 胃良性溃疡最常发生于什么位置？
2. Hampton 线是怎样产生的？有什么意义？
3. 放射状黏膜皱襞向溃疡口部聚集而未到达边缘提示什么？
4. 所有的良性溃疡均位于胃腔外吗？

病例 56

良性胃溃疡

1. 胃小弯侧。
2. 良性溃疡在溃疡口部形成的均匀一致的圆形透亮线。
3. 通常黏膜聚集溃疡口部而未到达边缘多为恶性病变，但也有少部分良性溃疡的黏膜未达到溃疡口部。
4. 否。胃大弯侧和边缘水肿明显的良性溃疡不是腔外龛影。另一方面，腔外龛影并非绝对可靠的良性征象，慢性良性溃疡由于短期治疗和瘢痕形成可投影在胃腔内。

参考文献

Gastrointestinal Imaging: THE REQUISITES, ed 3, p 82.

点　评

尽管良性胃溃疡可以发生于胃的任何部位，但多见于胃体小弯侧，尤其是胃体小弯侧中部，老年人多见，原因尚不明确。胃底溃疡大部分为恶性溃疡。溃疡大小一般与良恶性无关，巨大溃疡提示为良性溃疡并穿透胃壁。良性溃疡的形态多为圆形且形态规则，但也有例外。

关于胃溃疡侧位上的表现已经有很多报道，大多数胃的良性溃疡投影在胃轮廓外，但溃疡边缘明显水肿及未经治疗的慢性溃疡除外。另一个良性溃疡的常见征象是 Hampton 线，为位于溃疡颈部或基底部的透亮线，是因为黏膜层与黏膜下层剥离而形成的。当溃疡颈部较厚，尤其是不对称的"领口"征并非Hampton 线，在良性和恶性溃疡中均可见到。

溃疡周围黏膜放射状聚集，如果黏膜到达溃疡口部提示病变为良性。颈部明显水肿的良性和恶性溃疡其周围黏膜均不能到达溃疡边缘，因此黏膜是否达到溃疡边缘并非一个绝对的鉴别诊断依据。良性溃疡黏膜多对称且光滑，而恶性溃疡的黏膜不规则增厚并融合。恶性溃疡也存在假性愈合过程的理论的正确性尚无定论。

病例 57

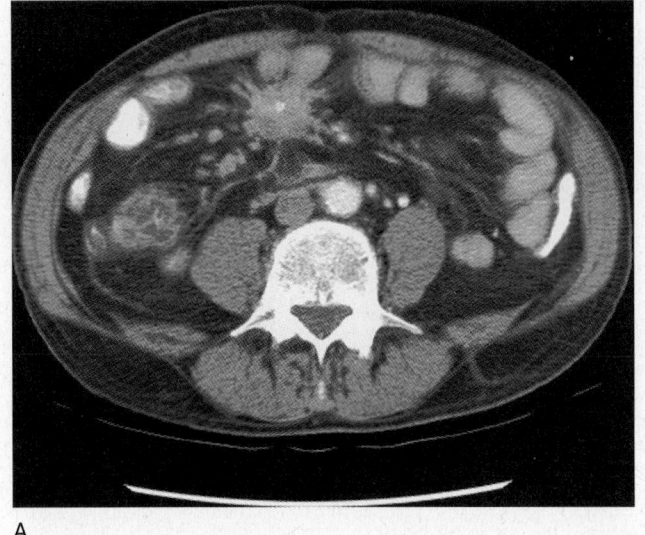
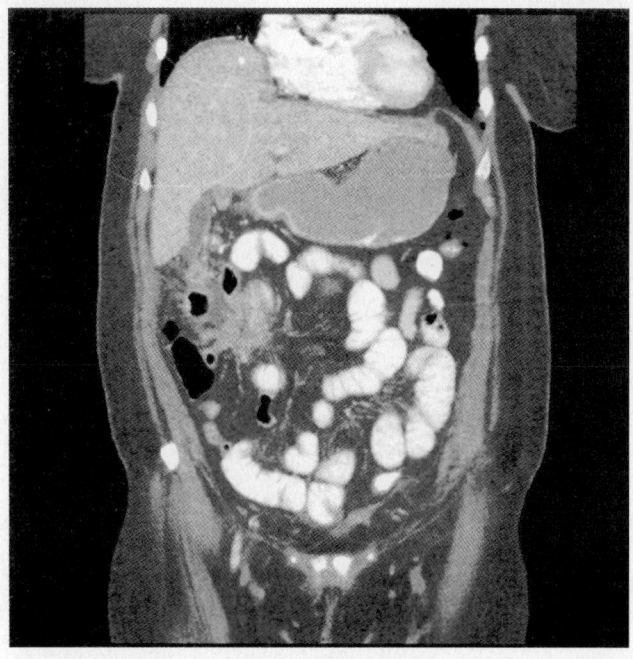
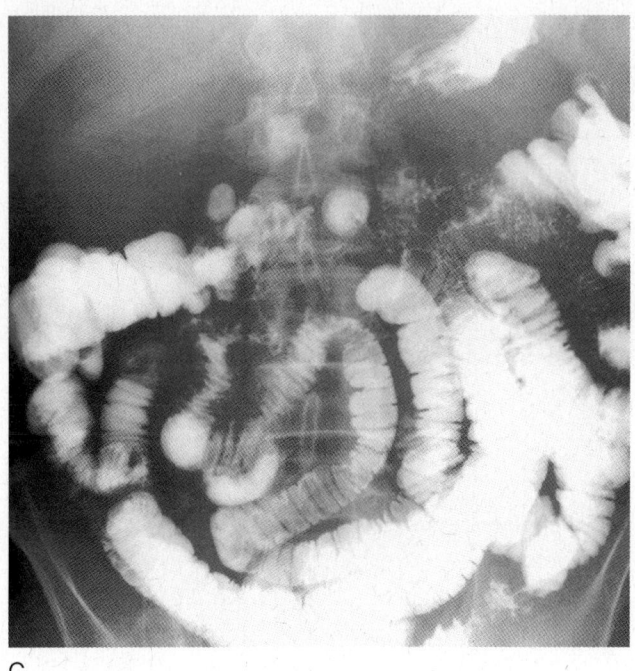
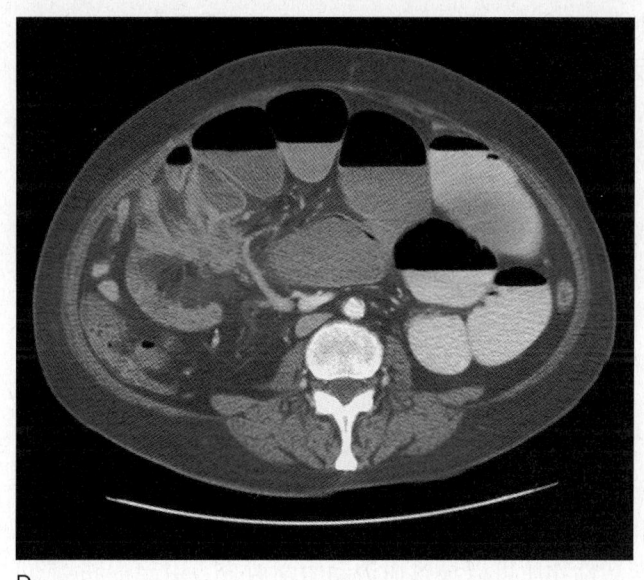

1. 根据病变的特殊表现，最可能诊断什么疾病？
2. 该病最常发生在什么部位？
3. 什么非影像检查方法能证实此诊断？
4. 该病产生的什么物质可解释这些症状？

病例 57

小肠类癌

1. 辐轮状表现，最可能诊断为小肠系膜类癌。
2. 阑尾。
3. 尿液中检测到 5-羟吲哚乙酸。
4. 5-羟色胺、激肽释放酶。

参考文献

Gastrointestinal Imaging: THE REQUISITES, ed 3, p 140.

点 评

类癌是一种少见肿瘤，可以起源于肠道任何组织，甚至是气管。类癌最好发的部位是阑尾，而有临床症状的类癌多发生于小肠，特别是回肠。发生于肠道其他部分、腹腔、甚至是支气管的类癌相对罕见。气管与肠道起源于同一胚芽，也可以发生类癌。类癌生长缓慢，可以逐渐侵犯周围结构。20%的类癌为多发，属于潜在恶性的肿瘤。小肠类癌容易发生转移，而阑尾类癌很少发生转移。这些肿瘤属于APUD肿瘤，肿瘤细胞能摄取胺的前体并进行脱羧形成相应的胺。肿瘤能分泌激素，主要是肠胺，包括组胺、5-羟色胺以及其他激素。胺的前体在肝脏和肺内转化成 5-羟基吲哚乙酸（5-HIAA），尿液中可以检测到 5-HIAA。

钡餐检查显示小肠形态不规则，是由于肿瘤的结缔组织增生明显，导致小肠扭曲。CT 图像则显示辐轮状改变（图 57C），有时可见占位和小肠梗阻征象。

类癌发生肝脏转移时容易出现类癌综合征（罕见于无肝转移者），主要由于肿瘤分泌激素活性物质而肝脏无法代谢，直接进入血液循环系统所致。这些激素活性物质可以导致血流动力学改变，引起皮肤潮红和血管扩张，呼吸系统可出现气管痉挛和哮喘，胃肠道可出现蠕动增快伴有腹泻和绞痛，偶尔可引起右侧心内膜纤维化和心脏瓣膜功能障碍。

原发肿瘤在常规钡餐图像上表现为体积很小的肿块，但是肿瘤分泌的 5-羟色胺可引起肠系膜明显纤维化（如本例患者），并牵拉小肠袢，严重者引起肠梗阻和血管堵塞(图 57D)。

病例 58

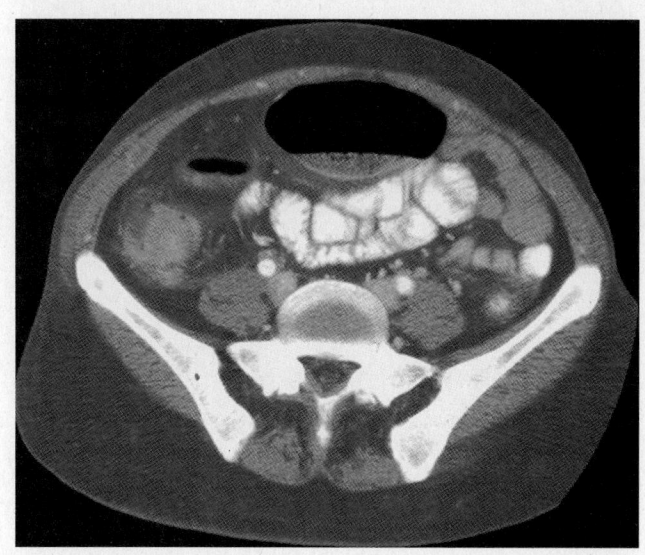

1. 该年轻女性患者免疫低下，临床症状表现为腹痛、直肠出血和腹泻，从该 CT 图像上可以看出哪些异常？
2. 胃肠道的病毒感染易累及消化道的哪一部分？
3. 结肠的哪些病毒感染会引起大而深的溃疡？
4. 假膜性结肠炎能引起该组图像所示的异常吗？

病例 58

艾滋病相关性结肠炎

1. 轴位图像显示升结肠和降结肠明显的炎性病变，其他图像显示全结肠炎症。
2. 结肠。
3. 巨细胞病毒感染。
4. 能。

参考文献

Gastrointestinal Imaging: THE REQUISITES, ed 3, p 297.

点 评

巨细胞病毒性结肠炎，多见于 AIDS 或其他免疫缺陷患者，CT 和钡餐检查具有较大的诊断价值。AIDS 患者的巨细胞病毒性结肠炎多有巨大溃疡，确诊依据是从组织中分离出巨细胞病毒（CMV）。尽管目前 CMV 引起的病毒性结肠炎多见，但其他机遇性感染如隐孢子虫感染引起结肠炎和假膜性肠炎也常见于 AIDS 患者。诊断时应考虑到沙门菌、志贺菌、弯曲杆菌以及结核引起的细菌性结肠炎的可能。在免疫系统功能正常的患者中，结核也容易侵犯回盲部。

病例 59

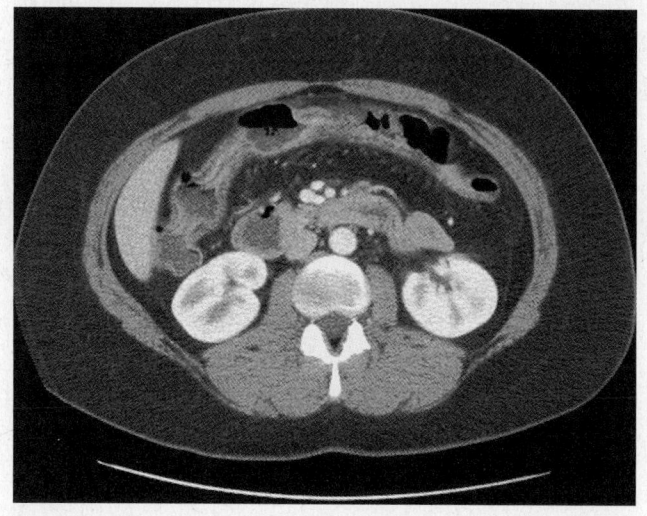
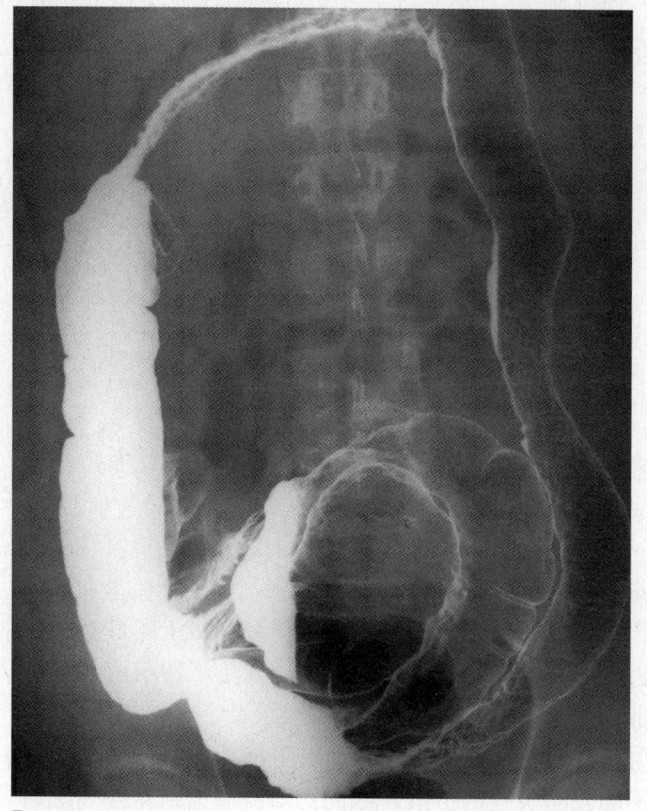
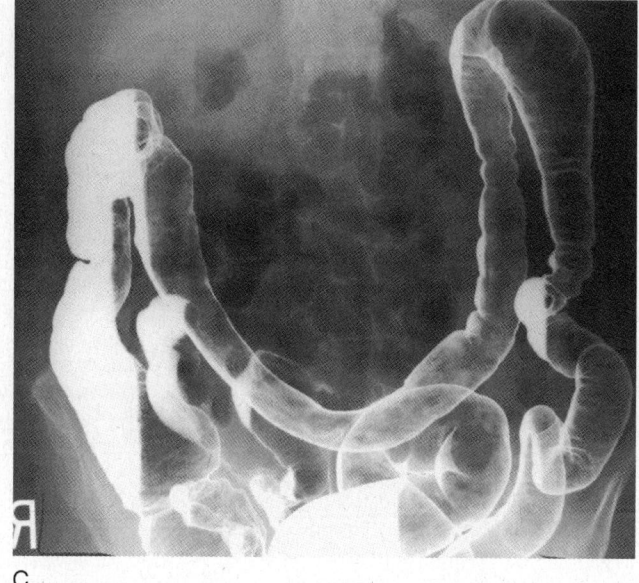

1. 哪些感染性疾病会有"领扣样"溃疡？
2. 哪些疾病会有口疮样溃疡？
3. 哪些疾病会有长的、裂隙样溃疡？
4. 肠道的哪些感染性疾病会引起瘘管形成？

病例 59

结肠 Crohn 病

1. 很多疾病可见"领扣样"溃疡。但目前最多见于溃疡性结肠炎，是由于浅表性溃疡侵及周围的黏膜下层而导致的"领扣样"表现。
2. Crohn 病最常见，偶可见于感染性结肠炎。
3. Crohn 病，较长的匍行性溃疡形成鹅卵石样表现。
4. Crohn 病和结核。

参考文献

Gastrointestinal Imaging: THE REQUISITES, ed 3, p 294.

点 评

结肠炎可出现多种类型的溃疡，由于肠道对黏膜炎症反应的途径有限，溃疡可以发生于胃肠道的任何部位。溃疡侵透黏膜和固有肌层后，可达到黏膜下层。黏膜上皮有相对较强的抗炎能力，而黏膜下层却不能限制炎症的扩散。因此，当溃疡达到黏膜下层后则开始向周围扩散，形成颈部狭小和底部宽大的溃疡，形态与"领扣"相似。

结肠黏膜炎症和溃疡导致淋巴滤泡增大，发生于淋巴滤泡上的溃疡称之为口疮样溃疡。发生于胃肠道其他部分的口疮样溃疡为局灶性的，周围伴有明显水肿，形成了小溃疡、周围环绕大范围水肿的特征性表现，这种溃疡最早见于 Crohn 病（图 59C）。现已知多种感染性疾病，尤其是病毒感染、阿米巴病、沙门菌病，及局部缺血均可出现口疮样溃疡。

尽管长线状溃疡少见，但对 Crohn 病的诊断具有较高的特异性。除了结核外，其他炎性疾病极少见到这种溃疡。肠管间瘘管形成是肠道炎症的后遗症，可见于 Crohn 病和结核，溃疡性结肠炎不形成瘘管。当有瘘管形成时，也应该考虑到恶性肿瘤放疗的后遗改变和手术所致的可能性。憩室炎可形成瘘管，且是肠道-膀胱瘘管形成的最常见原因。CT 在 Crohn 病诊断和评估中有较高的价值（图 59A）。约 25%的 Crohn 病局限于结肠，典型的表现是病变不连续（跳跃性病变）及肠管不对称性受累。

病例 60

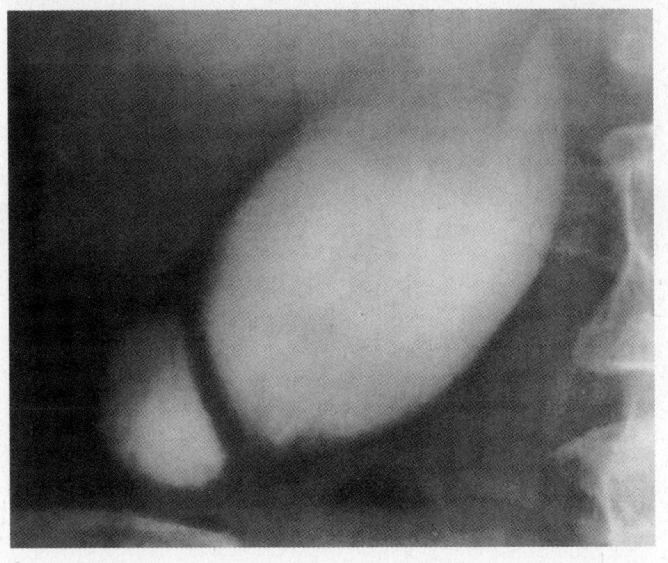
A

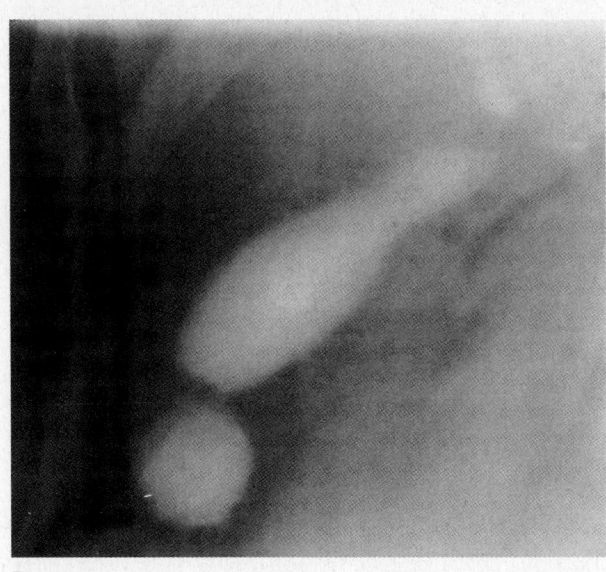
B

1. 该例胆囊有何种疾病？
2. 它的基本病理变化是什么？
3. 是否有长期并发症存在？
4. 说出在 CT 和超声上有类似表现的其他疾病的名称。

109

病例 60

胆囊腺肌瘤病

1. 胆囊腺肌瘤病。
2. 胆囊黏膜上皮突入肌层内及平滑肌增生。
3. 否。
4. 慢性胆囊炎、胆囊胆固醇沉着症和胆囊癌。

参考文献

Gastrointestinal Imaging: THE REQUISITES, ed 3, p 252.

点 评

胆囊腺肌瘤病和胆囊胆固醇沉着症都属于胆囊增生性疾病，两者在生理和病理方面没有相关性，但都造成胆囊壁异常增厚。胆囊腺肌瘤病由于平滑肌增厚，导致黏膜皱襞和上皮陷入，陷入的上皮周围被肌层环绕形成囊。该病病因尚不明确。该病多数累及整个胆囊，只累及部分胆囊者相对少见。

胆囊造影时对比剂进入黏膜内陷所形成的囊袋中形成憩室样改变（Rokitansky-Aschoff 窦），Rokitansky-Aschoff 窦在胆囊收缩时尤其明显。胆囊壁增生明显时胆囊腔变小或形态不规则。CT 能显示增厚的胆囊壁，如果为局限性增生，则难以与胆囊癌鉴别。超声显示胆囊壁明显增厚，胆囊一侧壁可见振铃伪影。胆囊壁可见结节或小息肉。不像其他的胆囊疾病，胆囊腺肌瘤病几乎不发病，到目前为止未见有并发症报道，也不是癌前病变。

提高篇

病例 61

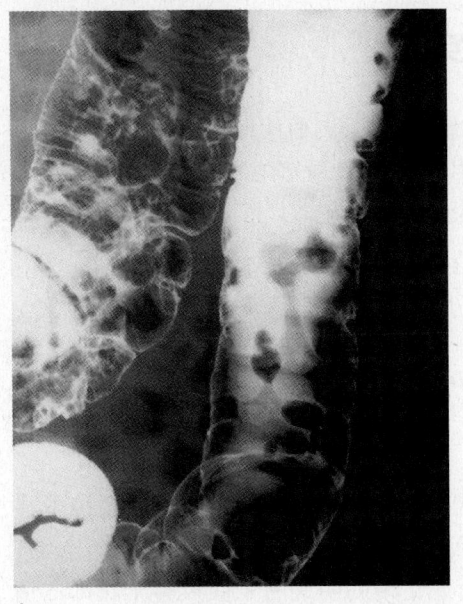
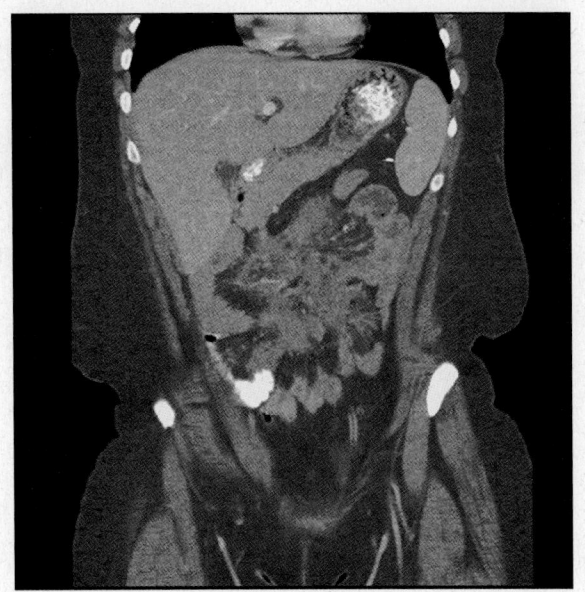

A

B

1. 哪些疾病能引起肠系膜纤维化性改变？
2. 哪些息肉综合征与肠系膜纤维变性有关？
3. 哪些肿瘤会有这些征象？
4. 当表现为圆形肿块时，我们称之为什么？

病例 62

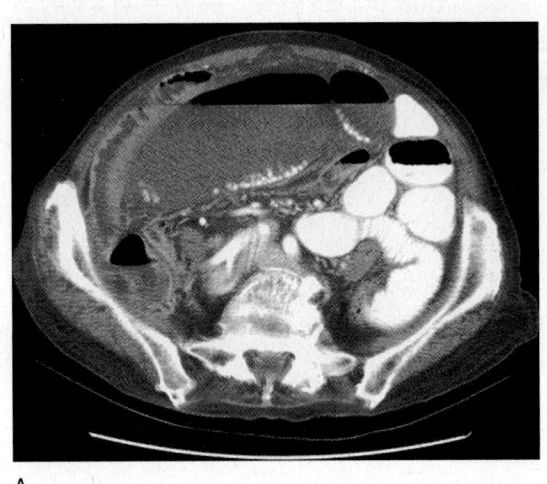
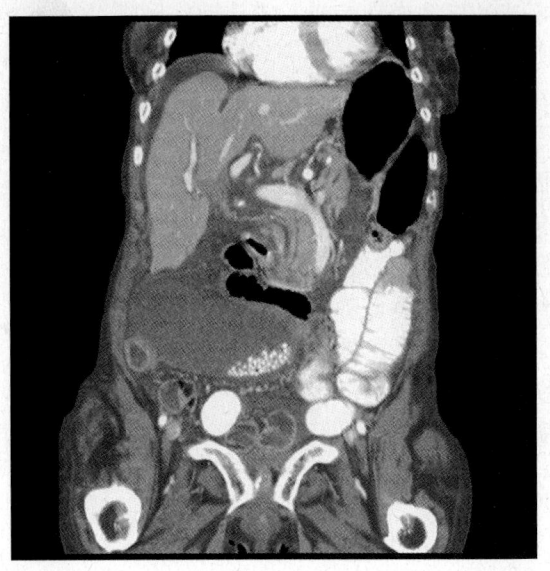

A

B

1. 中腹部充满液体的巨大结构是什么？
2. 胆囊管最可能处于什么状况？
3. 这种疾病的起因(先前的病理改变)是什么？
4. 急性胆囊炎可能的相关并发症有哪些？

113

病例 61

Gardner 综合征

1. 退缩性肠系膜炎、肠系膜脂膜炎或脂肪营养障碍、肠系膜纤维瘤病。
2. Gardner 综合征（家族性腺瘤样息肉综合征）。
3. 淋巴瘤、类癌瘤和腹膜癌病。
4. 硬纤维瘤。

参考文献

Gastrointestinal Imaging: THE REQUISITES, ed 3, p 284.

点评

各种纤维化性病变，包括纤维变性、炎症和脂肪替代相联合的各种纤维性病变，均可累及肠系膜。这类病变有多个命名，在某种程度上取决于病变以哪种成分为主。该病的命名有退缩性肠系膜炎、纤维性肠系膜炎、肠系膜脂膜炎、脂肪营养不良和硬纤维瘤。很多时候用广义的纤维性肠系膜炎来描述本病。本病经常发生于没有任何患病因素的患者。患有家族性腺瘤样息肉综合征（Gardner 综合征）的患者会发生肠系膜的纤维化性病变。此病变可像纤维性肠系膜炎那样，表现为边界不清的纤维变性病变，或是称作硬纤维瘤的局限性、边界清晰的肿块。

显示这种病变的最好方法是 CT，病变组织比肠系膜脂肪密度高（尽管其内可能有部分脂肪）。纤维性组织沿系膜平面蔓延至邻近血管和肠道等结构，并可在一定程度上包绕它们；病变也可表现为界限清楚的局限性的类圆形肿块，有人倾向于称之为硬纤维瘤。这种浸润性纤维变性可类似肿瘤，很难对两者进行鉴别。淋巴瘤、肿瘤的浆膜扩散甚至类癌的表现有可能类似纤维性肠系膜炎。在肠钡餐造影检查中，肠袢可有移位或位置固定。

病例 62

胆囊积液和穿孔

1. 扩张增大的胆囊，其内有胆结石。
2. 可能有梗阻。
3. 急性胆囊炎。
4. 胆囊积液、穿孔和胆汁性腹膜炎。

参考文献

Gastrointestinal Imaging: THE REQUISITES, ed 3, p 245.

点评

有临床症状的急性胆囊炎患者，CT 或超声可显示胆囊的病变。超声对进一步明确诊断很有价值。CT 可以提供更多信息，帮助明确右上腹及整个腹部的情况。本病例中，表现为巨大胆囊（积液）并位置下垂（图 62B）、胆结石和子宫直肠陷凹及腹部其他地方积液，并能显示继发于胆汁性腹膜炎的邻近肠袢的扩张和胆总管内的少量气体。此患者起始为急性胆囊炎，因治疗延误，发展为胆囊壁坏疽、穿孔和胆汁性腹膜炎。

慢性胆囊炎相对更常见，在许多腹部 CT 检查中都能见到，多数是偶然发现。常见的征象包括胆囊缩小、胆囊壁增厚强化，偶见胆囊壁钙化。急性胆囊炎是外科急症，其 CT 表现有胆囊壁增厚（>3~4mm）并强化、胆囊窝积液和胆囊结石。高分辨率 CT 通常可以发现结石阻塞胆囊管。有一小部分急性胆囊炎病例是非结石性的，除无结石外，以上所有征象均可显示。

病例 63

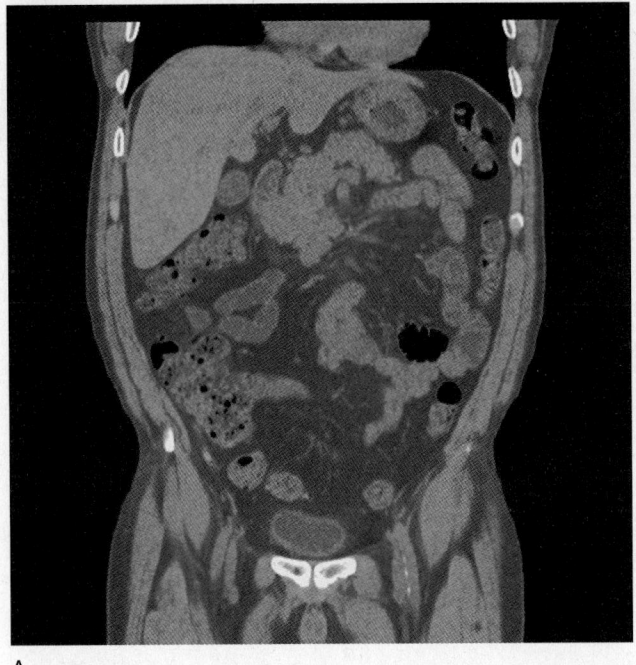
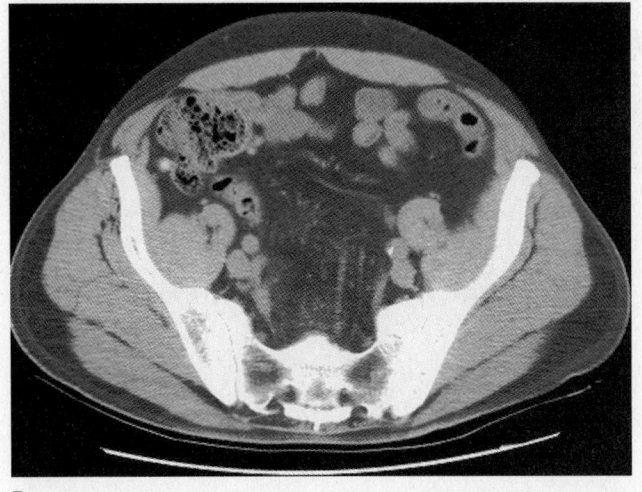
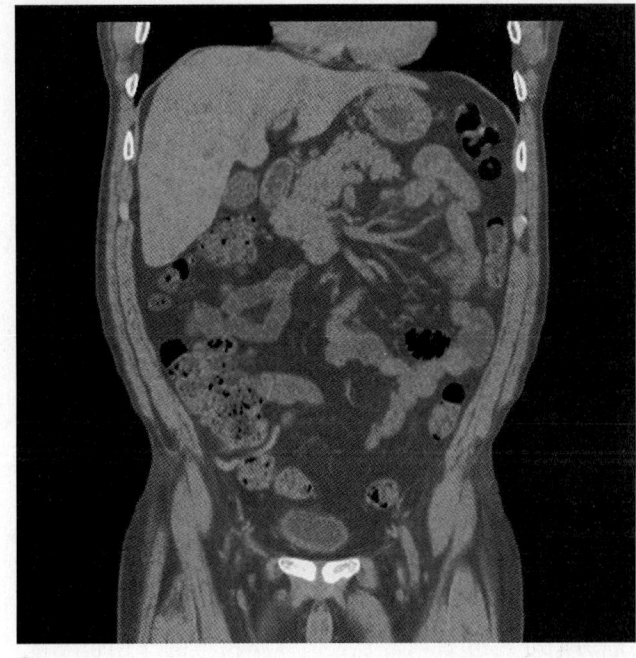

1. 这例背疼的患者右下腹部看到的细小高密度影是什么？
2. 有多少比例的阑尾炎能见到阑尾石？
3. 阑尾石病是阑尾炎特异病征吗？
4. CT 诊断急性单纯性阑尾炎的最重要的征象是什么？

答 案

病例 63

阑尾炎并阑尾粪石

1. 细小钙化的阑尾石。
2. 大约占病例数的 10%。
3. 不是。有其他 CT 表现和阳性的临床体征，发现阑尾石可认为是特征性的。
4. 阑尾壁增厚（>6mm）并阑尾周围索条影。

参考文献

Gastrointestinal Imaging: THE REQUISITES, ed 3, p 318.

点 评

近年来，多排螺旋 CT（MDCT）的出现，放射科医师得到的解剖学和病理学信息量大幅增加，病人接受的放射线剂量也有小的变化。随着多层面重建图像质量的提高，所得到的人体图像与前几年相比惊人的清晰。胰头占位形成的"双管征"实际上已经失去其临床意义，现在我们几乎在每个患者上很容易看到两条导管（管径正常）。

同样的情况也发生在阑尾石病。我们现在能够在正常的阑尾内看到细小的钙化，如本例所示（图 63C，不同水平的正常阑尾）。这些细小钙化肯定形成了一定时间，在正常阑尾内有小的粪石是可能的。这是阑尾炎的前兆吗？这不能确定，但这些患者将来患阑尾炎的风险可能会提高。目前，MDCT 诊断阑尾炎的准确率接近 100%，文献报道的超声诊断准确率在 70%~90%。体格检查应该是首选检查。尽管影像学在诊断方面变得越来越重要，但体格检查的作用也不能被忽视。无论腹部哪里疼痛，先进的影像检查技术都能做出初步诊断的观点是不准确的。

病例 64

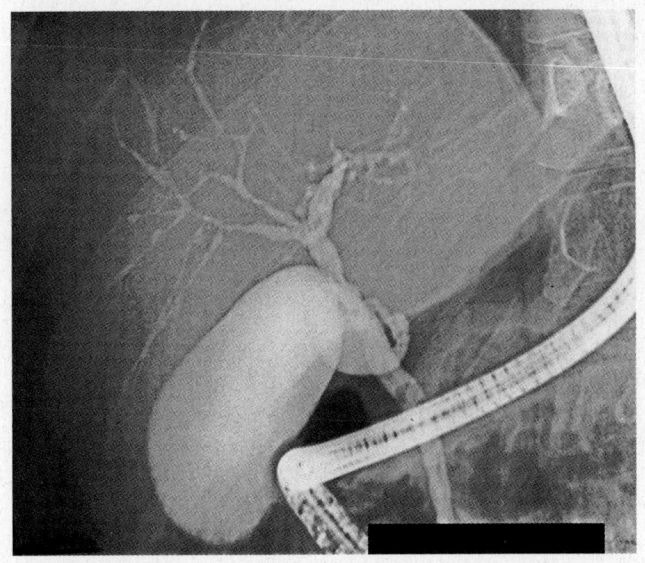

1. 本病最可能的诊断是什么？
2. 本病的常见诱因是什么？
3. 这种疾病最常发生于哪些人群？
4. 这种疾病是否存在恶变的风险？

病例 65

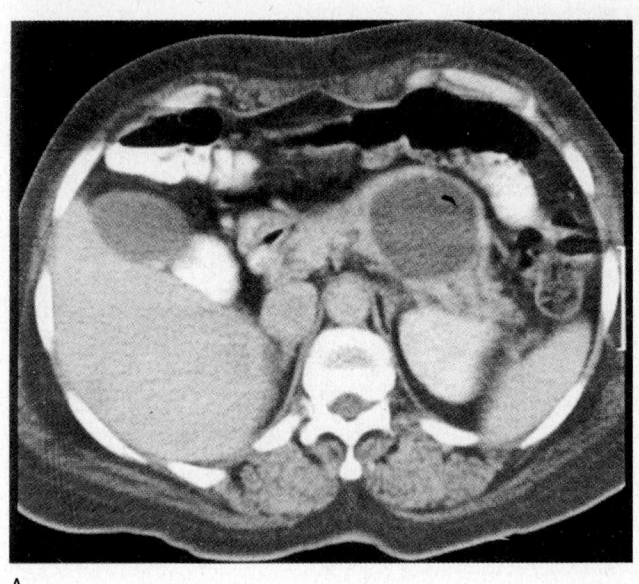

A

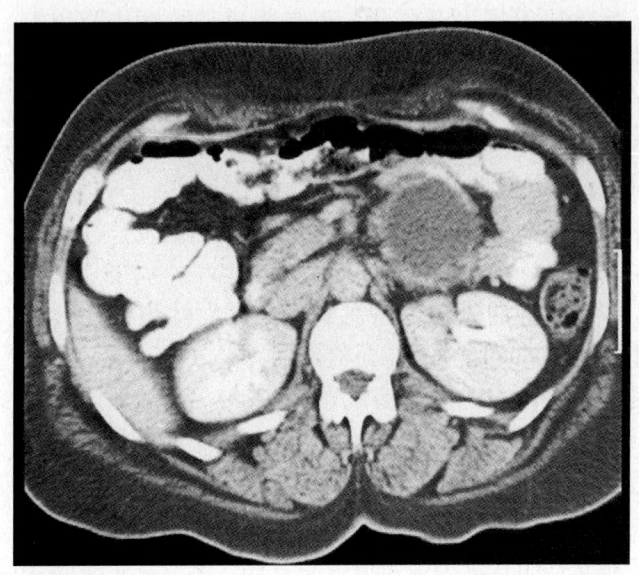

B

1. 请说出胰腺可能发生的囊性肿瘤的名称。
2. 微小囊性腺瘤囊肿的表现是什么？
3. 请描述黏液性肿瘤的囊肿的征象。
4. 哪些胰腺黏液性囊性肿瘤有潜在恶变的可能性？

病例 64

硬化性胆管炎

1. 胆道系统的硬化性胆管炎。
2. 肠道炎性疾病（通常是溃疡性结肠炎）、腹膜后纤维化、上行性胆管炎（常为胆道术后）、艾滋病和寄生虫感染。
3. 细菌反复感染，尤其是胆-肠分流术后；由隐孢子虫病或巨细胞病毒感染引起的艾滋病相关性胆管炎；寄生虫病，包括蛔虫和华支睾吸虫。
4. 是的，胆管癌。

参考文献

Gastrointestinal Imaging: THE REQUISITES, ed 3, p 228.

点 评

原发性硬化性胆管炎是一种病因不明的慢性胆道疾病，多数（70%或更多）病例与肠道炎性疾病有关，尤其是溃疡性结肠炎。据估计，3%~10%的溃疡性结肠炎患者可发生硬化性胆管炎。硬化性胆管炎是年轻人（30~40岁）好发的疾病，男性多见。病理上，为多灶性的导管周围纤维化，引起胆道节段性狭窄和扩张。

复发性胆道感染有相似的影像学表现。发生该病的典型人群是术后有并发症的患者和艾滋病患者。在世界范围内，最可能的原因是肠道寄生虫尤其是蛔虫的感染，蛔虫从小肠迁移到胆管从而引起复发性胆管炎。

硬化性胆管炎的常见病程是继发性胆汁性肝硬化、反复的脓毒血症，最终发展为肝衰竭，从最初出现症状到死亡的时间通常是5~10年。全结肠切除术（溃疡性结肠炎时）有时可以终止病情发展或减轻其程度。大约10%~20%继发于溃疡性结肠炎的硬化性胆管炎可发展为胆管癌。有趣的是，继发于Crohn病的硬化性胆管炎不会发展为胆管癌。有时，全结肠切除术可阻止肝脏病变的进展，但效果无法预测。如果病情进展，唯一的治疗办法就是肝移植。

病例 65

胰腺囊性肿瘤

1. 微小囊性腺瘤、黏液性囊性肿瘤、乳头状上皮细胞肿瘤、少见的胰岛细胞瘤和囊性畸胎瘤。
2. 多个大小不等的小囊肿。
3. 巨大，单发或仅是有分隔的囊肿。
4. 都有潜在恶变的可能性。

参考文献

Gastrointestinal Imaging: THE REQUISITES, ed 3, p 166.

点 评

多种胰腺肿瘤可表现为囊性占位，但十分少见，而相对常见的胰腺导管腺癌几乎不含囊性成分。肿块中心坏死通常很容易与囊性成分鉴别。微小囊性腺瘤是胰腺最常见的囊性肿瘤之一，它由多个大小不等的小囊肿构成，如果小囊肿的数目很多，应该考虑微小囊性腺瘤的可能。本病多见于老年女性，且与Von Hipple-Lindau病（脑视网膜血管母细胞瘤病）有关。这是一种血管增生性肿瘤，影像学上表现为肿块中心坏死和瘢痕形成，常伴有钙化。

黏液性囊性肿瘤是指已被界定为黏液性囊腺瘤和黏液性囊腺癌的肿瘤。这类肿瘤很难相互鉴别，但由于囊腺瘤有潜在恶性，目前他们被一起分级，被认为是恶性或潜在恶性的肿瘤。该病的囊肿很大，通常是单房，像个假性囊肿，或是大的、有多个不同的间隔。这类肿瘤缺乏血供，如发生钙化，通常在肿块的周边。

另一种与黏液性囊性肿瘤表现相似的肿瘤是囊性畸胎瘤（很少见）。此类肿瘤也有多个大囊和营养不良性钙化。乳头状上皮细胞肿瘤也可以是囊性的，通常为厚壁囊肿，并伴有壁瘤结节，这类肿瘤多见于年轻女性，被认为是低度恶性肿瘤。同样，发生坏死的胰岛细胞瘤也可呈囊性改变。

病例 66

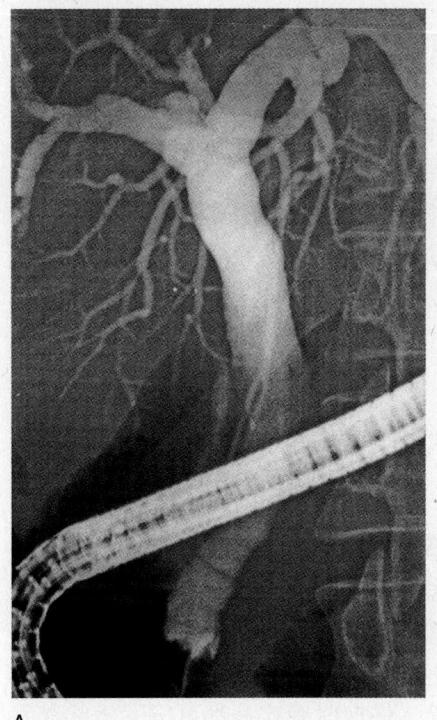
A

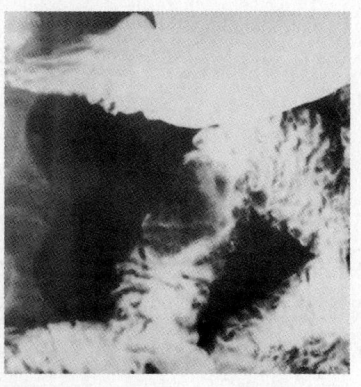
B

1. 组织学上，十二指肠息肉的常见组织学类型是什么？
2. 十二指肠绒毛状腺瘤最常发生于哪个部位？
3. 十二指肠球基底部的息肉样充盈缺损的最常见病因是什么？
4. 家族性结肠息肉病患者的十二指肠息肉发病率是多少？

病例 67

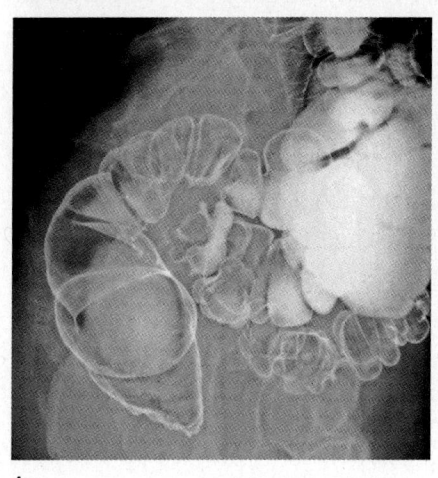
A

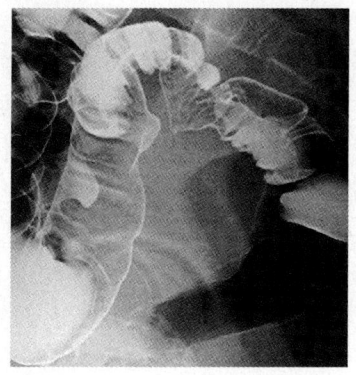
B

1. 请说出可累及该段直肠的恶性疾病的名称。
2. 这个区域可能发生的炎性疾病有哪些？
3. 患者是年轻女性，最可能的诊断是什么？
4. 哪些其他的影像检查手段会对此有帮助？

病例 66

十二指肠绒毛状腺瘤阻塞乳头

1. 腺瘤性息肉。
2. 壶腹周围区域。
3. 胃黏膜脱垂。
4. 超过50%的患者会伴有为小肠（包括十二指肠）息肉。

参考文献

Gastrointestinal Imaging: THE REQUISITES, ed 3, p 94.

点 评

以往认为十二指肠单发息肉很少见，近十年发现其比以前想象的要多见。发生于胃的息肉多是增生性的，与之相比，发生于十二指肠的单发息肉往往是腺瘤性的且更具危险性。十二指肠炎症时，增生性息肉在十二指肠亦很少见。事实上，在结肠息肉中，腺瘤越大，恶变的可能性越大。然而，与结肠息肉不同，任何发生于十二指肠的腺瘤性息肉都有更高的恶变风险。

息肉发生的部位对定性诊断有帮助。发生在十二指肠球部的息肉样充盈缺损可能是胃息肉（沿胃黏膜通过幽门脱垂入十二指肠）、Brunner腺腺瘤（不是真正的腺瘤性息肉）、其他类型的肿瘤（胃肠道间质瘤、转移瘤等）、腺瘤或者是异位胰腺。十二指肠息肉越接近远端，越可能是腺瘤或绒毛状腺瘤。绒毛状腺瘤常见于壶腹部周围，并可引起胆管和胰管的阻塞，如本病例。胃肠道间质瘤及异位胰腺可发生在任何地方，但常见于十二指肠近侧1/2段。根据经验，十二指肠病变越接近远端，其临床意义越重要。

任何息肉综合征患者的十二指肠息肉发生率均增高。家族性结肠息肉病患者，可发生腺瘤或增生性息肉。Gardner综合征或家族性结肠息肉病患者，发生壶腹周围恶性肿瘤的几率很大，尤其是Gardner综合征患者。

病例 67

直肠子宫内膜异位症

1. 来自卵巢、胃及胰腺的恶性肿瘤的子宫直肠陷凹区域的浆膜层转移灶。
2. 输卵管卵巢脓肿、阑尾炎和憩室炎。
3. 子宫内膜异位症。
4. 超声和MRI。

参考文献

Gastrointestinal Imaging: THE REQUISITES, ed 3, p 307.

点 评

直肠前壁毗邻一些重要结构，并可被来源于这些结构和器官的疾病侵及。然而，最重要的是，腹膜腔最低位置——子宫直肠陷凹覆盖上段直肠的前份。典型的腹膜接触点是邻近第一或第二 Houston 瓣以上的直肠，在这个位置，任何腹膜疾病都可以发生并继发性地侵及直肠。

以上部位的炎性病变或出血能形成子宫直肠陷凹积液或积脓。但恶性肿瘤是最具有临床意义的，任何腹部肿瘤都可以发生腹膜腔种植转移而侵及子宫直肠陷凹及邻近的直肠壁。女性患者首先要考虑到的疾病是卵巢癌和子宫内膜癌。无论男性和女性，胃癌、胰腺癌及结肠癌都可以发生腹膜转移，且具有相同表现；炎性病变包括阑尾炎、憩室炎和盆腔炎性疾病。因为子宫直肠陷凹是腹腔最低垂的部位，无论术前还是术后，所有盆腔的炎性疾病都可以蔓延至此。

子宫内膜异位症是子宫内膜组织异位于子宫外的一种疾病，其病因不明。当子宫内膜组织植入腹腔结构时，常位于卵巢（巧克力囊肿）或肠系膜表面；异位的子宫内膜仍然维持其活性并随月经周期发生相应的变化，其变化就像在子宫腔内一样——增殖然后脱落。这种循环脱落能引起并发症，包括纤维化。钡灌肠时可以发现与纤维化相关的肠壁改变和占位效应。除了直肠前部，乙状结肠、小肠远端、盲肠、阑尾以及盆腔其他结构都可能被侵及。该疾病罕见累及上腹腔。

病例 68

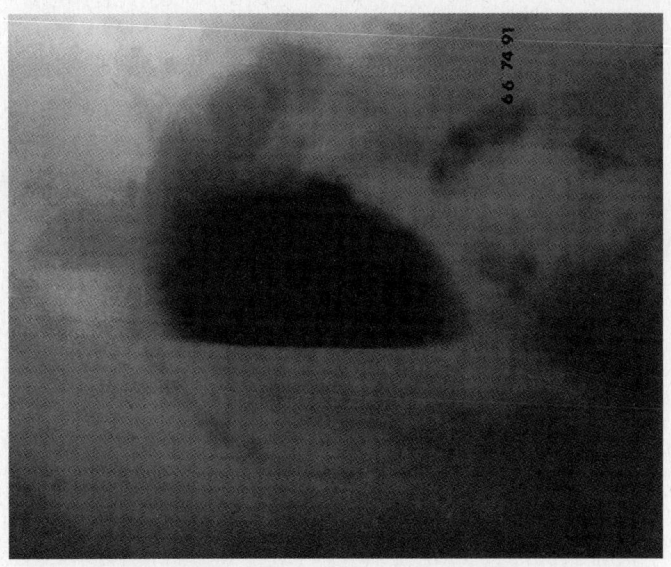

1. 哪种微生物感染可引起图像上右上腹部的病变？
2. 该患者很可能患有哪种基础性疾病？
3. 导致高死亡率的最主要的并发症是什么？
4. 当发生这种疾病时，常出现哪些其他问题？

病例 69

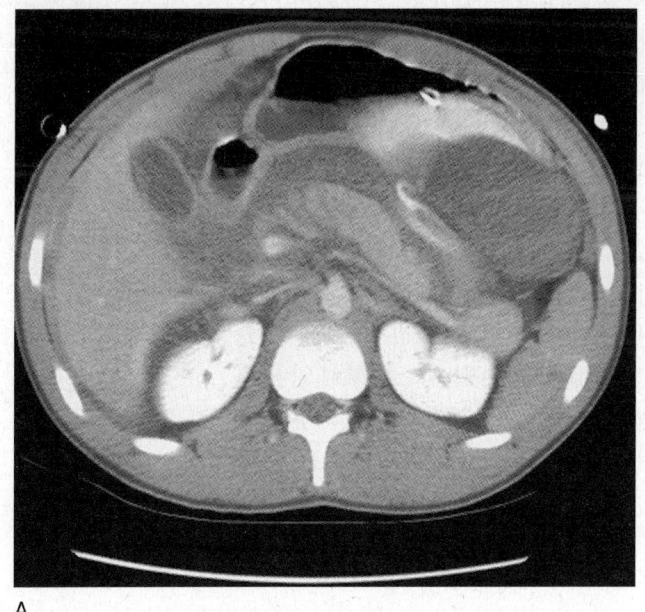
A

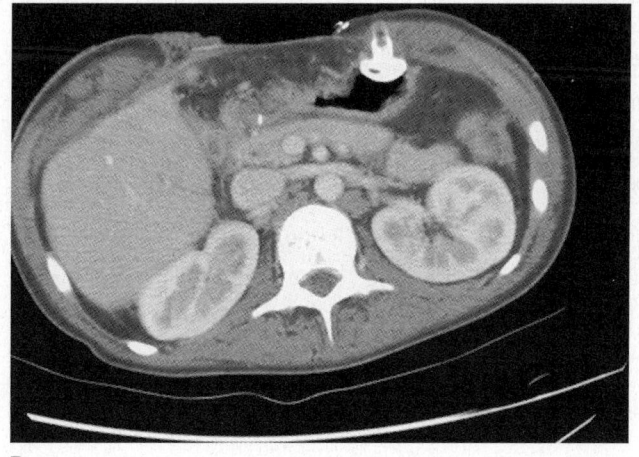
B

1. 成人中，这种异常最常见的原因是什么？
2. 儿童中，该损伤最常见的病因是什么？
3. 为确定治疗方案，必须对哪些结构进行评估？
4. 这种疾病最常见的治疗方法是什么？

病例 68

气肿性胆囊炎

1. 梭菌属类（魏氏梭状芽胞杆菌或产气荚膜杆梭菌）。
2. 糖尿病。
3. 穿孔。
4. 胆囊管梗阻。

参考文献

Gastrointestinal Imaging: THE REQUISITES, ed 3, p 255.

点 评

胆囊腔或胆囊壁内发现气体是诊断气肿性胆囊炎的特征性表现。引起胆囊炎的产气菌可产生气体，该菌大多数是梭菌属。此疾病多见于糖尿病患者，罕见于非糖尿病患者。患者常常是老年人，且患糖尿病多年，导致胆囊血供减少，这是发生气肿性胆囊炎的一个重要条件。通常，胆囊管梗阻也同时出现。气体经常出现在胆囊腔内，很少出现在胆道系统的其他部位。气肿性胆囊炎发生穿孔的几率是普通急性胆囊炎的5倍。

气肿性胆囊炎仅靠传统的X线平片很难诊断。如果病人腹部剧痛，胆囊内有气体，尤其是糖尿病患者，应首先考虑气肿性胆囊炎。很多病变可引起胆囊内气体积聚，但经常发生在胆道和肠道之间有异常的连接时才会出现。另外，某些情况下在胆囊壁内会见到气体，这表明胆囊壁坏死。CT可清楚显示这些异常，也可显示胆囊周围的炎症和脓肿。但是，超声对该病变不易做出诊断，因为气体像胆石一样会产生声影。

病例 69

胰腺损伤

1. 机动车交通事故。
2. 儿童受虐待或运动损伤。
3. 胰管的完整性。
4. 通常需要手术。

参考文献

Gastrointestinal Imaging: THE REQUISITES, ed 3, p 174.

点 评

腹部钝伤时胰腺很少受累（腹部钝伤的病例中，胰腺损伤的比例不到12%），而脾和肝脏最容易受累。然而，胰腺位于腹膜后间隙并横越脊柱，这两个因素使得胰腺在腹部钝伤中受到创伤的几率加大。机动车交通事故和减速伤是成人胰腺损伤的主要原因，受虐待、体育运动和自行车损伤使儿童胰腺更容易受到创伤。穿通伤是胰腺损伤的另一个常见原因。

当发生胰腺损伤时，合并肠道、脾、肝脏和血管损伤的几率很高。胰腺损伤及其伴随损伤导致患者的死亡率达20%。胰腺损伤的患者可表现为疼痛、白细胞增高和淀粉酶升高。损伤可为挫伤、撕裂伤或完全横断伤。胰管的完整性非常重要，如果有胰管损伤或断裂，就需要行外科切除术。

对这种类型的损伤，首选选择CT检查。胰腺损伤的表现差异较大，有时很轻微或无异常。与胰腺炎有关的局部改变，包括积液、炎症，或两者都有，都能清楚显示。挫伤表现为胰腺实质内的低密度区，出血则表现为高密度区。胰腺撕裂伤能清楚显示，尤其在胰腺高分辨率扫描的图像上。外科手术经常需要首先引流胰周的积液。如果胰管损伤，治疗时常常需要把损伤远侧的胰腺也同时切除。胰管的情况需要行内镜逆行性胰胆管造影（ERCP）来评价。

病例 70

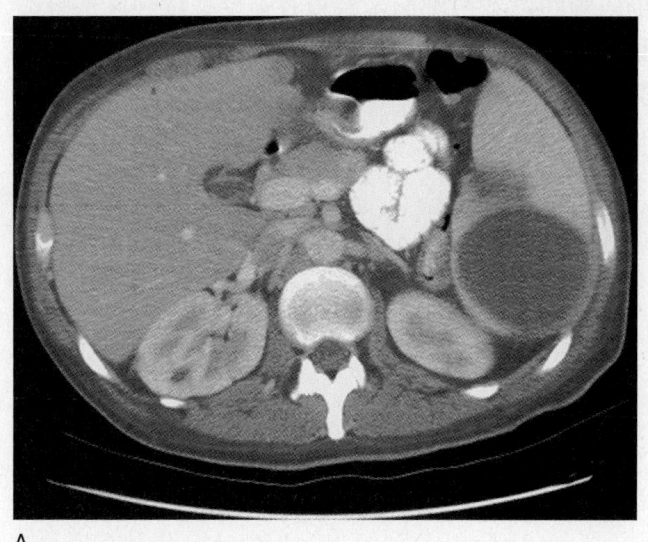 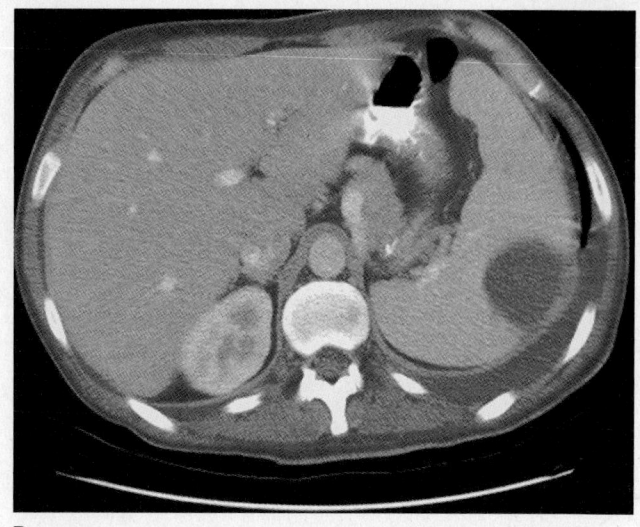

A B

1. 该病例最可能的诊断是什么？
2. 临床上哪些疾病会有这种表现？
3. 哪些心脏疾病会产生这种表现？
4. 哪些局部病变与这种疾病的发生有关？

病例 70

脾脓肿

1. 血肿、脓肿、梗死、淋巴瘤和囊肿。
2. 免疫抑制。
3. 心内膜炎。
4. 胰腺炎和肾盂肾炎。

参考文献

Gastrointestinal Imaging: THE REQUISITES, ed 3, p 218.

点评

随着影像诊断的进展（如CT和超声），以及免疫抑制患者的增多（如获得性免疫缺陷综合征的患者、器官移植接受者以及正在接受化疗的患者），胰腺脓肿经常见到。脾脓肿可以由以下几种途径发展而来：败血性栓子（心内膜炎）的血行感染、邻近感染（肾盂肾炎或胰腺炎）、梗死或外伤继发感染的后遗症、败血症的全身免疫抑制。小部分的脾脓肿可没有任何基础性病变。大多数致病菌为需氧菌，如葡萄球菌、链球菌、大肠杆菌等。真菌性脓肿的发病率也很高，这是因为这些病人很多都处于免疫抑制状态。

大多数病例在X线平片上表现为左侧胸腔积液。尽管超声及磁共振检查也能检出脾脓肿，但CT是发现脾脓肿最好的影像检查手段。在CT上，很多其他疾病的表现与脾脓肿相似，仅通过图像鉴别上皮细胞性或创伤后脾囊肿与脾脓肿是不可能的。了解病史对放射科医师和临床医师同样重要。不懂这点的人很难掌握影像学在病人健康检查中的作用。

因为坏死和感染，脾脓肿表现为低密度区；病变内很少见到气体，如见到则是脓肿的特征性表现。血肿、梗死或肿瘤性病变如淋巴瘤，其表现可能像脓肿。脾脓肿壁通常很厚且不规则，这点可以帮助与脾囊肿鉴别。只有当囊肿周围形成界限清楚的被膜时，脾囊肿的边缘才会强化，而且强化仅发生在囊肿感染后期。如果想鉴别脾占位的性质，核素扫描会有帮助。镓扫描和白细胞示踪检查会发现脓肿区信号浓聚。但是，淋巴瘤镓扫描时也可出现信号浓聚。白细胞示踪检查常显示脾信号浓聚，这可掩盖脓肿。

病例 71

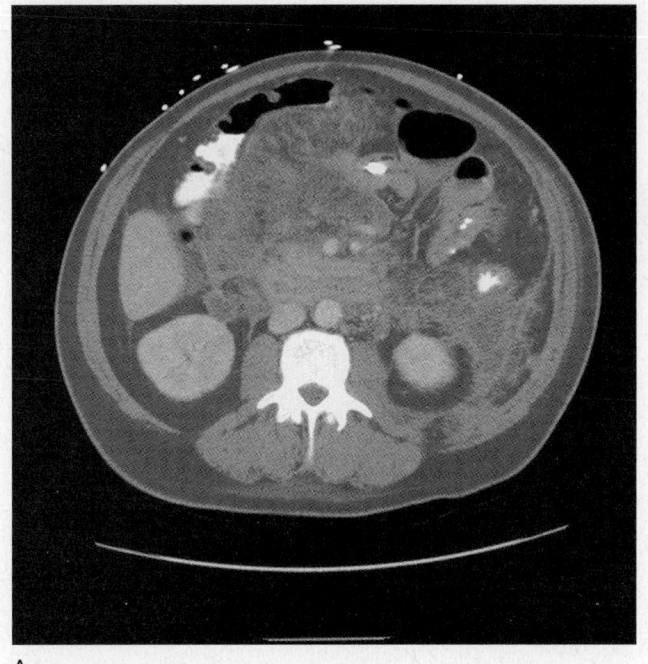
A

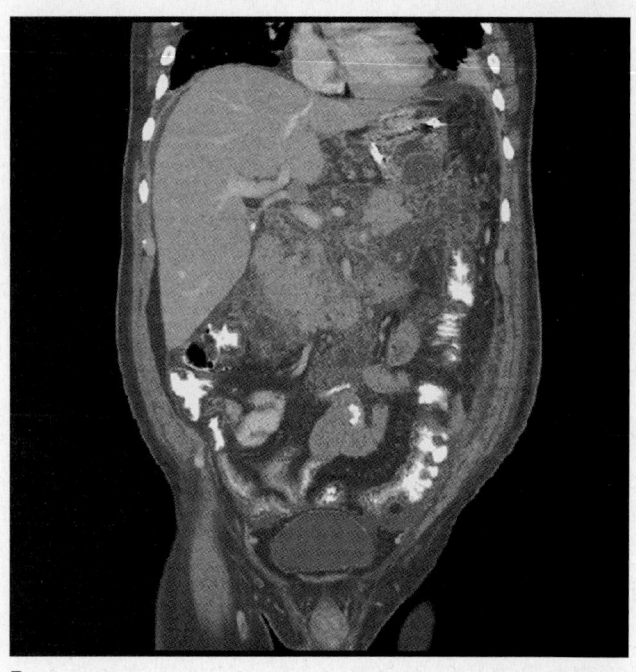
B

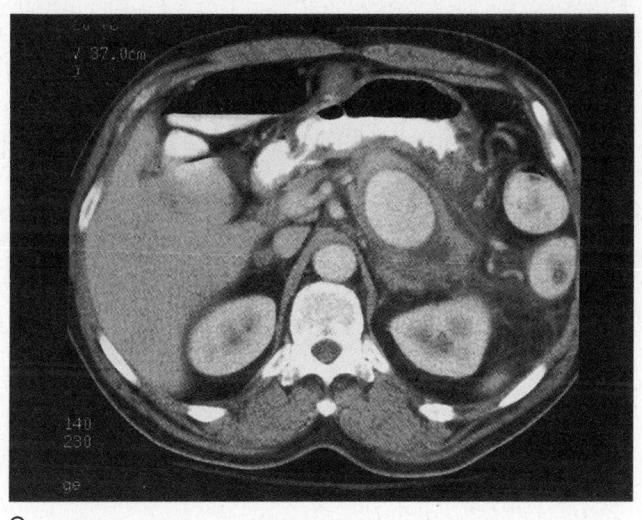
C

1. 根据所示图像，你诊断为什么疾病？
2. 像胰腺这么小的器官的炎症，其影像改变为什么会如此广泛？
3. 当血管被侵蚀并有明显出血时，称之为什么？
4. 这种疾病的主要原因是什么？

病例 71

出血性胰腺炎

1. 重症胰腺炎。
2. 胰腺炎时，胰酶自身消化其腺体。因为胰腺是腹膜后器官，且没有包膜，所以胰腺炎不能自限，甚至会累及包括腹部和胸腔在内的更大范围。
3. 出血性胰腺炎。
4. 在西方国家，大多是酗酒所致。

参考文献

Gastrointestinal Imaging: THE REQUISITES, ed 3, p 155.

点 评

　　胰腺炎是相对常见的炎性病变，因为各种原因发生胰腺自身消化，导致腺体水肿、胰周积液和肿胀，失去胰腺的正常几何形态。在炎症急性期，常见的表现是膈肌移动度的减小导致左肺基底部的异常改变，如肺通气不足、肺膨胀不全和胸腔积液。如果血管受侵，有可能会发生明显的出血，如本例所示。大出血的发病率为 20~30/10 万。常见症状是上腹部疼痛（有时放射至背部）、恶心、心动过速、呼吸急促、常有发热，偶见患者血压低，尤其在严重的出血性胰腺炎时；肿胀的胰头会压迫胆总管，导致胆道梗阻。

　　胰腺炎最常见的病因是酗酒，其他病因有 ERCP、创伤、胆结石、某些药物、穿透性消化性溃疡和胰腺分裂。一个重要的并发症是脾动脉假性动脉瘤（图71C）。炎症和酶的作用使脾动脉壁局部变薄弱而形成假性动脉瘤。尽管这种并发症不常见，但一旦出现，病人出现突发的致命性出血的危险性将增加。

病例 72

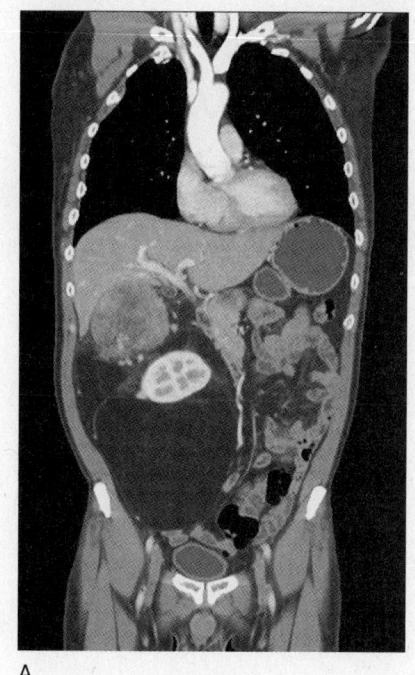
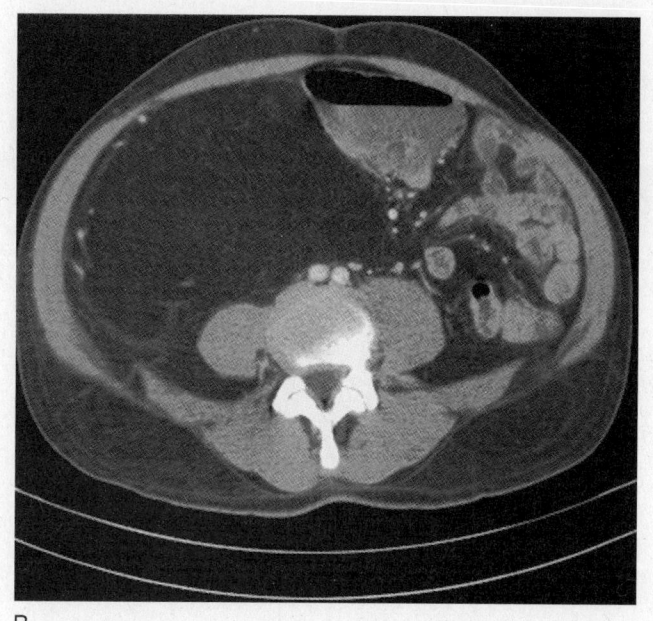

1. 试描述这些图像中的征象。
2. 什么类型的病变会产生这些混杂密度的征象?
3. 成人最常见的软组织肉瘤是什么?
4. 这种疾病的 5 年存活率是多少?

答案

病例 72

腹部脂肪肉瘤

1. 由脂肪和软组织构成的巨大的混杂密度病变占据了右腹大部。
2. 脂肪肉瘤。
3. 脂肪肉瘤。
4. 不超过 50%。

参考文献

Gastrointestinal Imaging: THE REQUISITES, ed 3, p 279.

点　评

脂肪肉瘤在美国不常见，每年大约发现 5000 例。脂肪肉瘤是脂肪性肿瘤，在腹部呈弥漫性分布，手术很难切除；该病成人多见，小的、边界清楚的消化道脂肪瘤常见于儿童和年轻人。脂肪肉瘤很少发生于儿童。脂肪肉瘤大部分是脂肪瘤组织和一些软组织成分（如本例所示），或者几乎完全是脂肪组织。男性略多于女性，且病变分化越差，预后越差。多数患者很少或没有症状。当肿瘤长到很大，患者因肿胀或疼痛而去就医。影像学检查首选 CT，肿瘤大小、性质和累及范围在 CT 上都可良好显示。CT 诊断通常是非常准确的。平片对确定肿块的存在会有帮助。

病例 73

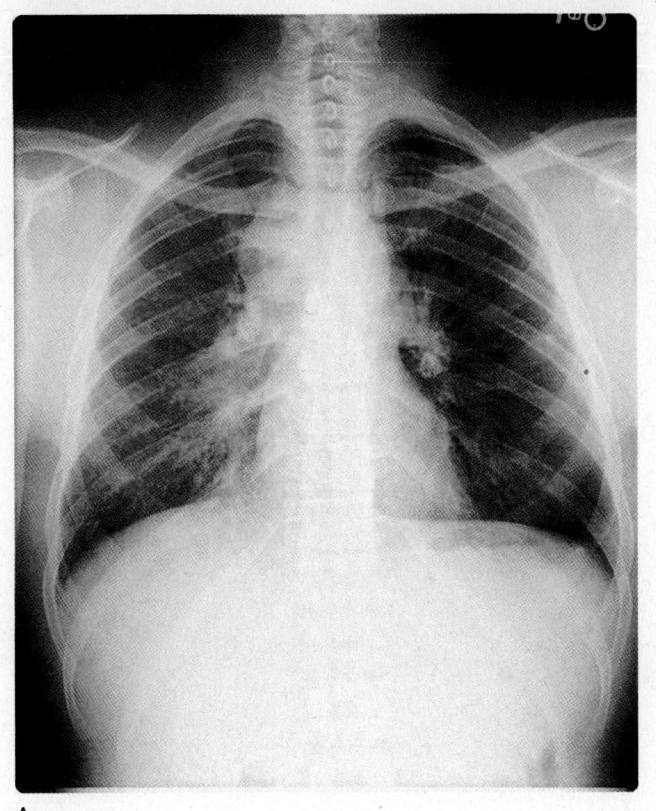
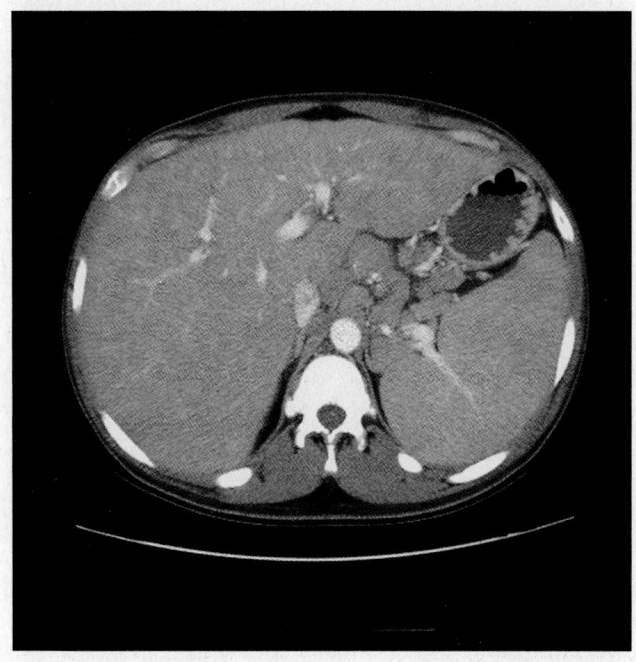

1. 什么疾病可能会同时有膈上和膈下的表现？
2. 这种疾病常有肝脏受累吗？
3. 这种疾病会引起门静脉高压吗？
4. 消化道的哪些部位最常被累及？

病例 73

结节病并肝脾大

1. 许多疾病可同时累及膈上和膈下。最常见的是转移性疾病、淋巴瘤和某些炎性病变，如肺和肝脾结节病（本例所示）。
2. 肝脏受累在影像上不常见。与影像学检查相比，组织活检和尸检中肝脏受累率更高，有报道称，肝脏受累可达80%。
3. 是的，很少见。
4. 空腔脏器的结节病，以胃最为常见。

参考文献

Gastrointestinal Imaging: THE REQUISITES, ed 3, p 61.

点 评

结节病通常侵犯胸部、皮肤和眼睛，但偶尔也可侵犯腹部的实质脏器及空腔脏器。本病病因不明，有学者认为与微生物有关，但未经证实。结节病是一种非干酪性肉芽肿性疾病，肝脏常被受累，但因为不很严重通常被忽略。但是，大约1/3的肝脏受累患者的肝脏酶学检查有异常，大部分没有临床症状。但在这1/3患者中有一小部分（不到2%）患者会有明显的、严重的肝脏疾病。因为是慢性进展性疾病，其临床上表现为黄疸和皮肤瘙痒。影像学检查可发现肝脏体积增大。有些患者可有脾弥漫性受侵，大部分的结节病脾侵害不会引起脾增大，但在极少情况下也能看到，如本例所示。严重的弥漫性肝、脾损害的患者可能发展为门静脉高压。

病例 74

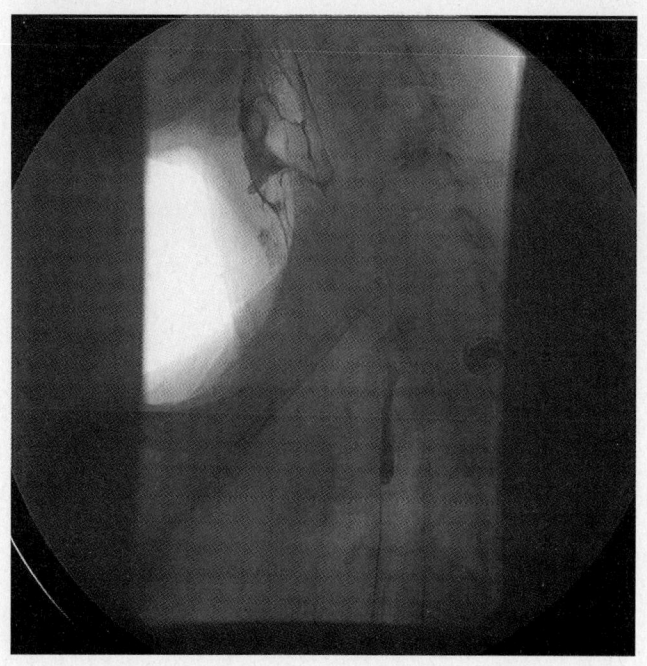
A

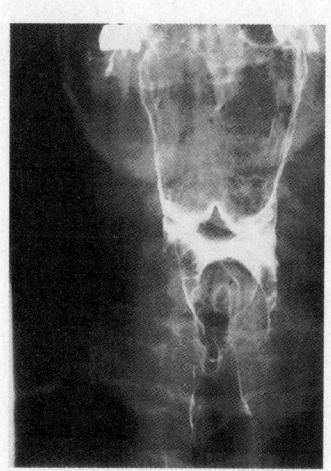
B

1. 咽部最常见的肿瘤是什么?
2. 咽部第二位的常见肿瘤是什么?
3. 请说出某些可能转移到咽部的其他肿瘤的名称。
4. Plummer-Vinson 综合征的重要性是什么?

病例 74

下咽部鳞癌

1. 鳞癌。
2. 淋巴瘤。
3. 尽管罕见，但乳腺癌、肺癌、黑色素瘤和 Kaposi 肉瘤等可出现咽部转移。
4. 咽部癌或食管癌的发病率增高。

参考文献

Gastrointestinal Imaging: THE REQUISITES, ed 3, p 5.

点评

　　侵犯咽部的肿瘤多数为鳞状上皮细胞起源。这些肿瘤在影像上表现为小结节或肿块，有时表现为正常结构的增厚或闭塞。喉镜检查可用于该病鉴别诊断，为了诊断引起吞咽困难的疾病，吞钡检查应用增多，放射科医师往往首先发现该类肿瘤。

　　咽部和下咽部是大量淋巴组织的聚集处，淋巴瘤会侵犯这些结构。淋巴瘤和吞咽困难的患者一定要注意检查下咽部。下咽部鳞癌典型发生部位是会厌溪、梨状隐窝和会厌。淋巴瘤常侵犯后壁和侧壁，而且可能位于黏膜下，从而仅引起轻微改变。如果肿瘤主体位于后壁，一定要考虑到淋巴瘤的可能性。所有肿瘤都可能转移到该区域，然而，与恶性肿瘤患者的数量相比，这是非常罕见的。众所周知，两种常见的癌症——乳腺癌和肺癌有时会转移到咽部。皮肤癌，例如黑色素瘤和 Kaposi 肉瘤，转移到下咽部亦相对常见。Plummer-Vinson 综合征患者会表现为贫血伴颈段食管蹼。尽管对此有争议，有些作者仍然认为 Plummer-Vinson 综合征是癌前病变，并且导致患者的咽部癌和食管癌的发病率增高。

病例 75

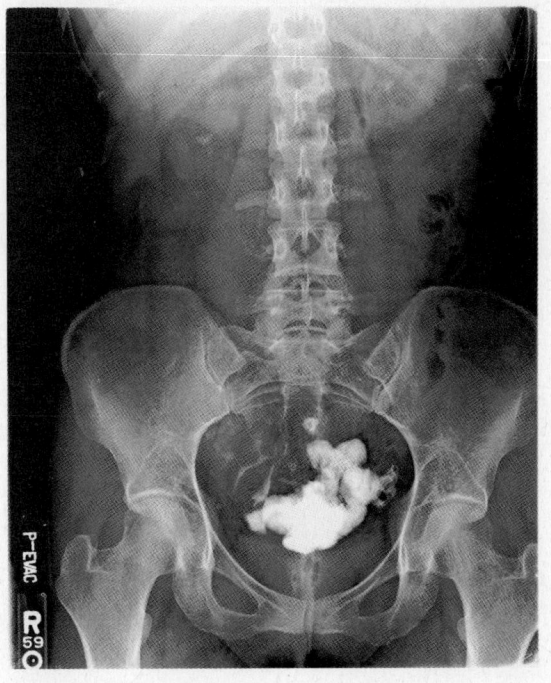
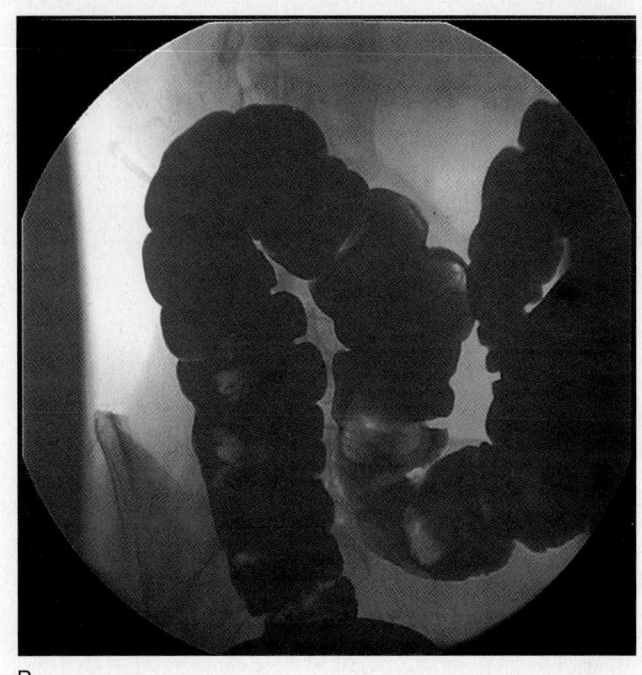
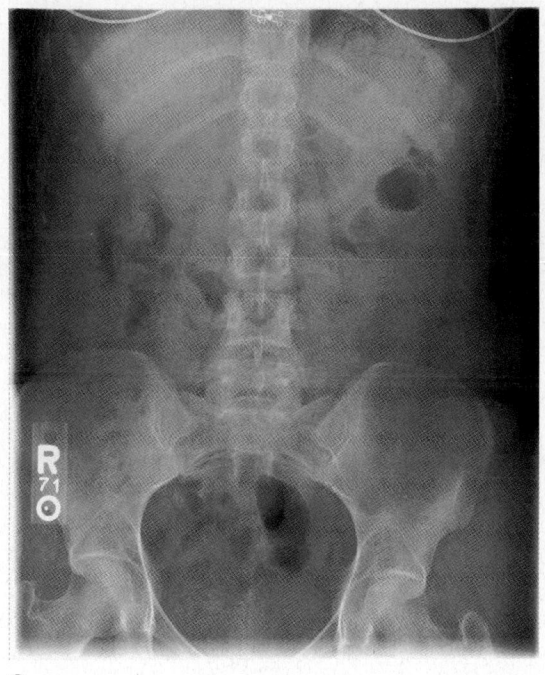

1. 水溶性的对比剂灌肠后的图像上显示哪些征象？
2. 这种现象常见吗？
3. 什么因素可增加这种情况的发生率？
4. 其他哪些部位能见到这种现象？

答 案

病例 75

泛影葡胺灌肠后泌尿系统异位排泄

1. 水溶性对比剂的肾脏异位排泄。请注意在肾脏集合系统中的对比剂。
2. 占水溶性对比剂灌肠者的 10%~20%。
3. 炎性肠病、放射性肠炎、缺血性改变、肠淋巴瘤以及氮质血症可增加其发生率。
4. 异位排泄可见于胆囊。

参考文献

Gastrointestinal Imaging: THE REQUISITES, ed 3, p 267.

点 评

在放射学检查中，水溶性碘对比剂的应用较多。有时会看到肾脏的异位排泄，通常见于灌肠检查时。本例中，造影检查前图像中未显示对比剂存在（图 75C）。有报道称，行 ERCP 检查的患者可发生异位排泄。结肠造影检查时，有 20% 的正常受检者至少在一次检查中发生异位排泄。因此，发生肾脏的异位排泄并不一定预示有结肠疾患。但显然，炎症或缺血使得对比剂通过黏膜屏障进入肾脏更加容易。事实上，除了储存，结肠的主要功能是在正常环境下非常有效地吸收水分。

病例 76

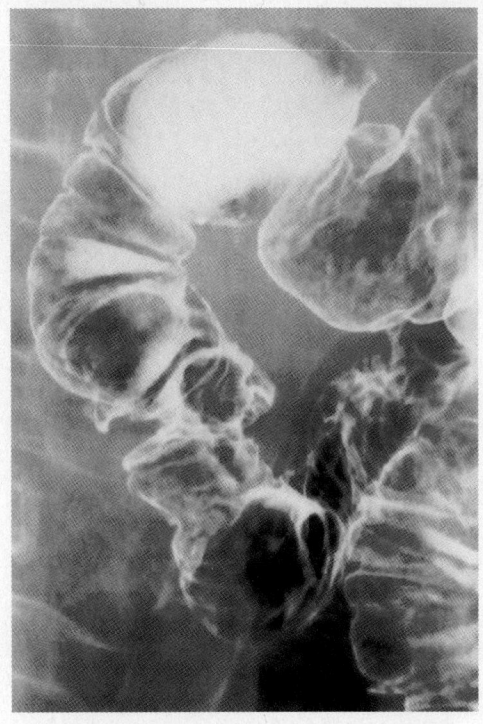

1. 正常十二指肠乳头的大小是多少？
2. 十二指肠乳头良性增大的最常见病因是什么？
3. 哪些胆系的异常可引起十二指肠乳头增大？
4. 请说出与十二指肠乳头肿瘤有关的息肉综合征的名称。

答案

病例 76

巨大十二指肠乳头

1. 1.5cm 是正常范围的上限。
2. 胆管远端结石引起的水肿。
3. 胆总管囊肿。
4. 家族性肠息肉病与十二指肠乳头邻近的肿瘤相关联。

参考文献

Gastrointestinal Imaging: THE REQUISITES, ed 3, p 98.

点　评

　　常规上消化道检查时，十二指肠第二段内侧壁可以看到十二指肠乳头及相关结构。十二指肠乳头是小于 1cm 的隆起性小丘样结构。尽管已知健康人的十二指肠乳头可以增大到 3cm，但大于 1.5cm 时考虑为异常。在十二指肠乳头下方，可见长约 3cm 的黏膜皱襞。

　　十二指肠乳头增大通常由良性病变引起。引起十二指肠乳头水肿的最常见原因是胆总管远端的结石；其他原因包括胰腺炎（短期或长期），它会引起十二指肠乳头的肿胀（Poppel 征）。典型的水肿性十二指肠乳头增大，多光滑和均匀。偶尔，急性十二指肠溃疡病可引起十二指肠乳头水肿，但通常伴有十二指肠黏膜皱襞的增厚。胆总管囊肿即胆总管末端及壶腹部的异常扩张，也会引起十二指肠乳头增大。

　　发生于十二指肠乳头及其周围的肿瘤称为壶腹周围恶性肿瘤，以十二指肠乳头癌最为常见；息肉或间质瘤，例如平滑肌瘤，也可发生于此处并引起十二指肠乳头增大。某些息肉综合征——家族性结肠息肉病、Gardner 综合征使患者更易患壶腹周围肿瘤。因为存在这种相关性，此类患者需要终生例行上消化道筛查。

病例 77

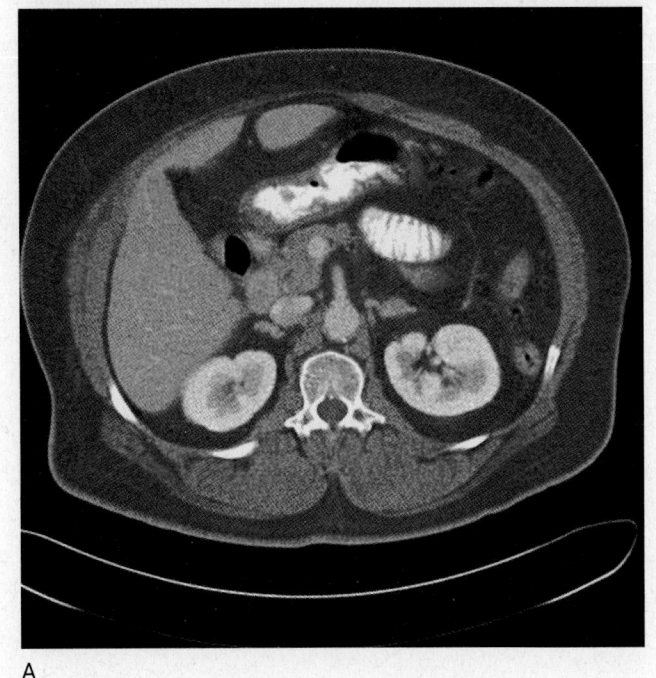

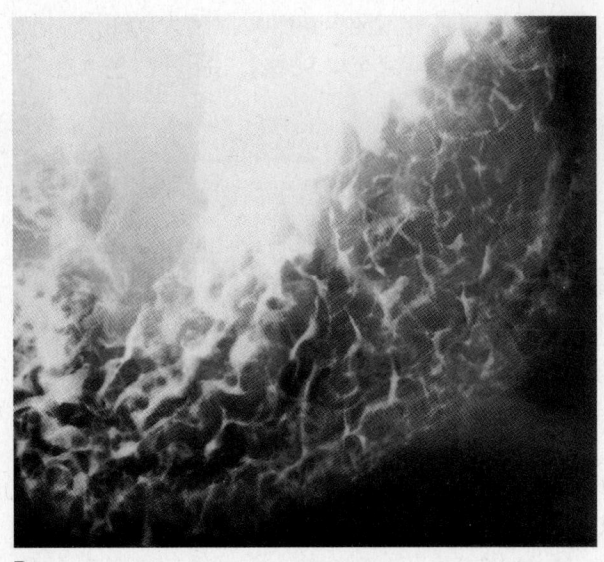

A

B

1. 在发达国家，胃溃疡的首要病因是什么？
2. 十二指肠溃疡的首要病因是什么？
3. 上消化道细菌检测时，呼气试验检测的是什么物质？
4. 这种感染可选择的治疗方法是什么？

病例 77

幽门螺杆菌性胃炎

1. 幽门螺杆菌感染（至少 50% 胃溃疡为此病因）。
2. 幽门螺杆菌感染（至少 90% 十二指肠溃疡为此病因）。
3. 尿素酶。一种胃部细菌感染的副产物。
4. 三联疗法（通常是两种抗生素加铋剂）。

参考文献

Gastrointestinal Imaging: THE REQUISITES, ed 3, p 57.

点评

上消化道的幽门螺杆菌感染被认为是发达国家人群中消化性溃疡病的主要原因。大多数胃溃疡也因幽门螺杆菌感染所致，而且幽门螺杆菌感染也是慢性胃炎的一个主要病因。几乎所有的十二指肠溃疡病人都有幽门螺杆菌感染。

此类患者的影像学表现多样，而且许多患者影像学检查时可无异常。幽门螺杆菌感染患者最常见的影像学表现是胃黏膜皱襞的增厚。胃黏膜皱襞增厚的程度可以仅为胃近端或幽门部的黏膜皱襞的轻度增厚，也可表现为大部分胃黏膜皱襞的结节性增厚。黏膜皱襞可以明显增厚以至于类似肿瘤，例如淋巴瘤。这类黏膜皱襞的异常经常会在 CT 检查中发现。不同大小的息肉也能见到，典型的是小的增生性息肉，少见的局灶性息肉样肿块也可发现，这类患者需要行内镜检查以排除恶性肿瘤。当然，胃部溃疡和糜烂可以见到，但比黏膜皱襞的异常少见。增大的胃小区亦可显示。十二指肠溃疡的影像学表现包括溃疡、黏膜皱襞增厚及管腔狭窄或变形。

幽门螺杆菌的无创性检测技术包括呼气试验，它可以监测上消化道尿素酶的活性。血清学实验可以检测幽门螺杆菌抗原的抗体。内镜检查是检测该菌的主要方法，因为活检标本可直接发现细菌。但是细菌感染分布是不均匀的，通常需要多次活检才能检测到。治疗包括抗生素疗法，常需要联合用药，包括甲硝唑、四环素或阿莫西林；口服铋剂疗法也被推荐应用；应用组胺阻滞剂可以降低胃酸浓度。

病例 78

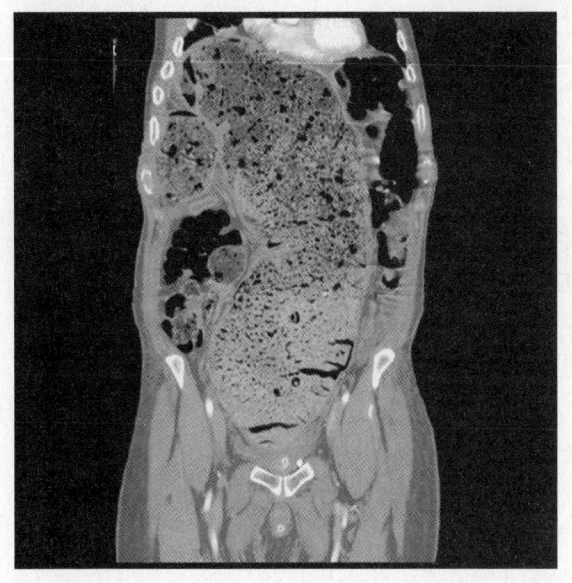
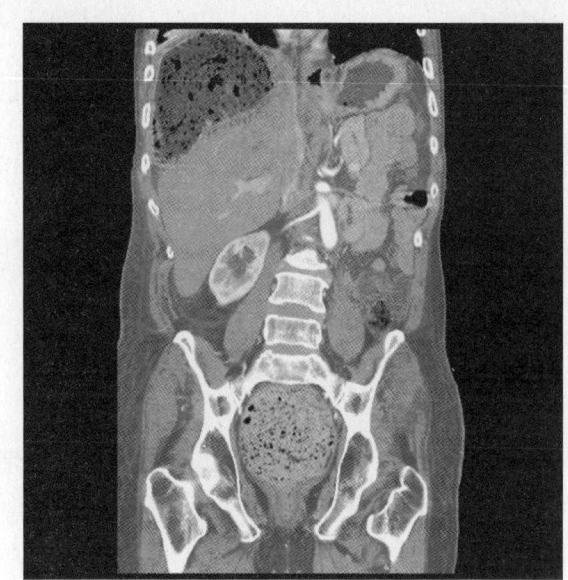

1. 图像所示病变的病理学基础是什么？
2. 这种病变在什么年龄最常见？
3. 这种病变最常见于男性还是女性？
4. 与这种病变有关的其他疾病有哪些？

病例 79

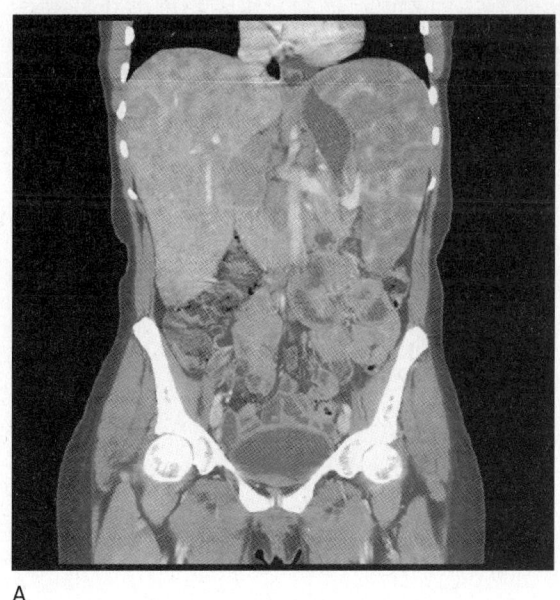
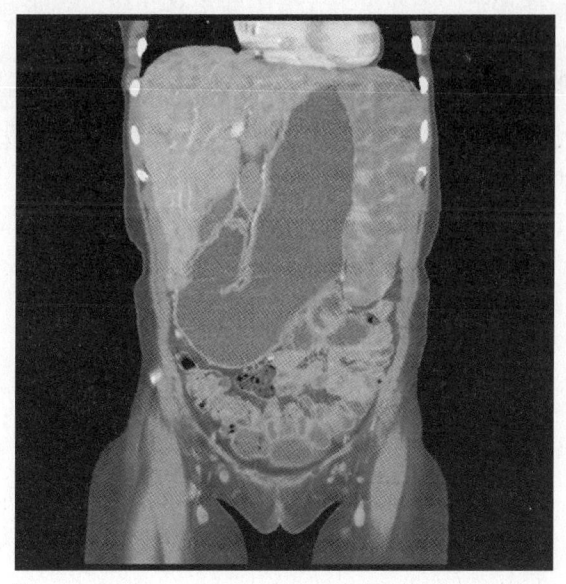

1. 胃出口梗阻最常见的病因是什么？
2. 胃出口梗阻更常发生于良性还是恶性疾病？
3. 哪种疾病更容易引起胃出口梗阻，胃腺癌、淋巴瘤还是胰腺癌？
4. 胃出口梗阻的持续时间有什么重要意义？

病例 78

成人 Hirschsprung 病（先天性巨结肠）

1. 末端结肠先天性神经节细胞缺乏症，Hirschsprung 病。
2. 90%在 1 岁内明确诊断。
3. 女性多见；男：女的比例为 1：4。
4. Hirschsprung 病同时合并 21-三体和心脏畸形。

参考文献

Gastrointestinal Imaging: THE REQUISITES, ed 3, p 304.

点 评

Hirschsprung 病是一种先天性疾病，以末端结肠部分神经节细胞缺失为特征。肠段受累程度差异很大，多数病例在新生儿时期因为不能排出胎粪而得以诊断。但轻度的神经节细胞缺乏症可能会导致诊断迟延，如本病例。本例中，结肠的严重扩张是显而易见的。然而，直肠部分节段亦可有神经节细胞的缺乏。此病更多见于女孩，无种族特异性。诊断延迟的患者（本病例在十几岁）受本病影响很大，他们遭受慢性严重便秘和腹胀的痛苦，有些患者还有大便失禁和终生的非健康状态。

多数病例，平片和 CT 通常可以做出诊断或提示本病；直肠活检是确诊的手段。手术治疗时，多为手术切除神经节细胞缺乏的肠段和某些多余的结肠。据报道，新生儿 Hirschsprung 病的腹腔镜手术治疗已取得初步成功。

病例 79

胃出口梗阻

1. 消化性溃疡病是胃出口梗阻最常见的原因。
2. 恶性病变比良性病变更容易引起胃出口梗阻。
3. 胰腺癌（直接侵及邻近结构）可能是引起胃出口梗阻的首要病因。
4. 慢性胃出口梗阻几乎都是消化性溃疡病所致，短期者多为恶性疾病所致。

参考文献

Gastrointestinal Imaging: THE REQUISITES, ed 3, p 49.

点 评

随着新的更有效的抑制胃酸分泌药物的使用，胃出口梗阻不像 20 年前那么常见了。但是，消化性溃疡病仍是其最常见的原因。作为 21 世纪引起胃出口梗阻原因之一的恶性肿瘤，正在成为一种更广泛的更危险的疾病。有长时间消化性溃疡病史的患者、治疗无效或者不遵从医嘱用药的患者（如酗酒者），出现疼痛和胃胀症状，很有可能是溃疡及炎症引起的胃出口梗阻。另外，引起十二指肠第二段炎症和痉挛的严重胰腺炎也会引起胃出口梗阻。患有轻度消化性溃疡病或没有消化性溃疡病病史的胃出口梗阻患者，病变为恶性的可能性较大，如胃窦癌或幽门管癌、侵犯十二指肠并致十二指肠梗阻的胰腺癌。在本例中，伴有十二指肠侵犯或推压的肝脏和脾的广泛转移性病变是造成胃出口梗阻的原因。

病例 80

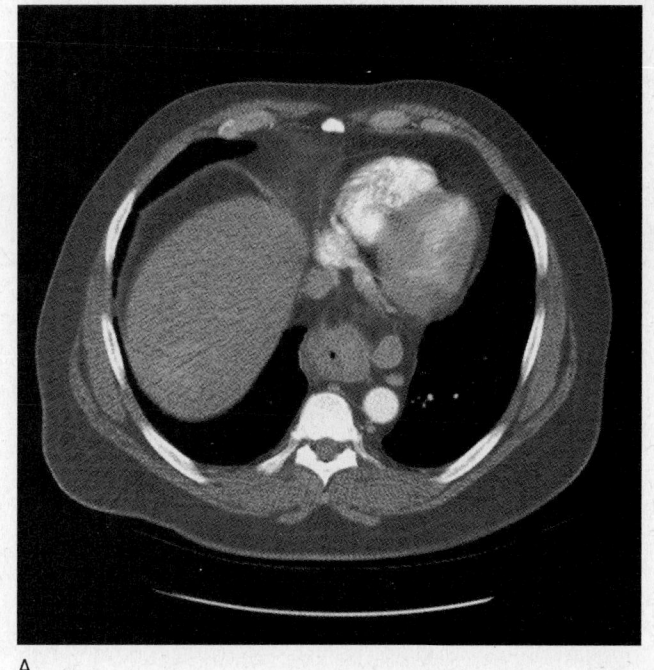 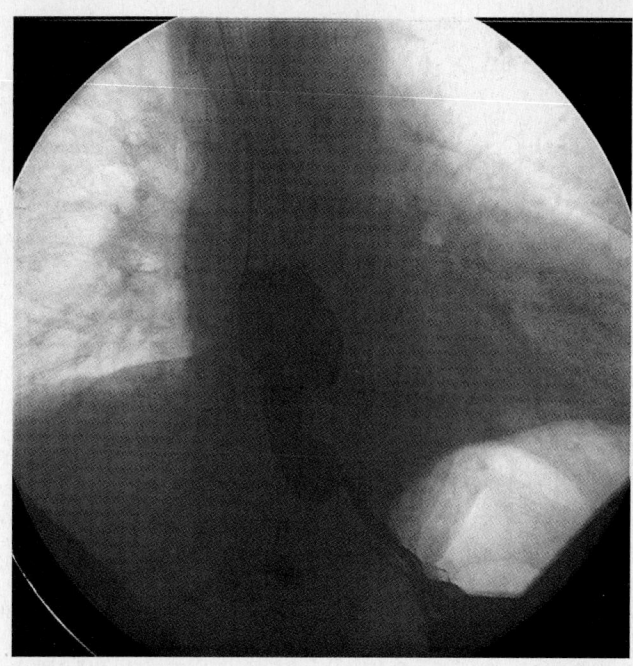

1. 食管血行性转移瘤最常见的病因是什么?
2. 什么肿瘤最容易通过直接扩散侵犯食管?
3. 血液系统的哪种肿瘤能侵犯食管?
4. 食管的继发性肿瘤侵犯最常见的部位是哪里?

病例 80

食管转移瘤

1. 乳腺癌。
2. 胃癌。
3. 淋巴瘤和白血病。
4. 食管中段，继发于淋巴结病变的直接扩散。

参考文献

Gastrointestinal Imaging: THE REQUISITES, ed 3, p 11.

点 评

食管转移瘤在尸检中并不少见。但是影像科医师在工作中却很少能发现食管转移瘤。食管的继发性肿瘤最常见于肿瘤直接侵犯或邻近肿瘤的扩散，其中以侵犯食管末端的胃癌最为常见。但是，随着对食管末端 Barrett 化生向食管远端和胃食管接合部腺癌发展的新认识，从胃到食管的直接扩散较以往认为的更少见。肺癌也会通过直接扩散或纵隔淋巴结的继发性侵犯的途径而侵及食管。乳腺癌也是远隔转移灶侵及食管最常见的肿瘤，它通常首先侵犯纵隔淋巴结然后侵及食管；但是，它也是较常见的直接血行转移到食管的肿瘤。尽管所有肿瘤都可能转移到食管，但食管的血行性转移瘤罕见，常见的血行转移至食管的肿瘤有乳腺癌、Kaposi 肉瘤、黑色素瘤和肾细胞癌。

病例 81

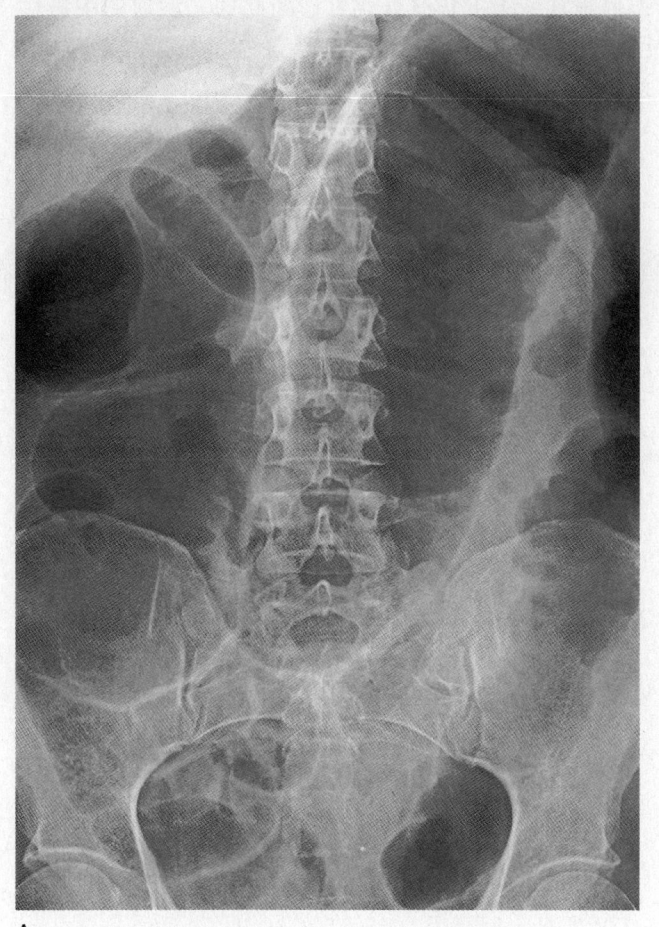

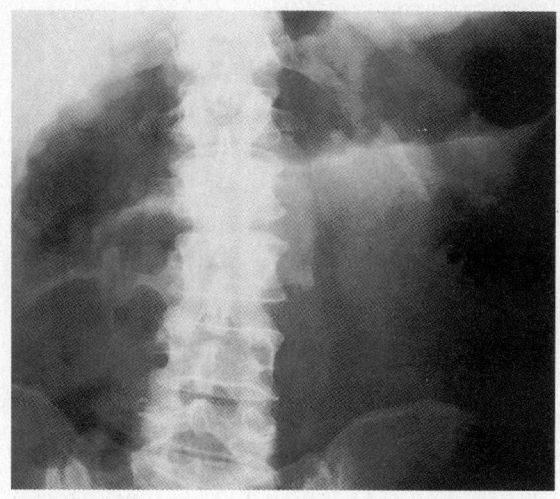

A

B

1. 说出几种可以引起中毒性巨结肠的疾病名称。
2. 什么样的检查结果可以提示本病的严重程度？
3. 导致本病的原因是什么？
4. 本病长期预后如何？

病例 81

中毒性巨结肠

1. 溃疡性结肠炎、Crohn 病、传染性结肠炎、缺血及假膜性结肠炎。
2. 没有。测量的相关数据不能显示其严重性。
3. 透壁性炎症损伤了神经节细胞。
4. 通常较差。经常需要手术，即使在病变的后期。

参考文献

Gastrointestinal Imaging: THE REQUISITES, ed 3, p 312.

点　评

中毒性巨结肠是结肠炎的一种相对少见却可危及生命的并发症，因发病原因不同导致其发病率有所差异。不到 10% 的溃疡性结肠炎患者可能发生本病；亦可见于 Crohn 病、假膜性结肠炎、缺血和传染性结肠炎（尤其在艾滋病患者）患者。

当严重的透壁性炎症累及固有肌层时，可导致中毒性巨结肠，并伴有小动脉炎和肠肌丛神经节细胞的破坏。炎症可以通过各种途径累及浆膜，引起腹膜炎和相应的临床表现（甚至在无穿孔的情况下）。由于炎症导致黏膜层和黏膜下层坏死脱落从而使小肠肠壁变薄。肌层的炎症和神经节细胞的破坏引起肌张力的降低。此外，病人治疗用的麻醉药、甾类药物及电解质紊乱也可以导致本病。所有这些因素都可导致肠张力弛缓，引起肠扩张。一些学者提出，当横结肠管径超过 8cm 时，提示将要发生巨结肠。因为横结肠是结肠相对独立的一部分并且有气体聚集，因此经常是膨胀最明显的结肠段，但结肠其他部分也可发生。我们最好不要太看重结肠管径的测量，因为在没有严重疾病的情况下也可以存在巨大结肠，而没有明显扩张的结肠也可以发生穿孔。

穿孔是中毒性巨结肠最严重的并发症，死亡率很高。在临床上很难发现它的原因是，用于治疗中毒性巨结肠的大剂量甾类药物掩盖了腹膜炎的症状。仅凭腹部平片或者 CT 检查就可诊断此病。治愈的中毒性巨结肠患者的远期效果不良，通常具有复发的危险，部分患者在后期需要行结肠切除术。

病例 82

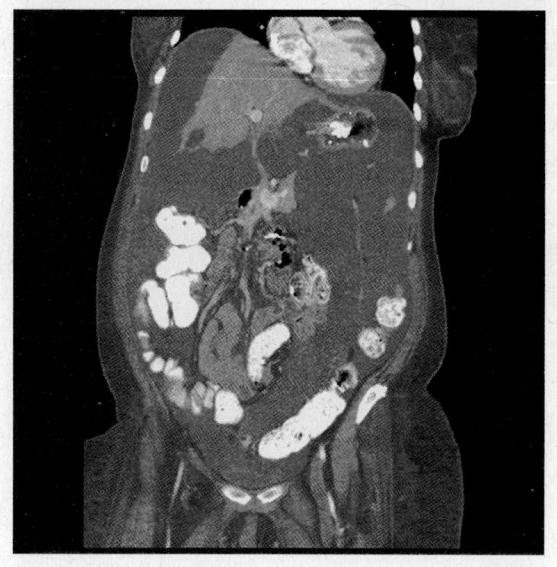
A

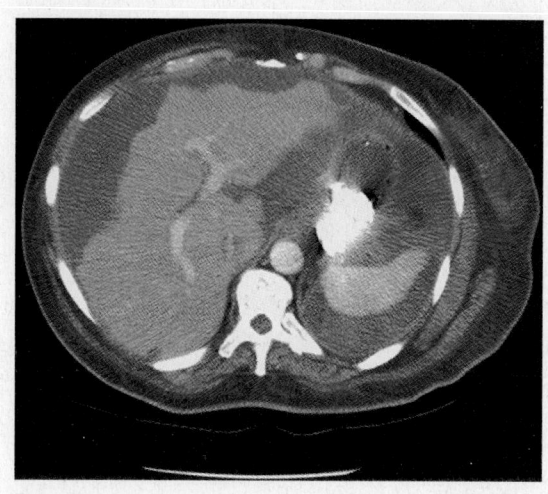
B

1. 哪些良性肿瘤可以引起本病？
2. 其他哪些肠道肿瘤可引起本病？
3. 恶性肿瘤能引起本病吗？
4. 本病的最佳治疗方法是什么？

病例 83

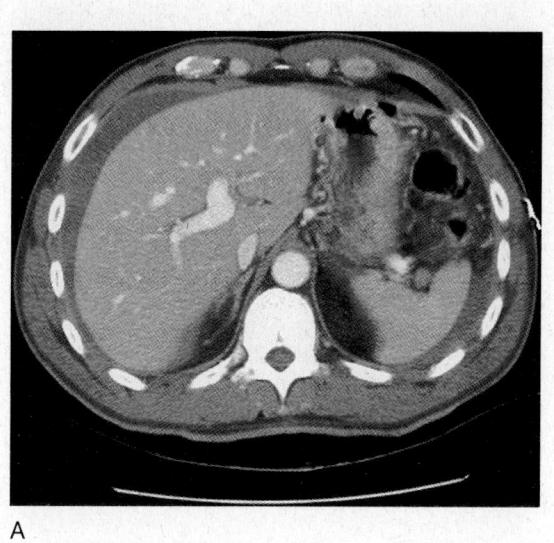
A

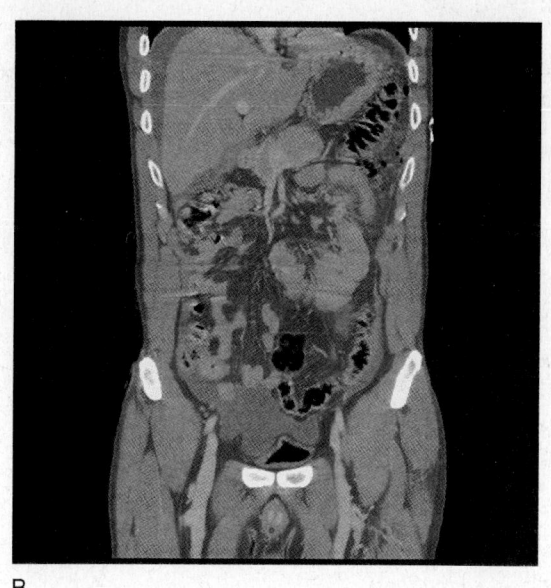
B

1. 该年轻男性患者的 CT 图像上有什么异常？
2. 这种异常的病原学基础是什么？
3. 本病累及结肠的几率是多少？
4. 患者的血压稳定后，应选择何种影像学检查方法？

答 案

病例 82

腹腔假黏液瘤

1. 阑尾黏液囊肿。
2. 少见，胰腺或胃的黏液性肿瘤。
3. 能。
4. 没有最佳的治疗方法。

参考文献

Gastrointestinal Imaging: THE REQUISITES, ed 3, p 138.

点 评

CT 图像显示整个腹腔内与腹水密度相近的巨大低密度病变。在本例中，腹腔下部可见多房的或囊状病变，肝脏边缘呈扇状。某些图像中可显示腹膜腔内明显的细小钙化。所有这些表现不符合腹腔积液的诊断标准，提示腹腔假黏液瘤的诊断。

腹腔假黏液瘤是胶状或者黏液性物质填充于腹腔内。由于分泌黏液的肿瘤破裂进入腹腔产生的；肿瘤可以是恶性病变，如黏液腺癌；也可以是良性病变，如阑尾黏液囊肿。一旦瘤体破裂入腹腔内，残存细胞可继续分泌黏液蛋白；不论为良性还是恶性，本病均呈进行性发展。

在女性中，引起腹腔假黏液瘤的最常见的原因是卵巢黏液性肿瘤，特别是黏液性囊腺癌。在男性中，常见的原因是阑尾肿瘤，如阑尾黏液囊肿和黏液囊腺癌。胰腺的黏液性肿瘤也可以引起本病。胃、肠管或者胆管的黏液性肿瘤很少引起本病。该患者的肝脏边缘呈扇状改变和病变内显示有钙化提示恶性黏液性肿瘤。本病的治疗常规采用支持疗法，因为不能通过手术完全去除黏液性物质，残留的细胞将继续分泌黏液性物质。

病例 83

结肠脾曲穿通伤

1. CT 轴位和冠状位图像显示腹腔积液和结肠脾曲周围的少量气体。
2. 左上腹部的刺伤累及结肠脾曲。
3. 当腹膜被穿透时，结肠受累的几率几乎与肝脏一样高（20%~25%）。
4. CT。

参考文献

Gastrointestinal Imaging: THE REQUISITES, ed 3, p 300.

点 评

当腹部贯通伤患者的血压等稳定后，首选检查方法为 CT，尤其是 MDCT。贯通伤大多是刺伤和子弹穿透伤。空腔脏器贯通性损伤时，不仅血液可流入腹腔内（如本病例），空腔脏器内的内容物也可以进入腹腔，这可以解释少量的积气或气泡聚集。如果能确定少量的气体或者气泡位于肠外，并且没有近期手术史和腹腔灌洗史等原因，那么必须考虑到肠管破裂的可能。仅有肠壁损伤而无肠管破裂的病例亦可见到，这种情况常常可有肠壁内血肿，并可有少量的血液流入腹腔。结肠的穿透伤可导致广泛的腹膜炎和败血症，部分患者可在短期内死亡。刺伤的致病率和死亡率完全依赖于诊断和外科手术是否及时。在市区的创伤中心，腹部穿透伤约占病人的 30%，而在郊区这一比例小于 50%。

病例 84

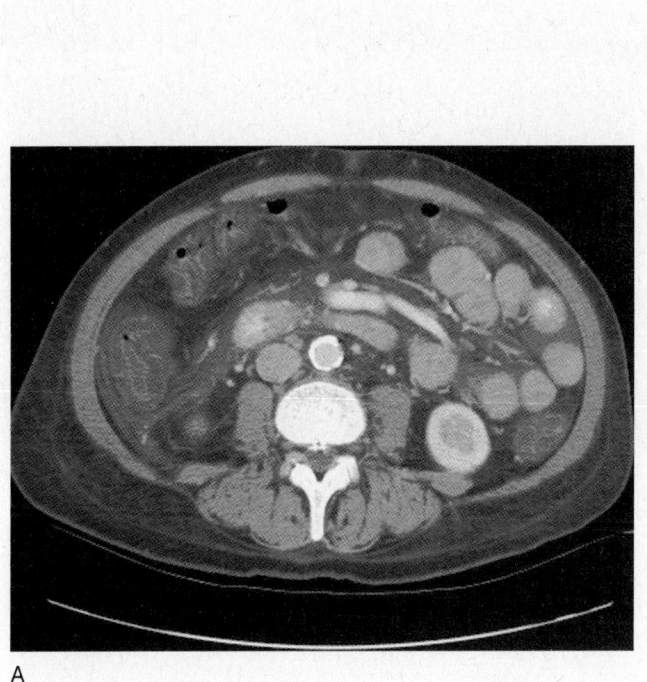

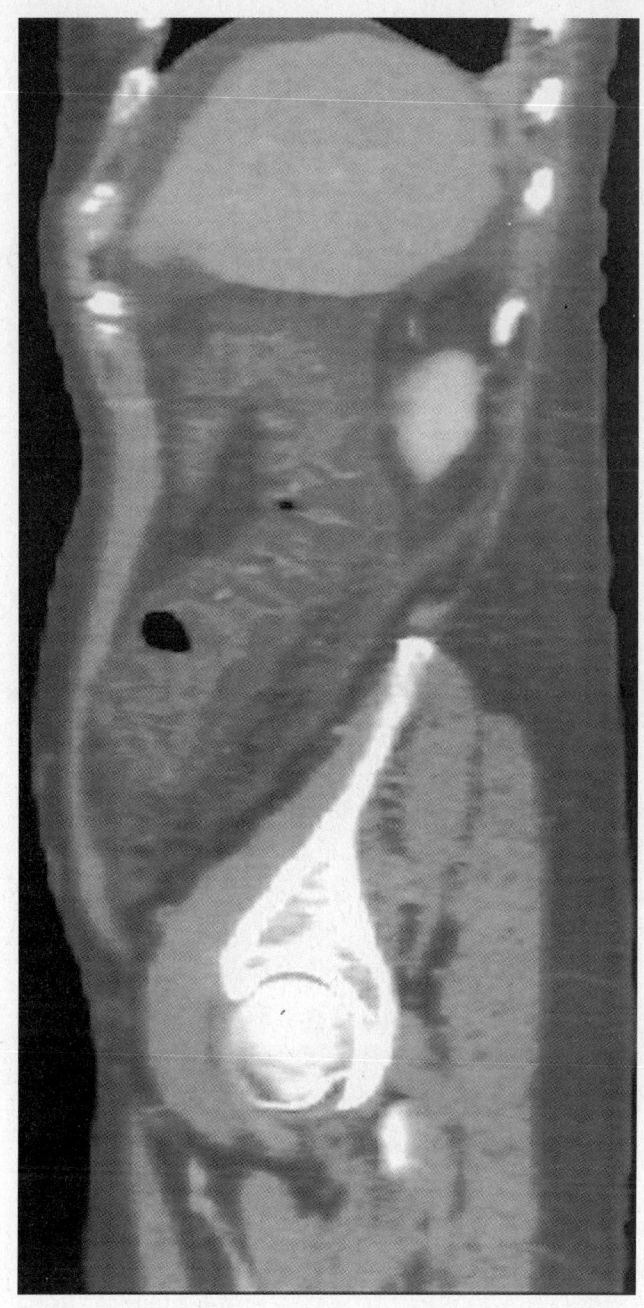

1. 本病发生的原因是什么？
2. 何种病原菌导致本病？
3. 该病变不累及直肠的几率是多少？
4. 本病的治疗方法是什么？

病例 84

假膜性结肠炎

1. 应用抗生素，经常是联合用药。
2. 艰难梭状芽孢杆菌。
3. 经常（占病例数的 20%~70%）。
4. 停用抗生素，有时可以应用万古霉素。

参考文献

Gastrointestinal Imaging: THE REQUISITES, ed 3, p 313.

点 评

假膜性结肠炎比较常见，为艰难梭状芽孢杆菌感染所致，但二者相关性存在不确定性。20% 的健康人可发现艰难梭状芽孢杆菌，但不会大量繁殖。在一定条件下（如在化疗或抗生素治疗过程中），这种细菌会过度繁殖，因此本病常称为抗生素相关性结肠炎。然而，许多与抗生素应用相关的腹泻不是由艰难梭状芽孢杆菌感染引起的，可能只有非常严重的病例是由这种细菌导致的。临床上很难发现二者之间的相关性，因为在开始应用抗生素的几天到 8 周内都可以发病，但多在应用抗生素后 2 周内发病。

艰难梭状芽孢杆菌可产生多种内毒素，部分可以通过实验室检查检测到。这些毒素引起黏膜层的炎性改变和坏死，从而导致体液通过肠壁丢失。乙状结肠镜检查可以看到小的隆起的黄斑、细胞碎屑及黏液，因此被称为假膜性结肠炎。炎症可以累及整个结肠，但在一些病例中直肠不受累，或仅有一段结肠受累。

放射学检查时，严重病例的腹部平片可显示有异常，包括结肠袋襞增厚、肠壁增厚和黏膜毛糙。这些改变类似缺血性改变。钡灌肠检查通常不能提示诊断而仅显示皱襞增厚和黏膜面毛糙。该病可导致中毒性巨结肠。CT 可能是评价严重病例最好的检查方法，因为 CT 容易发现肠壁增厚，并且不会导致任何并发症。该病的治疗方法是停用抗生素；有时可以应用万古霉素并采用支持疗法。

病例 85

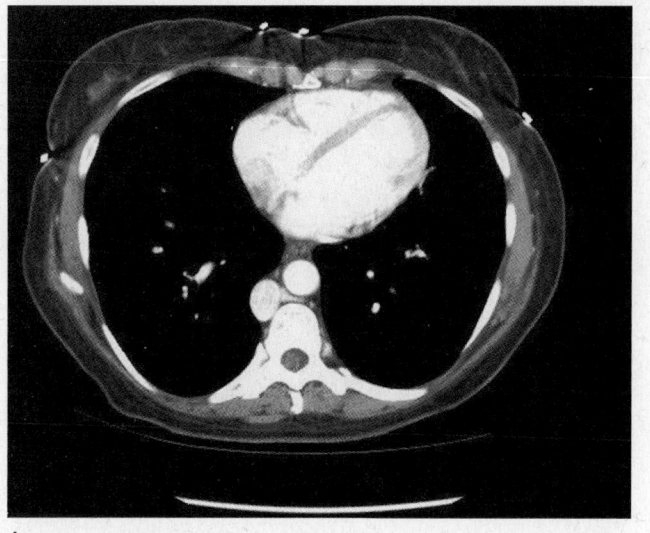
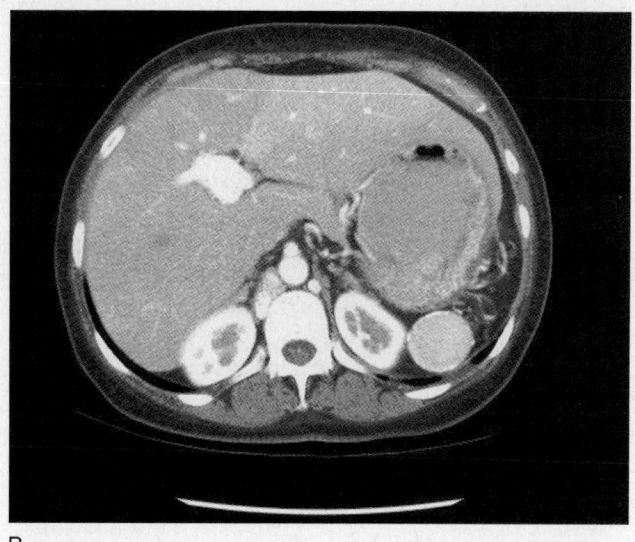

1. 图中所示异常的名称是什么？
2. 其原因是什么？
3. 可以是先天性异常吗？
4. 所示异常的临床意义是什么？

病例 86

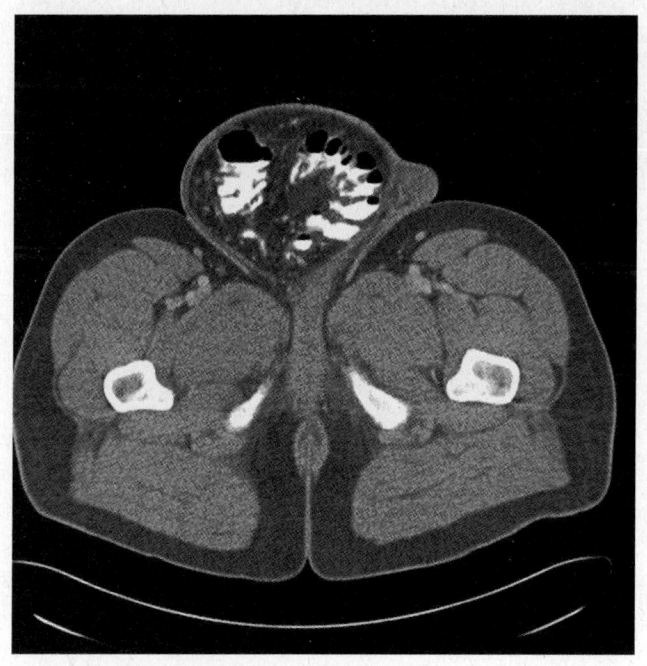

1. 该阑尾炎患者的临床表现是什么？
2. 小肠梗阻最常见的原因是什么？
3. 这种病变的并发症是什么？
4. 明确机械性肠梗阻最快的检查方法是什么？

病例 85

奇静脉异常连接

1. 奇静脉异常连接。
2. 下腔静脉闭塞或未发育。
3. 是的，很多病例为偶然发现，患者无临床症状。
4. 与伴有先天性心脏病的先天性下腔静脉闭塞有关。

参考文献

Gastrointestinal Imaging: THE REQUISITES, ed 3, p 183.

点 评

奇静脉异常连接在多种情况下都可以发生。它可以是先天性下腔静脉未发育或慢性疾病致肝静脉或下腔静脉缓慢阻塞所引起的。任何情况引起的肝静脉阻塞都可导致肝大；如果肝静脉阻塞是慢性的，从下肢回流的静脉血液流经侧支循环汇流入心脏，此时可导致作为侧支循环的奇静脉-半奇静脉的扩张。肝癌等肿瘤，以及血液疾病，如镰状细胞贫血和白血病，亦可以引发上述改变。在本例中，奇静脉异常增粗的原因是下腔静脉未发育，肝静脉显示但下腔静脉未见显示。本病例为偶然发现。与此静脉相关的其他偶然发现的 CT 异常表现包括双下腔静脉、永存主静脉和常见的主动脉后左肾静脉。

病例 86

腹股沟疝

1. 阴囊疼痛，此严重的腹股沟疝患者的阴囊中可以发现盲肠和阑尾。
2. 纤维性粘连。
3. 可能发生嵌顿、血管闭塞和肠管坏死。
4. CT。

参考文献

Gastrointestinal Imaging: THE REQUISITES, ed 3, p 314.

点 评

小肠梗阻的主要原因是外科手术后粘连，其他重要原因包括腹壁或腹内疝。腹股沟疝很常见，腹疝更为多见，两者均可以引起肠梗阻。腹股沟疝更容易引起嵌顿和梗阻以至累及肠管的血供（肠绞窄）。

几十年来，小肠造影及平片检查是可疑肠梗阻患者的常规检查。钡灌肠和小肠造影对此病的诊断很有价值，但是不能用于手术后的病人，因为费时且患者会感到不适。现在多数学者倡导 CT 检查，因为 CT 可以确定梗阻部位及引起梗阻的原因，其敏感性与其他检查方法相似，并且能准确地判定引起梗阻的原因，这对临床医生很有帮助。本病例中，尽管疝囊较大，但在短时间内未出现梗阻的表现。

病例 87

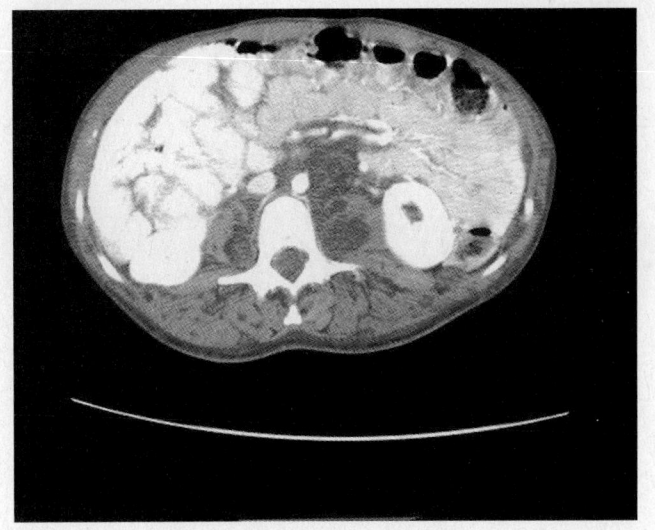
A

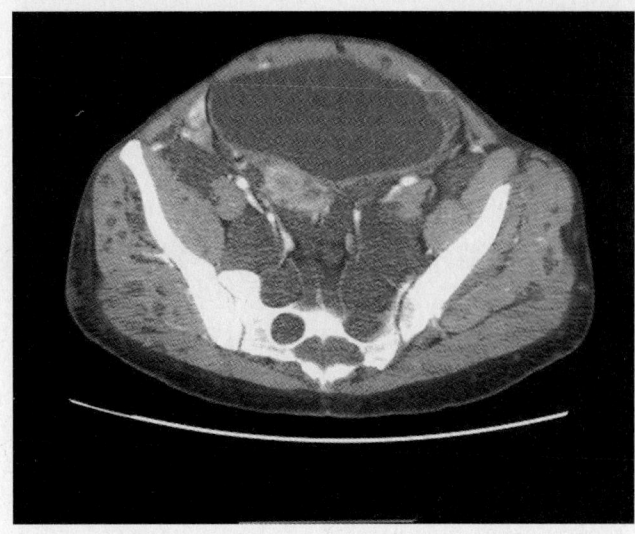
B

1. 描述图像中的异常。
2. 该病的遗传方式是什么？
3. 它可累及身体的什么部位？
4. 神经孔的表现有临床意义吗？

答 案

病例 87

腹部神经纤维瘤病

1. 脊柱旁的巨大软组织肿块并累及肠系膜。
2. 这是一种常染色体显性遗传性疾病。
3. 累及多个器官，如皮肤、胃肠道、中枢神经系统、骨骼肌肉系统等。
4. 是的，病变沿着脊柱旁的神经根生长，侵蚀神经孔，并使其扩大，从而提示神经纤维瘤病的诊断。

参考文献

Gastrointestinal Imaging: THE REQUISITES, ed 3, p 131.

点 评

神经纤维瘤病是一种常染色体显性遗传性疾病，可累及多个系统，最常累及皮肤。该病变可累及更广的范围，并导致患者出现更严重的情况。此病分为两种类型，神经纤维瘤病Ⅰ型（也称 von Recklinghausen 病），约占 90%；神经纤维瘤病Ⅱ型，可累及听神经。

神经纤维瘤病Ⅰ型是一种常见的常染色体显性遗传疾病（1/4000），可广泛地累及腹部和胃肠道，如本例所示。肿瘤也可以发生在肝脏或肠管及其系膜上。它可以引起胃肠道出血、梗阻或肠套叠，以及慢性腹痛、腹胀。当胃肠道被累及时，将增加小肠腺癌的发病率。

病例 88

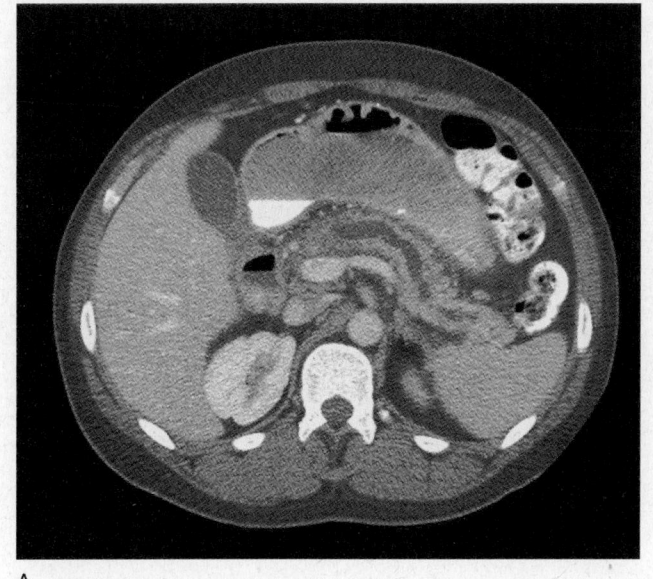
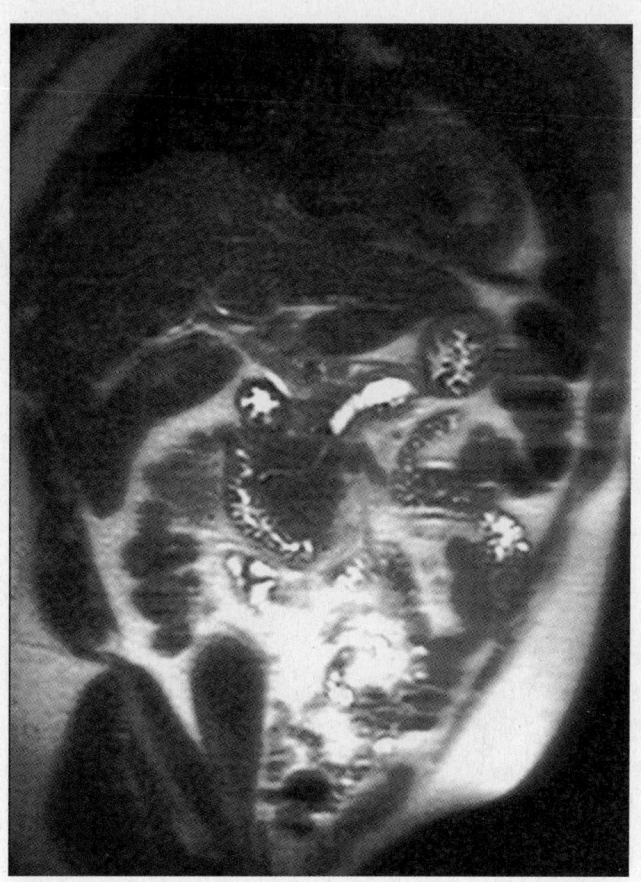

1. 描述图像中的异常。
2. 这种异常的病因是什么？
3. 图像中未发现肿块，能否排除恶性疾病？
4. 此病例中，放射科医生的作用是什么？

病例 88

慢性胰腺炎性的良性胰管狭窄

1. 在 CT 和 MRI 胆管成像中可以发现胰体部的胰管狭窄。
2. 常见原因是慢性胰腺炎。良性肿瘤或者恶性肿瘤以及创伤也可以引起。
3. 可能性很小，但是不能排除这种可能性。
4. 仅是诊断，目前，尚未应用介入放射学方法来治疗胰管疾病。

参考文献

Gastrointestinal Imaging: THE REQUISITES, ed 3, p 227.

点 评

与胆管结石不同，胰腺结石（经常在胰腺导管系统内形成，而不是在腺泡组织内）不是胰管梗阻的主要原因。胰腺良性狭窄的主要原因是慢性胰腺炎。当狭窄位于脊柱前方并且有腹部钝伤史（如此病例）时，其病因应考虑创伤。

胰管狭窄的治疗是一个难题。手术治疗包括 Puestow 式（纵向式胰管空肠吻合术）和 Whipple 式，均是创伤性很大的手术，尤其对影像学上未显示肿块的病例。近年来，胰管内放置支架已成为治疗胰管良性狭窄常用的方法，但也由此产生了一系列问题。尽管有报道称放置支架后会减轻疼痛，但不确定外科干预或放置支架后的慢性扩张的胰管能否正常引流。此外，胰管内的支架会增加胰管闭塞的几率，并且许多学者怀疑其存在会导致慢性胰腺炎。

病例 89

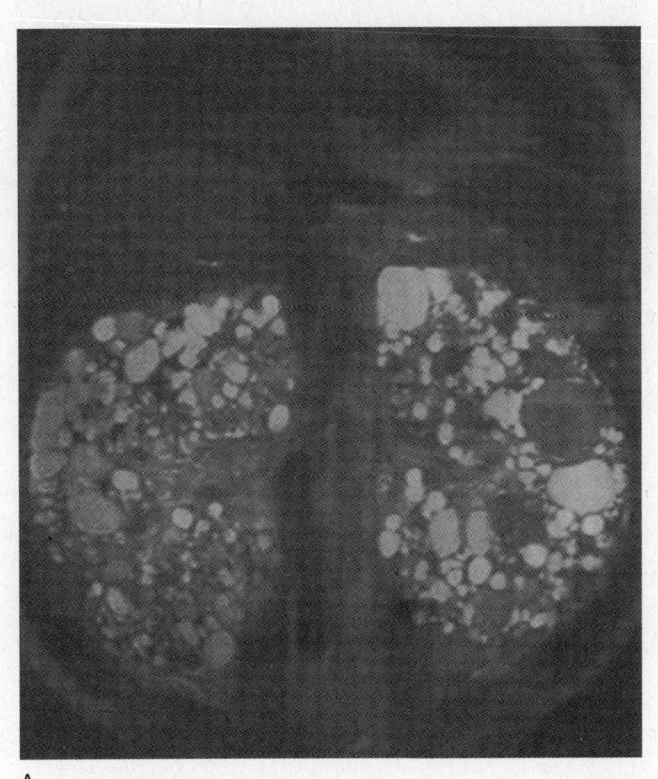
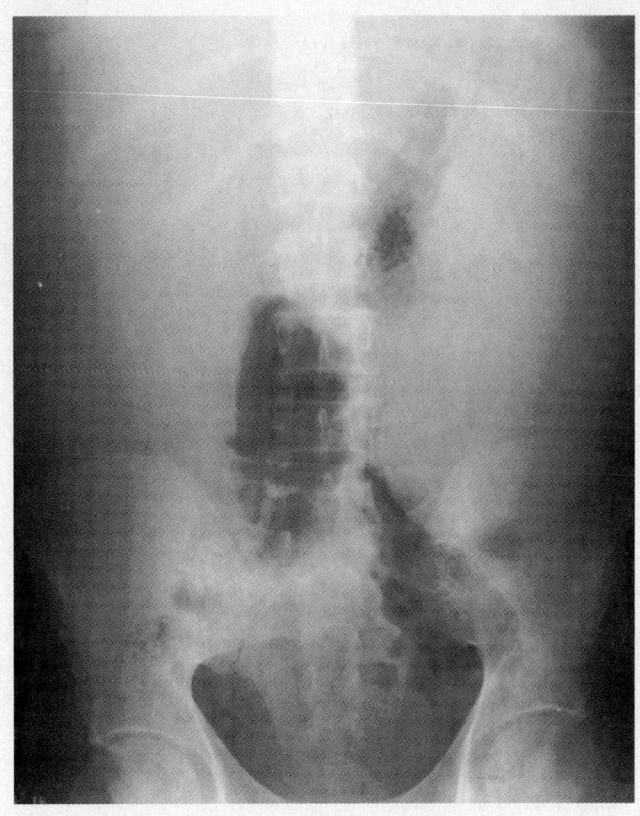

1. 什么原因会导致腹腔内含气肠袢的向心性聚集？
2. 升/降结肠占据结肠旁沟，什么原因会使他们离开腹膜外脂线？
3. 患者仰卧位时，腹腔最低处是什么？
4. 腹膜后淋巴结肿大能否影响肠管的位置？

答 案

病例 89

双侧腹部肿块推移肠管

1. 大量积液。
2. 积液。
3. 盆腔隐窝下部。
4. 一般不影响。

参考文献

Gastrointestinal Imaging: THE REQUISITES, ed 3, p 132.

点 评

腹部的多种疾病可以引起肠管移位。本例中重要的一点是巨大的成人多囊肾压迫肠管，使之集中在腹部中间的"沙漏"状区域，显著的肝脾大也可以引起相似的表现。

腹腔内的液体，腹水和血液也可以推压肠管。当腹腔内液体增多时，会引起含气肠袢的上移，因为人体的腹部多数呈圆顶状，当肠管到达腹部顶部时，就表现为含气肠袢在中腹部呈环状聚集，这称之为"肠袢聚集征"，它是腹部平片上大量腹水的特征性表现。当腹膜外脂线与升结肠或者降结肠内的气体的距离超过2cm时，应该怀疑少量腹水的存在。肝下缘消失是存在腹水的特异性较差的征象，这就是通常所指的脂肪-软组织界面。然而，当液体占据Morrison窝时，将会出现软组织-软组织界面，此界面在平片上不能显示。这种征象的显示条件之一是患者腹膜内有较多脂肪，而非常消瘦的患者很难显示此征象。腹水聚集在一侧盆腔隐窝时被称之为"狗耳征"。这也是一软组织征象，是由肠管内的液体和塌陷肠袢引起的。

病例 90

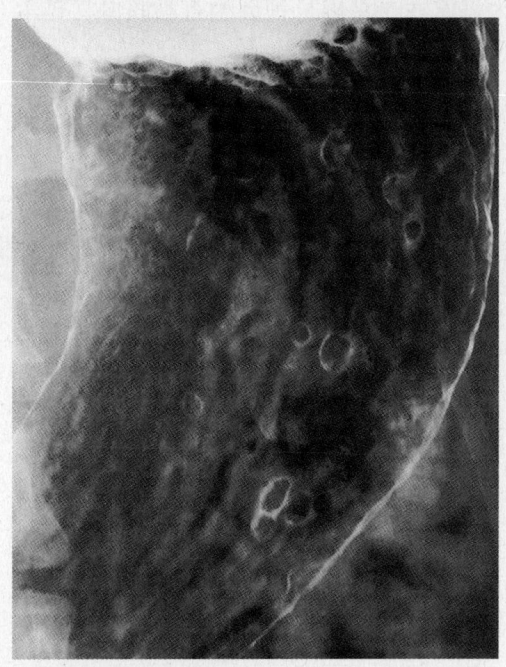

1. 多发性胃息肉常见原因是什么？
2. 哪种息肉病会引起胃息肉？
3. Cronkhite-Canada 综合征中的息肉包括哪几种组织学类型？
4. Cowden 病患者还可合并什么疾病？

病例 90

多发性胃息肉

1. 炎症引起的增生性息肉。
2. 家族性息肉病，包括 Gardner 综合征、Peutz-Jeghers 综合征、Cronkhite-Canada 综合征、Cowden 病和幼年性息肉病。
3. 炎症型或幼年错构瘤型。
4. 口周的乳头状瘤病、骨骼畸形，消化道、皮肤、乳房和甲状腺的肿瘤。

参考文献

Gastrointestinal Imaging: THE REQUISITES, ed 3, p 72.

点 评

随着胃肠气钡双重造影应用的不断增多，胃内经常发现多发性小息肉。多生长在整个胃体和胃近侧。大部分小息肉是胃炎的后遗症，组织学上为增生性或炎性息肉。偶尔，可以是转移性病变，但很少由消化道息肉病综合征引起。

几乎所有的息肉病综合征都可导致胃内息肉。家族性息肉病（或 Gardner 综合征）患者的胃肠道息肉发病率很高。与结肠腺瘤不同的是胃息肉可以是腺瘤性，也可以是增生性。Peutz-Jeghers 综合征的患者可发生胃错构瘤性息肉，但无恶变倾向。幼年性息肉也是错构瘤性，可散发，也可以是弥漫性幼年性息肉病的一部分。

Cronkhite-Canada 综合征是一种非家族性息肉病，常伴有皮肤的异常，包括脱发、指(趾)甲营养不良和色素沉着。在临床上，这些患者常有体重减轻和蛋白质及电解质耗竭，后者可危及生命。这些症状常见于中年患者，有时可发生于老年患者。Peutz-Jeghers 综合征患者可发生胃错构瘤性息肉，无恶变倾向。幼年性息肉也可以是错构瘤性息肉，可散发，也可以是弥漫性幼年性息肉病的一部分。这些息肉是炎性息肉或者无恶变倾向的错构瘤性息肉，典型者体积很小。Cowden 病很少发生胃错构瘤性息肉，该病具有遗传性，可引起弥漫性错构瘤性息肉和整个身体的外胚层异常。

偶尔，可发现胃体部和胃窦部黏膜多发的小的串珠样息肉。胃部糜烂会引起病变处周围组织的水肿，经常被误诊为多发性小息肉。钡餐检查黏膜像将显示隆起的水肿区的糜烂（表现为小的钡斑）。

病例 91

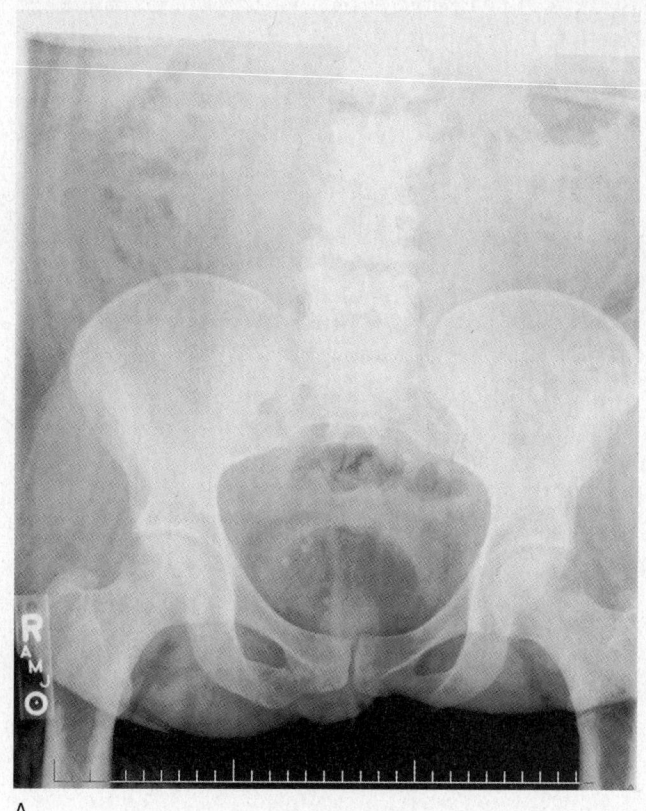
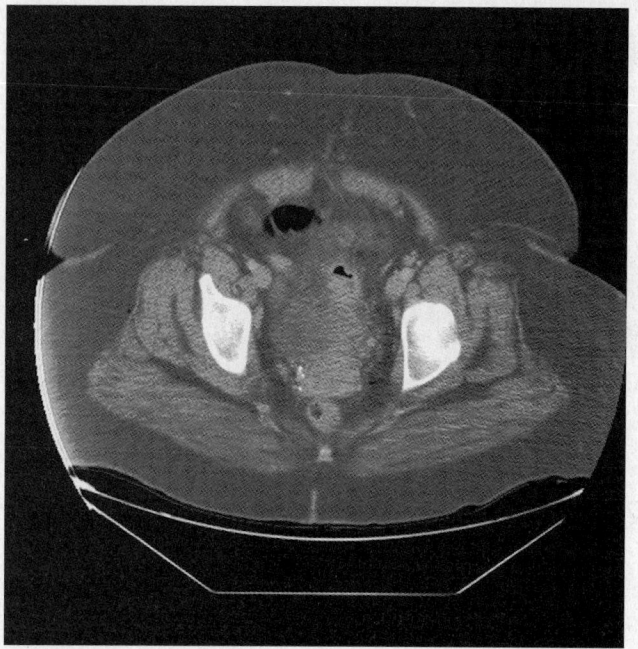
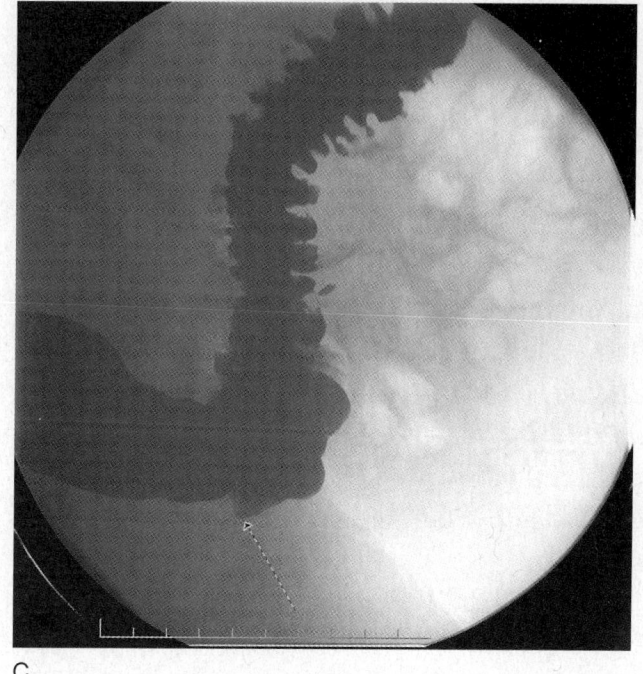

1. 平片中有意义的异常是什么？
2. 除了医源性因素，最可能的致病因素是什么？
3. 还有什么其他疾病可以引起这种并发症？
4. 评价这种异常的最佳方法是什么？

病例 91

结肠膀胱瘘

1. 膀胱内含有气体。
2. 憩室炎。
3. Crohn 病、放疗和恶性肿瘤。
4. 膀胱 X 线平片。

参考文献

Gastrointestinal Imaging: THE REQUISITES, ed 3, p 283.

点 评

瘘管是指从一个具有黏膜的器官到另一个器官黏膜表面的异常管道，包括肠-肠瘘（两肠袢之间的异常通道）、肠-膀胱瘘（肠管与膀胱之间的异常管道）、肠-阴道瘘、肠-皮肤瘘等以及其他类型。窦道也是一条与肠管相通的通道，但是它的一端是盲端或者开口于一个不被覆有正常黏膜的空腔。

憩室炎是引起肠-膀胱瘘的最常见原因，如本例所示。图 91C 显示发炎的乙状结肠与膀胱有一异常通道。Crohn 病是引起胃肠道瘘的相对常见原因。恶性肿瘤也会导致瘘管的形成，尤其是病变范围较大或者在瘘形成前经过治疗（引起坏死）。炎症也可以导致多种瘘管的形成，结肠憩室炎是引起瘘管最常见的原因。Crohn 病是引起相邻的肠管之间或肠管与其他结构形成瘘管的常见原因。其他感染如结核和放线菌病也可以导致瘘管形成。这些慢性炎症产生溃疡，并形成多种瘘管。瘘管可以是手术的并发症，尤其是吻合口破裂者。众所周知，放疗也是瘘管形成的原因，这是因为器官的微血管缺血性改变、纤维化和器官粘连。

对瘘管很难进行评价。通常，对比剂单向通过瘘管，而且检查的时候瘘管必须是开放的，否则将不能被显示出来。CT 是显示瘘管的存在、复杂通连关系和导致此并发症的病因的良好方法。由于有一些瘘管起源于小肠，应首先应用膀胱 X 线平片检查。检查之后对尿液进行 Bourne 测试，将尿液离心，离心的尿液采用平片检查以检测钡剂，钡剂的存在提示肠-膀胱瘘的存在。

病例 92

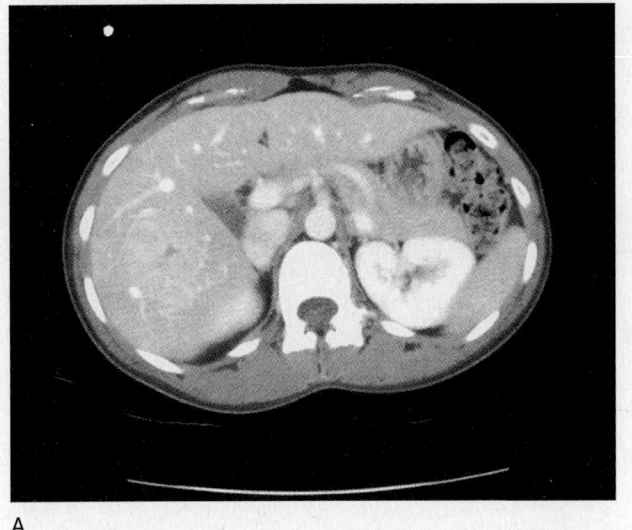
A

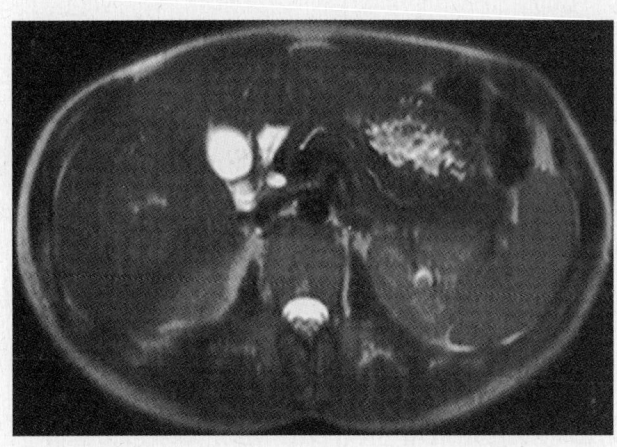
B

1. 这两幅图像中的相同之处是什么?
2. 这些病变为什么会摄取硫胶体?
3. 该病最常发生于什么人群?
4. 该病的供血血管是什么?

病例 93

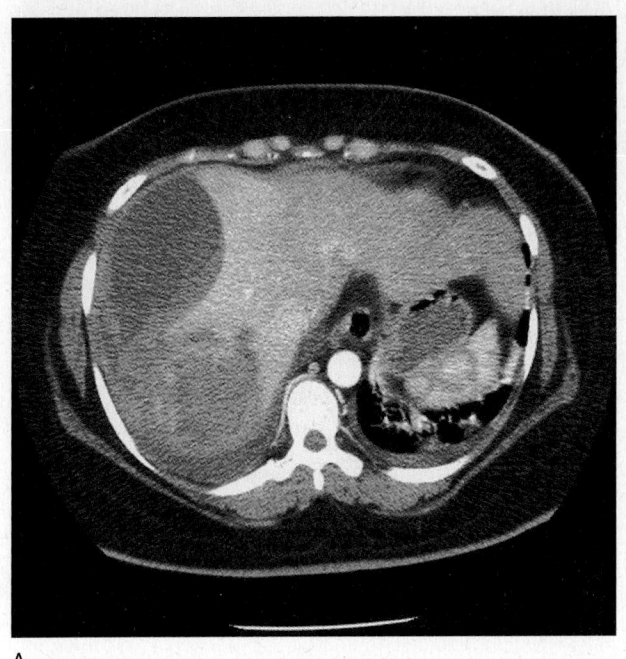
A

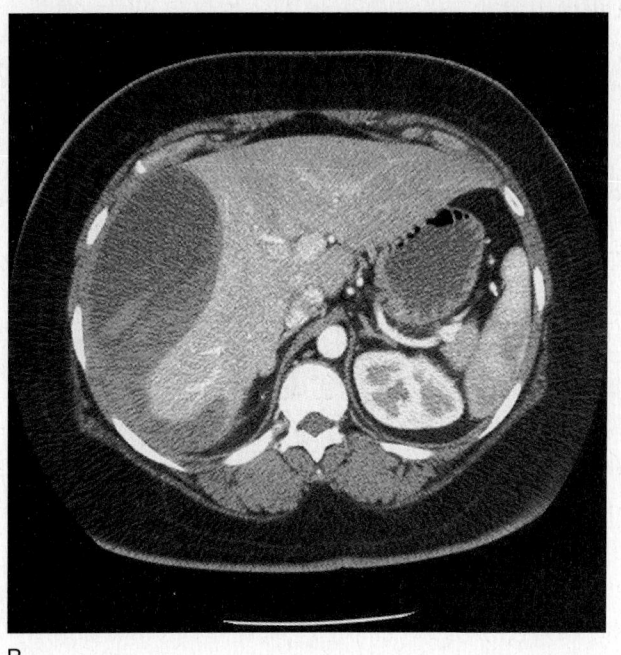
B

1. 该病好发于哪种性别的人群?
2. 服用哪种药物会引起这种异常?
3. 肝脏硫胶体核素扫描时,这种病变的表现是什么?
4. 叙述该病变最常见的临床表现。

161

病例 92

肝脏局灶性结节增生

1. 它们都表现为含有中央瘢痕的肝脏病变。
2. 病变含有 Kuffer 细胞。
3. 年轻女性，本例中的患者是 25 岁的女性。
4. 中央动脉。

参考文献

Gastrointestinal Imaging: THE REQUISITES, ed 3, p 189.

点 评

肝脏局灶性结节增生（FNH）是肝脏的第二位常见良性肿瘤，仅次于血管瘤。该肿瘤是正常肝组织和非新生的肝组织的增生和排列异常所致，类似错构瘤，被认为是该部位对先天性血管异常的某种反应而产生的。血管瘤和 FNH 之间的关联性较小。组织学上，FNH 的肝组织呈小结节状排列，小结节之间有间隔。结节常由瘢痕中央或间隔的中央小动脉来供血，没有门静脉血供。大多数的 FNH 含有 Kuffer 细胞。

FNH 和肝腺瘤相似，都发生于年轻女性，但是 FNH 也可以发生于儿童和老年人。与腺瘤不同的是，FNH 与口服避孕药无关，这种肿瘤很少发生于男性。FNH 必须与肝脏的其他肿瘤相鉴别，如腺瘤、纤维板层型肝癌和巨大海绵状血管瘤。这些肿瘤都是发生在年轻女性的富血供肿瘤，常有中央瘢痕。

超声检查很容易发现 FNH，表现为与正常肝组织回声不同的界限清楚的病变。多普勒超声可以检测出大的中央血管。CT 上，FNH 与正常肝实质密度相同，难以区分，可显示中央瘢痕或低密度区。由于含有功能的网状内皮细胞，FNH 可用硫胶体核素扫描进行检测，表现为该区域摄取增加。MRI T2WI 上，FNH 表现为稍高信号，但中央瘢痕呈明显高信号。

病例 93

肝腺瘤并出血

1. 女性。
2. 口服避孕药。
3. 冷区。
4. 出血伴右上腹疼痛。

参考文献

Gastrointestinal Imaging: THE REQUISITES, ed 3, p 196.

点 评

肝腺瘤是由排列疏松的肝细胞组成，内含发育不良的肝静脉，能产生少量胆汁，但不含有门静脉属支血管。肝腺瘤以单发为主，通常较大，瘤体直径多在 10cm 以上。肝腺瘤血供丰富，但是由于其静脉系统发育不良，因此有自发性出血的倾向，这是该病最重要的临床表现。出血常发生在瘤体内部，肝包膜肿胀而疼痛，如本病例；但是，如果出血扩散到腹膜腔，则将是致命的。肝腺瘤好发于女性，多数是年轻女性。此病被认为是与雌激素相关的肿瘤，口服避孕药的女性发病率高，停用口服避孕药可使肿瘤缩小。肝腺瘤很少发生在男性，服用促同化激素类药物的男性，肝腺瘤和肝细胞癌发病率都会升高。患有糖原贮积病的病人也易患肝腺瘤。

肝腺瘤在轴位图像上很容易发现，其重要性在于与其他肝肿瘤相鉴别。超声检查时常表现为一个巨大的高回声病变，内部可因出血和坏死而呈低回声。CT 上，肿瘤由于内含糖原而呈低密度；增强检查，肿瘤有增强并呈等密度。肿瘤的周围含有较大的血管，这是肿瘤的供血血管，在血管造影图像上，可清晰显示肿瘤周围的大血管包绕肿瘤并供应肿块的中央区域。肝腺瘤在硫胶体核素扫描图像上，表现为冷区，这一特点在与局灶性结节性增生鉴别中很重要，因为 FNH 在硫胶体核素扫描图像上表现为热区。MRI 图像上，由于肿瘤内含有糖原和脂肪，在 T1WI 上表现为高信号。

病例 94

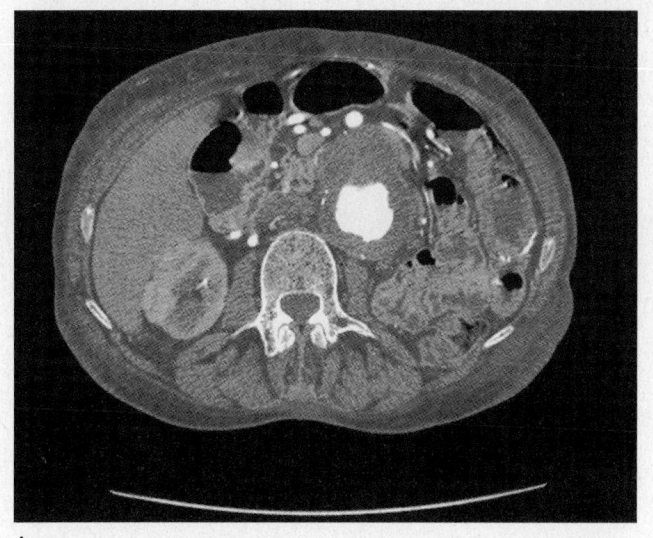
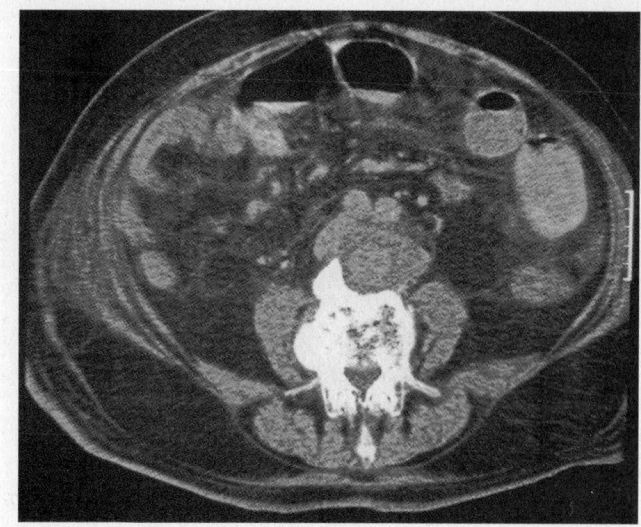

A B

1. 这两位患者的图像中（均为 70 余岁）的相同点是什么？
2. 腹主动脉管径为多少时可诊断腹主动脉瘤？
3. 这些患者的临床表现是什么？
4. MDCT 可显示哪些与图中所示病变相关的并发症？

答　案

病例 94

腹主动脉瘤所致腹痛

1. 它们均显示有腹主动脉瘤。
2. 超过 3cm。
3. 可有多种临床表现，可以是腹痛并触及包块（图 94A）或背痛（图 94B）。
4. 其中一位患者有一不常见的但众所周知的并发症，即腹主动脉瘤侵蚀邻近的椎体。与腹主动脉瘤血液外漏有关的、更常见的并发症是疼痛、低血压和低血容量性休克。突发地无预兆的瘤体破裂将在几分钟内导致患者死亡。

参考文献

Gastrointestinal Imaging: THE REQUISITES, ed 3, p 138.

点　评

腹主动脉瘤是老年患者相对常见的疾病，白种人易患此病，男性的发病率是女性的 7 倍。主动脉壁包括三层：内膜、中膜和外膜。腹主动脉瘤的发生是因为长期的中膜变性，导致腹主动脉逐渐扩张。然而，不是所有的腹主动脉瘤都是由变性性疾病引起的，在少数病例（3%~5%）中，真菌性动脉瘤是由细菌血源性播散引起的。大多数腹主动脉瘤呈梭形，位于肾动脉和分叉处以下，部分病例可以累及髂血管。

动脉瘤不出现突然的扩张、血液漏出、动脉瘤破裂或累及肾/肠血管时，多数腹主动脉瘤没有症状。几乎三分之二的患者在出现瘤体突然破裂后，在到达医院前就因心脏衰竭而死亡。CT 常会发现明显扩张的腹主动脉，并伴有不同程度的附壁血栓。应注意评估夹层形成、血液外漏情况及肾脏、肠管的灌注情况。因为疼痛是心动过速的典型表现，不要把由腹主动脉瘤引起的疼痛误认为是由心动过速引起的；低血压和波动性肿块是腹主动脉瘤的典型表现，但不是最常见的。这些病人常出现胁腹部疼痛和肾结石。MD-CT 被用来评价动脉瘤的钙化。老年患者出现胁腹部疼痛且没有明显的泌尿系病变时，不管有无腹主动脉瘤，都不能忽视夹层形成的可能性。

引起腹主动脉瘤的不常见的原因包括 Marfan 综合征和 Ehlers-Danlos 病。

病例 95

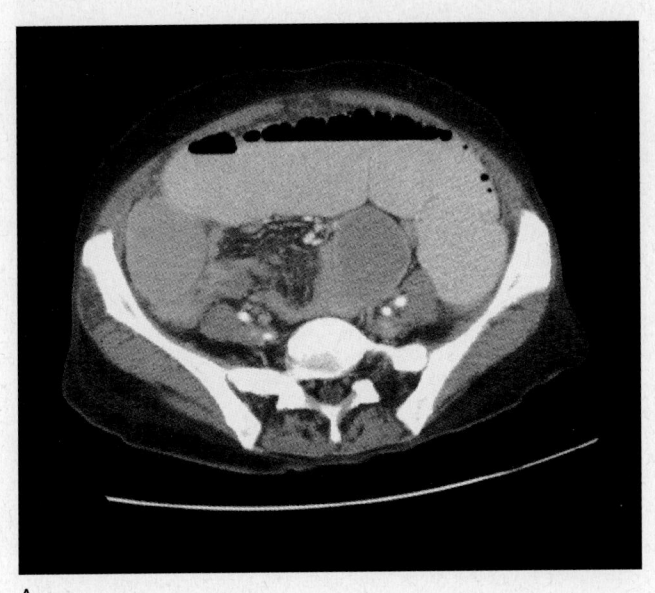
A

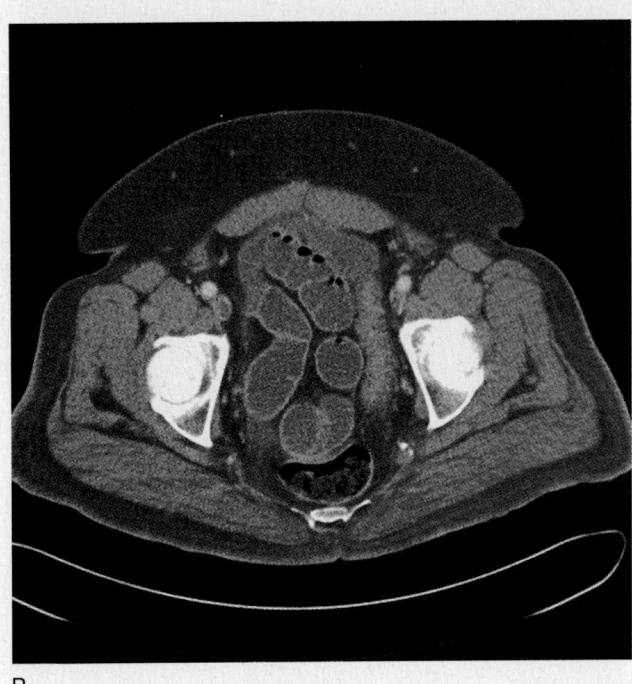
B

1. 肠梗阻患者的扩张肠管内的气体的来源是什么？
2. 小肠梗阻最常见原因是什么？
3. 阶梯状液气平面的定义是什么？
4. 显示机械性肠梗阻最好的检查方法是什么？

病例 95

显著扩张的小肠

1. 吞咽的气体。
2. 纤维性粘连。
3. 在同一肠袢中含有不同的气液平面。
4. CT。

参考文献

Gastrointestinal Imaging: THE REQUISITES, ed 3, p 106.

点　评

扩张的小肠肠袢是放射科医生（和外科医生）常要评估的一个问题，而评价术后患者的肠管扩张是比较困难的，主要需鉴别是机械性肠梗阻还是动力性肠梗阻。

多数机械性肠梗阻是由纤维性粘连引起的，多发生在手术后数日内。然而，机械性肠梗阻在腹部手术后的前几天是很少发生的。从粘连到梗阻并出现症状经常需要几个月或者几年的时间。当出现症状时，多数能通过鼻饲管的减压得到有效治疗。本例中，CT图像显示高位的肠梗阻和远端小肠的塌陷。绝大部分病例，根据移行带的显示、未显示肿块和手术史，放射科医师可以准确地诊断为手术后粘连。

对于手术后的患者，当结肠扩张至结肠脾曲水平时（降结肠在此处走行于膈结肠韧带之后并进入腹膜后间隙），放射科医师诊断机械性肠梗阻时应该谨慎，因为对于刚刚进行腹部手术的患者，结肠脾曲的痉挛相对常见，放射科医师诊断机械性肠梗阻时应考虑到这一点。

引起严重小肠扩张的其他原因包括腹壁疝和腹内疝，纤维束也可导致肠扭转或者闭袢性肠梗阻。数十年来，小肠造影检查及X线平片一直是可疑肠梗阻患者的标准检查方法。小肠造影虽然有更大的价值，但对于手术后的病人不实用。目前，很多学者提倡CT检查，因为CT可以评估梗阻点情况和可能的潜在病因。CT和上述方法一样敏感，并且能发现梗阻的原因，这对临床医生很有帮助。

病例 96

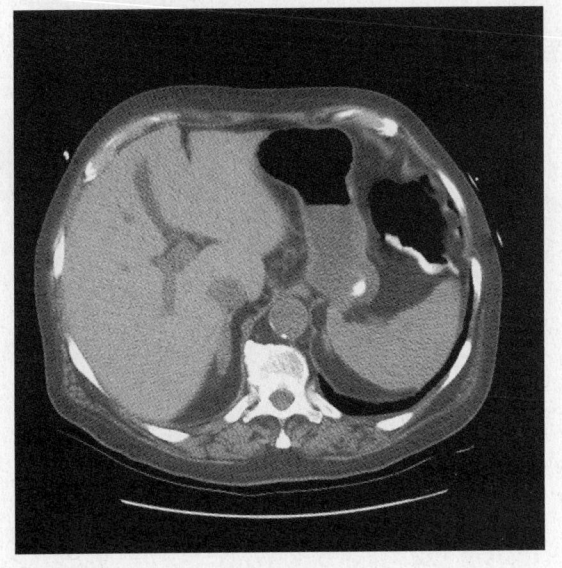
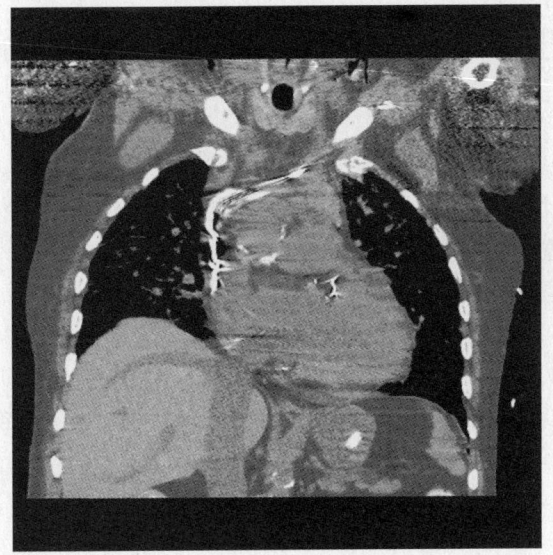

1. 患者有哪种心脏功能障碍？
2. 肝脏相对密度改变如何提示本病？
3. 引起肝脏密度增高的其他原因有哪些？
4. 这位患者所用药物的最严重的副作用是什么？

病例 97

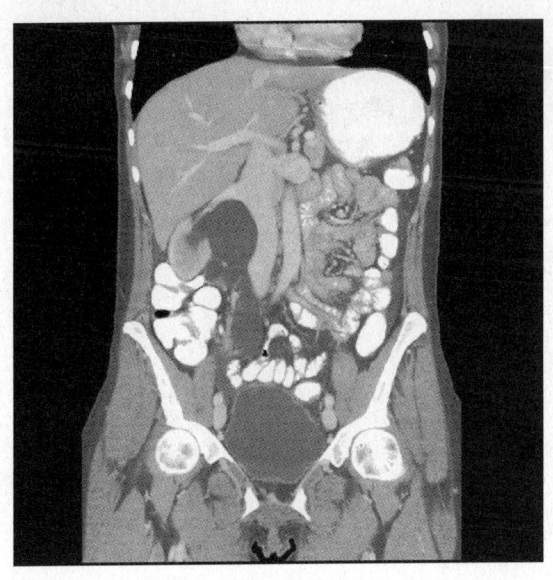
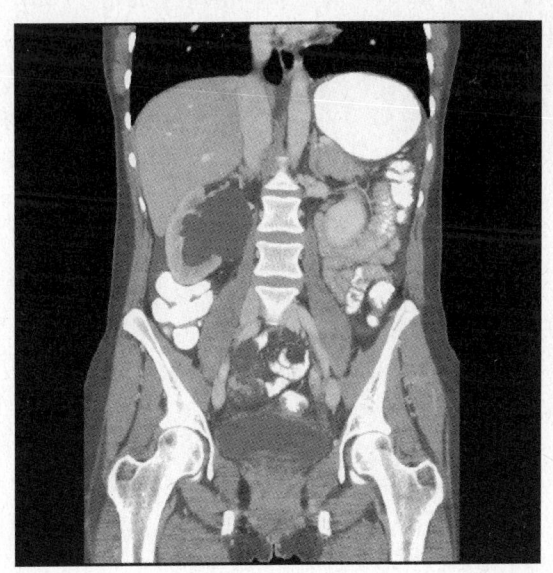

1. 该47岁女性患者诉下腹部疼痛，需要考虑到哪些鉴别诊断？
2. 哪种疾病最可能引起双侧输尿管梗阻：宫颈癌、子宫内膜癌还是卵巢癌？
3. 宫颈癌如何侵及肠道？
4. 子宫内膜异位症引起输尿管梗阻的几率是多少？

167

病例 96

胺碘酮性肝脏密度增高

1. 急、慢性心律失常。
2. 胺碘酮内所含的碘可使肝脏密度相对增高。
3. 含铁血黄素沉着病、血色素沉着病、慢性肝硬化和 Wilson 病（肝豆状核变性）。
4. 胺碘酮最严重的副作用是特发性肺纤维化。

参考文献

Gastrointestinal Imaging: THE REQUISITES, ed 3, p 209.

点 评

由于抗心律失常药物胺碘酮含有碘，并在肝脏内蓄积和代谢，这导致肝脏密度增加。应用这种药物引起的肝密度增加常见，但实际上很少引起肝中毒。平扫肝脏呈现高密度时，应该考虑到是应用胺碘酮的原因。此外，应考虑到血色素沉着症及在住院期间输入大量的血液引起的含铁血黄素沉着。Wilson 病是一种铜代谢异常的疾病，非常罕见，但可导致肝脏密度增加。在 20 世纪 60 年代接受二氧化钍（用作造影剂）并且仍然存活的老年患者(现在人数非常少)的肝、脾密度也会增加，用金制剂肌注来治疗类风湿性关节炎的患者会有和糖原贮积症患者相似的表现。

病例 97

卵巢癌并输尿管梗阻

1. 任何压迫或侵犯输尿管的盆腔包块或原发性输尿管病变。
2. 子宫颈癌（10%~12%）。
3. 通常不侵及消化道，一小部分病例会累及邻近的直肠。
4. 不常见，小于 1%。

参考文献

Gastrointestinal Imaging: THE REQUISITES, ed 3, p 315.

点 评

如本病例所示，卵巢癌是中老年女性好发的疾病（卵巢癌在年轻女性不罕见）；未生育过的女性有较高的发病率。此病与乳腺癌也存在特殊的联系，患有卵巢癌的患者具有较高的乳腺癌发病率，反之亦然。

卵巢癌常侵犯消化道。病变晚期，通过腹腔内和肠系膜间扩散会引起肠道的狭窄、侵犯和梗阻，尤以小肠和乙状结肠为著。检查时应选择CT，因为CT能显示原发灶及腹腔内的播散、输尿管梗阻和小肠侵犯等情况。散布于肠系膜上的微小转移性结节在没有腹水的情况下 CT 上不能显示。如果怀疑早期转移，可以用腹腔镜检查。疾病早期，排空膀胱后行经阴道超声检查，对卵巢的评价很有价值。

病例 98

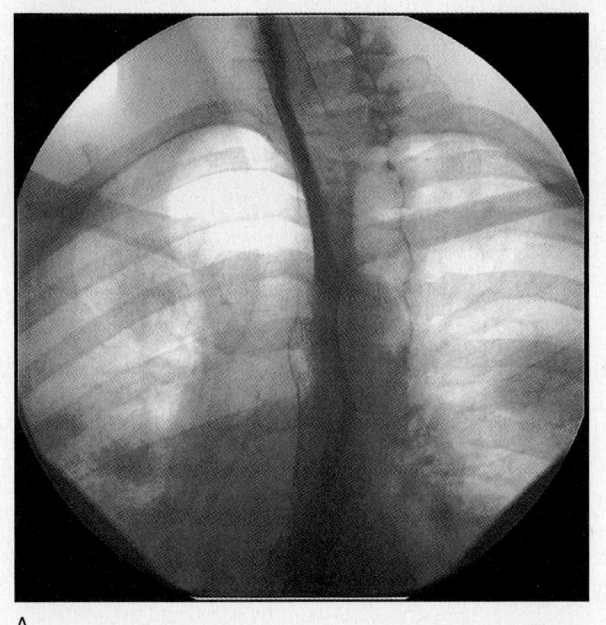
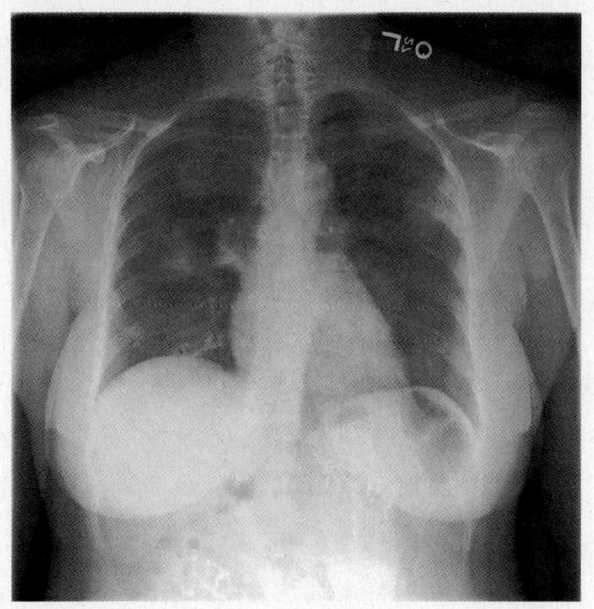

1. 该胃食管反流患者,图像上有什么异常?
2. 根据这种表现的特点,你认为是良性还是恶性病变?
3. 在行上消化道检查时,放射科医生是否应该快速查看肺部来检查有无肺部疾病?
4. 放射科医生注意到肺部有病变时,应怎样做?

病例 99

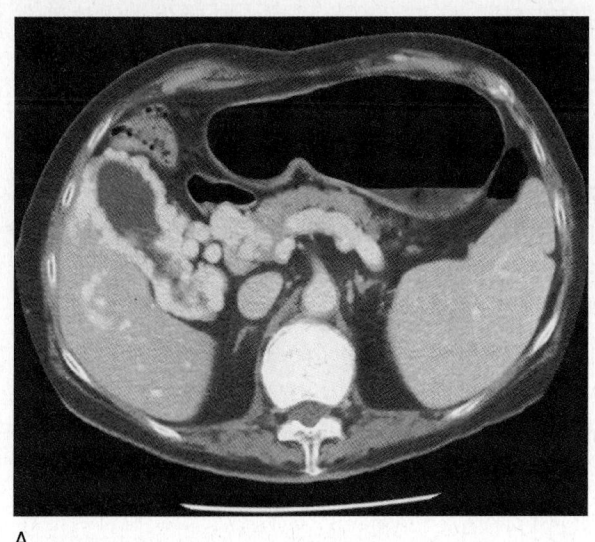
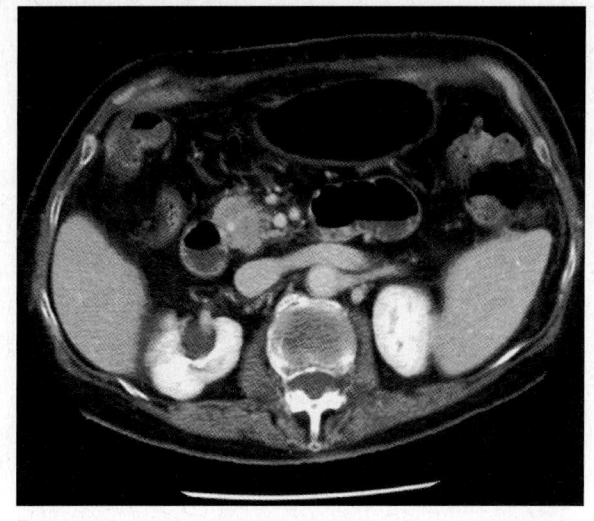

1. 哪些疾病可以导致图中的异常?
2. 怎样命名门静脉的慢性闭塞和先天性缺如的改变?
3. 为什么这种表现对将来有很重要的参考价值?
4. 有多少门静脉高压的患者显示这些异常?

病例 98

上消化道检查偶然发现肺病变

1. 双肺见圆形病变，食管正常。
2. 因为病变边缘模糊，可以认为有局部浸润，更像良性的。
3. 否。
4. 放射科医师应关注图像上的任何异常。

参考文献

Gastrointestinal Imaging: THE REQUISITES, ed 3, pp 2-3.

点评

在行上消化道检查过程中偶然发现肺部病变时（如此酵母病病例），最好在上消化道检查结束后立即行胸部平片检查，这是偶然发现重要病变的例证。当做食管检查时，病人应该向左转使食管不与脊柱重叠，并且常规应用准直器限制对肺部和乳腺的电离辐射。实际上，透视点片时应常规应用准直器，如本例所示（见 *Gastrointestinal Imaging: REQUISITES*，第2-3页）。在食管和上消化道检查不行肺部检查的主要原因是减少电离辐射，实际上这不是一种理想的检查方法。如果情况需要，如此病例，是可以考虑检查肺部的。但是，上消化道检查后立即行胸部正侧位片，它的价值是值得怀疑的，并且会造成更多的辐射。行膈肌检查以确定有无膈肌麻痹时，在患者的斜位相上应使用横向准直（图像上可以包含双侧膈肌）。每一位放射科医师、住院医师和使用电离辐射的非放射科医师都应考虑辐射安全。

病例 99

胆囊静脉曲张

1. 胆囊静脉曲张是门静脉高压或者门静脉闭塞的结果。
2. 门静脉海绵样变性（沿门静脉形成的多个侧支循环）
3. 胆囊切除术是一种最常见的手术。发现胆囊被扩张的静脉包绕，对于外科医生来说是很有帮助的，特别是对门静脉高压的患者。
4. 部分文献表明，门静脉高压患者中约有20%患有胆囊静脉曲张（多数为超声检查结果），还有学者认为这种情况很少见。

参考文献

Gastrointestinal Imaging: THE REQUISITES, ed 3, p 211.

点评

胆囊静脉曲张是门静脉高压患者的少见表现。在西方国家，门静脉高压的最常见原因是酒精性肝硬化。门静脉或脾静脉血栓、寄生虫感染累及门静脉系统（血吸虫病）、慢性肝炎或继发于维生素A过多症的肝损伤、先天性门静脉缺如或先天性肝纤维化等先天性疾病可致一小部分病人发展为肝硬化和门静脉高压症。除此之外，还有一系列相对少见的肝前、肝内和肝后性的原因。

所有这些疾病都能导致门静脉的闭塞或压力升高，从而引起在脾血液循环的侧支血管形成。在肝硬化性门脉高压中，静脉曲张的发病率较高（达到75%~80%），最常见的表现是胃冠状静脉的扩张，可以上延到胃食管连接处，引起上行性静脉曲张。其他的表现是脐周腹壁静脉的扩张（水母头征）和脾肾静脉分流。双功能多普勒超声可以测量门静脉、侧支循环和肝实质内的血流。CT 增强扫描不能像超声一样对血流进行量化，但也是显示侧支血管的良好方法，并能对肝脏进行评估。

病例 100

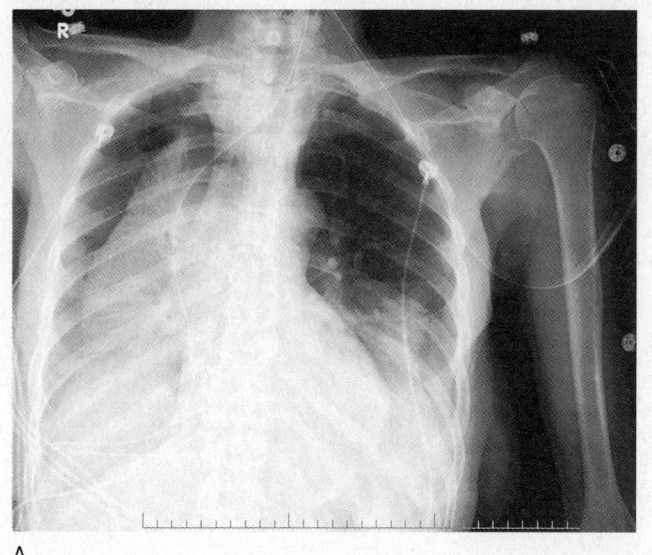
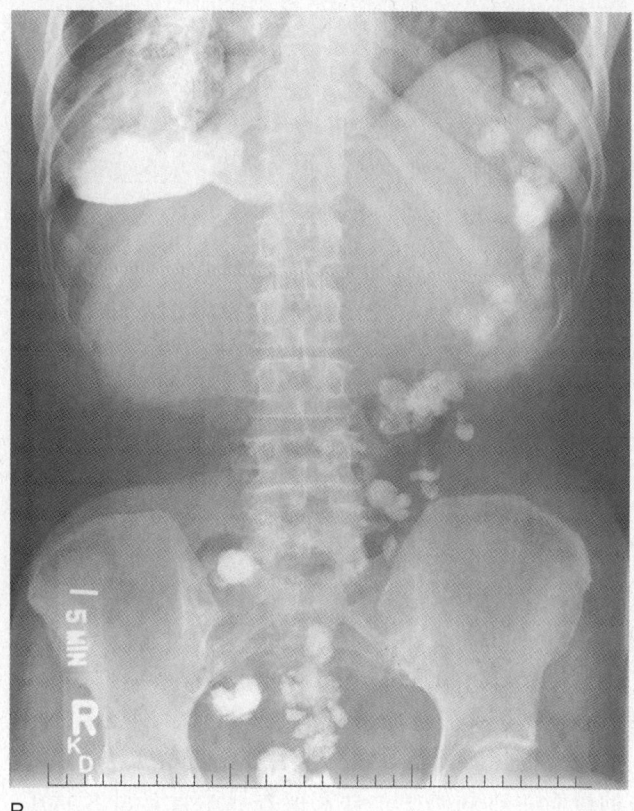
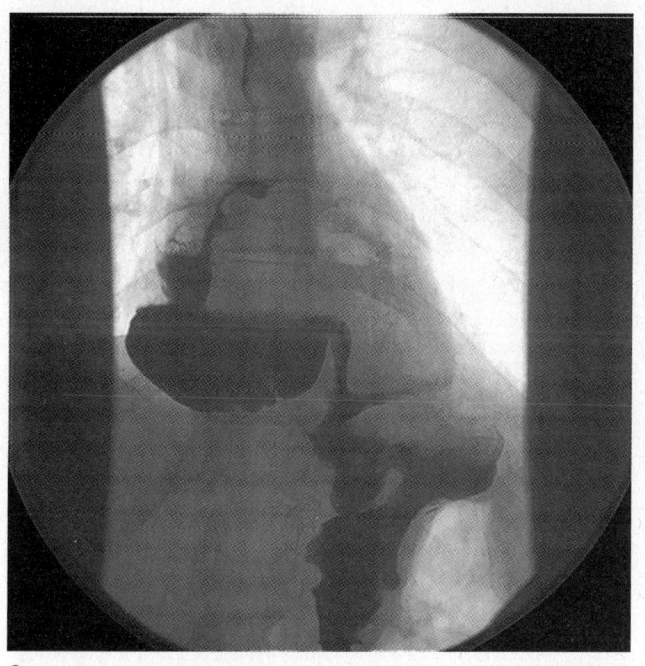
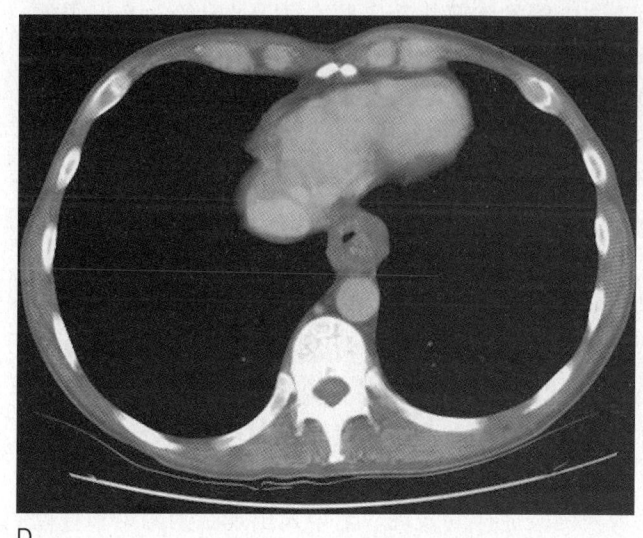

1. 这例男性患者胸部前后位片上的异常是什么？
2. 什么原因引起纵隔增宽？
3. 原发性和继发性失弛缓症的不同点是什么？
4. 原发性失弛缓症的病因是什么？

171

病例 100

长期的失弛缓症

1. 胸部前后位平片显示纵隔左侧增宽，边界清晰。
2. 很多种疾病，如血管病变、肿瘤、大的囊肿、失弛缓症、继发性失弛缓症、硬皮病、皮肤肌细胞溶解症和多发性肌炎及其他少见的弥漫性食管痉挛。
3. 原发性失弛缓症是食管肌间神经丛退行性变的结果，继发性失弛缓症最常见的原因是肿瘤浸润破坏胃食管交界处的神经丛。
4. 还不清楚，有中枢神经系统原因所致的局部神经退行性变及隐蔽的自限性寄生虫感染损害神经丛等理论。

点 评

失弛缓症相当常见，但是，对食管肌间神经丛失调引起食管扩张、蠕动消失和胃食管结合处痉挛的机制不甚清楚。该病在男性常见，多见于 30 或 40 岁左右的患者。本病例中，食管钡餐显示食管呈 S 状扩张，并呈锥形狭窄，食管远端的胃食管结合处痉挛。食管内含钡的胸部前后位平片显示的食管改变，是慢性失弛缓症所致。注意不要与食管切除结肠代食管相混淆（图 100C）。

其他情况，如硬皮病、胶原血管疾病可以与失弛缓症相似。已有扩散性食管痉挛患者伴食管扩张、蠕动减弱和胃食管结合处痉挛的病例报道。事实上，一些学者认为，失弛缓症和扩散性食管痉挛可能是同谱系的疾病。这仅仅是偶然发现，并不是多数失弛缓症病例的常见表现。原发性和继发性失弛缓症的表现和征象相同。但是，继发性失弛缓症常见于老年患者，多继发于食管癌和贲门癌（图 100D），因为肿瘤侵犯食管下端或胃食管结合处的管壁并破坏肌间神经丛，呈现失弛缓症样的表现。老年人出现吞咽困难和食管扩张时应怀疑此病。在吞钡检查时唯一的不同表现是痉挛和狭窄处的黏膜不规整。超声内镜和 CT 是诊断继发性失弛缓症的敏感方法。

病例 101

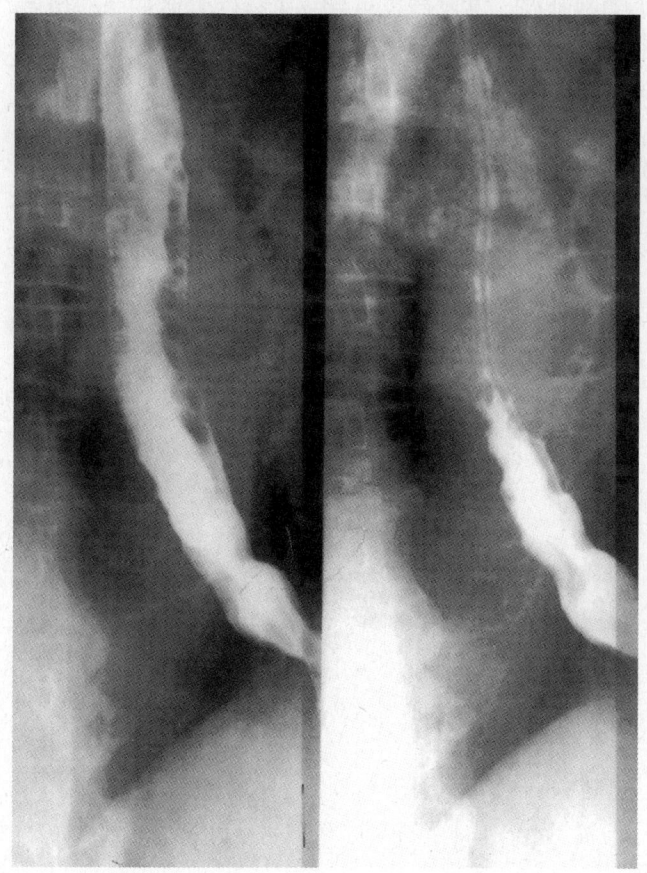
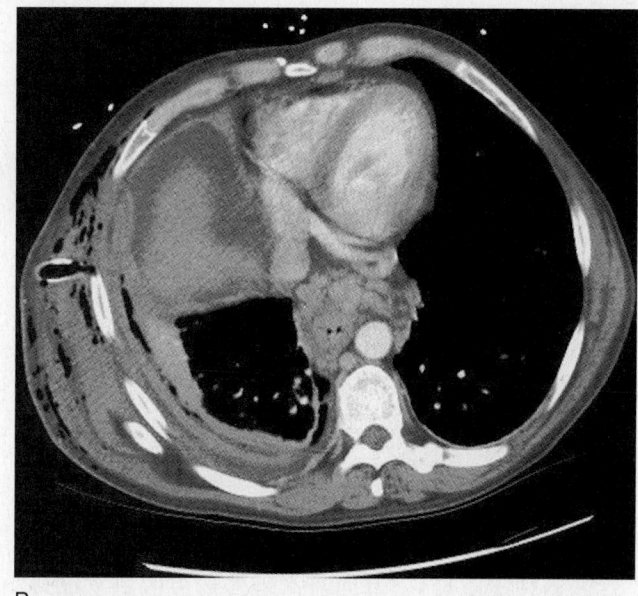
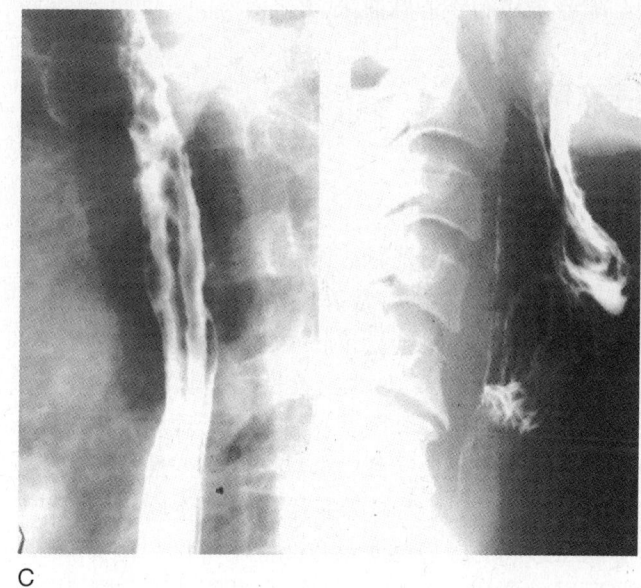

1. 食管钡餐及 CT 图像上有哪些异常？
2. 能引起食管蚯蚓状充盈缺损的临床诊断有哪些？
3. 此种异常的生理学基础是什么？
4. "下行性"和"上行性"静脉曲张有什么区别？

173

病例 101

食管静脉曲张

1. 中、远段食管波浪状、蚯蚓状充盈缺损和 CT 图像上胃食管结合部周围血管样结构。
2. 最常见的原因是食管黏膜下层静脉扩张（脉管曲张），其他的原因包括静脉曲张样癌浸润和白血病累及食管。
3. 血管曲张（如本病例所示）是由于门静脉高压和胃左静脉形成侧支循环并接收闭塞的门静脉或高压的门静脉周围的血液回流入奇静脉，再回流入右心而形成的。
4. 大部分静脉曲张与门静脉高压有关，形成上行性静脉曲张。然而，上腔静脉阻塞的患者（常为上纵隔肿瘤压迫），其回流血液经形成的侧支循环绕过阻塞的上腔静脉回流入右心时，可在上段食管形成下行性静脉曲张。

参考文献

Gastrointestinal Imaging: THE REQUISITES, ed 3, p 9.

点 评

在西方国家，门静脉高压和食管静脉曲张形成的最常见原因是肝硬化，常为慢性酒精中毒所致。然而，许多其他原因也会导致肝硬化，尤其是慢性肝细胞疾病（例如肝炎）、慢性血栓性门静脉栓塞和寄生虫病。某些慢性门静脉闭塞患者，可沿着原门静脉的全程形成侧支循环，导致门静脉海绵样变性（可减轻食管静脉曲张），可无临床症状。与肝硬化相关的门静脉高压形成的门静脉海绵样变性不常见。食管静脉曲张可以破裂出血（如在 101B 中看到的，整个食管因为曲张的静脉破裂而充填血液），且此凶险的并发症发生率很高。

上腔静脉阻塞会导致下行性静脉曲张（图101C），主要发生在上段食管，代表着静脉系统侧支循环的形成并旁路分流闭塞的上腔静脉系统，主要病因为邻近脏器恶性肿瘤转移所形成的明显增大淋巴结，多见于小细胞肺癌，淋巴瘤也可导致下行性静脉曲张。患者临床上都表现为面部组织充血和颈静脉充盈，通常不难诊断。

病例 102

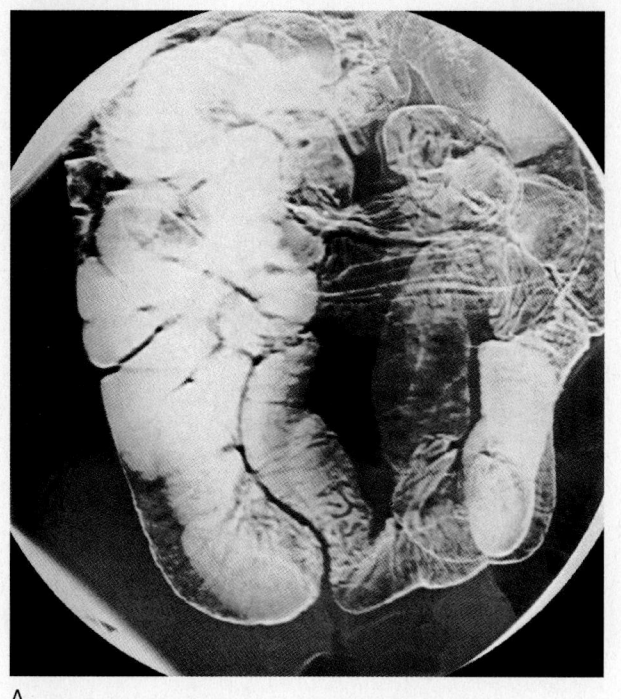

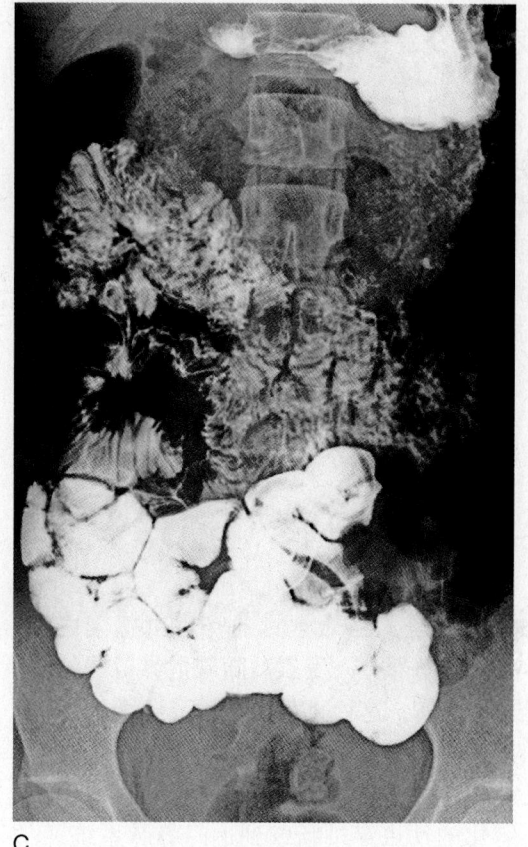

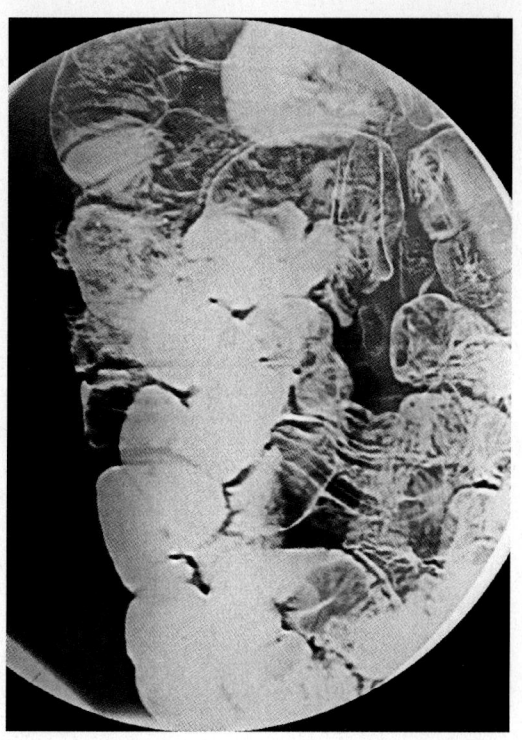

1. 这种寄生虫感染称为什么？
2. 它的发病率是多少？
3. 这种寄生虫感染最常见的并发症是什么？
4. 它可引起的什么样的胸部改变？

病例 102

小肠蛔虫病

1. 蛔虫病。
2. 它是最常见的肠内寄生虫感染，世界上四分之一的人受累。
3. 移行至胆道系统。
4. 导致肺部超敏反应：支气管痉挛、肺部浸润和嗜酸性粒细胞增多。

参考文献

Gastrointestinal Imaging: THE REQUISITES, ed 3, p 135.

点 评

线虫类蛔虫感染是人类最常见的寄生虫感染之一，它使世界上很大一部分人受累。随着世界范围的旅行和迁移越来越容易，这种寄生虫在世界各个地区都可以见到，其感染的途径非常复杂。当食用了受其污染的食物或水时，蛔虫卵经口吞入，在胃肠道（小肠）内孵化。孵化的幼虫穿过肠壁到达门静脉系统，并可进入肝脏及肺脏。当幼虫侵入支气管系统时，可在痰中被发现；当痰液被咽下，它们可以到达肠内。当它们再次进入肠道后，便发育成体积较大的成虫。

蛔虫通过多种途径致病。幼虫可导致局部的过敏反应，当它们侵及肺部时表现尤为明显。在肠道内时，蛔虫可引起营养不良；随着蛔虫的生长繁殖，成团的蛔虫会导致肠道梗阻甚至阑尾炎，严重病例可导致肠穿孔而继发腹膜炎。患者的症状常常很隐匿，偶尔伴有疼痛和腹泻。蛔虫移行入胆道系统时，可因胆道梗阻及局部炎症反应而导致胆管炎及胰腺炎。

因为蛔虫虫体很大，钡餐检查中可被发现，可为一条，也可成团。其诊断依据是，在钡餐检查中，蛔虫吞食的钡剂充盈其消化道可形成线条状高密度影（如图所示）。

病例 103

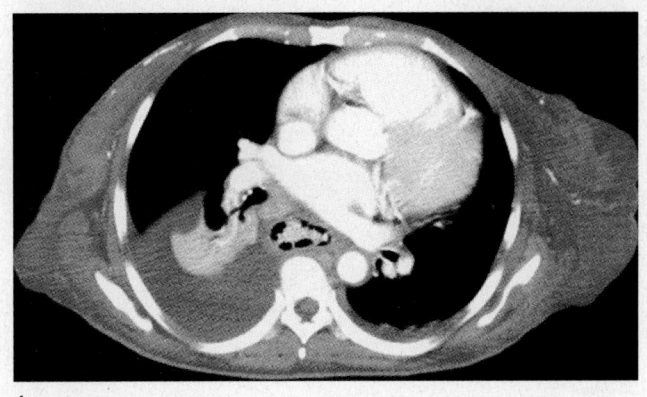
A

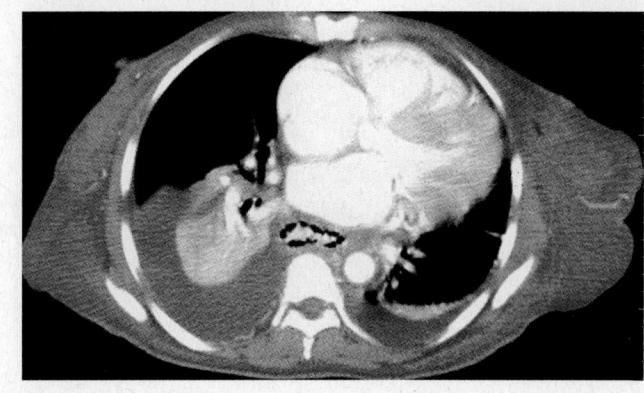
B

1. 这些图像上重要的异常是什么？
2. 这些异常有哪些可能的病原学解释？
3. 胃食管反流性疾病或 Barrett 食管能导致食管的这种表现吗？
4. 马-韦二氏综合征是什么？

病例 103

食管的马-韦二氏撕裂及积气症

1. 远端食管壁内积气（积气症）。
2. 任何可致食管黏膜或食管壁撕裂的病变均可导致气体进入食管壁内，例如穿透伤、剧烈干呕导致的食管黏膜撕裂（马-韦二氏综合征）或食管全层撕裂（Boerhaave综合征），医源性因素，如仪器操作或Barrett食管的内镜治疗也需考虑。
3. 否。
4. 马-韦二氏综合征是远端食管或胃食管结合处黏膜撕裂伴出血，通常伴发于剧烈的干呕。

参考文献

Gastrointestinal Imaging: THE REQUISITES, ed 3, p 19.

点 评

食管壁内积气比较少见，其在平片及食管钡餐检查中很难被显示，而在CT图像上容易显示。马-韦二氏综合征的患者如果存在开放性黏膜撕裂，食管壁内便会有气体，这些患者通常酗酒（但并非都是）。少数剧烈呃逆患者也会发生这种情况，患者表现为微带血性的呕吐及胸痛，其治疗一直采用保守治疗，约95%患者会自愈。门静脉高压患者伴有马-韦二氏撕裂时情况严重。远端食管全层撕裂（Boerhaave综合征）是外科急症，需要立即治疗，且死亡率高。内镜操作也是食管黏膜撕裂的不常见原因之一；然而，内镜切除Barrett食管黏膜的新方法被临床应用后，取得了不同程度的成功，但伴有并发症（包括积气症），医源性食管黏膜损伤的风险也可能升高。其他的一些医源性操作包括光动力学治疗、激光治疗、电凝法、氩血浆凝固治疗、黏膜表面切除、射频治疗和冷冻疗法，是否也会造成黏膜损伤，目前还有待评估。

病例 104

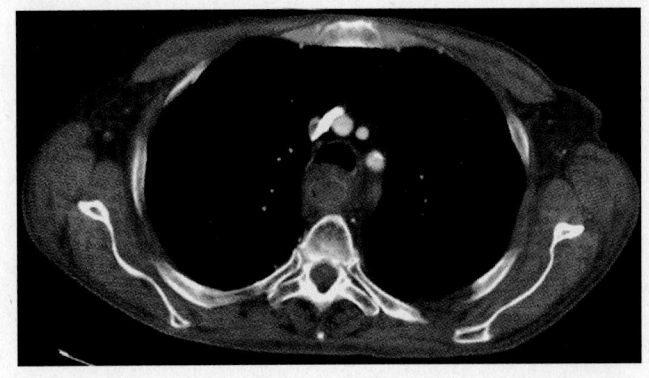
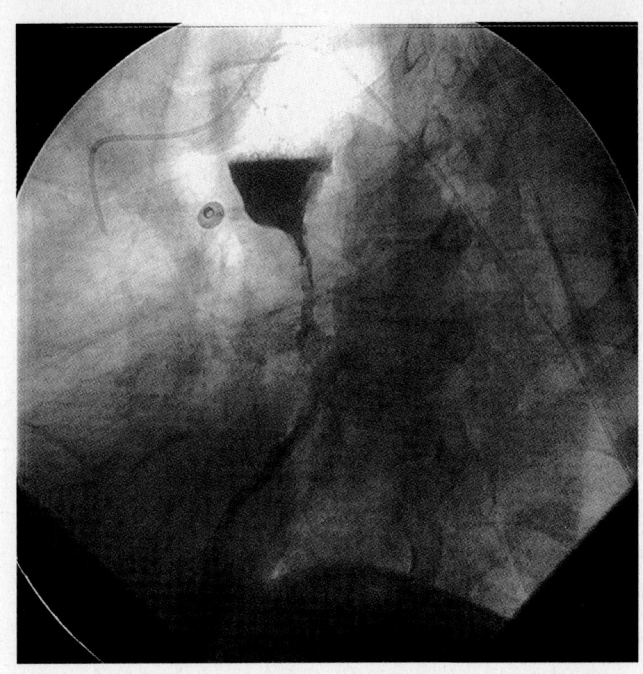

1. 急性腐蚀性食管炎患者最常见的放射学表现是什么？
2. 吞食强酸和吞食腐蚀性物质所导致的食管改变相似吗？
3. 吞食哪种物质（强酸还是强碱）会累及胃？
4. 此种情况会有哪些重要的并发症？

病例 104

吞食强碱

1. 食管动力障碍，食管黏膜表面不规则。
2. 任何一种腐蚀性物质的摄入都会累及到食管，但强酸导致的损伤常常会轻些。
3. 强酸通常会引起更严重的胃损伤。
4. 食管的鳞状细胞癌。

参考文献

Gastrointestinal Imaging: THE REQUISITES, ed 3, p 17.

点 评

强碱或强酸的吞食有时是有意的，少数病例是偶然事故，许多家庭用清洁剂都含有强碱或腐蚀性物质。胃肠道损伤的程度取决于吞食物质的浓度和剂量。治疗是否及时对后遗症也有显著影响。强碱可产生凝固性坏死，可引起严重的肠道穿透性损伤。

放射学检查可以在没有穿孔征象的时候采用（但是当已知是吞食腐蚀物质时，不推荐使用），例如纵隔影增宽、软组织气肿或腹腔积气。如想实施内镜检查，之前应先用水溶性造影剂和稀钡进行放射学检查。早期（12 小时内）仅表现为食管动力障碍，从痉挛到弛缓甚至是扩张、膨胀。如果是严重的腐蚀性灼伤，黏膜面会有表浅性溃疡形成，接着损伤的黏膜脱落，局部水肿，几天后最严重的病变逐渐消退。除怀疑穿孔外，此期内一般不进行放射学检查。水溶性造影剂可显示穿孔的部位及大小。受腐蚀的食管在几周至数月后发展到终末期，表现为瘢痕形成、纤维化及管腔狭窄。并不是所有患者都最终发展为食管狭窄，但在吞食强碱的病例中多见。食管狭窄段可较长且弥漫，也可以呈网状狭窄。随着时间的推移，有较多的病例会发生鳞状细胞癌，这是强碱吞食后的一个众所周知的并发症。

吞食强酸和强碱都会累及到胃，经常是沿胃大弯累及胃窦远端（此处为直立位时吞下的食物存留的地方）。强酸对胃损伤通常更大，其表现与恶性病变相似：胃大弯侧大的溃疡性肿块。而强碱可以被胃酸中和，然而，仍有超过 20% 的吞食强碱的病例会出现胃的损伤。

病例 105

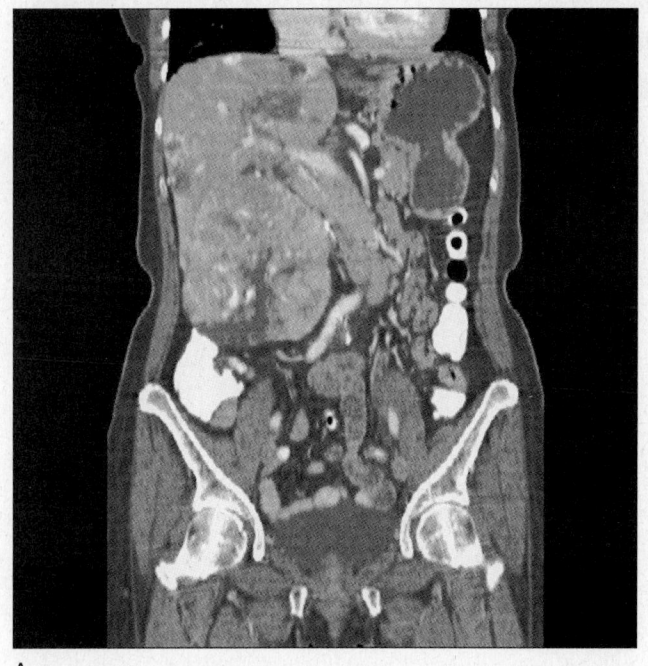

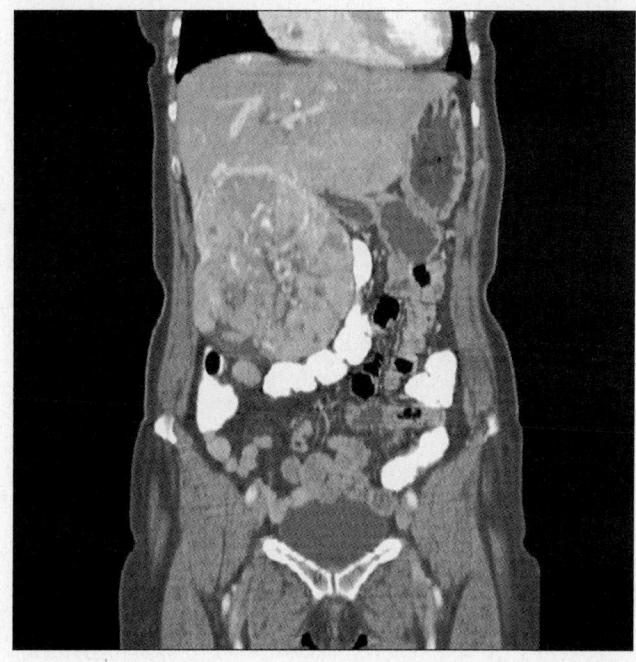

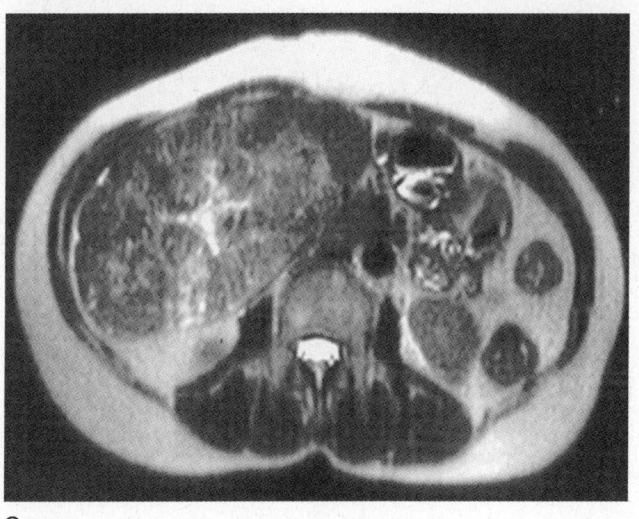

1. 肝脏的这种放射学表现可见于哪些疾病？
2. 这种病变见于哪个年龄段的人群？
3. 哪种血管类肿瘤会累及结肠？
4. 海绵状血管瘤有哪些表现不同于毛细血管瘤？

病例 105

肝海绵状血管瘤

1. 肝脏局部缺血、局灶性结节增生、肝癌、出血、血管瘤。
2. 多见于成年人。
3. 海绵状血管瘤和淋巴管瘤。
4. 海绵状血管瘤多为弥散性生长，毛细血管瘤多呈局限性生长。

参考文献

Gastrointestinal Imaging: THE REQUISITES, ed 3, p 186.

点 评

不像胃肠道的其他部位，肝血管瘤是很常见的，而胃肠道的其他部位则很少发生血管瘤。这种病变无恶性倾向，其问题在于与其他病变相鉴别，如肝转移瘤。研究认为存在两种不同类型的血管瘤：单纯性血管瘤（最常见）和海绵状血管瘤，如本例所示。肝血管瘤是肝脏最常见的良性肿瘤，女性常见，更易发生在肝右叶。肝血管瘤发病率为 2%~5%，其中约 10%~15% 为多发。绝大部分肝血管瘤患者无自觉症状，也不会有不良后果，其重要性在于肝血管瘤的表现可与肝脏的某些恶性病变相似，例如肝转移瘤或恶性肿瘤。

关于肝血管瘤的研究主要是与肝内其他病变相鉴别，肝脏 CT 动态扫描十分有价值。本例中，CT 增强扫描早期显示血管瘤为肝内低密度病变，几分钟后的延迟扫描图像上血管瘤表现为从病变边缘向中心强化，即所谓的向心性强化。然而，并非所有的肝海绵状血管瘤都显示这种典型表现，常常还需要进行其他的相关检查。超声检查常显示为一个边缘清楚的病变回声区，但此征象无特异性。MRI 也经常使用，因为肝血管瘤在 T2 加权像上表现为高信号，但是肝囊肿和一些肝转移瘤也可以有类似表现。放射性核素扫描对评价肝血管瘤十分有帮助，肝脏血池显像，血管瘤的典型表现为早期放射性核素凝聚不显著，但是在后期图像上病变完全充填，延迟图像上放射性核素凝聚明显增高。对于中心区域伴有坏死或纤维化(图 105C)的病例，上述影像学方法诊断都有困难，因其表现与肝脏其他病变相似。

病例 106

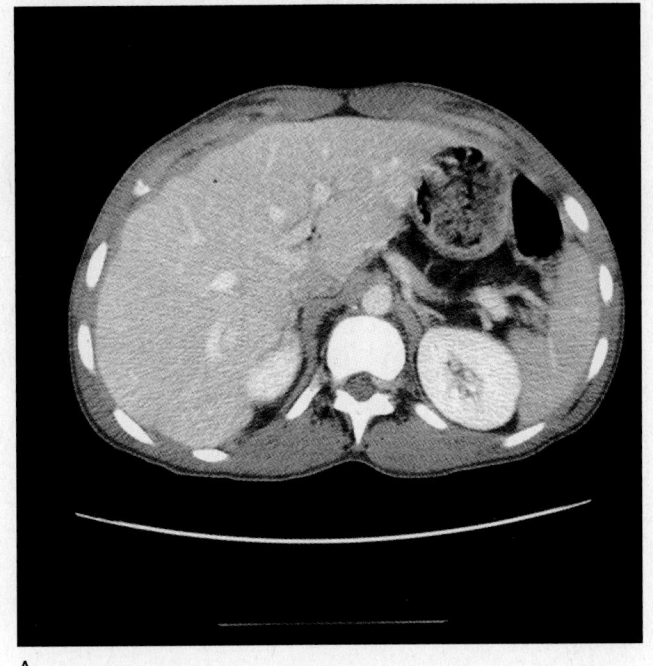
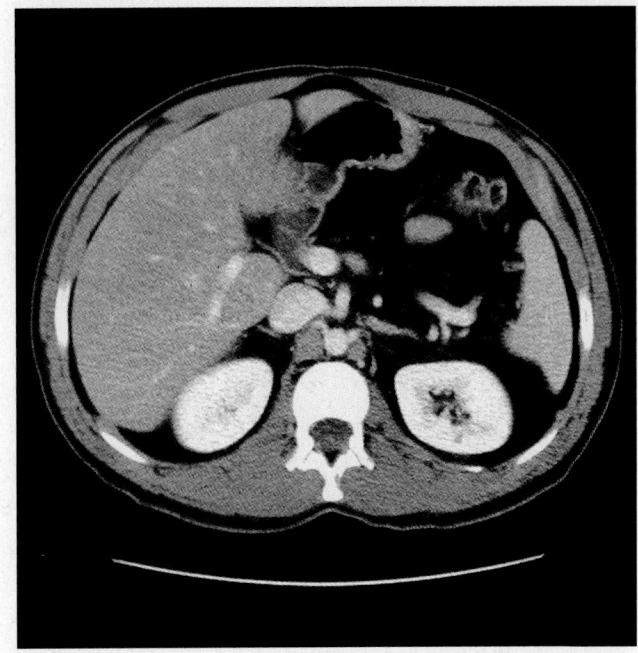

1. 这个患者存在什么遗传缺陷?
2. 这种遗传缺陷累及输精管会导致什么结果?
3. 这种病变确定性的治疗方法是什么?
4. 这种病变累及到胰腺的比率是多少?

答 案

病例 106

囊性纤维化和胰腺萎缩

1. 囊性纤维化，一种隐性遗传缺陷，CT 图像显示胰腺明显萎缩。
2. 几乎所有患有囊性纤维化的男性患者都因为输精管发育缺陷而不育。
3. 不能被治愈。所有对肺脏的治疗都是针对减少和消除囊性纤维化引起的肺功能方面的并发症。胰腺方面的治疗包括其分泌的具有消化作用的胰酶替代治疗。如果真能找到一种治愈的方法，那将是在基因水平上的治疗。
4. 85%~90%囊性纤维化患者会有胰腺缺失。

参考文献

Gastrointestinal Imaging: THE REQUISITES, ed 3, p 158.

点 评

囊性纤维化是由于 7 号染色体上的一个基因功能障碍引起的隐性遗传病，这个基因表达的囊性纤维化跨膜传导调节蛋白（CFTR），具有调节氯离子跨膜转运功能，以及小范围的将钠离子从细胞内转运到细胞外。这个基因可有多种突变形式，最终都导致产物过剩，表现为腺体结构中腺细胞充满稠厚的黏液，这也可以部分解释囊性纤维化患者为什么具有"咸味皮肤"。肺脏内稠厚的黏液有近乎致命的影响，它们为慢性细菌感染提供了一个近乎完美的培养基；随着时间推移，肺及支气管的结构受到破坏，呼吸功能进一步下降。

该病累及胰腺时大多表现为胰腺明显萎缩甚至缺失（如本例所示：正常解剖位置上的胰腺未见显示）。通常的治疗方法是采用胰酶补充疗法结合严格的饮食控制。近年来，随着 CT 的临床应用，我们认识到胰腺脂肪浸润。胰腺萎缩在老年病例中很常见，而该病的 CT 表现与胰腺的老年性萎缩相似。然而，囊性纤维化胰腺萎缩在年轻患者也可以见到，且其显著的特点是胰腺的缺失。

病例 107

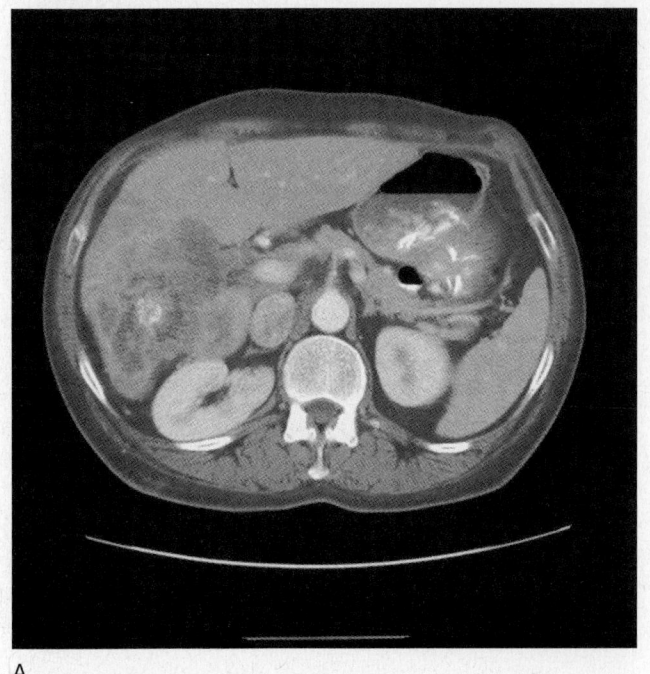
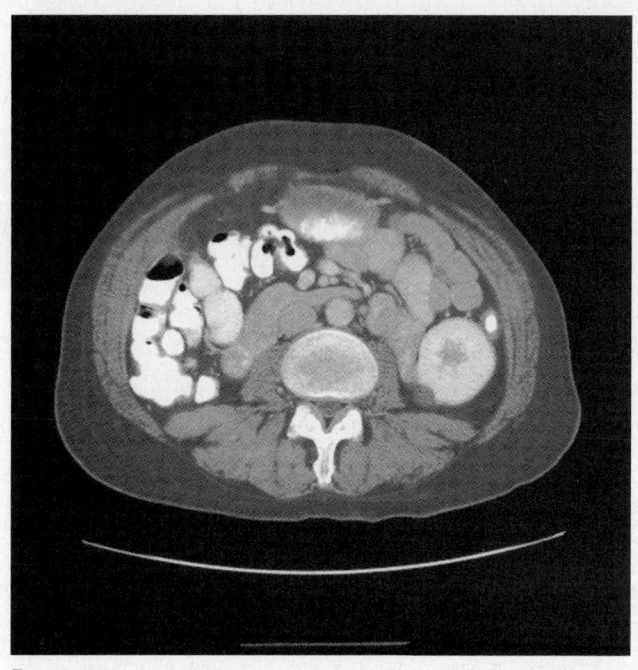
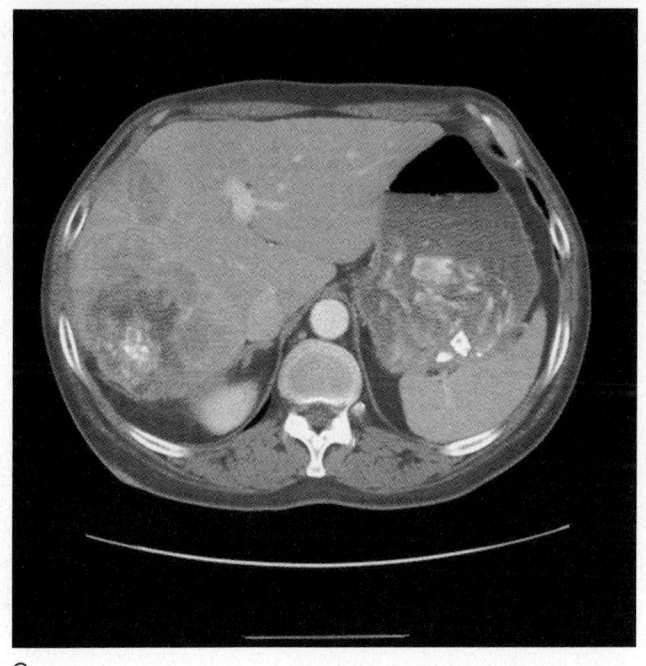

1. 在成年人中，这种肝脏病变最常见的原因是？
2. 在儿童中，这种肝脏病变最常见的原因是？
3. 哪些腹腔外肿瘤会导致这种病变？
4. 有治疗伴有钙化的转移瘤的方法吗？

病例 107

肝脏黏液性转移瘤伴钙化

1. 结肠黏液腺癌。
2. 成神经细胞瘤。
3. 乳腺癌、肺癌和黑色素瘤。
4. 几乎没有。

参考文献

Gastrointestinal Imaging: THE REQUISITES, ed 3, p 172.

点 评

CT 图像上显示的肝脏病变伴有钙化。原发性肝脏肿瘤可伴有钙化，但其典型表现是病灶内的单一钙化。肝脏感染性病变，如肉芽肿性感染，也会导致多发性肝内钙化。寄生虫病，如包虫病，也会导致肝内钙化灶。然而，本例显示肝内多发的小病灶，病灶局部钙化和/或全部钙化，这强烈提示转移性病变。

肝脏转移瘤少见钙化。成年人，典型的伴有钙化的肝转移瘤源自黏液腺癌，它可产生 CT 扫描能够辨别的沙粒样钙化。黏液腺癌常见于结肠，其他来源脏器包括：胰腺、胃和卵巢。骨肉瘤和软骨肉瘤也会发生钙化或骨化，其转移病灶也有类似表现。儿童中，伴有钙化的肝转移瘤最常见的原因是成神经细胞瘤，超过 25% 的成神经细胞瘤的转移瘤可伴钙化。腹腔外肿瘤罕见发生伴有钙化的肝转移瘤，但肺肿瘤、乳腺肿瘤、黑色素瘤和睾丸肿瘤偶可发生伴有钙化的肝转移瘤。化疗或放疗后的肝脏肿瘤也可能会产生钙化，但这种表现很少见。有报道称，联合治疗后的肝脏肿瘤和治疗后的肝淋巴瘤也会发生钙化。

病例 108

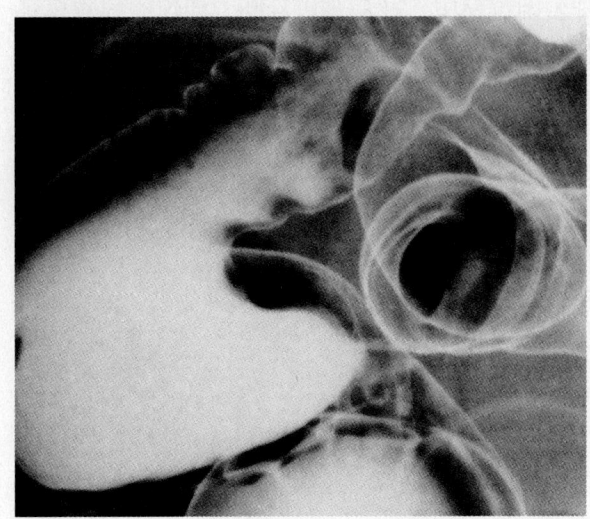

1. 年轻女性直肠处见沟槽状充盈缺损，最有可能的诊断是？
2. 直肠是哪种转移方式好发的部位？
3. 孤立性直肠溃疡综合征的后遗症是什么？
4. 该患者的排粪造影图中，有什么明显的异常？

病例 108

深部囊性结肠炎

1. 子宫内膜异位症。
2. 腹膜种植转移到盆腔陷凹。
3. 深部囊性结肠炎。
4. 直肠内脱垂。

参考文献

Gastrointestinal Imaging: THE REQUISITES, ed 3, p 300.

点评

直肠前壁是病变发生相对常见的部位，在这个区域最常见的异常发生于盆腔陷凹处的继发性病变，子宫内膜异位症和很多腹部肿瘤（卵巢、胃、胰腺和肠道）发生腹膜种植或脱落到此处，所有这些病变在钡灌肠检查中有相似的表现。结肠原发肿瘤（主要是腺癌）也会累及到此区域。

直肠前壁黏膜位置异常也可以是肛门直肠排便障碍的后遗改变。排便困难的患者，如原发性便秘或慢性用力排便，常患上直肠黏膜脱垂。腹膜反折以上的直肠前壁不固定，可以自由移动。患者每次试图排便时便会发生黏膜脱垂（或套叠），黏膜内脱垂很难被察觉。有时黏膜外脱垂（达肛门括约肌以下）也可发生，此时易于诊断。黏膜脱垂后直肠前壁变得脆弱，易损伤和形成硬结。这些可依次导致黏膜溃疡形成和直肠出血。这种孤立性直肠溃疡综合征可发生于任何人群，尤其是年青人，且多为女性。

深部囊性结肠炎是慢性脱垂和孤立性直肠溃疡综合征的后遗症。随着反复的黏膜脱垂和溃疡形成，直肠黏膜经历着从溃疡形成期到愈合期的过程，日复一日，再生的黏膜可能阻塞黏膜层下的黏液腺，阻塞的黏液腺持续分泌黏液但是不能正常排出，形成了充满黏液的囊性结构，因此得名。随着时间的推移，囊性结构演变为息肉状结构，典型表现为息肉沿着直肠前壁表面分布，因为这个区域对损伤非常敏感。如缺乏长期排便困难病史，此病难以诊断，活组织检查可证实诊断。排粪造影在辨别患者是否存在排便障碍问题上十分有帮助。

病例 109

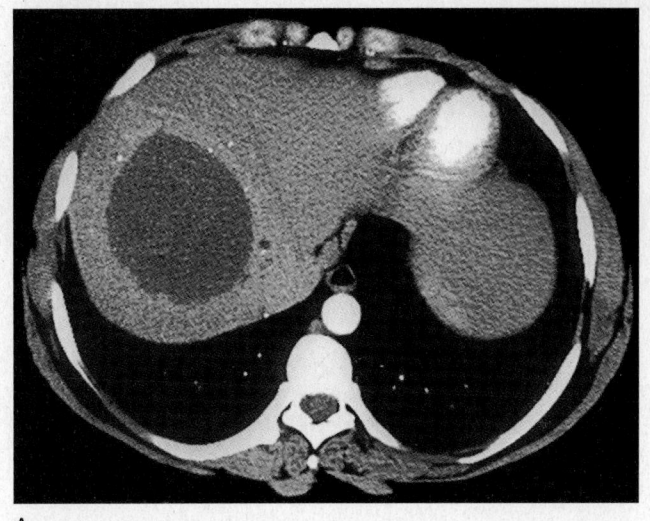
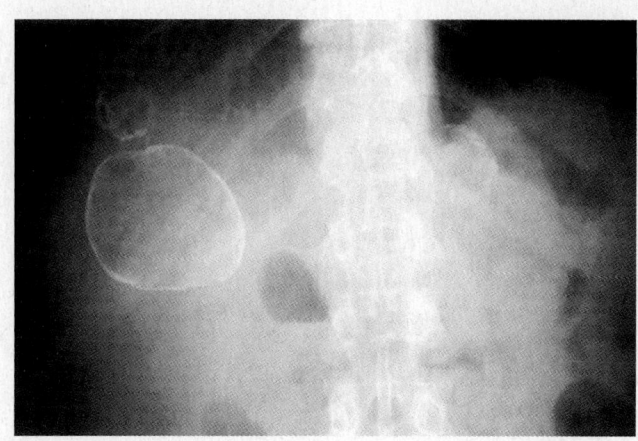

A

B

1. 哪些肝脏囊性病变可有钙化?
2. 什么病原体引起这种疾病?
3. 这种囊肿发生在什么部位可以自然引流?
4. 这种囊肿可以经皮引流吗?

病例 109

包虫病

1. 包虫囊肿和一些单纯性肝囊肿。
2. 细粒棘球绦虫和多房棘球绦虫。
3. 胆道系统，偶见于腹膜、胸膜及心包部位。
4. 可以。

参考文献

Gastrointestinal Imaging: THE REQUISITES, ed 3, p 202.

点 评

包虫囊肿由两种不同类型的绦虫引起——细粒棘球绦虫和多房棘球绦虫。细粒棘球绦虫在北美更常见，这种绦虫寄生在狗的肠道内。人和羊是其中间宿主（羊更多见），寄生着绦虫的幼虫。人通过食用污染的食物而感染，例如未洗的蔬菜，或是接触了受感染的狗或羊。寄生虫卵被食入后，它们穿过肠道黏膜并经门静脉进入肝脏，有时可进入肺、脾和肾脏。蚴育成包虫囊时，可在肝内形成囊肿。当中间宿主死亡或其被终宿主消化后，其生命循环终结。

包虫囊肿壁由三层构成，外层为坚硬的纤维组织结构并含有血管，CT 检查此层可强化；中间一层为中间层；最内层或内囊是有生命的虫体，这些囊肿代表幼虫期，经常在大囊中见到多个子囊，在囊的附属部分可见母囊产生的碎片。大部分包虫囊不引起症状，而较大者因压迫周围结构可引发症状。大约 20%~30% 可有囊壁钙化，远远高于单纯性肝囊肿钙化率。有时包虫囊自发破入胆系或腹膜、胸膜或心包表面，从而引发不同的临床症状。包虫囊自发破裂可导致胆管炎或其邻近组织结构的炎症改变，也可能发生致命的过敏反应。此病例的平片显示为慢性肝包虫病，而 CT 图像提示为急性期肝包虫病。

包虫囊肿治疗时必须要抽去囊液。原来的观点认为治疗此病变必须选择外科治疗，因为如果囊液流入腹膜腔，有发生过敏反应的可能。然而，现在的观点认为包虫囊肿还可通过经皮导管引流并注入杀灭头节药物的方法治疗。

病例 110

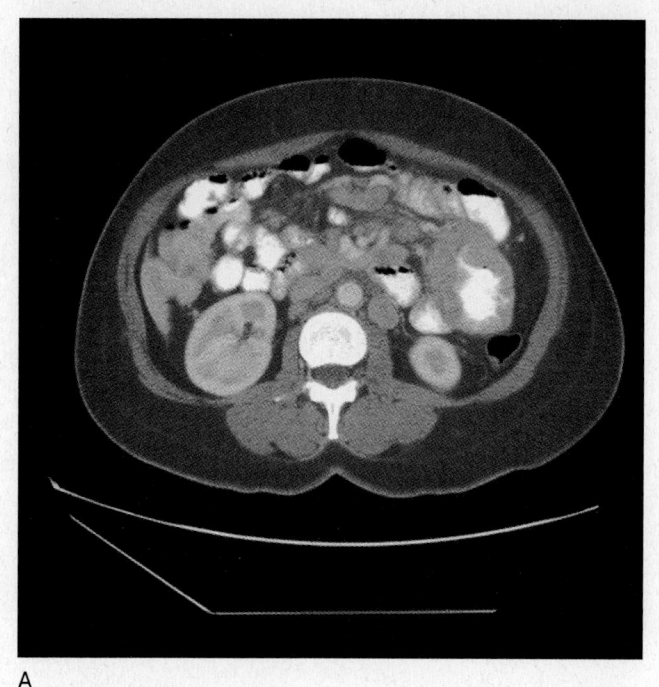
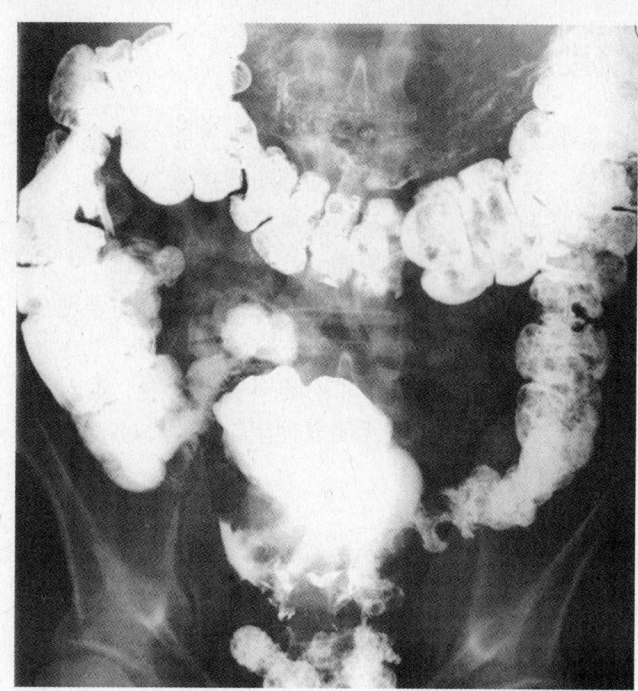

1. 该患者影像学图像上有什么异常？
2. 什么病变可导致这种表现？
3. 转移瘤能导致这种表现吗？
4. 这个病例的另一个重要的异常是什么？

病例 110

小肠动脉瘤样扩张

1. 被软组织肿块包绕的大的不规则管腔内有钡剂聚集，这被称之为小肠"动脉瘤样扩张"。
2. 最常见的原因是非霍奇金淋巴瘤，但偶可见于小肠的恶性胃肠道间质瘤。
3. 除部分黑色素瘤转移至小肠的病例外，此表现在小肠的转移性病变中罕见。
4. 请注意，在CT图像和小肠钡餐图像中，虽然存在巨大的肿块但并无明显梗阻，这是非霍奇金淋巴瘤的一个特征。

参考文献

Gastrointestinal Imaging: THE REQUISITES, ed 3, p 129.

点 评

淋巴瘤最常发生于小肠远端（腺癌易发生于小肠近侧），但偶尔也可发生于小肠的其他部分。淋巴瘤的特征之一是可多中心性发生。大多数小肠淋巴瘤是非霍奇金淋巴瘤，霍奇金淋巴瘤罕见。

淋巴瘤因为其多变的形态学表现很难描述其特征。放射学特征包括：多发结节、单一肿块伴有可充当"肠腔"的肿块内凹陷腔形成、浸润性肿块和主要表现为肠系膜肿块。表现为浸润性肿块和主要表现为肠系膜肿块被认为是最常见的类型。肿块内凹陷腔形成或"动脉瘤样扩张"，是淋巴瘤浸润并替代肠壁肌层，破坏此肠段的神经所致，这亦可导致腹壁膨出。小肠壁可完全被肿瘤组织所代替，伴管腔不规则，因此，大的小肠淋巴瘤不会导致肠梗阻（如本例所示），但可发生穿孔。经治疗后，受累的肠腔及肠壁各层组织结构可以恢复。

多种病变都可以导致淋巴瘤的发生。各种类型的免疫抑制，如获得性免疫缺陷综合征，可导致淋巴瘤的发生。淋巴瘤发生风险最高的人群可能是移植受体，相比于一般人群，其发病率要高出50~100倍，因为许多这种患者都伴有EB病毒感染。其他一些病变也会导致小肠淋巴瘤发病率增高，如乳糜泻和系统性红斑狼疮。

病例 111

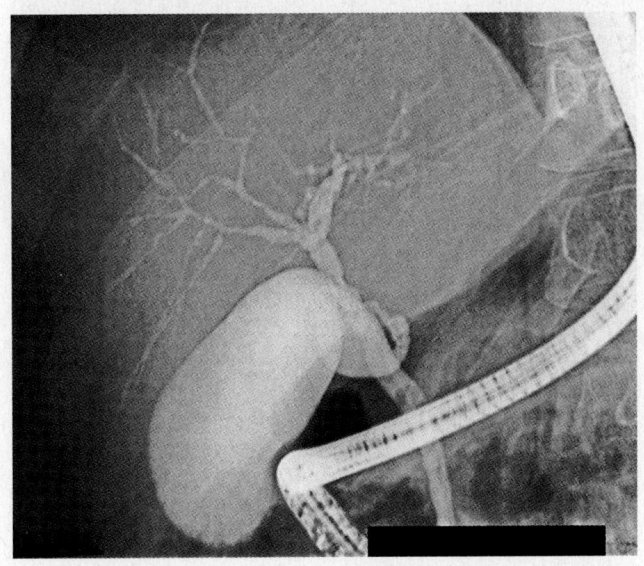

1. 胆管树样表现提示什么诊断?
2. 这种病变伴随什么样的基础性疾病?
3. 传染性或寄生虫病变会导致这种表现吗?
4. 这种病变有恶变倾向吗?

病例 111

硬化性胆管炎

1. 胆道系统的硬化性胆管炎。
2. 肠道炎性病变（常为溃疡性结肠炎）、腹膜后纤维变性、上行性胆管炎（常发生于胆道外科术后）、获得性免疫缺陷综合征（AIDS）和寄生虫感染。
3. 细菌反复感染、胆肠吻合术后、由隐孢子虫病或巨细胞病毒引起的AIDS相关性胆管炎、寄生虫病，包括蛔虫（线虫）和华支睾吸虫（扁虫）。
4. 10%~20%的患者将发展为胆管癌。

参考文献

Gastrointestinal Imaging: THE REQUISITES, ed 3, p 228.

点 评

原发性硬化性胆管炎典型发生于青年人，一些病例因为一些不可知的隐匿性病因而被认为是原发性的或是特发性的。大部分患者（70%或更多）与潜在的肠道炎性疾病有关，特别是溃疡性结肠炎。据估计大约有10%的溃疡性结肠炎患者将发展至硬化性胆管炎。病理上，病变表现为多灶性胆管周围纤维化而导致胆管狭窄，间隔的正常区域的胆管显示有扩张。逆行性胰胆管造影是显示胆管此种表现的典型影像学检查方法。然而，磁共振胆管造影现在得到普遍应用，提供了一种安全并且廉价的评价胆道系统的方法。

在反复发生胆系感染的患者中，可有类似的影像学改变，发展成此病变的患者常为手术后并伴有并发症和艾滋病的人群。世界范围内，最有可能的原因是肠道寄生虫病，尤其是蛔虫病。蛔虫从肠道迁移至胆道，可引起复发性胆管炎。

该病常见的疾病发展进程为继发性胆汁性肝硬化、反复的脓毒血症，最终发展为肝衰竭。从最初出现症状到死亡的时间常为5~10年。全结肠切除术有时可终止或减缓病程发展。约10%~20%继发于溃疡性结肠炎的硬化性胆管炎可发展为胆管癌。有趣的是，继发于Crohn病的硬化性胆管炎不会发展为胆管癌。虽然有时全结肠切除可终止肝脏病变的进展，但效果无法预测；如果病情进展，唯一的治疗办法就是肝移植。

病例 112

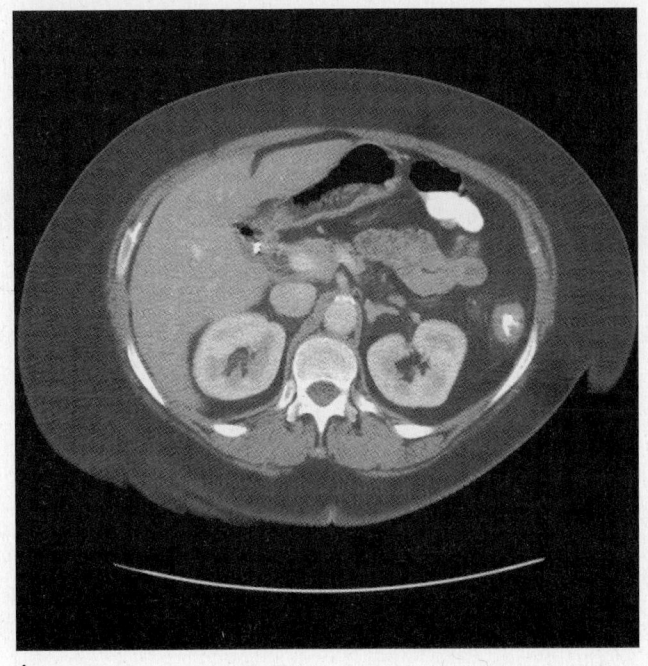
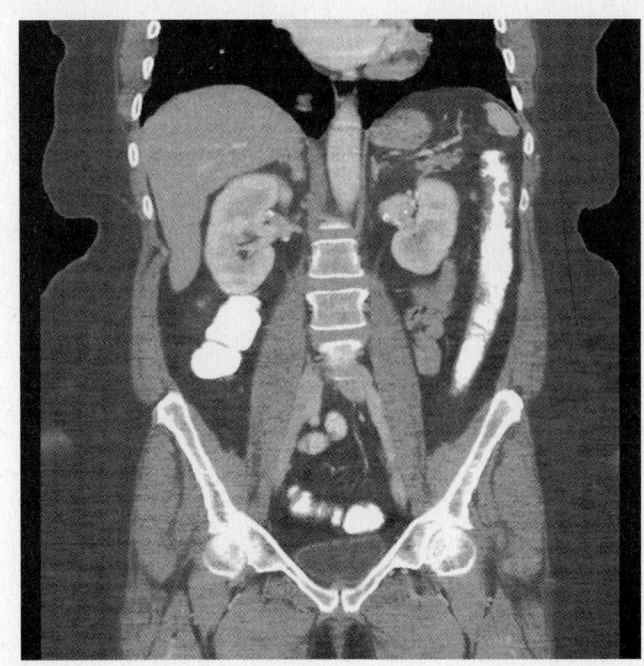

A   B

1. 与 Lynch 综合征的家族性遗传缺陷有关的结肠直肠癌（如此例图像上所示结肠脾曲癌）发生率是多少？
2. Lynch 综合征的另一个名字叫什么？
3. 遗传性 Lynch 综合征还伴有哪些其他病变？
4. Lynch 综合征的分子生物学基础是什么？

答 案

病例 112

结肠直肠癌：遗传性 Lynch 综合征

1. 约 2%的结肠直肠癌被认为是 Lynch 综合征所致。
2. 遗传性非息肉性结肠直肠癌。
3. 子宫内膜、卵巢、肝胆管、胃和小肠癌发病率升高。
4. 有缺陷的 DNA 错配修复基因序列，可被遗传。

参考文献

Gastrointestinal Imaging: THE REQUISITES, ed 3, p 302.

点 评

2007 年，约有 170000 个结肠直肠癌新病例被确诊，可以设想大约有 3000 例属遗传性非息肉性结肠直肠癌。遗传性非息肉性结肠直肠癌与家族性腺瘤息肉综合征一样属高风险病变，应该实施规范的筛查。尽管气钡双重造影检查已被证实是很好的筛查工具，但它在癌症筛查方面的地位明显减低，在相关专业的大部分文献中甚至不再被提及。气钡双重造影检查的应用在减少，呈持续性螺旋下降趋势。气钡双重造影检查必须由有经验、具备丰富技术和诊断知识的有资历的影像科医师来操作，这项检查做得越少，结果的可靠性好像就越小，这形成了一种恶性循环。我们已经进入一个将结肠镜作为常规检查的时代。然而，影像科医师经过认真研究，认为 CT 结肠成像是比结肠镜检查更安全的选择（并可达到期望的精确度和敏感度）。常规 CT 对发现肠道病变也是较好的工具，它能偶然发现或除外一些息肉综合征或放射线学检查不能鉴别的 Lynch 综合征。DNA 错配修复基因序列能辨别和修复细胞分裂中的错误，当其不稳定或特定基因功能障碍时，基因可发生突变，癌症风险便随之增高。

病例 113

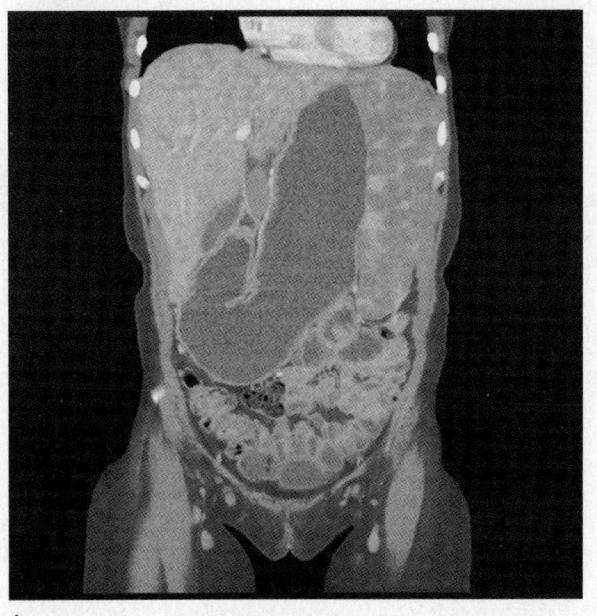
A

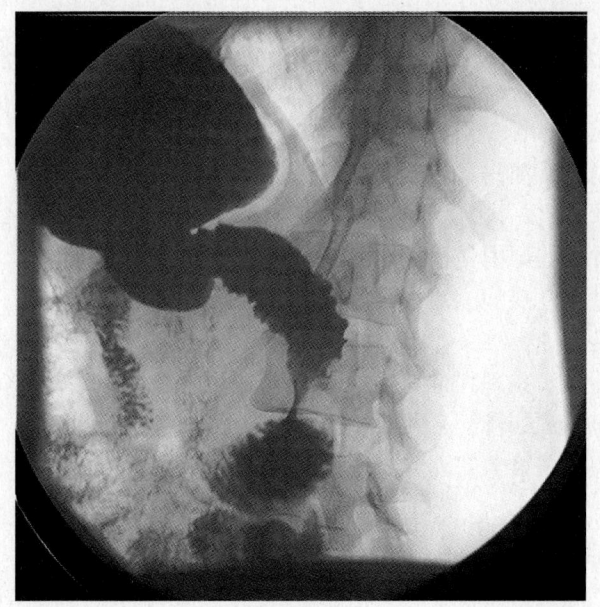
B

1. 此病例中，胃形态的表现哪些常见的原因可以引起？
2. 19 世纪 50 年代时，其最常见的原因是什么？
3. 现在，其最常见的原因是什么？
4. 什么病变会导致胆结石嵌顿在幽门管造成胃梗阻？

病例 114

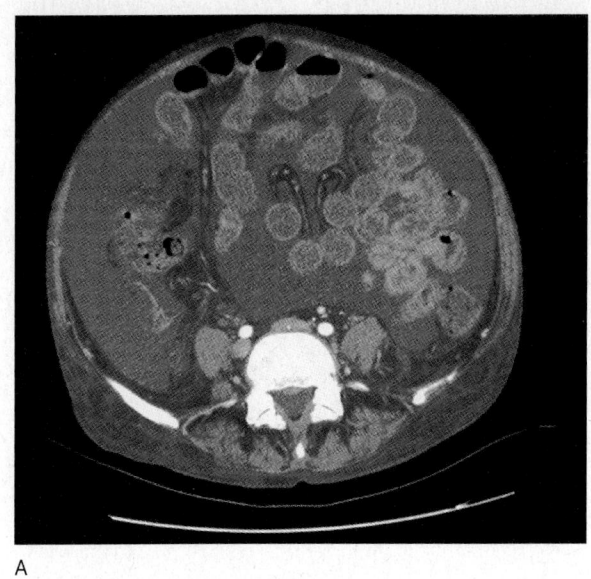
A

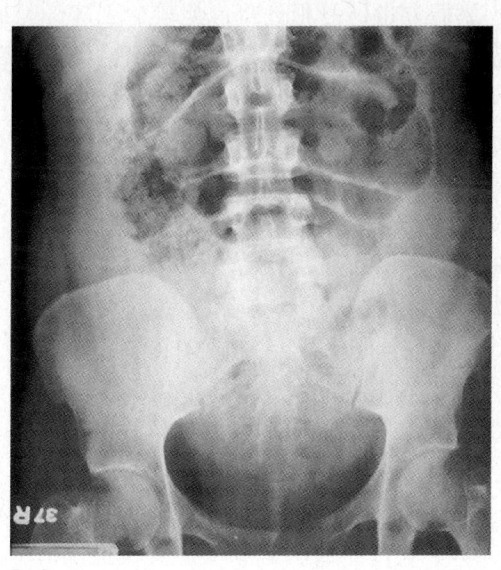
B

1. 充气肠管的聚集意味着什么？
2. 钝伤最易损伤哪个实质性脏器？
3. 如果患者妊娠试验阳性，应做出什么诊断？
4. 肾脏病变会引起这种表现吗？

病例 113

转移性病变引起的胃出口梗阻

1. 胃出口梗阻（GOO）的原因很多，机械性梗阻如消化性溃疡病瘢痕形成或恶性肿瘤都是最常见的原因之一。
2. 最常见的原因是消化性溃疡病，随着上消化道胃酸过多性疾病的治疗取得重大进展，此病现已不常见。
3. 恶性肿瘤是现在最常见的原因。
4. Bouveret 综合征——"胆石性肠梗阻"的变异型，是胆石累及胃窦而非十二指肠。

参考文献

Gastrointestinal Imaging: THE REQUISITES, ed 3, p 49.

点评

在儿童，尤其是 1 岁以内的男童，幽门肥厚并狭窄是胃出口梗阻的常见原因，超声检查很容易做出诊断，而老年人幽门肥厚非常罕见。成年人，最常见的胃出口梗阻原因可能是原发或继发性恶性肿瘤。通常，病变发生在胰腺或胰周。在这个病例中，病变是广泛转移性疾病，肝脏、脾和十二指肠都被侵犯。胰头癌常引起梗阻；胰腺癌也可侵犯到胃，但较少引起胃出口梗阻；原发性十二指肠病变亦会导致胃出口梗阻。

单纯的单对比上消化道钡餐检查可诊断机械性梗阻所导致的胃扩张，并可判断其原因；上消化道内镜检查同样也可以做到，必要时可进行活组织检查。多层螺旋 CT 检查对此类患者的诊断有突出的优势，其应用率在增高，并可显示梗阻部位周围和全腹膜腔的情况。无论利用什么样的诊断途径，多维 MDCT 图像常是最终的选择。MRI 的应用频率也很高，但是在检查时间、费用及有效性方面依然不如 CT。

病例 114

腹腔积血和宫外孕

1. 液体的存在。悬浮的充气肠袢贴近前腹壁。
2. 脾。
3. 宫外孕破裂。
4. 肾脏是腹膜后器官，不会导致这种表现。

参考文献

Gastrointestinal Imaging: THE REQUISITES, ed 3, p 132.

点评

平片可显示腹腔内积液，其表现包括盆腔密度增加，与升、降结肠的结肠旁沟及胁腹部区域的液体密度相同。腹腔内的液体可以是腹水、炎性渗出或是尿液、胆汁。在这种情况下，必须要获得准确的病史。腹水可由多种原因导致，最常见的原因是长期腹腔液体蓄积。

如果临床症状严重或有创伤史，所有可能的诊断都应被考虑到，腹腔积血是最可能的原因。患者有持续的钝伤史，液体可能来源于撕裂的脾或肝脏。肠管或肠系膜的撕裂相对少见。其他急性的非外伤性原因包括宫外孕破裂和血管破裂。溃疡、炎症或创伤引起的内脏穿孔可导致腹水，并伴少量出血。外伤后出现的腹腔积液还应考虑到尿液可能，但其唯一的原因就是膀胱破裂。除贯通伤外，腹膜后结构的损伤几乎从不会引起腹腔内出血，但胰腺炎是唯一可产生腹腔积液的腹膜后结构的病变，而且仅见于急性胰腺炎。

病例 115

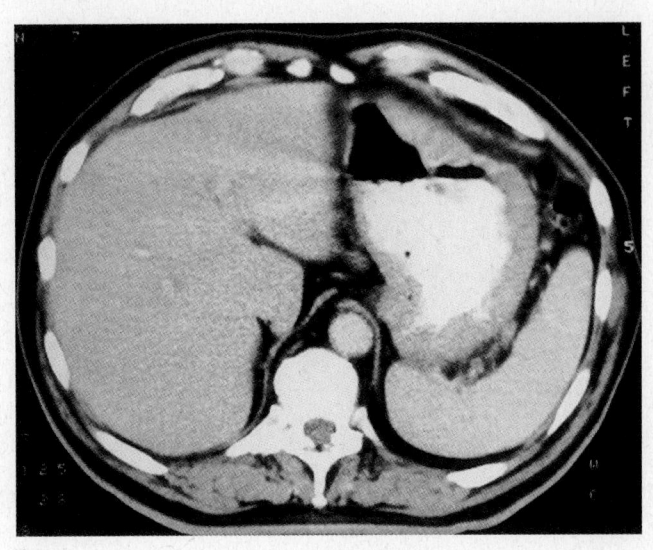
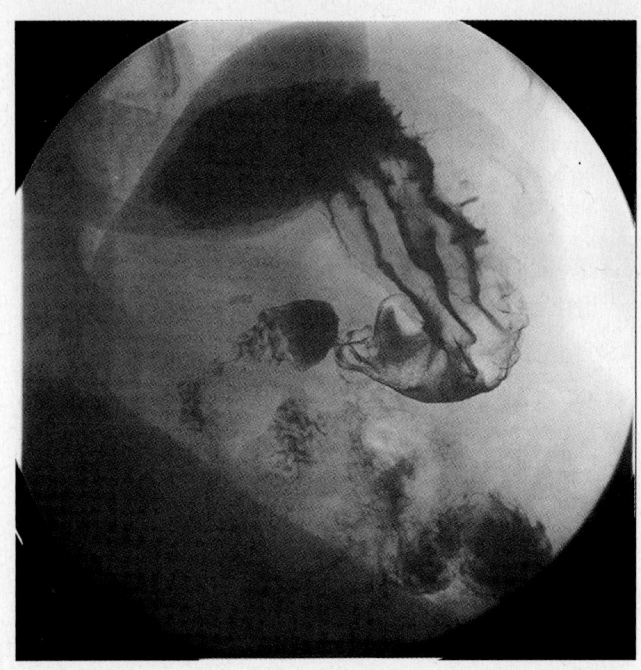

1. 嗜酸细胞性胃肠炎患者发展为外周血嗜酸粒细胞增多的几率是多少？
2. Menetrier 病发生在胃的什么部位？
3. 胃结节病的表现是什么？
4. 哪种病变激素治疗有效？

病例 115

胃 Menetrier 病

1. 几乎都会，典型者占 10% 或更多。
2. 虽然以往认为该病不累及胃窦部，但实际上，约一半的病例有胃窦受累。
3. 表现为小结节和黏膜皱褶增厚。病变的进展期，增厚的胃壁类似于硬癌及皮革状胃。
4. 嗜酸细胞性胃肠炎和胃结节病对激素敏感，menetrier 病不敏感。

参考文献

Gastrointestinal Imaging: THE REQUISITES, ed 3, p 70.

点 评

胃黏膜皱襞增厚是一种常见的影像学表现，可由许多少见的病变引起。由于胃黏膜皱襞增厚的影像学表现无特异性，从影像学表现上无法明确其病因。胃黏膜皱襞增厚伴外周血嗜酸粒细胞增多者，要考虑嗜酸细胞性胃肠炎。胃黏膜皱襞增厚者常伴有小肠病变。胃结节病可能比想像的更常见，一些报道称，在约 10% 的行胃活组织检查的患者中发现此病。胃结节病常伴有肺部病变，胃肠道的其他部分也会被累及。嗜酸细胞性胃肠炎及胃结节病像其他一些胃部病变一样，都对激素治疗敏感。

Menetrier 病是无明显原因的胃部腺体明显肥大的罕见病变，伴有胃黏膜皱襞增厚、低氯血症和低蛋白血症，其胃黏液分泌常常增多而胃酸分泌减少，此可区别于其他类型的肥厚性胃炎（胃酸分泌常增多）。蛋白丢失性肠病是 Menetrier 的另一个特征，患者常伴疼痛、体重减轻、呕吐和腹泻。以往认为，该病肥厚的黏膜皱襞仅发生在胃的近侧，但现在认为，增厚的黏膜皱襞在全胃均可见到，甚至可发生在胃窦部。Menetrier 可自我缓解，但 Menetrier 病是慢性易复发性疾病，对各种治疗反应均不佳（例如抗生素和 H_2 阻滞剂），病情严重时需行胃切除术。目前，关于其是否为癌前病变存有争议，但多数学者持否定态度。

病例 116

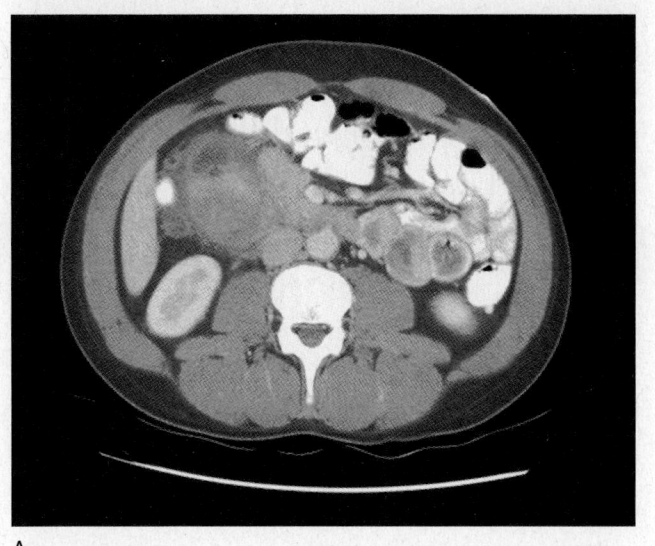
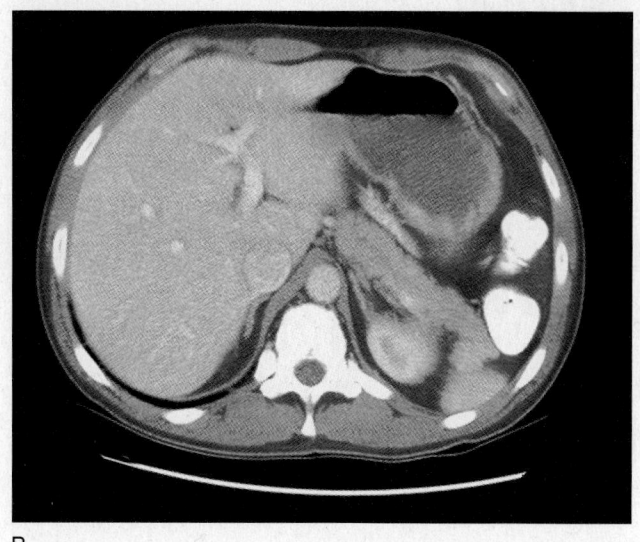

1. 根据这些图像，考虑什么诊断？
2. 哪些特殊的异常将会减少诊断癌症的可能？
3. 还有哪些其他的肿块会累及胰头？
4. 如果 6 周后复查 CT，你预计将会有什么发现？

病例 117

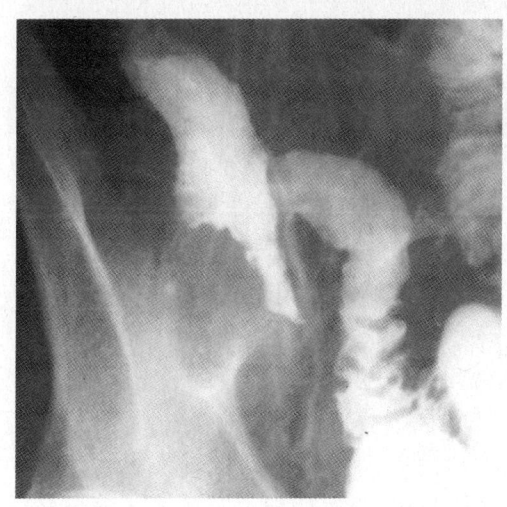

1. 什么病变可引起圆锥形盲肠和回肠末端病变？
2. 累及回盲部区域而无回肠末端受累的感染性病变是什么？
3. 溃疡性结肠炎累及回肠末端的典型表现是什么？
4. 真菌感染会产生这种异常表现吗？

答 案

病例 116

急性胰腺炎的罕见表现

1. 没有临床病史，首先应排除胰腺的恶性肿瘤。
2. 肿块有液性密度，胆管和胰管均无梗阻。
3. 炎性包块、假性囊肿、壶腹区病变和胰周淋巴源性肿块。
4. 肿块将会显著缩小。

参考文献

Gastrointestinal Imaging: THE REQUISITES, ed 3, p 154.

点 评

在一些少见病例中，胰腺癌可能会表现为急性胰腺炎。当发生在中年或老年人，没有急性胰腺炎的病因学基础时，则应考虑到胰腺癌。急性胰腺炎有多种影像学表现，包括病变主要累及胰腺头部，如本病例。大部分急性胰腺炎病例中，胰腺大部发生水肿，少数患者会出现胰腺出血和坏死。胰腺坏死和脓毒血症是急性胰腺炎患者死亡的首要原因。

大部分累及胰头部的急性胰腺炎会对胆道系统有非常不利的影响，就像胰腺恶性肿块一样可压迫到胆总管。然而，并非都是这样，如本例所示。这种病变表现常难以诊断，常需行活组织检查以排除癌症。约有25%~30%的胰腺炎患者病变局限在胰头部。胆系结石停留于十二指肠壶腹部时通常也会引起胰头部的炎性改变，就像其引起全胰腺炎一样。结石并非都能显示。一些结石会滞留，在引起胰管破坏后再通过壶腹部。超过80%的胆石性胰腺炎患者的大便内能发现结石。然而，这些患者中大部分伴有胆道梗阻和远端胰管梗阻。在本例中，胆系未被累及、肿块内及其周围可见液体，以及正常的远端胰腺，均提示为炎性病变。如果vater壶腹部有钙化影将进一步肯定此诊断。

病例 117

结肠阿米巴病

1. 结核、Crohn病和阿米巴病。
2. 阿米巴病。
3. 回肠末端扩张（反流性回肠炎）。
4. 芽生菌病。

参考文献

Gastrointestinal Radiology: THE REQUISITES, ed 3, p 299.

点 评

圆锥形盲肠可见于多种病变，大多为炎性病变。想明确病因，放射科医师必须要对此区域先做出适当的评估。在工业化国家，最常见的病因是Crohn病；结核病也可引起相同的改变。邻近器官的炎症改变，例如阑尾炎和憩室炎也应考虑在内。肿瘤，例如腺癌和淋巴瘤，也是应考虑的诊断。长期的溃疡性结肠炎也会导致圆锥形盲肠，但常伴扩张的末端回肠——所谓的反流性回肠炎，其他少见的病变包括异尖线虫病、芽生菌病和耶尔森菌病。

阿米巴病是原生动物——溶组织内阿米巴虫感染肠道所致，是因为摄入感染孢囊的水或粪便而感染，其表现可以从轻微的无痛性结肠炎到严重的急性结肠炎。当孢囊播散到肝和肺，会形成脓肿。结肠的改变包括溃疡形成，表现为弥散颗粒状、哑铃形或口疮样溃疡。结肠病变呈跳跃性，间隔以正常组织，因此和Crohn病相似。局部严重的炎症可以类似环状癌肿，也可以表现为显著的颗粒状肉芽肿形成，这种突起的病变称阿米巴瘤，与肿瘤相似。

盲肠常常被阿米巴虫感染，典型的表现是圆锥形盲肠，这种异常也常发生在结肠炎的慢性期。但阿米巴病通常不会影响到末端回肠，这也可区别于Crohn病和结核病。然而，阿米巴病在不发达国家中多见，仅当病史支持时才考虑此病的诊断。

病例 118

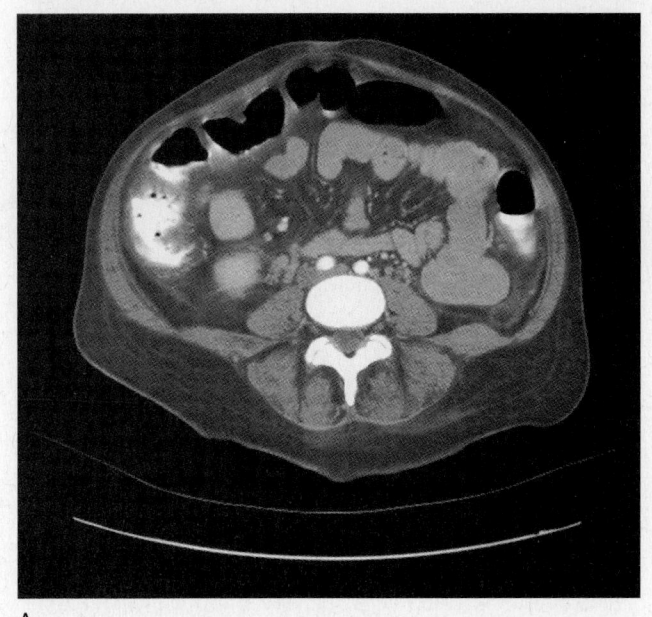

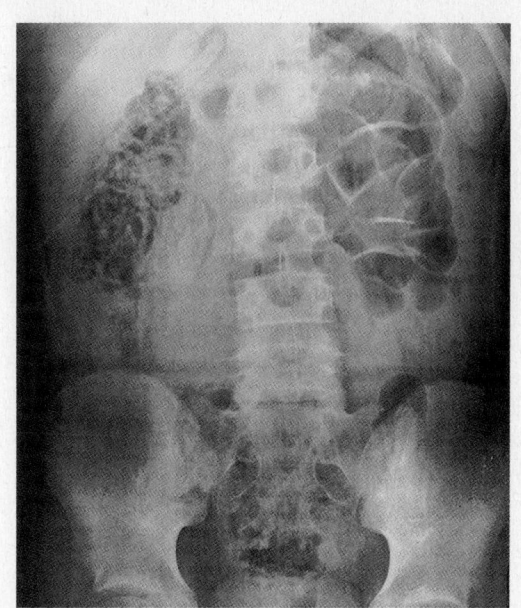

1. 腹部平片所见的结肠积气症，有哪些可能的原因？
2. 对儿童患者来说，其最可能的原因是什么？
3. 这些患者可能有哪些基础性疾病？
4. 这种情况是选择外科治疗还是内科治疗呢？

病例 118

盲肠炎

1. 局部缺血、结肠炎（肠道炎性疾病）、小肠结肠炎（具传染性）、激素的使用、行内镜检查和阻塞性肺病。
2. 中性粒细胞减少性结肠炎、内镜检查、阻塞性肺病（哮喘）和激素应用。
3. 中性粒细胞减少性结肠炎可见于白血病和淋巴瘤患者，有时亦可见于获得性免疫缺陷综合征患者。
4. 药物治疗是首选的治疗方法。

参考文献

Gastrointestinal Imaging: THE REQUISITES, ed 3, p 313.

点 评

中性粒细胞减少性结肠炎或盲肠炎是白血病、淋巴瘤以及其他恶性肿瘤患者在治疗期间发生在其右半结肠的炎性病变，典型者发生在儿童，但在成人中也可发生。临床症状包括发热、腹部疼痛，有时伴腹泻。CT 是可以选择的诊断手段，可显示增厚的肠壁（有时伴有积气）和结肠周围肠系膜脂肪炎性改变。这些改变是水肿、出血和炎性渗出的综合结果。肿瘤侵犯不是此病真正的特征性改变。

肠壁积气（腹部平片上所见）可为哮喘或者外科、内镜治疗的后遗改变。如果患者采用激素治疗疾病，可能导致肠壁积气。当炎症为其病因时通常会发现受累的盲肠壁不规则增厚和炎性改变（如 CT 图像示）。如果患者有免疫缺陷病史，应立即考虑到中性粒细胞减少性结肠炎的诊断。中性粒细胞减少性结肠炎的治疗首选强效抗生素，外科治疗仅用于那些伴有明显穿孔和脓肿形成的患者。不管是肠壁积气还是结肠周围炎症改变，大部分病例抗生素和支持性治疗效果良好，并不需要外科治疗。

病例 119

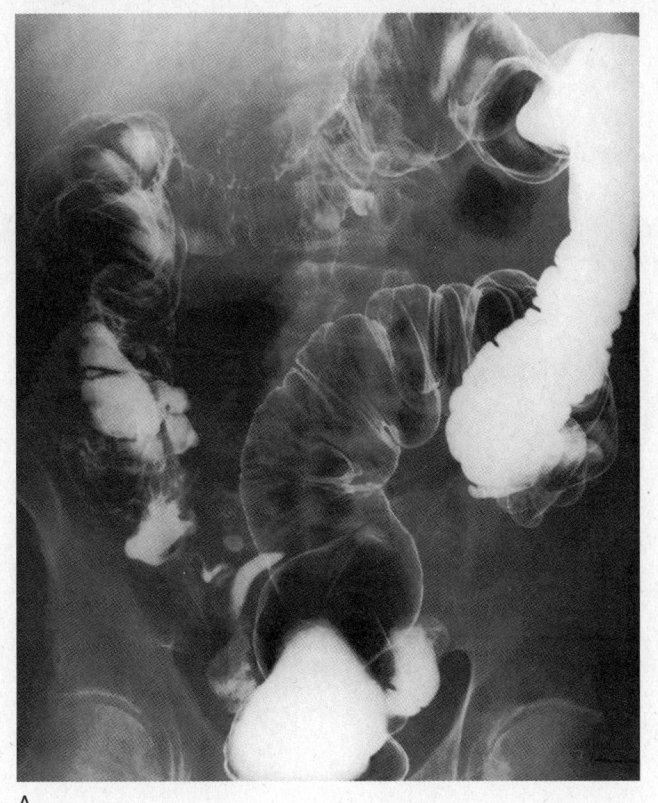
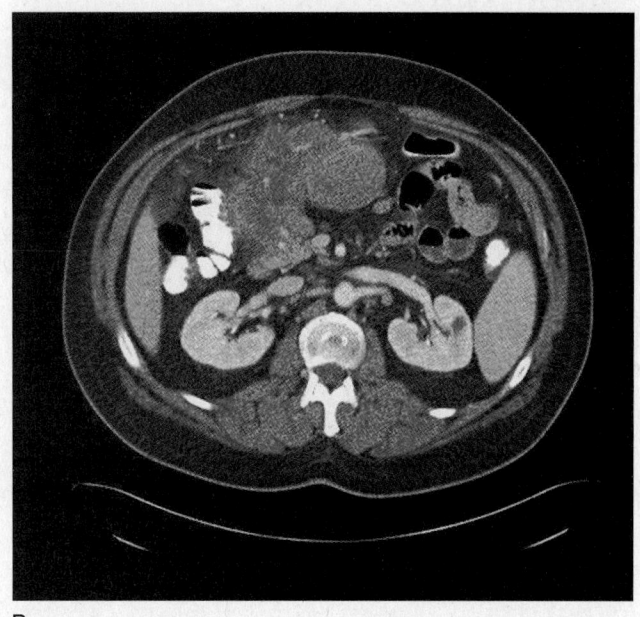

1. 这些图像能显示什么样的病理过程?
2. 其所显示的第二个重要的异常是什么?
3. 与横结肠相连的韧带是什么?
4. 大网膜的组成是什么?

病例 119

胃癌经胃结肠韧带侵及结肠

1. CT 图像上可见巨大的具有恶性征象的胃肿块侵犯到胃周脂肪。
2. 病变沿着横结肠上缘蔓延，提示浆膜层侵犯(图 119A)。
3. 横结肠的前上表面被胃结肠韧带包埋，它的下后表面被横结肠系膜包埋。
4. 大网膜主要由胃结肠韧带组成，还包括胃脾韧带、胃膈韧带和胃肾韧带。

参考文献

Gastrointestinal Imaging: THE REQUISITES, ed 3, p 290.

点 评

腹部的"警察"-大网膜（包含胃结肠韧带），其在前部包绕小网膜囊，后缘是横结肠系膜。在网膜囊与腹膜腔之间有一小通道，位于十二指肠区，称网膜孔或 Winslow 孔。累及胃小弯的病变因此能够通过胃结肠韧带累及横结肠，表现为病变沿着横结肠蔓延致浆膜层受侵，显示结肠特征性的"锯齿样边缘"，如钡剂检查图像所示。

通过淋巴系统或种植转移途径的腹腔播散比通过胃结肠韧带播散更常见，然而，研究发现，部分胃的转移性病变（如黑色素瘤）与原发性胆囊癌播散到结肠一样，均是通过胃结肠韧带，但是，后者较前者少见，此种情况下，首先考虑的应该还是胃的转移性病变所致。世界范围内，胃癌继肺癌之后排第二位，但在过去的 25 年里，西方国家的胃癌发病率显著下降。一般来说，以前广泛认可的关于胃癌发病的"途径"理论现在依然是有效的：慢性胃炎-胃酸减少-胃黏膜萎缩-组织化生-增生不良-癌。但是此途径可能会受到其他几个因素的影响，例如：幽门螺杆菌感染、饮食习惯（烟熏食物），当然，还有长期吸烟。

病例 120

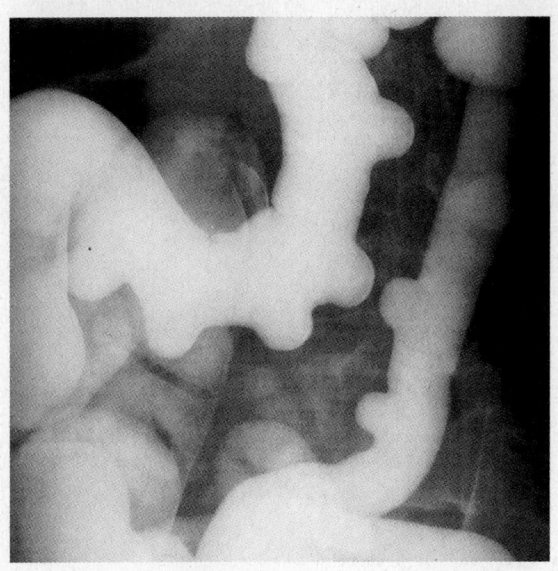

1. 哪些病变可能会导致这种表现？
2. 真性憩室和假性憩室有什么不同？
3. 哪些病变可产生广口的囊袋状憩室？
4. 这些囊袋内可能会有什么形成？

病例 120

结肠硬皮病

1. 硬皮病、慢性 Crohn 病、滥用缓泻剂、既往发生过局部缺血和辐射损伤。
2. 真性憩室有完整的肠壁三层结构；结肠的假憩室仅含黏膜层和黏膜下层，为通过结肠壁上有血管出入的薄弱区囊袋状外突所致。
3. 硬皮病，其次为 Crohn 病。
4. 粪石，可类似肿瘤。

参考文献

Gastrointestinal Imaging: THE REQUISITES, ed 3, p 312.

点 评

结肠大的广口囊袋的存在可提示几种病变。许多学者称这种广口憩室为假性憩室，因为它们和日常所见到的典型憩室没有关系。然而，此种广口憩室包含肠道所有的三层结构，因此，为真性憩室。日常检查中所见的小憩室并非"真"憩室。当一侧肠壁被某些病变累及而发生纤维化，对侧肠壁便会偏心性膨出，形成广口憩室或囊袋。多种病变会导致结肠袋的丧失，但只有部分会产生偏心性憩室，这些病变包括硬皮病、Crohn 病和滥用缓泻剂。硬皮病累及到结肠并非像其累及胃肠道的其他部位一样常见。然而，结肠的硬皮病会引起平滑肌的斑片状萎缩和平滑肌组织的纤维化，像硬皮病在胃肠道其他部位引起的改变一样，从而在结肠壁形成广口囊袋。患者还可出现肠内容物通过时间异常，以及便秘。结肠袋的外形会减小。患者可并发粪便嵌塞，并可发展为良性肠壁积气，这是激素治疗和结肠淤滞综合作用的结果。这些广口囊袋一个有趣的特点是其内可滞留一些物质。由于它们不能收缩排空结肠腔内流动的粪便，因此，这些囊袋有时会含有排泄物或粪石嵌塞，导致钡灌肠检查时呈现为息肉或肿瘤样表现。虽然硬皮病会导致结肠囊袋形成，但硬皮病典型的"绷紧"外观只有小肠受累时可见到。肠壁和小肠皱襞的纤维化会导致不常见的萎缩性皱襞的表现，像被病变紧紧地牵拉到一起，其不应与小肠壁内出血导致的"硬币堆积"样表现相混淆，后者小肠皱襞不会消失。

病例 121

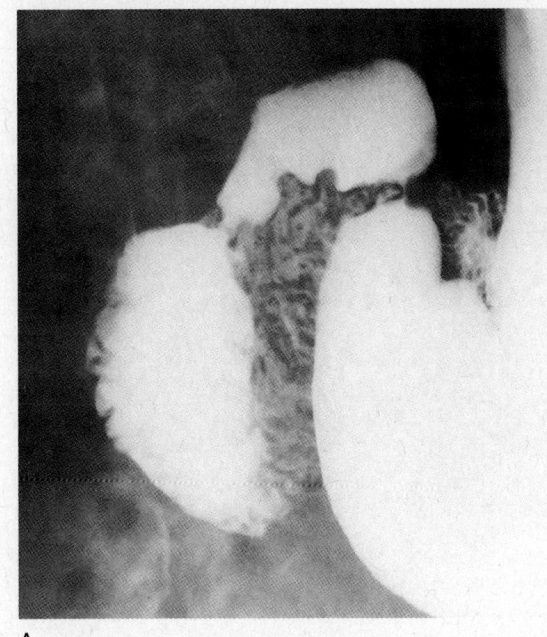 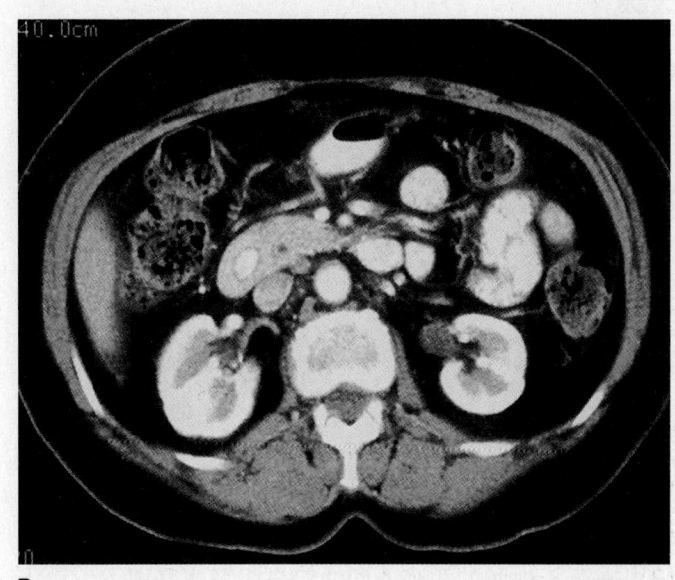

A B

1. 这个患者有什么明显的异常?
2. 胚胎胰腺的哪部分发育成胰腺的头部和钩突?
3. 这种情况伴发什么并发症?
4. 这种情况发生在什么年龄群?

病例 121

环状胰腺

1. 环状胰腺。
2. 腹胰芽。
3. 胰腺炎。
4. 50%发生在新生儿期，50%发生在成人期。

参考文献

Gastrointestinal Imaging: THE REQUISITES, ed 3, p 152.

点评

胰腺的胚胎发育很复杂，可以出现多种异常；一些没有临床意义，一些可以在生命的不同阶段出现症状。胰腺由来源于中肠的两个不同的起自胆管或肝原基的胰芽融合而成的，分别称作腹胰芽和背胰芽。背胰芽位于中线的左侧并最终形成胰腺的体部和尾部。发育过程中，腹胰芽先位于十二指肠右侧，再沿十二指肠旋转到左侧。在腹胰芽和背胰芽融合之后，腹胰芽发育成胰腺的头部和钩突，如未融合将导致胰腺的分离。

发育过程中，腹胰芽和十二指肠都必须旋转到正常胰腺位置，当其中之一出现旋转异常时则形成环状胰腺。一些学者认为腹胰芽附着于十二指肠，以便于旋转；腹胰芽是围绕十二指肠而不是在原来的位置进行发育和生长。腹胰导管走行至十二指肠乳头与胆道系统相连接，这是它的正常胚胎解剖。

环状胰腺主要的并发症是急性或慢性胰腺炎，其发生率约为25%。环状胰腺也可引起十二指肠不同程度的狭窄或梗阻，大约一半的病例出现在婴儿期，并伴十二指肠相关症状，也可以伴有其他相关异常。如果持续到成年期，环状胰腺可以被偶然发现或者当出现胰腺炎或十二指肠梗阻症状时被发现。患者也可以出现黄疸，这种情况需手术治疗。

病例 122

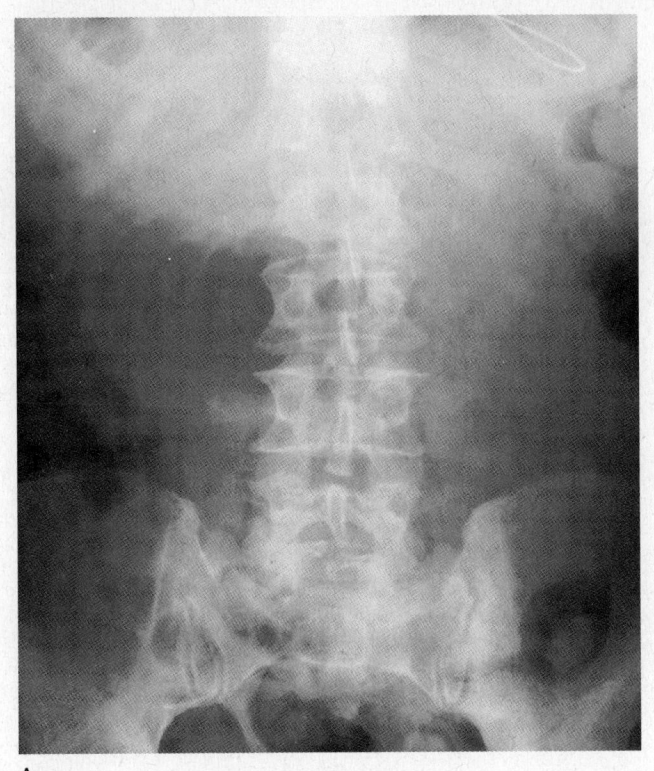

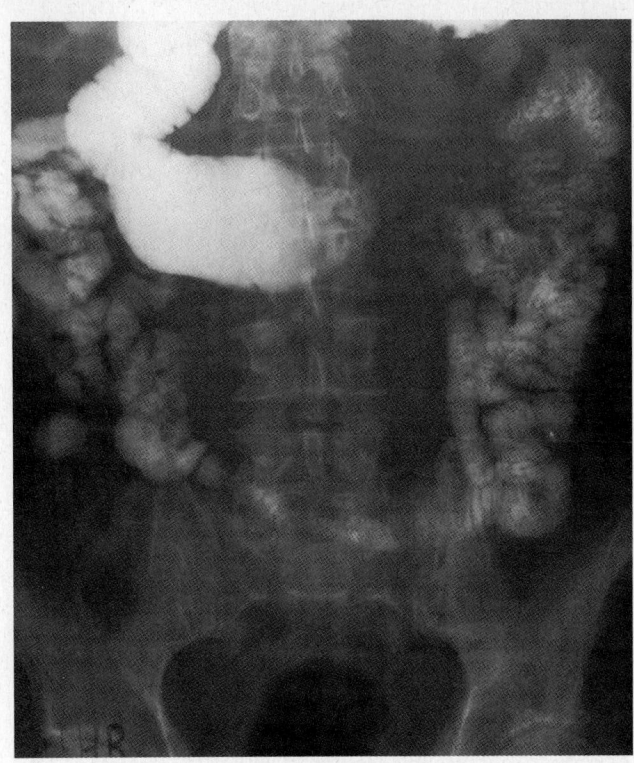

1. 描述这些腹部前后位平片的表现。
2. 哪些空腔脏器跨脊柱横向走行？
3. 这是什么结构？
4. 小肠梗阻最常见的原因是什么？

病例 122

十二指肠区原发癌

1. 明显扩大的肠区走行于上腹部。
2. 胃、十二指肠和横结肠都认为是在腹腔内横向走行。
3. 十二指肠。
4. 术后纤维粘连。其发生在十二指肠相当罕见，然而发生恶性肿瘤的几率却较高。

参考文献

Gastrointestinal Imaging: THE REQUISITES, ed 3, p 91.

点 评

原发性十二指肠腺癌，如本例所示，并不常见，它占胃肠道恶性肿瘤的 0.3%。由于病变隐匿及症状不典型，大部分患者晚期才就诊，所以当患者确诊时病情常很严重。一项研究表明，有 25% 的患者在死亡后才被诊断，至少有 50% 的患者在确诊时已有转移。随着内镜及腹部 CT 检查的广泛应用，这些数字已经在过去的 15 年中得到改善。然而，这是否已经影响到长期的生存率仍然还不清楚。十二指肠原发腺癌和腺瘤一样，在家族性肠息肉病患者中的发病率增高。病变越靠近近端，越容易早发现，患者生存率也越高。患者可出现胆道梗阻症状。

病例 123

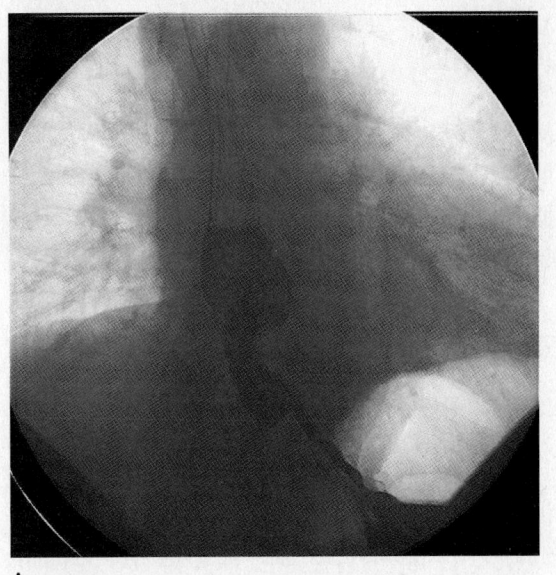
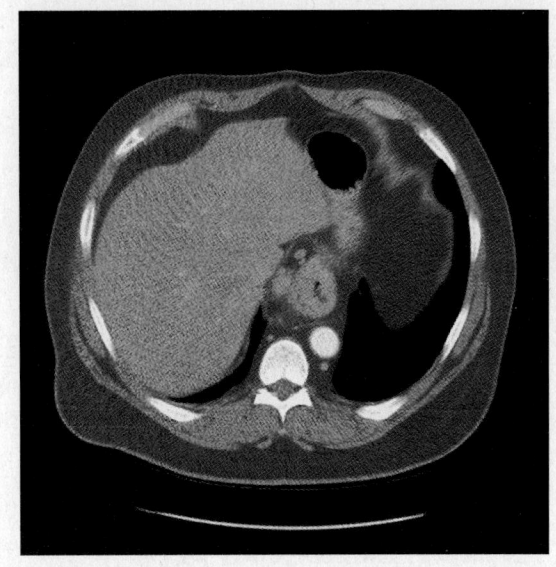

A B

1. 哪种类型的原发食管肿瘤可以有这种表现？
2. 有哪些食管转移瘤？
3. 哪些炎性病变可能有这种表现？
4. 应考虑到哪种常见的良性病变？

病例 124

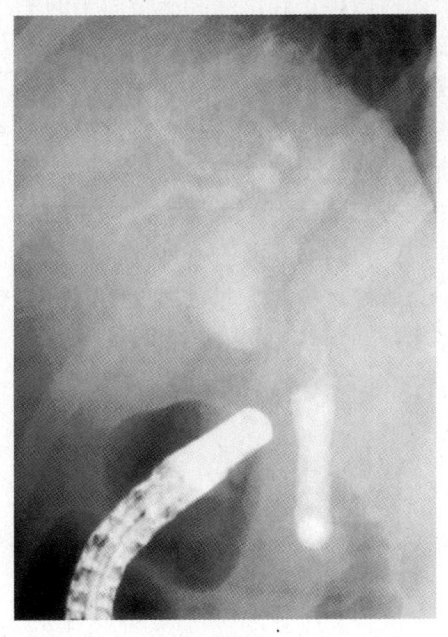

1. 这种疾病的名称是什么？
2. 产生该病的机制是什么？
3. 该病与什么疾病表现相似？
4. 该病主要并发症是什么？

病例 123

食管转移性疾病

1. 食管下段和胃食管交界处腺癌。
2. 少见，但有淋巴瘤和白血病累及食管，黑素瘤转移至食管，以及食管肾细胞转移性肿瘤的报道。
3. 胃食管反流性疾病和食管狭窄。
4. 胃肠道间质瘤。

参考文献

Gastrointestinal Imaging: THE REQUISITES, ed 3, p 11.

点 评

食管转移瘤罕见，很多病例的表现类似于食管原发性病变，最后通过病理才得以证实。本例为巨大的肾细胞癌食管转移瘤，患者主诉为进行性吞咽困难。

其他肿瘤也可像食管转移性病变一样累及食管。食管黑色素瘤偶见。淋巴瘤和白血病患者，当病变弥漫或广泛时，食管可受累，但很少始发于食管。食管的淋巴瘤和白血病典型表现为多发病变，可以是黏膜皱襞弥漫性不规则增厚或多发结节，通常局限于黏膜下层。因此，其影像学表现可以与其他的食管弥漫恶性肿瘤或食管的血行转移瘤相似。除伴有吞咽困难的症状外，食管的上述病变通常随着针对原发肿瘤的治疗而逐渐好转。

其他的引起食管多发性充盈缺损的疾病包括少见的食管鳞癌，例如静脉曲张样癌或疣状鳞癌。食管的鳞状细胞乳头状瘤是良性肿瘤，也可以表现为食管的多发性充盈缺损。具有这种表现的最常见的感染性疾病是食管念珠菌病，其他的食管感染性疾病很少有这种表现。食管静脉曲张表现为多发的黏膜下充盈缺损，与该病例表现相似。老年患者中，糖原棘皮症可形成食管的黏膜结节，但结节较小。

病例 124

Mirizzi 综合征

1. Mirizzi 综合征。
2. 胆囊管结石嵌塞，伴严重的局部感染。
3. 胆囊或胆管肿瘤。
4. 外科手术中误结扎胆管。

参考文献

Gastrointestinal Imaging: THE REQUISITES, ed 3, p 231.

点 评

该例表明什么是 Mirizzi 综合征。这种罕见的情况出现在结石嵌塞胆囊管或胆囊颈部时。这种嵌塞是很常见的，但是伴发严重的局部炎性反应时就称为 Mirizzi 综合征。当然，此区域非常重要，因为有多条胆管和血管通过。炎性反应形成肿块或占位效应时，可压迫肝总管和胆总管，使其产生不同程度的狭窄甚至梗阻，导致梗阻近端的肝内胆管扩张，甚至能侵犯该区域的主要血管。因胆囊梗阻，可引发胆囊炎。

对于 Mirizzi 综合征，医生主要担心的不是炎症本身，其困难在于如何做出正确诊断和施行完美的手术。当有炎性病变，并伴有占位效应和胆管扩张时，其表现类似胆囊或胆管肿瘤，淋巴结肿大也可以导致类似的表现。这些表现使经内镜逆行胰胆管造影检查难以做出正确的诊断；即使做出正确的诊断，外科手术也需要充分的准备，因为术中鉴别和分离胆管较困难，肝总管经常被误认为胆囊管而进行结扎，从而导致严重的并发症；当条件允许时，术中通过经内镜逆行胰胆管造影术在肝外胆管内放置支架可以帮助鉴别。

病例 125

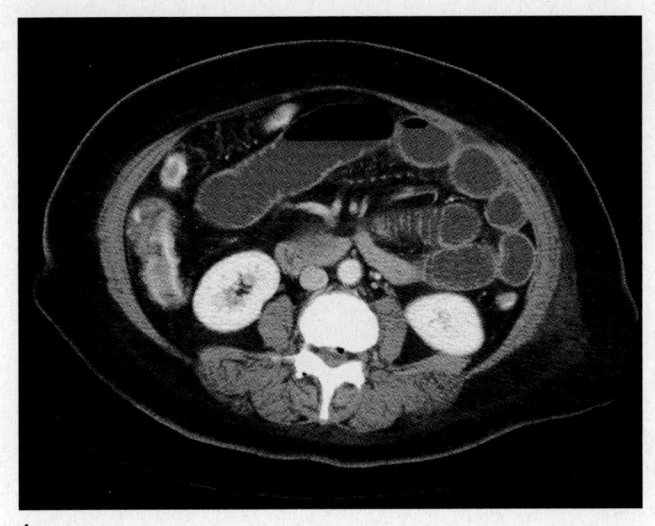
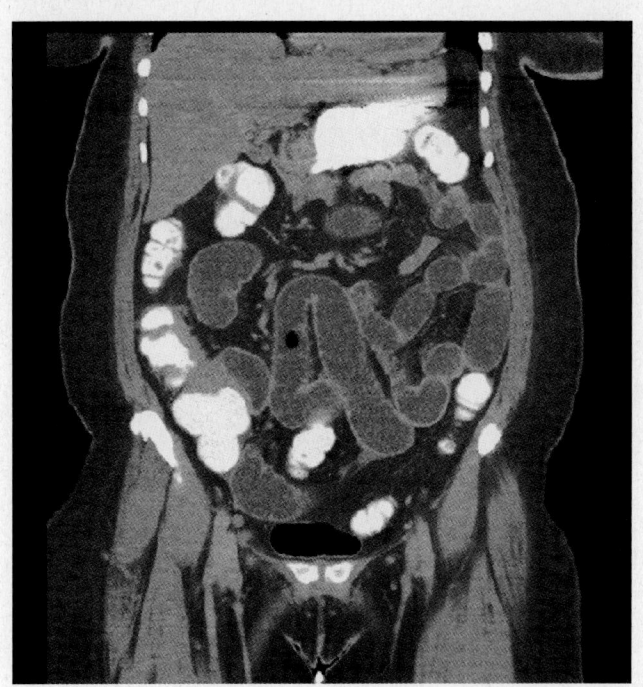

1. 该 65 岁的女性患者，患进展期乳腺癌。请描述这些 CT 图像的表现。
2. 你首先诊断为什么疾病？
3. 乳腺癌最可能转移至哪个消化道器官？
4. 直接转移至结肠的几率是多少？

答案

病例 125

结肠转移瘤

1. 病变浸润盲肠和回盲瓣，引起小肠梗阻。
2. 结肠癌。
3. 胃。
4. 非常少，但这个病例是表现为小肠梗阻的乳腺癌左半结肠转移。

参考文献

Gastrointestinal Imaging: THE REQUISITES, ed 3, p 290.

点 评

乳腺癌是女性最常见的恶性肿瘤，较易转移，最常见的转移部位包括骨、肝、肺、脑和肾上腺，甚至是胸膜和腹膜腔。众所周知，它也能引起结肠浆膜的侵犯。然而，极少数乳腺癌可直接转移至消化道，最常见的部位是胃，表现为转移性肿块，有时伴有溃疡，致"牛眼征"表现。部分患者的胃转移瘤呈浸润性生长，这是导致皮革状胃的原因之一。然而，直接转移至结肠罕见，表现与胃部转移相同，可以是一个或者多个肿块，或者如本病例所示，沿管壁浸润生长，并肠壁增厚。此病例有回盲瓣受侵，导致小肠梗阻；CT 图像清晰显示导致患者腹痛的小肠梗阻。大多数乳腺恶性肿瘤是导管浸润型癌，少部分是小叶性癌，约占 10%~12%。一些学者认为小叶性癌更容易转移，极易引起罕见的消化道直接转移，例如胃和结肠。乳腺癌中有 3%~4% 的病例可转移到结肠。这个数字除了直接转移外，也包括浆膜转移。文献中有多例将直接结肠转移误诊为结肠原发癌的报道。

病例 126

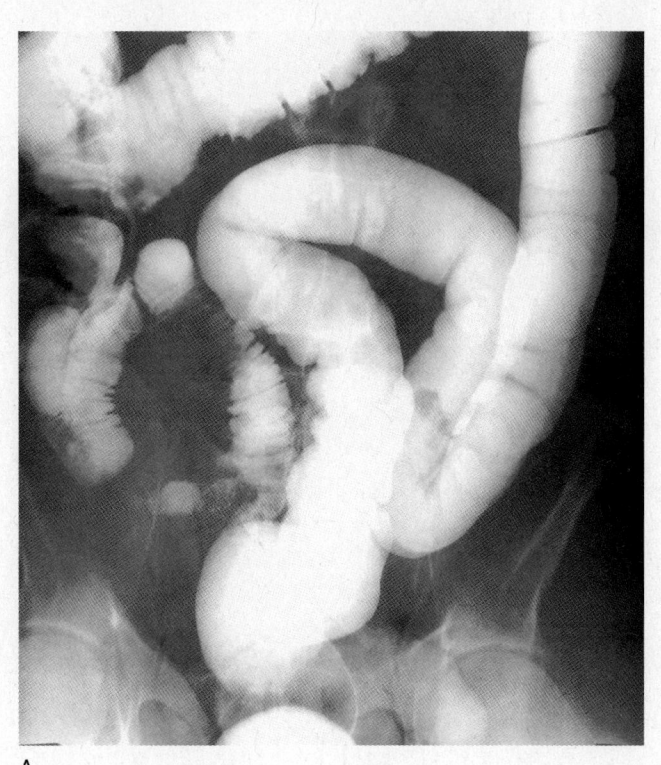
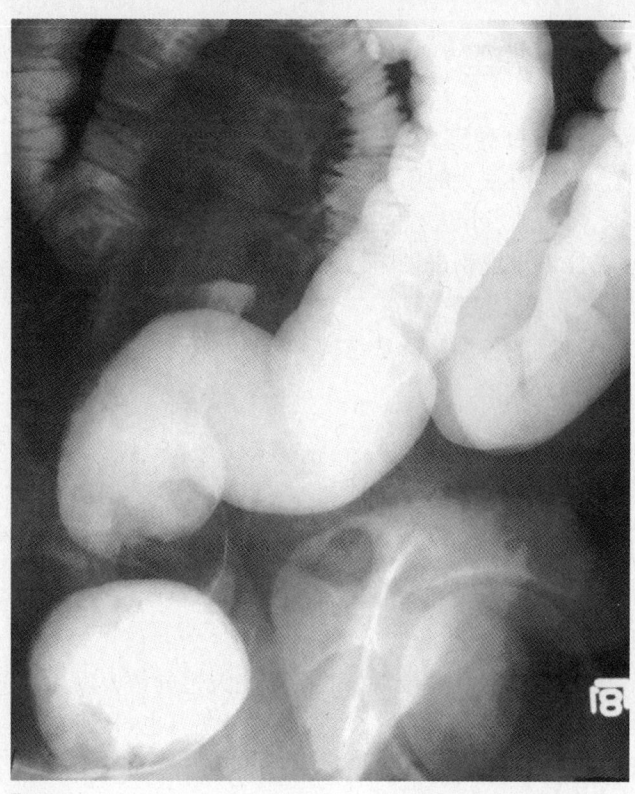

A　　　　　　　　　　　　　　B

1. 在此患者的盆腔内，回肠末端下方充满钡剂的结构是什么？
2. 在胆石性肠梗阻患者中，结石总是在哪个位置阻塞肠腔？
3. 脐肠系膜管的部分遗留物是什么？
4. 在这些遗留物中，可以发现哪些类型的黏膜？

病例 126

Meckel 憩室

1. Meckel 憩室。
2. 胆结石很大时不能通过回肠末端（消化道直径最窄处），小结石能通过。不是所有的进入肠道的结石都能引起梗阻。
3. Meckel 憩室。
4. 规则的各层小肠壁结构，半数以下含有多少不等的胃黏膜。

参考文献

Gastrointestinal Imaging: THE REQUISITES, ed 3, p 142.

点 评

Meckel 憩室是最常见的肠管先天性异常，发生率为 3%。它是由于胚胎结构脐肠系膜管（也叫卵黄管）不完全退化引起的。大多数没有症状。然而近半数的憩室包含异位的胃黏膜，可以是功能性的，从而产生疼痛、溃疡和出血。Meckel 憩室可用 ^{99m}-Tc 核素扫描诊断，^{99m}-Tc 能被胃黏膜吸收，从而能探测到异位的胃黏膜。然而，此结果有时不可靠。Meckel 憩室引起的其他并发症包括由肠套叠或者大的粪石引起的梗阻，很少恶变。

粪石罕见，占有症状的 Meckel 憩室的 10% 以下，粪石不是都有钙化。当出现粪石钙化时，可以导致出血和梗阻。主要鉴别诊断包括进入消化道的胆石，即所谓的胆石性肠梗阻综合征，或者有钙化的阑尾石病。

病例 127

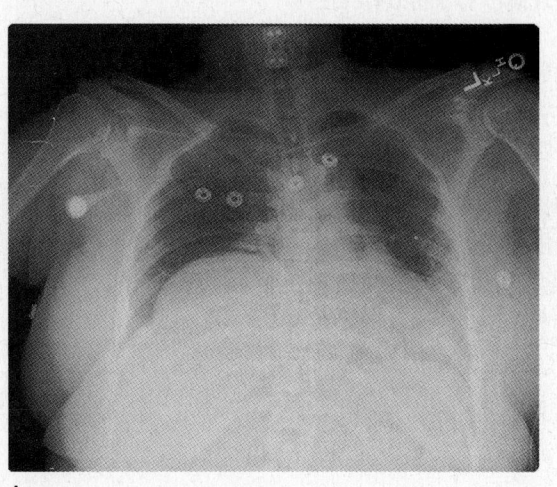
A

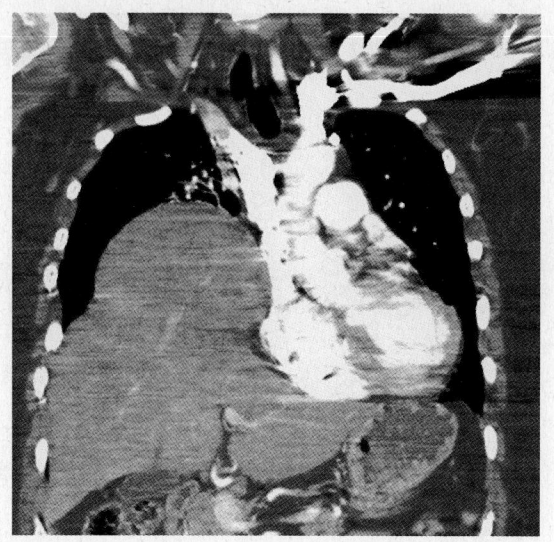
B

1. 哪一侧膈肌破裂更常见？
2. 右侧膈肌破裂常误诊为什么？
3. 外伤后膈肌破裂的发生率是多少？
4. 右侧膈肌破裂致肝脏疝入胸腔的临床症状是什么？

病例 128

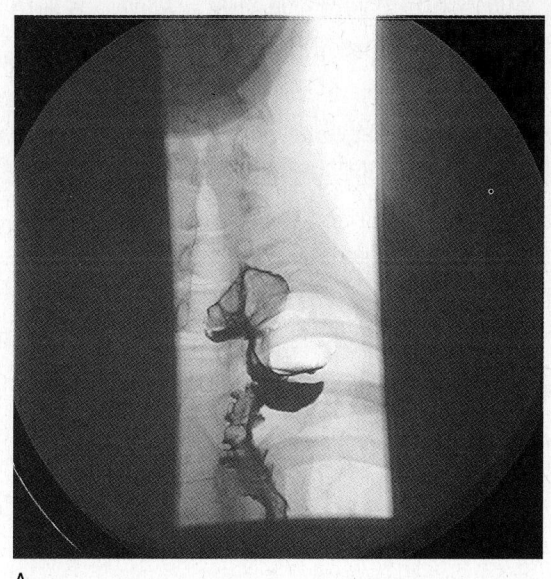
A

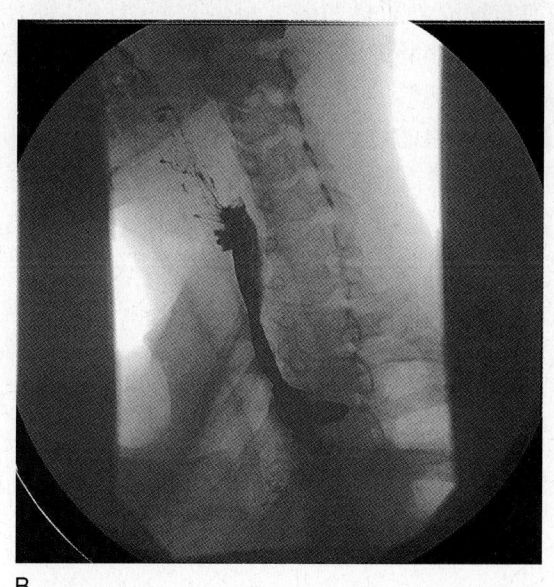
B

1. 该患者出生时伴有什么先天畸形？
2. 该畸形的发生率是多少，如何治疗？
3. 最简单的诊断方法是什么？
4. 你如何进行检查？

病例 127

膈肌破裂致肝脏疝入胸腔

1. 左侧。
2. 常误认为膈肌升高或腹腔脏器膨出。
3. 尸检报告为 5%~6%。
4. 可以无症状或仅有轻微的腹痛。

参考文献

Gastrointestinal Imaging: THE REQUISITES, ed 3, p 326.

点　评

　　大多数膈肌破裂不像此例这么引起注意。该患者有高速行驶的机动车碰撞史。床边仰卧胸片疑有膈肌破裂，因为右侧膈顶圆钝，似乎有升高。CT 是最佳的检查方法，但是小的膈肌破裂容易漏诊。对放射科医生来说，知道左侧膈肌破裂的可能性是右侧的八倍，是有助于诊断的，原因是肝脏吸收了部分外伤冲击力，不会完全传导到膈肌。尽管尸检发现其占 5%~6%，但临床和影像学检查发现的几率要低得多，原因可能是很多患者没有到达医院就死亡了，且膈肌撕裂甚至 CT 诊断都很困难。当发现有膈肌撕裂时，应做外科修补。多数膈肌破裂可导致小肠进入下胸部，增加了肠梗阻、肠缺血、甚至是肠扭转的风险；右侧膈肌破裂也是如此。几乎每个有经验的放射科医师都遇到过肠管和/或肝脏进入胸腔而没有相关症状的病例，这是偶然发现，并应该看做有价值的发现。其他的 CT 表现包括膈肌不连续。这些多见于严重的腹部钝伤尤其是肝脏破裂的病例。

病例 128

食管闭锁并小肠转位

1. 食管闭锁。
2. 它占存活新生儿的四千分之一；施行胃肠道翻转术治疗，如该例所示。
3. 插入胃管，看是否能通过。
4. 将新生儿置于直立位，通过胃管注入少量的稀钡，避免用水溶性造影剂，因为很多的该种畸形病例伴有气管食管瘘。

参考文献

Gastrointestinal Imaging: THE REQUISITES, ed 3, p 19.

点　评

　　食管闭锁外科手术后患者，在上消化道检查时可显示复杂的食管表现。在医疗执业过程中，必须强调为放射科医生提供影像专业技能培训的重要性。因此，在做任何检查之前，必须尽可能地和患者谈话，让患者回答所有的或者相关的问题，并让其简明扼要地讲述过去和当前的病史，这样，当住院医师遇到此病时就不会那么惊愕。这个病例，在出生时有食管闭锁，在食管近端和胃之间行空肠补植。目前，多采用结肠补植。胃食管连接术可用于食管纤维化并有明显的广泛食管狭窄的患者，也用于食管下段或胃食管连接部腺癌患者。植入的结肠袋结构在某种程度上被保留，通常容易辨认。本例是行空肠补植，正常的结构发生改变，一定程度上较难以辨认。术后最主要的问题是长期胃酸反流，其中 25% 的病例较严重。少部分病例（小于 5%）可有气管食管瘘复发。若此类患者有增高的恶变风险时，见于因恶性肿瘤而行植补术的成年患者。尽管有些文献认为，食管闭锁行植补术后有恶变的风险，但它的几率是很小的。

病例 129

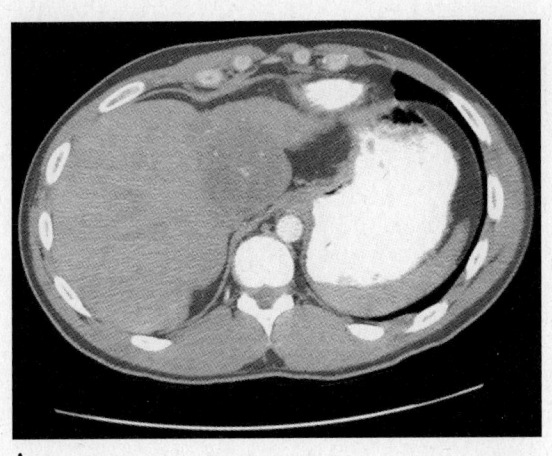
A

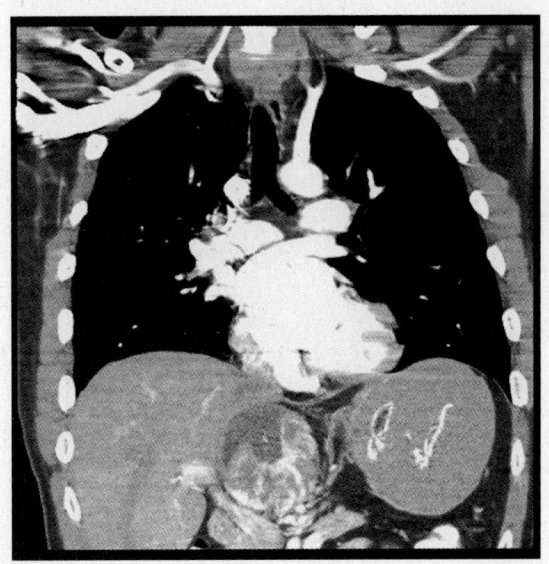
B

1. 这是位年轻患者，肝左叶见一孤立性病变，其可能诊断是什么？
2. 此病变的特点是什么？
3. 年轻人群中，肝癌是哪种类型？
4. 什么情况下易发生该病？

病例 129

纤维板层肝细胞癌-26 岁男性病例

1. 局灶性结节增生、肝细胞癌和纤维板层肝细胞癌。
2. 发生于 26 岁青年男性，病灶孤立，平扫可见小斑点状钙化，增强扫描病灶部分区域明显强化。
3. 纤维板层肝细胞癌。
4. 不明确。

参考文献

Gastrointestinal Imaging: THE REQUISITES, ed 3, p 196.

点 评

发生于年轻人的肝脏肿瘤可由几种不同类型的肿瘤细胞引起，最常见的是局灶性结节增生（FNH）和肝腺瘤，血管瘤和转移瘤也需考虑在内。该肿瘤表现为中心瘢痕或者低密度区，提示局灶性结节增生，但也见于其他的疾病。

纤维板层肝细胞癌是肝细胞癌的一个罕见变异类型。肝细胞癌极少发生在年轻人，常见的发病因素与肝硬化和长期的肝炎有关，而纤维板层肝细胞癌的发病因素却与二者无关。没有发现任何确切的病因与纤维板层肝细胞癌有关。当年轻人发现肝脏肿瘤时一定要考虑纤维板层肝细胞癌的可能性。因为该病变表现与一些其他肝脏肿瘤相似，因此影像诊断可能比较困难。纤维板层肝细胞癌典型表现是有中心瘢痕或者因纤维化或坏死组织导致的低密度区，与局灶性结节增生表现相似。50%的纤维板层肝细胞癌有钙化，该病例亦可见钙化。CT 上多表现为低密度，尤其是中心瘢痕区。然而，延迟扫描图像上，病灶均匀或者周边强化，与血管瘤相似；不恰当的 CT 扫描技术可能低估病变的大小。因为纤维板层肝细胞癌无枯否细胞，核素扫描可以帮助其与局灶性结节增生相鉴别。

纤维板层肝细胞癌的患者预后好于肝细胞癌，病灶切除术有治愈的倾向，也很少见到像肝细胞癌那样引起的血管侵犯和其他异常。纤维板层肝细胞癌对化疗也很敏感。

病例 130

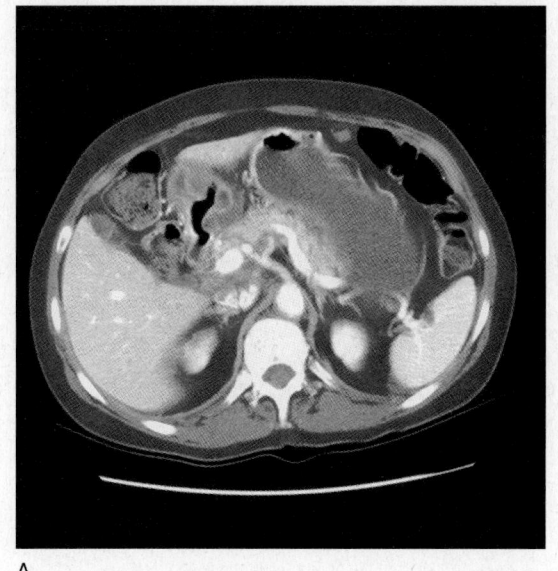
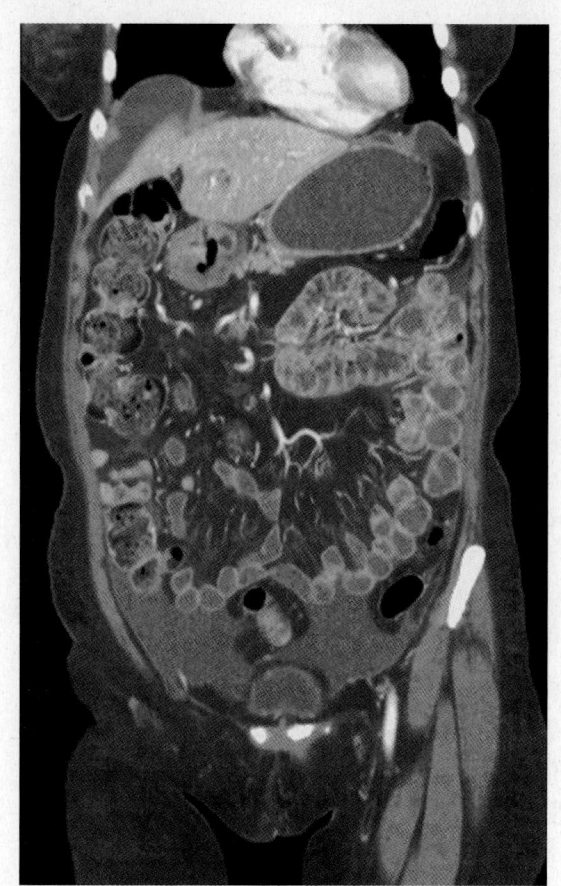

1. 该 68 岁的男性患者不断消瘦，描述其影像学表现。
2. 病变源自胃还是十二指肠？
3. 胃腺癌和淋巴瘤，哪个更可能通过幽门管进入十二指肠？
4. 腺癌占胃恶性肿瘤的百分比是多少？

答案

病例 130

幽门癌

1. 胃窦结节状病变通过幽门侵犯十二指肠，引起十二指肠肠腔狭窄，也有腹膜腔转移征象（腹腔积液和腹膜小结节），肝脏可能受侵。
2. 胃。几乎未有逆行累及十二指肠球部的恶性病变。
3. 胃淋巴瘤。
4. 大约95%。

参考文献

Gastrointestinal Imaging: THE REQUISITES, ed 3, p 68.

点 评

大约95%的胃恶性肿瘤是腺癌，2%~3%是淋巴瘤，其他罕见类型中最多见的是恶性胃肠道间质瘤。跨越幽门的胃腺癌非常罕见。医师们知道胃淋巴瘤很容易跨越幽门侵犯十二指肠，腺癌却很少见。然而，此时会有疑问：在大量的病例中跨幽门生长的更多见于哪些病变呢？这是简单的逻辑，尽管淋巴瘤跨越幽门生长的趋势更明显，但它只占胃恶性肿瘤的小部分。因此，对这个问题的明确答案是腺癌。

以前的影像学文献认为，腺癌很少累及幽门，医师被告知幽门是阻止胃的病变沿胃壁蔓延的屏障。然而，最近的胃镜观察显示，胃癌经幽门扩展的情况比我们所知的更常见。最近的研究已经发现，胃癌经幽门蔓延的比例可能高达20%。这个病例证实了这个观点。因此，幽门前的胃部病变可能引起两个有意义的并发症。比较常见的是胃出口梗阻(常见于无消化道溃疡病史的患者)，现在我们必须考虑到经幽门扩散的可能，甚至当肉眼不能见到时。

病例 131

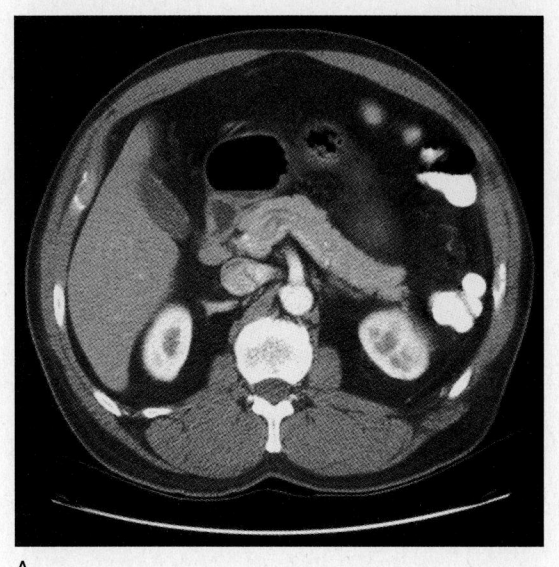
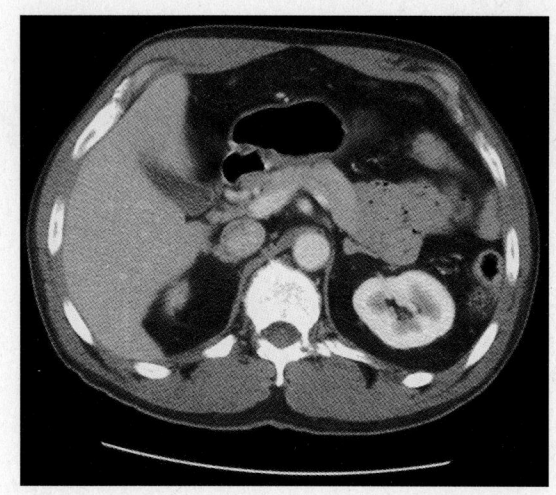

1. 根据图片 131A，该患者的临床病史可能是什么？
2. 图片 131B 是该患者一年后的图像，它提示什么？
3. CT 检查误诊或者没有发现的病例大约占多少？
4. 如果病变自然进展，患者有哪些不常见但严重的一系列并发症？

答案

病例 131

轻度胰腺创伤

1. 腹部钝伤，例如车祸。
2. 在早期影像上显示的胰腺挫伤已经恢复，少量渗出液完全吸收。
3. 不确定。有学者认为，轻微的胰腺损伤有一半以上的病例被漏诊。
4. 胰腺炎、出血和感染。

参考文献

Gastrointestinal Imaging: THE REQUISITES, ed 3, p 174.

点 评

　　胰腺的钝性损伤不常见，为常见腹部钝性损伤器官的第九或第十位，胰腺损伤似乎更多见于穿透性创伤。MDCT（临床上怀疑轻微胰腺损伤的患者需要胰腺薄层扫描）是首选的检查方法。胰腺横行跨越脊柱，在腹部钝伤中似更容易挫伤和破裂，然而，事实上胰腺经常没有损伤，非常令人疑惑。可能是我们漏掉了轻微损伤或者轻微的损伤在当时的CT技术下没有被显示。大部分轻微胰腺损伤位于胰腺的体部，由于胰头与血管关系密切，其诊断率、发病率和死亡率较发生在胰腺的其他位置为高。腹主动脉、肝下下腔静脉、肠系膜上动脉、肠系膜上静脉和门静脉的汇合部与胰头毗邻。该病例的胰腺损伤仅显示为胰腺体部与胰管平行的少量液体。这样的病例不需要特殊治疗，预后很好。然而，需要建议随访以确保痊愈而没有并发症。

病例 132

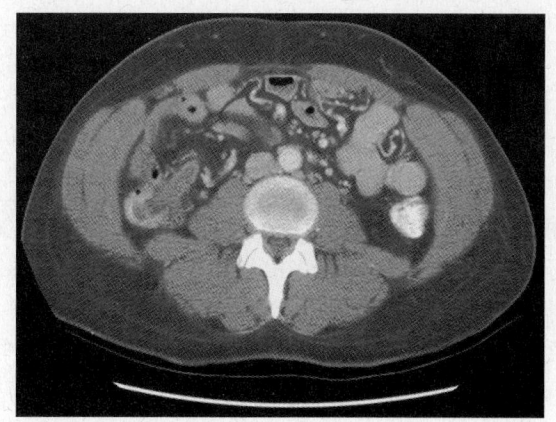
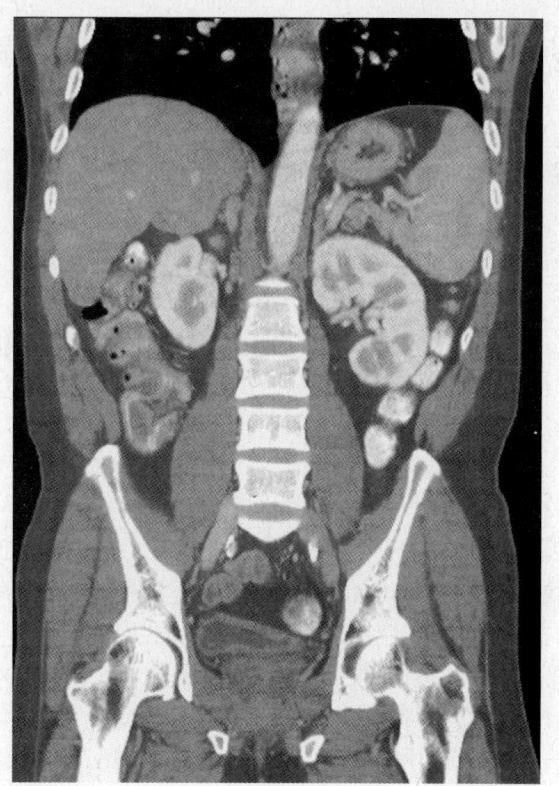

1. 患者在院外被诊断为盲肠肿瘤,你认为是什么疾病?
2. 形成肿块的可能原因是什么?
3. 你建议用什么检查方法进行进一步诊断?
4. 什么生理情况可以解释这种表现?

病例 133

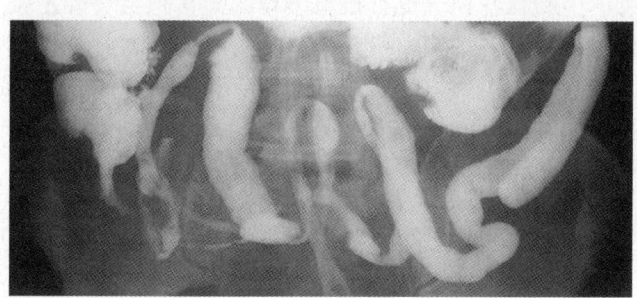

1. 哪种慢性吸收不良疾病可以有这些改变?
2. 在骨髓移植的早期可以发生什么病变?
3. 移植抗宿主病在什么时间发生?
4. 移植抗宿主病累及哪些器官?

病例 132

回肠末端脱入盲肠

1. 这是正常的腹部 CT 图片。
2. 回肠末端脱入盲肠。
3. 没有。
4. 一些盲肠空虚的患者，部分回肠末端脱入盲肠。

参考文献

Gastrointestinal Imaging: THE REQUISITES, ed 3, p 277.

点 评

随着 CT 的应用，我们已经可以从静态图像上观察到回盲部的功能。透视操作医师很长时间就一直怀疑，当右半结肠尤其是回盲瓣空虚时可以出现末端回肠经过回盲瓣脱入盲肠。但需要与回结肠梗阻相鉴别，后者是器质性改变，并有发病的原因和固定的症状。当盲肠扩张，脱入的回肠可以回到正常位置；一些患者回盲瓣功能不全，可能有结肠内容物反流进入回肠末端。这些均可以通过常规腹部 CT 发现。两个其他的可能原因是①回盲肠套叠；②盲肠和回盲瓣肿块。这需要观察结肠周围的脂肪，是否有带状的小结节影，肠壁浆膜是否正常。注意与回盲瓣脂肪过多症鉴别，它是良性病变。观察有无梗阻的征象，如果不确定，行钡灌肠证实。该病例钡灌肠显示正常，无盲肠肿块。

病例 133

骨髓移植后移植物抗宿主病

1. 口炎性腹泻（熨烫样影像）。
2. 继发于放、化疗的伴有腹泻和腹痛的肠炎。
3. 典型者发生在骨髓移植后 100 天内。
4. 消化道、皮肤、肝脏和肺。

参考文献

Gastrointestinal Imaging: THE REQUISITES, ed 3, p 125.

点 评

移植受体面临着多种消化道并发症，是由阻止排异的免疫抑制药物引起的。常见的是消化性溃疡病、肠穿孔和机遇性感染，也经常发生胰腺炎和肝炎。

由于多种疾病而行骨髓移植的患者中，除了已经提及的还有其他的并发症。在治疗的初始诱导阶段，患者接受大剂量的放射线或化疗药物，自身的骨髓被破坏。由于小肠内层黏膜细胞的丢失可能出现肠炎，伴有腹泻、腹痛和出血。在后期，移植的骨髓（移植物）可产生排异机体（移植受体）的免疫反应，产生所谓的移植物抗宿主疾病。这种排异主要发生在骨髓移植的开始数月内。但后期也可能发生。

移植物抗宿主疾病累及的主要器官包括皮肤、消化道、肝脏和肺。患者出现弥漫性皮疹、损失蛋白质的腹泻以及黄疸。小肠的异常包括黏膜皱襞增厚，可发展为黏膜皱襞的完全消失，肠腔狭窄和肠袢的分离。结肠也可能有相似的表现，类似慢性溃疡性结肠炎。小肠肠壁积气也有报道。胃的异常包括胃腔扩张和排空缓慢。影像学检查中，不常见的异常包括黏膜钡剂附着时间延长；CT 表现包括小肠壁增厚，由小肠壁水肿导致的晕征，结肠周围的炎症，肠系膜的增厚。

病例 134

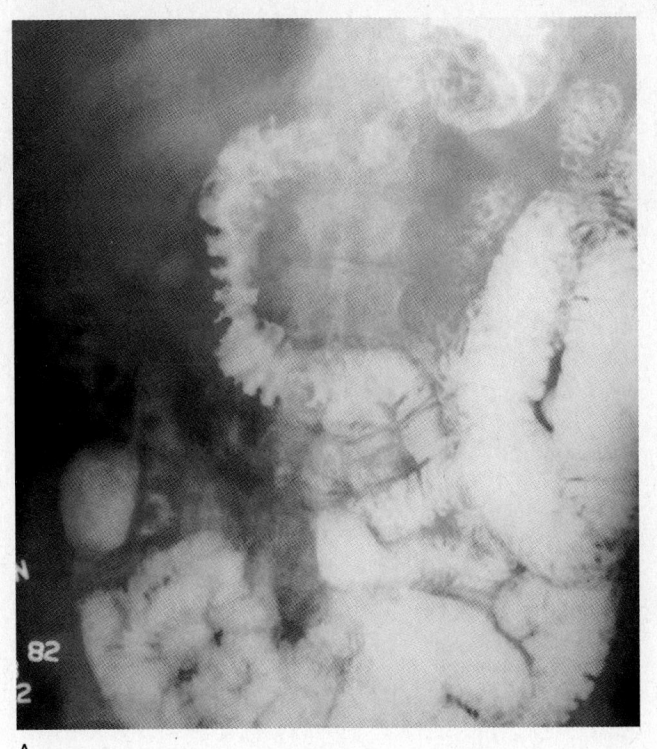
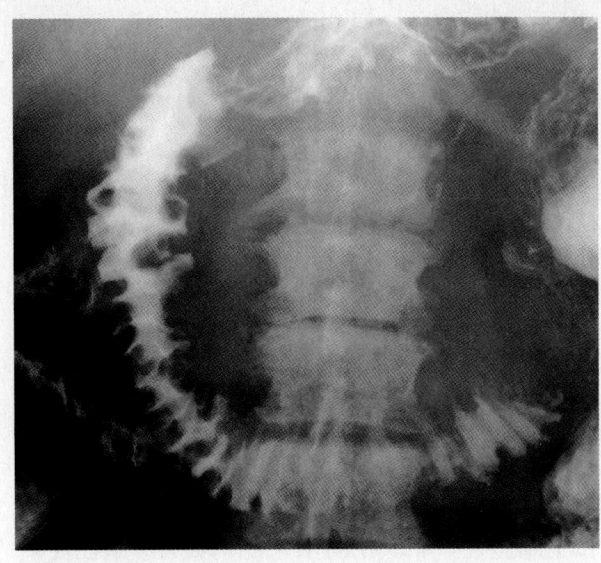

1. 哪些疾病可以导致血清胃泌素水平升高？
2. 血清胃泌素水平升高的症状有哪些？
3. 人体的哪个结构含有组胺？
4. 全身性肥大细胞增生病侵及哪些器官？

病例 134

小肠肥大细胞增生病

1. 胃泌素瘤、组胺释放、胃酸缺乏、恶性贫血和G细胞增生症。
2. 继发于消化性溃疡病的腹痛和吸收不良引起的腹泻。
3. 肥大细胞。
4. 皮肤、消化道、骨、肝脏和脾。

参考文献

Gastrointestinal Imaging: THE REQUISITES, ed 3, p 127.

点 评

临床上，很多疾病可引起血清胃泌素水平增高，最熟知的就是卓-埃综合征，是由产生胃泌素的肿瘤引起的。另一个相关的引起胃泌素水平增高的疾病是肥大细胞增生症。肥大细胞增生症是肥大细胞在皮肤和多个器官的堆积。肥大细胞的作用是储存和释放组胺，后者可引起胃泌素水平增高，但是程度上低于卓-埃综合征（经常超过 1000pg/ml）。

累及皮肤是肥大细胞增生症的典型表现。当肥大细胞功能异常，引起组胺水平增加，这是色素性荨麻疹的原因。通常，很少人知道肥大细胞增生症可以累及其他器官，发生这种情况叫做全身性肥大细胞增生症。消化道（小肠）是继皮肤之后第二个被常受累的器官。骨、肝和脾也可以被累及；可以是局部的或者全身性的组胺释放。临床上，患者诉腹泻、面部潮红和心动过速；饮酒也可以引起这些症状。这个情况可以采用组胺受体拮抗剂治疗。

放射学上，小肠检查显示小肠黏膜皱襞增厚，有时小肠壁也增厚。因为胃泌素水平增加，有较高的消化性溃疡病发生率。小肠的胃泌素分泌也增加。所有的这些异常可见于在卓-埃综合征患者。然而，胃泌素瘤可以累及骨髓，引起弥漫性骨质硬化改变，这个病例显示椎体密度明显增高。无论什么时候发现小肠壁增厚伴结节形成，诊断都要慎重；我们应该观察骨的改变，如果骨质硬化伴有小肠皱襞异常，建议诊断肥大细胞增生症。

病例 135

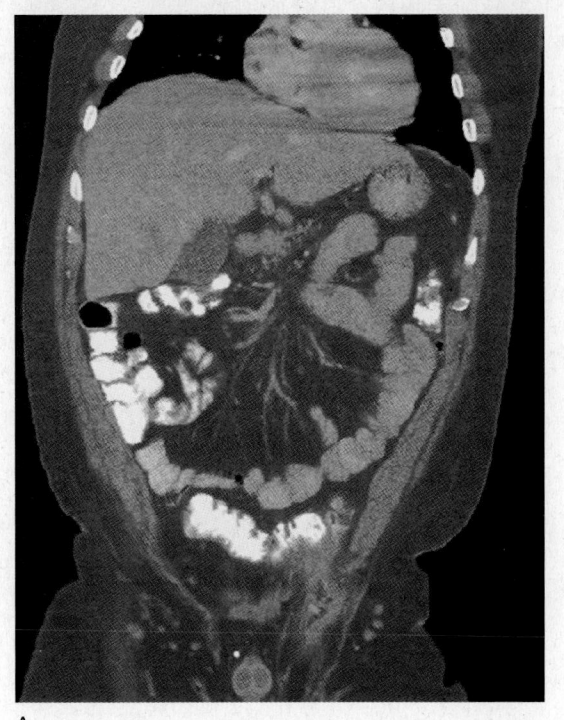
A

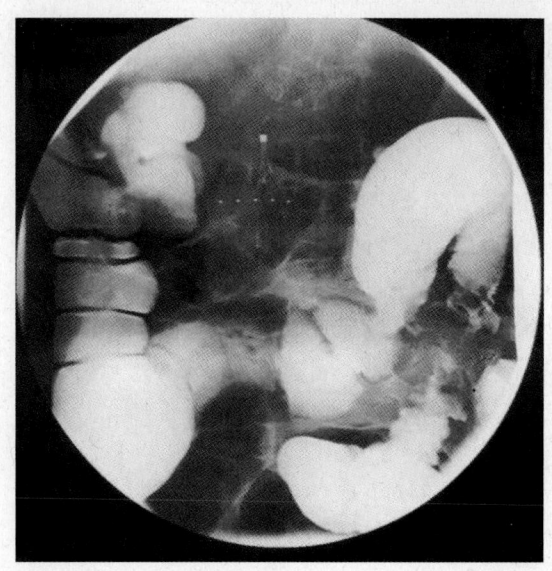
B

1. 这些患者有相同的疾病，请描述其影像表现。
2. 你首先考虑什么疾病？
3. 哪些炎性疾病可以有这种表现？
4. 你考虑 Crohn 病吗？

病例 135

乙状结肠放线菌病

1. 冠状位 CT 图像显示软组织密度的病变累及乙状结肠，伴有周围浸润，也侵犯到下腹壁肌肉。钡灌肠显示节段性的重度肠痉挛和黏膜破坏。
2. 尽管缺乏典型的表现，首先想到的疾病一定是结肠癌。
3. 炎性病变例如憩室炎、附件炎、真菌感染和放线菌病都有可能，结核不除外，尤其当病变发生在右半结肠时。
4. 不考虑。局部侵犯可以与 Crohn 病的表现相似，但是结肠其他部分表现正常，可排除 Crohn 病。

参考文献

Gastrointestinal Imaging: THE REQUISITES, ed 3, p 317.

点 评

放线菌病是相对不常见的炎症，都是由常见的厌氧菌、伊斯雷尔放线菌和革兰阳性菌引起的，它们是人体正常菌群的组成部分，且存在于大多数人的口腔中。当细胞微环境有利于厌氧菌增殖时，它也可能有利于伊斯雷尔放线菌增殖和移行，并出现组织感染；这可以发生在人体的任何部位。尽管肠管受累在过去的几十年有所增加，但仍不常见。发生于右半结肠的放线菌病已有文献报道，但最好发的部位是乙状结肠。同梅毒一样，放线菌病可类似于其他疾病，例如结肠憩室炎、脓肿、附件炎和恶性肿瘤，导致诊断困难。不幸的是，很多病例经常需要通过手术才能明确诊断。

内镜和影像学检查可做出诊断，例如 CT、MRI 能清晰显示放线菌病的重要特征，该病有常规破坏正常结构（如肌肉和筋膜平面）的倾向。其他常见的 CT 和钡灌肠表现包括管壁侵犯并管腔狭窄，导致占位效应伴管腔圆锥形狭窄和黏膜皱襞增厚。很多放线菌病的影像学表现与肠结核和恶性肿瘤相似。

病例 136

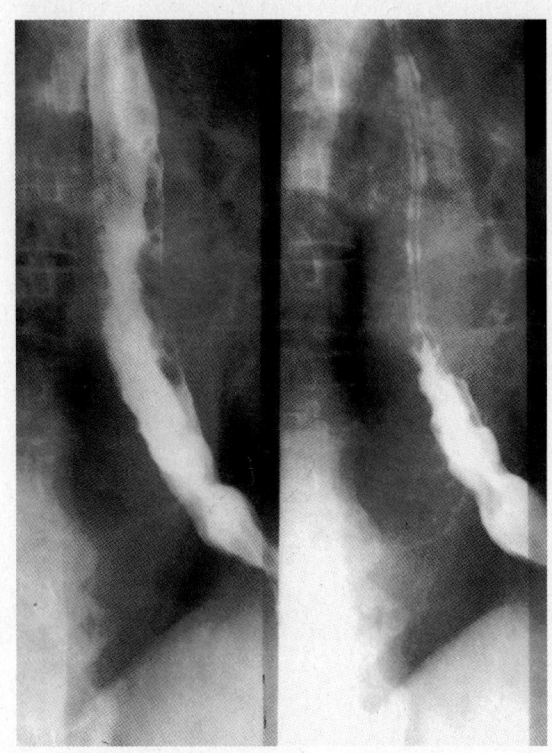
A

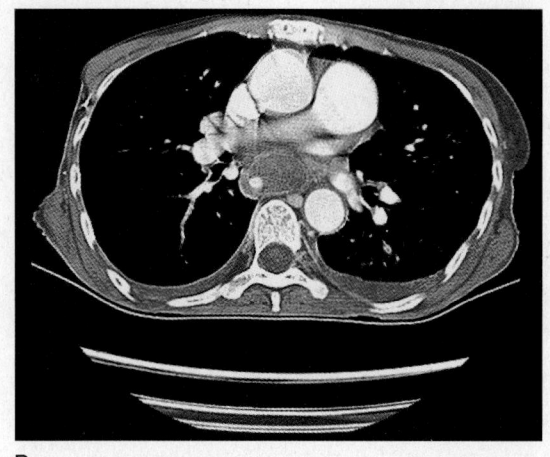
B

1. 依据食管钡餐图像，最可能的诊断是什么？
2. 下胸部的 CT 轴位图像能提示哪种严重的并发症？
3. 该患者可能患有什么基础性病变？
4. 当前，该病有效的治疗方法有哪些？

病例 136

出血性食管静脉曲张

1. 上行性食管静脉曲张。
2. 大量的上消化道出血。
3. 需首先考虑肝硬化和门静脉高压。
4. 气囊压塞、静脉输液、输入浓缩红细胞和血管升压类药物。

参考文献

Gastrointestinal Imaging: THE REQUISITES, ed 3, p 9.

点 评

食管钡餐图像显示食管下段边缘光滑的匍行性病变，病变形态似乎随着患者的体位和瓦尔萨瓦呼吸而改变。这些重要的征象不同于食管静脉曲张样癌。食管静脉曲张样癌沿着黏膜下层线性生长且静态图像与食管静脉曲张表现相似。这是56岁伴有呕血症状的男性患者的CT图像，意外显示食管下段充盈的陈旧血液伴有少量活动性出血（可见管腔内一个高密度点状影）。治疗目标是尽可能地止住急性出血，用药物和医疗操作治疗存在的静脉曲张。出血必须尽快控制以防止休克和死亡，内镜治疗可以直接向曲张的静脉内注射凝血药物或者在出血静脉周围放置橡皮圈。这种方法用于急性出血发作和做预防性治疗（可为治疗赢得时间）。

急性出血也可以用气囊压塞治疗——用特殊的导管通过鼻孔插入胃内，充气膨胀压迫出血的静脉。在经颈静脉的肝内门体分流术操作中，通过静脉插入导管穿过肝脏，连接门静脉和规则的体内静脉，减轻门静脉系统的压力。另外，药物治疗也可以用于减少门脉血流和降低流速。除经颈静脉的肝内门体分流术外，经腹急诊手术（很少用）可以用于治疗其他治疗方法失败的病例。门腔静脉分流术或手术切除食管是两种外科治疗方法，但有很高的死亡率。食管静脉曲张出现中到重度出血时为急症。一些患者在治疗之前抽血可能阻止血液的流失。据估测，在美国门静脉高压患者中5%~15%有食管静脉曲张。食管曲张静脉CT图像上较少显示活动性出血，但是可显示持续性少量的出血，如本例所示。出现食管静脉曲张出血的患者有20%~30%的死亡风险。没有接受治疗的患者中，有70%在首次出血发作的一年内死亡。

病例 137

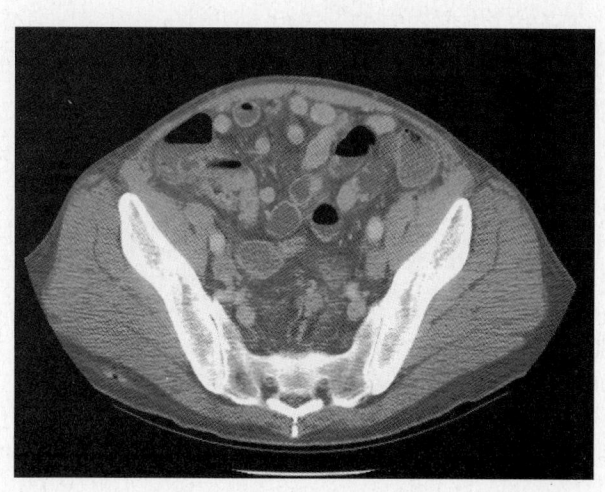

A

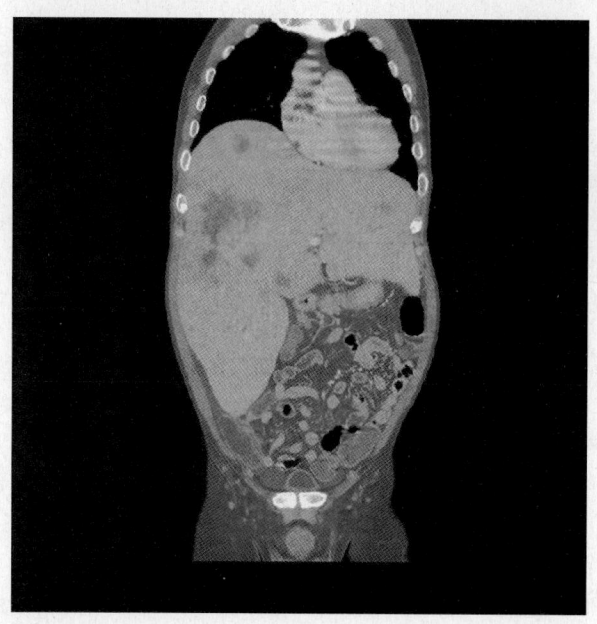

B

1. 该患者由于右、左下腹部疼痛来急诊室就诊，你怎样描述轴位 CT 图像上阑尾的表现？
2. 是单纯的阑尾炎吗？
3. 最常见的阑尾肿瘤是什么？
4. 源于阑尾的恶性肿瘤占消化道恶性肿瘤的百分比是多少？

病例 138

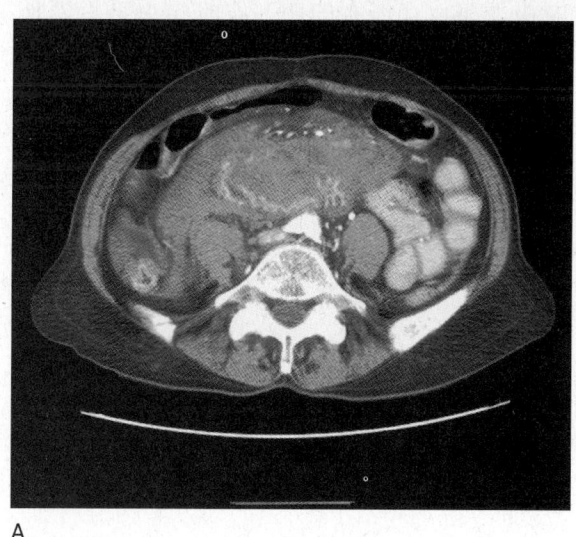

A

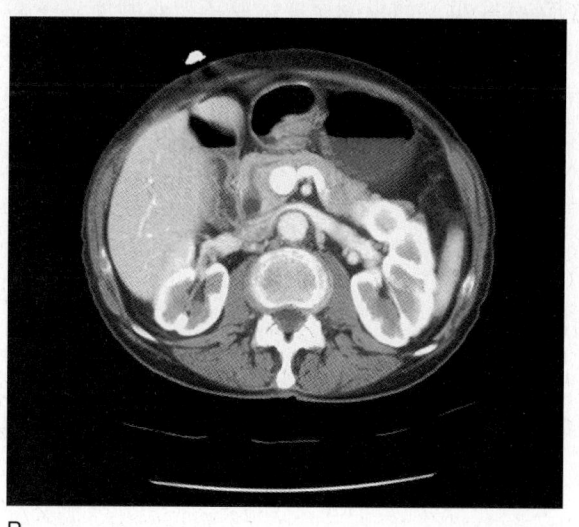

B

1. 在图 138A 上，巨大的上腹部肿块内的高密度影是什么？
2. 这个患者的临床病史可能是什么？
3. 第二诊断应考虑什么病变？
4. 图 138B 是患者 6 周后的图像，它对你的诊断有怎样的影响？

病例 137

临床表现类似急性阑尾炎的阑尾癌

1. 阑尾肿胀伴气液平面。
2. 在轴位图像上极似单纯的阑尾炎，但肠系膜密度增高，对诊断需慎重；另一方面，在冠状位图像上显示弥漫性病变。
3. 良性类癌。
4. 略少于 1%。

参考文献

Gastrointestinal Imaging: THE REQUISITES, ed 3, p 280.

点 评

　　阑尾的原发性肿瘤不常见，小于所有消化道肿瘤的 1%，良性类癌最常见。阑尾的原发性恶性肿瘤多是腺癌，其中最常见的是黏液腺癌。因为阑尾的黏液腺癌和其他的黏液性病变，可导致腹膜假黏液瘤。更多的患者，如此病例，症状很像急性阑尾炎。病变经常是在常规阑尾手术时发现的。大部分良性肿瘤是尸检中偶尔发现的。原发病变通常很小，在阑尾手术和腹部探查时可见阑尾壁增厚变硬，肠系膜布满无数黄色的小转移结节，经常有腹腔积液；CT 是最佳的检查方法。尽管该病少见，如果阑尾壁增厚不似水肿所致，或者附近有软组织结节，雾状肠系膜，或者是有远处转移，应该考虑此病。阑尾炎症可以产生少量腹腔液体，聚集在盆腔陷凹处；如果腹水量很少，没有临床意义。

病例 138

巨大的十二指肠血肿 6 周后吸收

1. 十二指肠腔内的对比剂。
2. 大的肿块可能是淋巴瘤，然而，这个患者有车祸史，一定要考虑起源于十二指肠的巨大血肿的可能性。
3. 胃出口梗阻和胆道梗阻，该患者都有。
4. 除了残留的十二指肠壁增厚外，肿块几乎完全吸收，确诊为巨大的血肿。

参考文献

Gastrointestinal Imaging: THE REQUISITES, ed 3, p 97.

点 评

　　把巨大的十二指肠血肿误诊为上腹部肿块已有大量文献报道。这些患者无明显的外伤史，从这个病例上我们能明白即使有外伤史为什么可能出现这样的误诊，巨大的淋巴瘤（累及肠系膜根部和腹膜后淋巴结）呈现所谓的"三明治征"，十二指肠无梗阻。这个患者有胃出口梗阻和一定程度的胆道梗阻；用胃管减压保守治疗，症状不断改善，无需再行胆管内插管。6 周后复查 CT 显示血肿几乎完全消失。然而，不是每个人都有明确的上腹部外伤史，有时病史隐匿，有时患者凝血功能有问题，有时完全是自发性的。不幸的是，部分病例是通过外科手术才明确诊断。

病例 139

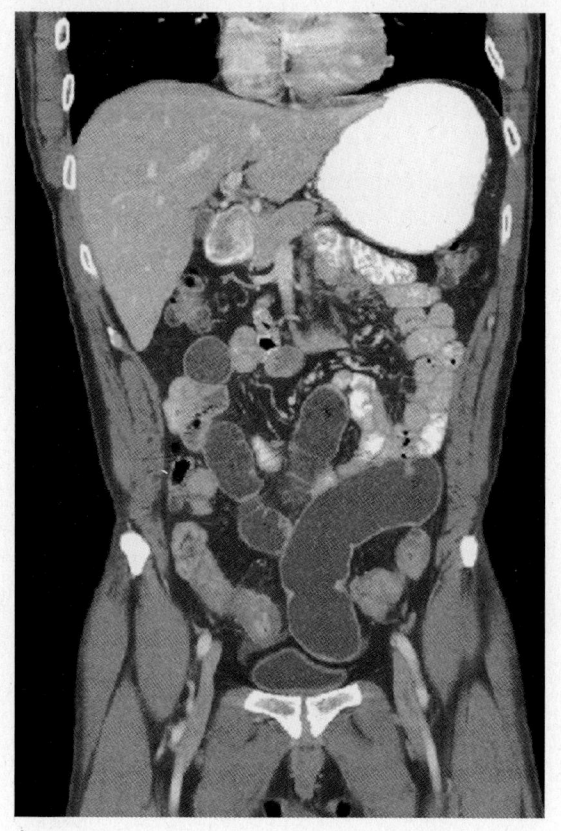
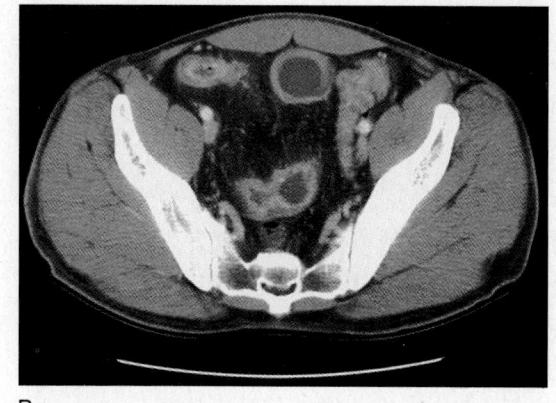

1. 这些 CT 图像最明显的特征是什么？
2. 年轻人小肠梗阻最常见的原因是什么？
3. 哪些炎性病变可能引起小肠梗阻？
4. 从这两幅图像上，你认为小肠梗阻的原因可能是什么？

病例 139

表现为小肠梗阻的 Crohn病

1. 重度小肠梗阻，远侧小肠管径正常。
2. 术后粘连，与老年人相同。
3. 有报道，Crohn病、急性阑尾炎、甚至一些憩室炎可引起小肠梗阻。
4. 回肠末端肠壁增厚，周围脂肪内的一些纤维条索都强烈提示 Crohn病，该例证实为 Crohn病。

参考文献

Gastrointestinal Imaging: THE REQUISITES, ed 3, p 114.

点 评

Crohn病致小肠梗阻不常见，只有一小部分患者出现肠梗阻的症状，因此常导致诊断困难；其发生原因还不完全清楚，可能是合并有其他的炎症和水肿，使病变进一步复杂化，导致了管腔的炎性狭窄；也可能是病变发生在正在发育的窦或中空管周围。CT尤其是 MDCT多平面成像很大程度上增加了医生诊断此病的能力。尽管不常见，如果年轻患者出现小肠梗阻，且没有腹部手术史，应该首先考虑 Crohn病或急性阑尾炎的可能。伴有小肠梗阻的 Crohn病大约占所有新发病例的2%，这是患者行手术治疗的几个原因之一。部分病例行胃腔减压和用大剂量甾体类药物可以减轻梗阻症状。

病例 140

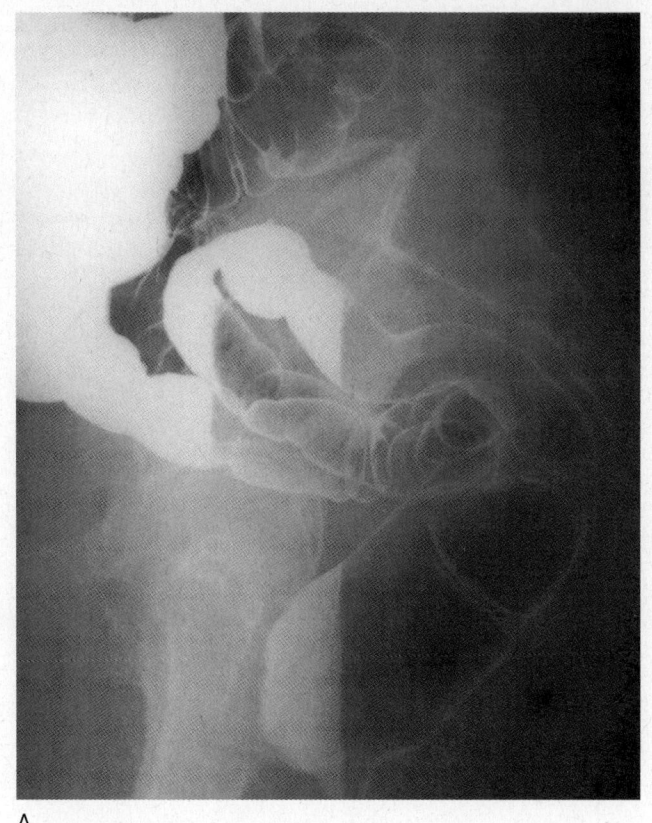
A

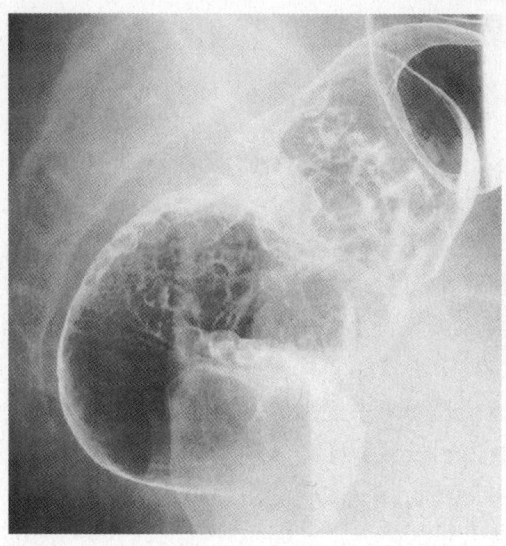
B

1. 这两张直肠图像上有什么共性表现？
2. 最常见的组织学诊断是什么？
3. 该病发生癌变的几率是多少？
4. 什么情况下盲肠和升结肠有类似表现？

病例 140

直肠地毯病

1. 直肠表面的地毯病。一例很明显，另一例很轻微，你能发现吗？
2. 绒毛状腺瘤。
3. 20%~40%。
4. 所谓的结肠荨麻疹。

参考文献

Gastrointestinal Imaging: THE REQUISITES, ed 3, p 268.

点 评

结肠的肿瘤性病变通常表现为突入肠腔的息肉样结节，偶尔沿黏膜表面生长或穿透肠壁浸润性生长。结肠地毯病是肿瘤沿着黏膜生长而不是以息肉的形式生长，引起黏膜表面略不规则。钡灌肠检查时，钡剂进入病变间隙内示长绒毯样的表现，因此命名为直肠地毯病。发生在直肠前壁的病变更细小，显示直肠前壁稍扁平（通常是凹陷的）和略不规则，以这种方式生长的肿瘤典型的发生在管径较大的结肠，多见于直肠和盲肠，较少一部分病例发生在升结肠。因为上述肠管的肠蠕动不能把管腔内病变推向远侧，促进像其他区域所见的肿瘤一样在管腔内生长。

病理上，这些肿瘤大部分是绒毛腺瘤且有潜在的恶变危险，其中很多病灶有局部恶变。有学者认为，绒毛状腺瘤是癌前病变，单纯良性腺瘤是相当罕见的。因为病灶小时诊断相当困难，所以典型病灶直径大于3cm；因为无腔内病变，只有采用双重对比技术才能使黏膜的轻微不规则改变得到很好的显示。众所周知，结肠腺瘤恶变几率随着绒毛组织学情况和病灶大小的增加而增加。一些大的地毯病变有绒毛组织学特征，但病理结果证明不是恶性的，所以在病理证实之前只能考虑癌的可能性。因为这种病变的范围太大，加之不突入腔内，所以不适合内镜切除。

病例 141

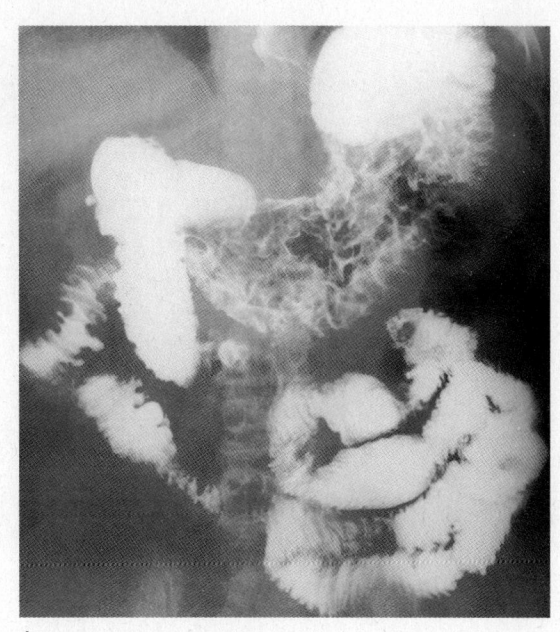 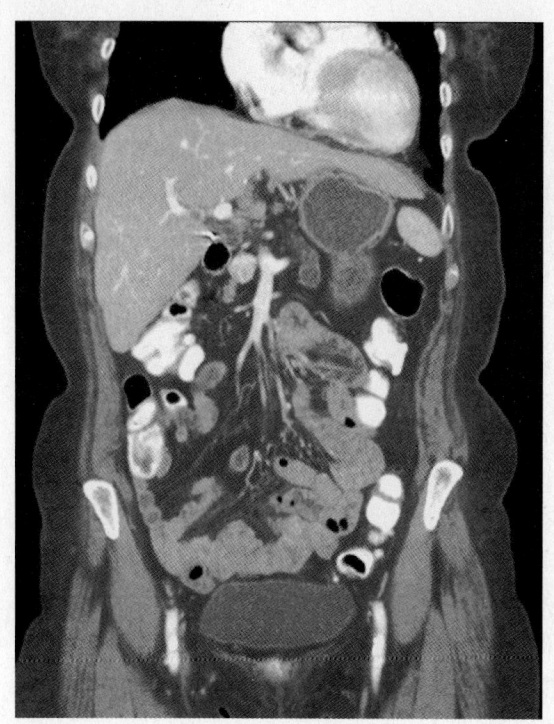

A B

1. 多发性内分泌腺瘤综合征（MEN）I 型中，什么器官会受累？
2. 胰腺外胃泌素瘤发生于什么部位？发生率有多少？
3. 恶性胃泌素瘤的比例是多少？
4. 除了多发溃疡，胃泌素瘤的另一症状是什么？

病例 141

卓-埃综合征

1. 胰腺（胃泌素瘤）、甲状旁腺、垂体和肾上腺。
2. 十二指肠（大约15%），其他器官（大约10%），如主动脉旁区域、膀胱和卵巢。
3. 大约60%。
4. 腹泻。

参考文献

Gastrointestinal Imaging: THE REQUISITES, ed 3, p 98.

点评

卓-埃综合征由胰腺的非胰岛细胞肿瘤分泌胃泌素引起，所以命名为胃泌素瘤。大部分（>75%）发生在胰腺，其余部分发生于胰腺外。大约15%的胃泌素瘤发生在十二指肠，其余发生在主动脉旁区域、膀胱、卵巢甚至肝脏。大约1/4参与构成多发性内分泌腺瘤综合征Ⅰ（MEN-Ⅰ），可伴有甲状旁腺、垂体、肾上腺的肿瘤。大部分胃泌素瘤为恶性并有早期转移倾向。但是，与MEN-Ⅰ综合征相关肿瘤的恶变率较低。在CT扫描的动脉期，显示胃泌素瘤血供丰富。在此病例的CT冠状位图像上，可见胰头区小的增强肿块，位于邻近肠系膜上动脉起始部的右侧。

临床上，与血清胃泌素的高水平相关的胃酸分泌过多，可致消化性溃疡。卓-埃综合征患者的消化性溃疡大多发生在胃窦和十二指肠球部，但偶尔可发生在十二指肠远段。尽管十二指肠远段溃疡在卓-埃综合征的患者中不常见，但正常人十二指肠远段的溃疡更罕见，因此十二指肠远段溃疡被认为是卓-埃综合征的特征。卓-埃综合征患者的血清胃泌素水平不尽相同，高于1000单位即提示该病存在。通常，有必要使用肠促胰液素进行胃泌素激发试验以确定胃泌素瘤的存在（此试验导致胃泌素瘤患者的胃泌素水平骤增）。

胃酸的高分泌表现为胃内液体增多，同时黏膜皱襞增厚。许多胃泌素瘤患者有腹泻症状。小肠内增加的酸度能干扰小肠的酶功能，导致肠吸收功能下降。较严重的病例，会出现类似于口炎性腹泻的症状，并伴有小肠绒毛萎缩、吸收不良和脂肪痢。

病例 142

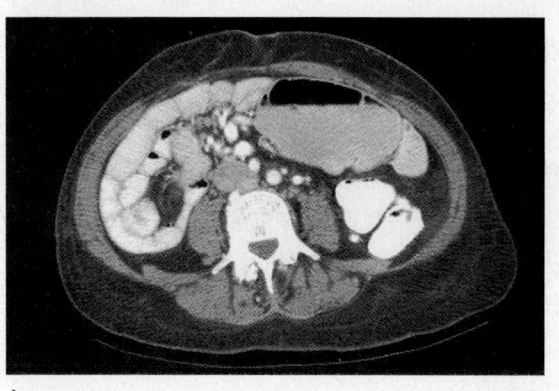
A

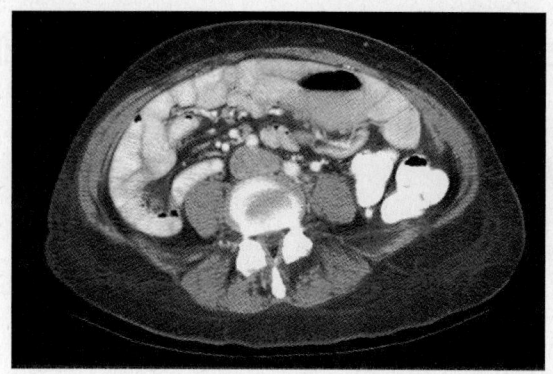
B

1. 这些图片中，有哪些不同寻常的异常征象？
2. 图 142B，肠系膜上动脉、上静脉的相对位置如何？
3. 临床上，此种异常的意义是什么？
4. 与此种异常伴发的其他解剖异常有哪些？

病例 143

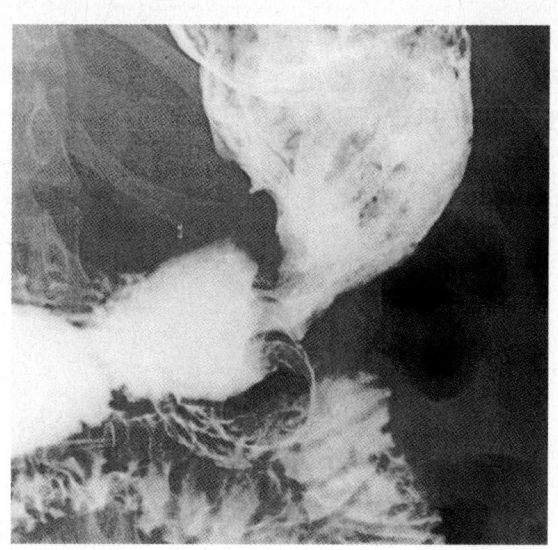
A

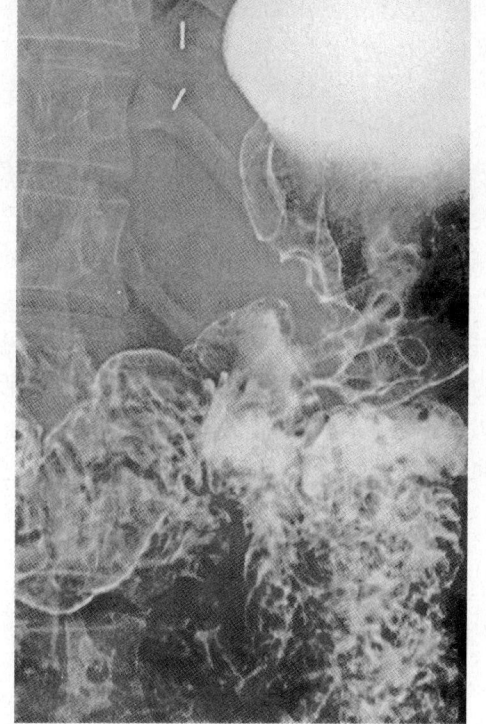
B

1. 描述图像中所见。
2. 此图像揭示患者有什么既往医疗史？
3. 什么是胃假性淋巴瘤？
4. 这些异常的起因是什么？

243

答　案

病例 142

中肠旋转不良

1. 小肠和盲肠的位置异常。此例中，肠旋转不良，盲肠位于腹腔左侧，小肠几乎全部位于腹腔右侧。
2. 两者位置翻转。正常情况下，肠系膜上动脉应位于肠系膜上静脉的左侧。
3. 在成人中，此为偶然发现的病变。在儿童中，与中肠扭转（危及生命的疾病）和十二指肠旁索带导致的十二指肠梗阻相关。
4. 先天性异常，如先天性心脏病、腹壁缺损、肛门闭锁、环状胰腺和胆道闭锁。

参考文献

Gastrointestinal Imaging: THE REQUISITES, ed 3, p 146.

点　评

胚胎发育至第六周时，肠疝入脐部的过程是很重要的。十二周时，再次进入体腔间隙之前，此肠疝导致肠系膜上动脉 270° 逆时针方向旋转。此过程在 1/500 的活产婴儿中会发生异常，即不能完整旋转 270°，而导致旋转异常。

在成人中，中肠旋转不良为偶然发现的病变。结肠在左侧，小肠在右侧。肠系膜上动脉和肠系膜上静脉的位置翻转。另外，Treitz 韧带在正中或右上腹部。大约 60% 的有症状的中肠旋转不良可在一年内诊断。上消化道钡餐检查仍为最便捷、廉价的诊断方法。一些成年中肠旋转不良患者，因不确切的临床症状（如轻度的慢性复发性腹痛和消化不良）就诊时，得以明确诊断。

病例 143

胃假性肿瘤

1. 胃小弯远侧边缘的结节状肿块。
2. "结节状肿块"为先前消化性溃疡病而行毕 I 式手术后吻合口褶皱形成的充盈缺损。
3. 假性淋巴瘤为易引起误诊的胃的良性病变，外形似恶性病变，此病也被称为淋巴网状内皮细胞增生。
4. 外科手术。

参考文献

Gastrointestinal Imaging: THE REQUISITES, ed 3, p 86.

点　评

此病例最重要的一点是在做检查前要获得正确的相关病史。这个特殊的病例，影像检查的申请单中没有提供病史，放射学医师未从患者那里获知先前胃部手术的病史，因此，胃小弯远侧的结节状"堆积"表现被误诊为恶性病变可能。事实上，它是胃假性肿瘤，原因为大管腔与较小管腔相吻合处的褶皱形成大的充盈缺损。

此病例提醒培训中的住院医师，作为医师，如果可能的话，在与患者首次谈话前不应该进行其他医疗操作，而应获得一个简短的、精确的相关病史。胃部假肿瘤不应该与胃部假性淋巴瘤混淆。胃假性肿瘤的表现可类似侵袭性淋巴瘤甚至腺癌。胃部假性淋巴瘤少见，但对胃部大的具有侵袭性表现的病变而言，应包括在其鉴别诊断的最后一条。

病例 144

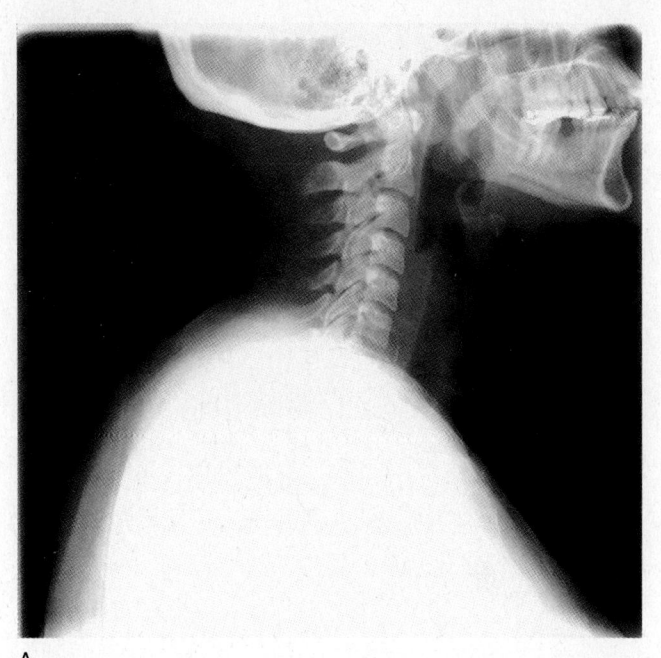

A

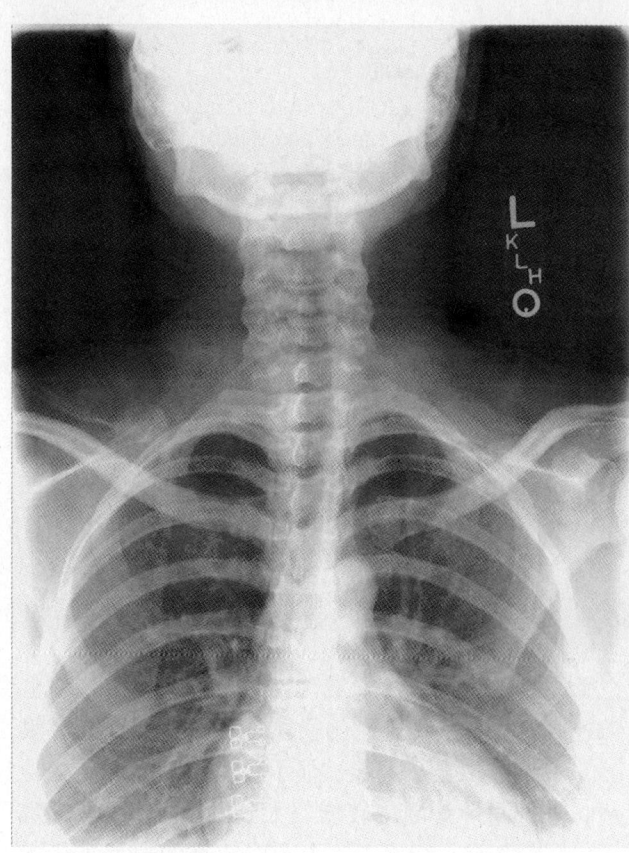

B

1. 此患者的病史是什么？
2. 描述所见异常。
3. 显示此异常表现的最佳方法是什么？
4. 此异常可导致什么并发症？

答 案

病例 144

鱼骨嵌入食管上端

1. 患者外出野餐时，异物卡在咽喉处。
2. C6~C7 椎间隙前方软组织内（食管）细线状高密度影，气管后方为鸡骨。
3. CT。
4. 食管穿孔、纵隔炎、纵隔脓肿，甚至食管穿破或损伤。如果鸡骨停留在主动脉弓水平，可穿破食管和主动脉弓。

参考文献

Gastrointestinal Imaging: THE REQUISITES, ed 3, p 37.

点 评

鱼骨或鸡骨嵌在颈段食管需引起医师的关注。首先，因为它们为上段食管最常见的异物；其次它们也是常规影像检查最难鉴别的物体之一。他们不能吸收足够的 X 射线以至于不能被显示，易被咽部钙化软骨遮蔽。颈部平片诊断率较低（大约 20%）。在高分辨率 CT 出现之前，利用吞入含有对比剂的棉絮进行 X 线检查来诊断，此方法的原理是含有对比剂的棉絮会挂在骨头上，但此方法实际上并无价值，而且浪费时间和射线；很多时候，因怀疑鱼骨或鸡骨停留在食管上段做此检查，但从未得到阳性结果。平片仍被用来作为筛查工具，最终检查选择颈部和食管上段 CT。几乎对每个病例，CT 不仅能辨别出异物，还可以观察有无穿孔和并发症。当鱼骨或鸡骨通过咽喉部到达消化道下段时，表明问题已解决。然而，尖锐异物停留并通过时会导致食管上段黏膜损伤，患者的症状在异物通过后并没有减轻，在黏膜损伤愈合前，症状会持续存在。

病例 145

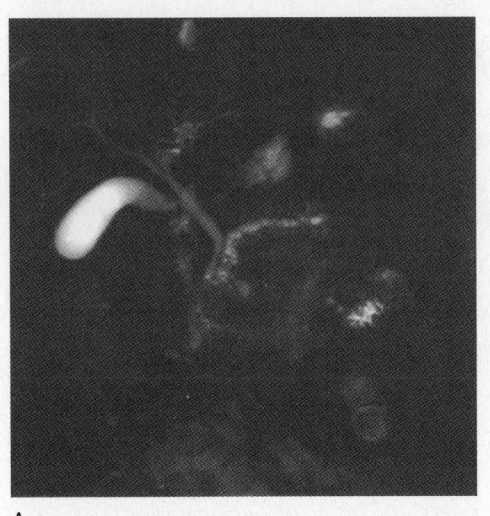 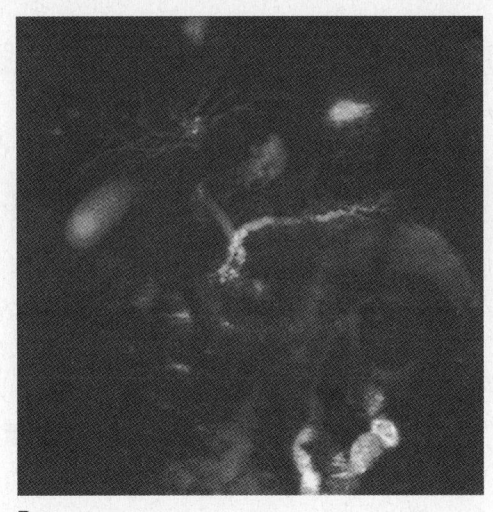

A   B

1. MRCP 代表什么?
2. 如果你处理胰头肿块或慢性胰腺炎,你有几成把握?
3. MRCP 图像上,胰头处病变有哪些表现?
4. 目前,采用什么影像方法评估胰腺潜在的恶性肿块?

病例 146

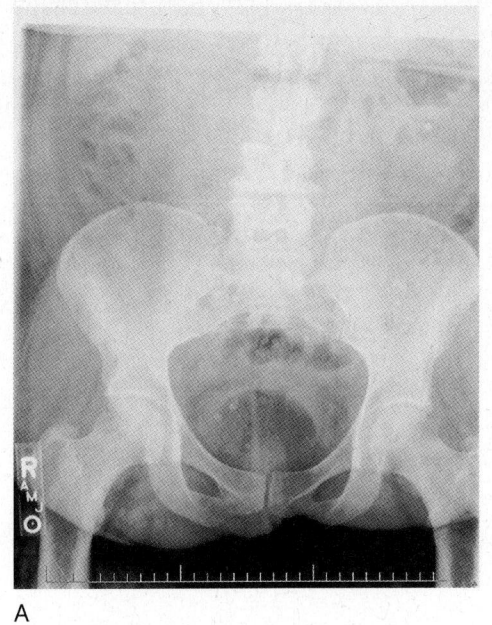 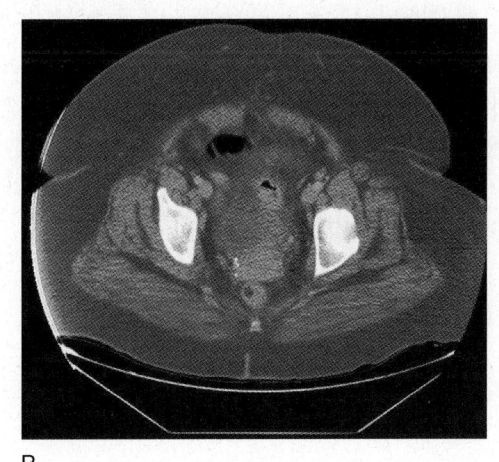

A   B

1. 腹部平片上的重要发现是什么?
2. 此患者的症状是什么?
3. 什么样的情况会导致此种症状和影像学表现?
4. 最常见的原因是什么?

答 案

病例 145

慢性胰腺炎磁共振胰胆管造影

1. 磁共振胰胆管造影。
2. 不可能特别肯定。没有肝内外胆管的扩张和胰管的扩张扭曲，以及缺少次级胰管的扩张，多提示慢性胰腺炎症。
3. 可显示病灶，及病灶远端均匀扩张的胰管；胆管梗阻常见。
4. MDCT 多平面重建图像是显示胰腺可疑病变的最好方法。

参考文献

Gastrointestinal Imaging: THE REQUISITES, ed 3, p 158.

点 评

尽管，MRCP 在检测胆道和胰腺病变中的作用存在相当大的争议，但可以用以下问题进行概括：MRCP 是否能够取代 ERCP（经内镜逆行性胰胆管造影）？该问题亟待回答。非侵袭性诊断方法有潜力取代侵袭性诊断方法，并达到同样的诊断效果，这是患者高度关注的。ERCP 是目前诊断胆管梗阻和胰腺病变的金标准。尽管如此，它同常规内镜一样伴有肠穿孔的风险。如今，MRCP 用于 ERCP 检查失败的患者或是不能耐受 ERCP 检查的患者。尽管如此，这也可能改变。MRCP 不需患者进行特殊准备，通常不需要镇静药物。MRCP 的禁忌证少于 ERCP。因为上述原因，比较这两种技术的敏感性和特异性的研究正在进行中。初步的研究结果表明：以诊断为目的时，MRCP 与 ERCP 是可比较的检查方法，并没有相关风险。但是，ERCP 可用于介入治疗（如放置支架、取石等），并可作为胰腺和胆道用药的重要途径。

病例 146

肠道膀胱瘘

1. 膀胱内有气体，骨盆中段底部卵圆形的含气结构。
2. 气尿，腹部疼痛，气尿伴发热。
3. 结核、Crohn 病、放线菌病、憩室炎、肿瘤性疾病及盆腔放疗后。
4. 乙状结肠憩室炎。

参考文献

Gastrointestinal Imaging: THE REQUISITES, ed 3, p 141.

点 评

在观察腹部平片时需考虑多个方面的问题。"是否有异常的气体存在？"在此病例中，排除其他无创伤的操作原因（如膀胱导管插入术），膀胱内存在气体，必定是异常，应首先考虑到膀胱与邻近中空脏器存在病理性瘘管。诊断时，年龄和病史十分重要。年轻患者，应考虑 Crohn 病和结核的可能。如果患者有盆腔肿瘤放疗史，应考虑放疗引起的膀胱与肠管间的瘘管形成。老年患者应首先考虑结肠憩室炎。我们曾用腹部平片诊断过 1 例，为 73 岁的女性患者（结肠憩室炎导致的膀胱积气）。轴位 CT 图像可以显示乙状结肠憩室炎，伴周围脓肿形成，脓肿与膀胱相通连，二者间显示含气的管腔。当乙状结肠旁脓肿与膀胱相通形成自然引流后，患者临床症状可好转，但有气尿形成。

病例 147

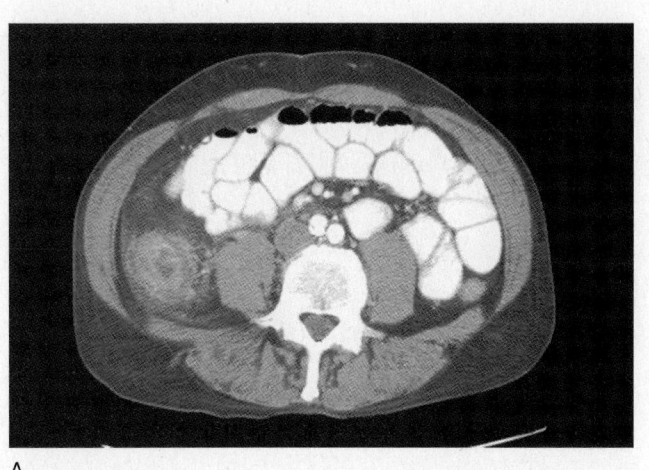
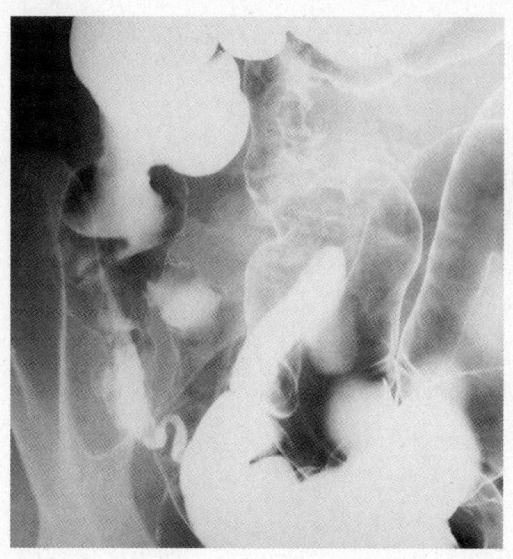

A
B

1. 什么样的肿瘤性病变会导致结肠的多灶性侵犯？
2. 请说出几种有这种表现的炎性病变。
3. 需考虑哪种肠道炎性病变？
4. 若患者有肺部疾病，诊断应该是什么？

病例 148

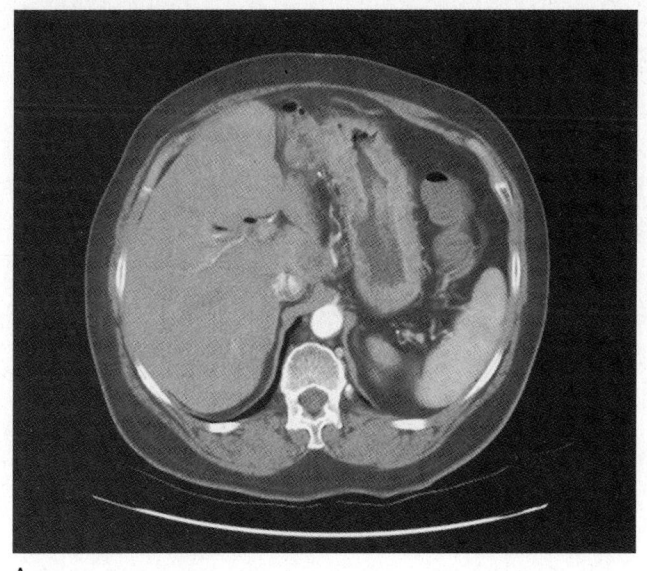
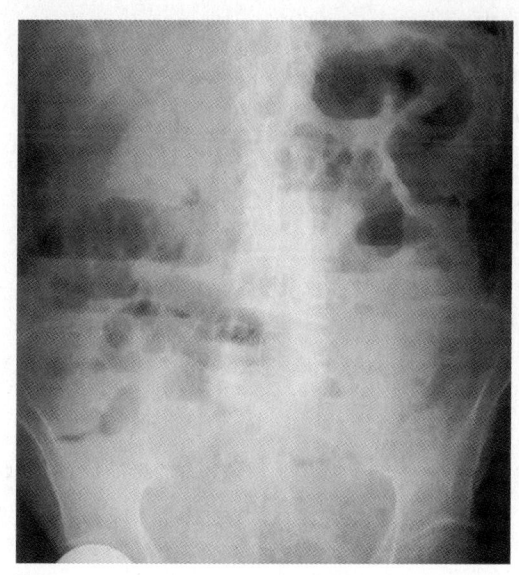

A
B

1. 此种病变被称作什么？
2. 此病变的三个影像学征象是什么？
3. 结石嵌顿于什么部位？
4. 此种病变的后续发展是什么？

病例 147

盲肠结核

1. 淋巴瘤和结肠浆膜转移瘤。
2. 结核和阿米巴病。
3. Crohn 病。
4. 结核。

参考文献

Gastrointestinal Imaging: THE REQUISITES, ed 3, p 300.

点评

此病例中，钡灌肠显示盲肠变形。如果你仔细读片，会发现横结肠亦有一不规则的管腔狭窄段。CT 图像显示盲肠壁增厚、管腔狭窄和变形。这些征象表明此病变为多灶性。在此种情况下，需考虑多种疾病。Crohn 病是回盲部区域最常见的炎性病变之一，它也可以累及胃肠道的任一部分，多有结肠受累。其他的炎性病变包括阿米巴病和结核，二者均可侵及回盲部和结肠的其他部分。

此病例若考虑肿瘤性病变时，最可能的诊断是浆膜转移瘤，因转移瘤与盲肠区域有亲和力。淋巴瘤，被认为是多病灶胃肠道疾病的重要鉴别诊断。

该患者最后确诊为结核。患者的胸部平片显示肺上叶结核。但是，如果胸部平片正常时，亦不能排除肠结核的诊断，因为肠结核可不伴有胸片异常，特别是艾滋病患者。肠结核往往是继发性的，大多数肺结核患者因吞咽含有结核菌的唾液而发生肠结核。肠结核患者可伴有淋巴结肿大，但淋巴结肿大也见于 Crohn 病或淋巴瘤患者，因此不能作为鉴别诊断的依据。上述表现如发生于右下腹时，患者常被误诊为 Crohn 病。

病例 148

胆石性肠梗阻

1. 胆石性肠梗阻。
2. 肠内胆石、小肠扩张、胆道积气。
3. 回肠末端。
4. 可发生胆囊小肠瘘，胆石足够大时可嵌顿于回肠末端。

参考文献

Gastrointestinal Imaging: THE REQUISITES, ed 3, p 136.

点评

胆石性肠梗阻，是特殊情况下在慢性胆囊疾病并胆石形成的基础上形成的。在此情况下，胆结石多体积较大或为多个胆石，多并慢性胆囊炎。在此炎性病变中，肠管的一部分与胆囊粘连（慢性胆囊炎常见征象）。病变进展时，胆石侵蚀胆囊壁并进入肠腔，导致胆囊小肠瘘形成。瘘大多位于胆囊和十二指肠间，但也有位于胆囊与结肠/胃之间的报道。大的胆石进入肠腔，嵌顿于肠腔狭窄处，导致近端肠管扩张或梗阻。

典型的胆石性肠梗阻有三联征：胆道积气、肠梗阻和腹部平片显示的阳性结石。约 50% 的病例可见胆道积气，继发于胆道肠管瘘。通常胆道内气体量很少。因为肠管扩张，肠道内的结石很难发现，从而导致诊断困难。如果肠道内的对比剂没有掩盖结石，CT 易于做出诊断。肠梗阻多发生在回盲瓣位置，而很少发生在十二指肠第三段或者乙状结肠。胆石性肠梗阻的三联征大多不能全部显示（可能少于 1/3）。任何情况下，显示两个征象时，就应考虑胆石性肠梗阻。

病例 149

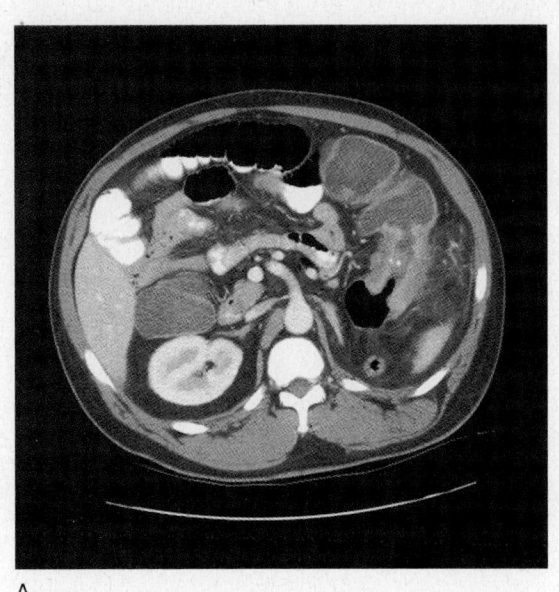
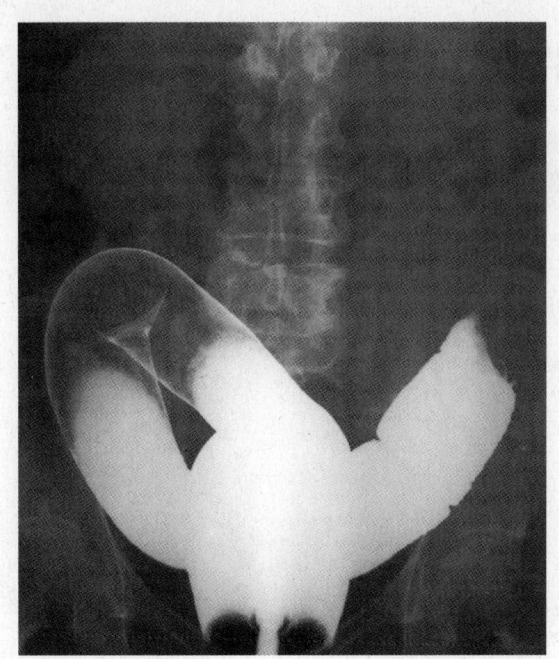

1. 这两个病例有哪些共同点？
2. 他们临床表现有哪些明显差别？
3. 左半结肠癌有何表现？
4. 患者 CT 检查和钡灌肠检查表现差异的重要性是什么？

病例 149

非顺行性左半结肠梗阻

1. 它们都为左半结肠腺癌
2. 患者 CT 图像清晰显示病变上方梗阻，而钡灌肠未显示病变上方梗阻存在。
3. 大多显示左半结肠顺行性梗阻。
4. 这种差别强调近侧结肠在钡灌肠检查中是否应做检查。

参考文献

Gastrointestinal Imaging: THE REQUISITES, ed 3, p 302.

点 评

右半结肠与左半结肠癌的临床表现有差异，与以下因素有关：右半结肠管腔宽大，左半结肠壁相对薄；由回肠末端输送到右半结肠的肠道内容物大多是液性的；结肠主要的生理功能是水的再吸收。

因此，大部分的右半结肠的肿瘤可以长得很大，而不引起梗阻。大部分左半结肠肿瘤有直肠出血。另一方面，左半结肠管腔较小，水吸收导致粪便形成，结果，左半结肠肿瘤经常导致梗阻，正如此病例所示。

但是，左半结肠缓慢生长的无痛性肿瘤为例外。因为生长缓慢，病变处管腔形态受粪便影响，形成"活瓣"结构，导致患者钡灌肠检查时显示完全性的逆行性梗阻，而无顺行性梗阻（例如，扩张的肠袢充满液体，显示气液平面等），如本病例中看到的钡灌肠表现。读片时你会发现无顺行性结肠梗阻存在。这强调一古老的议题："当遇到不完全性结肠梗阻应该终止灌入钡剂吗？"答案很明确。有顺行性梗阻的征象应该立即终止灌入钡剂。钡剂进入梗阻近端会使病情复杂。但是，如果腹部平片没有显示顺行性梗阻，医生可放心继续检查近侧结肠而不用担心会造成不良后果。

病例 150

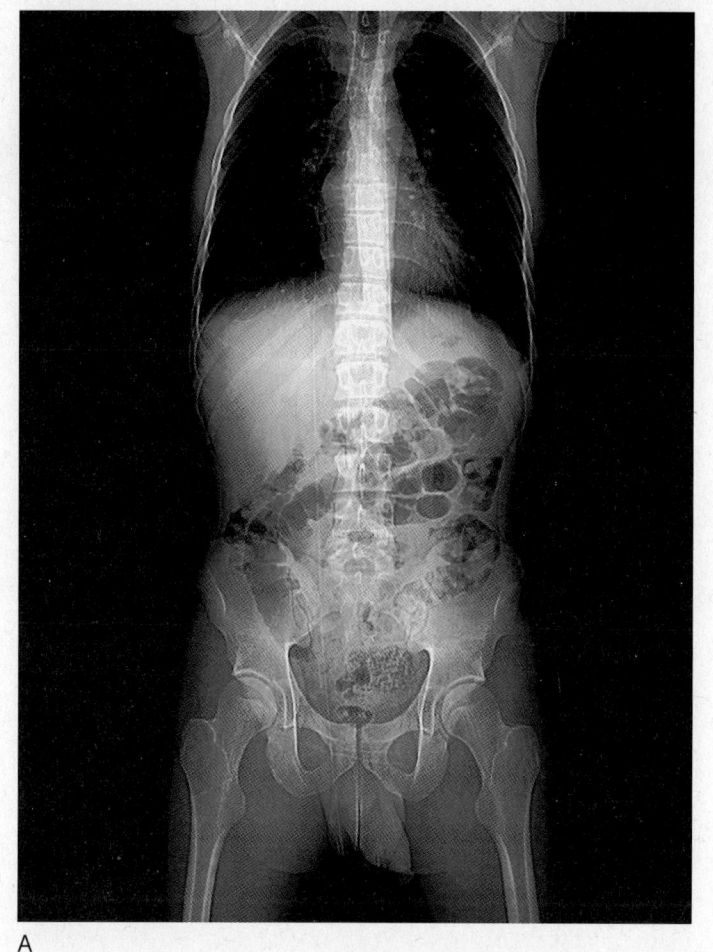
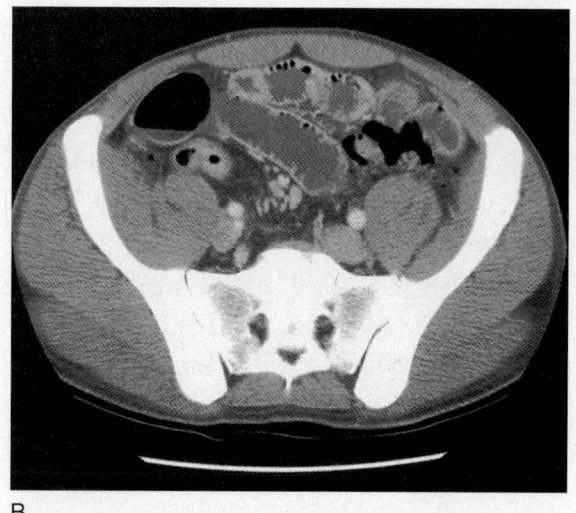
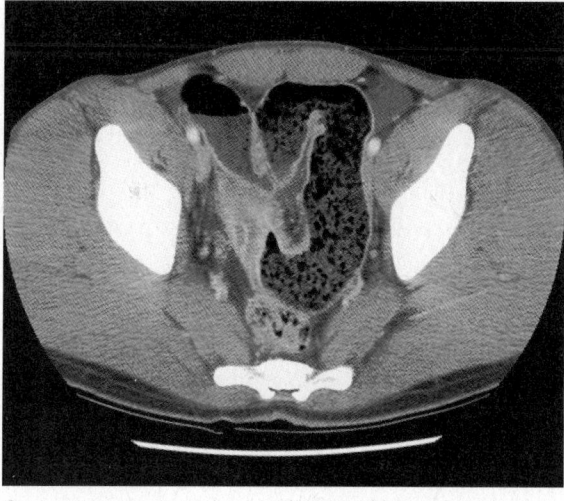
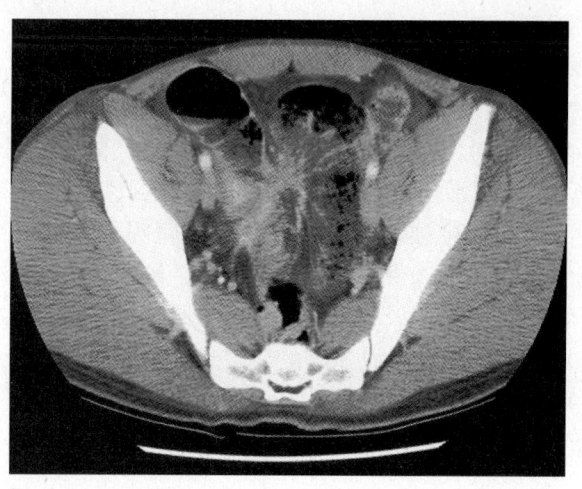

1. 冠状位图像上，盆腔内斑点混杂密度影和透亮影最可能代表什么？
2. 什么样的病理改变会有这样的表现？
3. 若该患者无败血症，有 Crohn 病和小肠梗阻，乙状结肠空虚无粪便，这代表什么？
4. 小肠梗阻患者发生此种情况的几率有多大？

病例 150

Crohn 病 – 小肠粪便征

1. 乙状结肠内的粪便。
2. 脓肿。
3. 可能是慢性小肠梗阻 – 小肠粪便征。
4. 55%的关于小肠梗阻 CT 表现的研究报道过这种异常，尽管其他学者认为其为一个少见征象（5%~8%）。

参考文献

Gastrointestinal Imaging: THE REQUISITES, ed 3, p 137.

点 评

尽管其表现像是盆腔内的粪便（图 150A），实际上为年轻的 Crohn 病男性患者的远端回肠狭窄段后方的粪便样物质。注意图 150B 中炎性肠壁的增厚。你也会发现一重度狭窄的肠管并近端小肠扩张，粪便样物质致使梗阻的小肠袢扩张（图 150C，图 150D）。小肠粪便征，这种表现虽不是罕见，却也相对少见。它易发生于长期的小肠中、重度狭窄的患者。因为 Crohn 病可导致瘘管形成，可造成梗阻小肠的部分减压（正如此患者）。小肠粪便征常见于 Crohn 病。但是，小肠粪便征也见于粘连、缺血、疝和囊性纤维化引起的小肠梗阻病例。任何慢性的缓慢进展的梗阻都会导致此种表现。小肠粪便征对发现梗阻部位有帮助，粪便样物质的远端指向真正的梗阻位置。一般来说，CT 可快捷有效地判断有无小肠甚至是结肠梗阻，无需用肠腔内对比剂。梗阻近端肠管膨胀，充满气体和/或液体。正确辨别正常管径的肠管和含液的膨胀的管腔的关系可以确定梗阻的位置；在部分病例中，可发现梗阻原因。肠粘连带很难被 CT 显示，缺乏其他原因的肠管移行带的显示，提示肠粘连。肠粘连是小肠梗阻最常见的原因，大约 20%的住院患者因某种原因所致的小肠梗阻入院治疗。CT 正成为这些病例相当重要的诊断工具。

挑战篇

病例 151

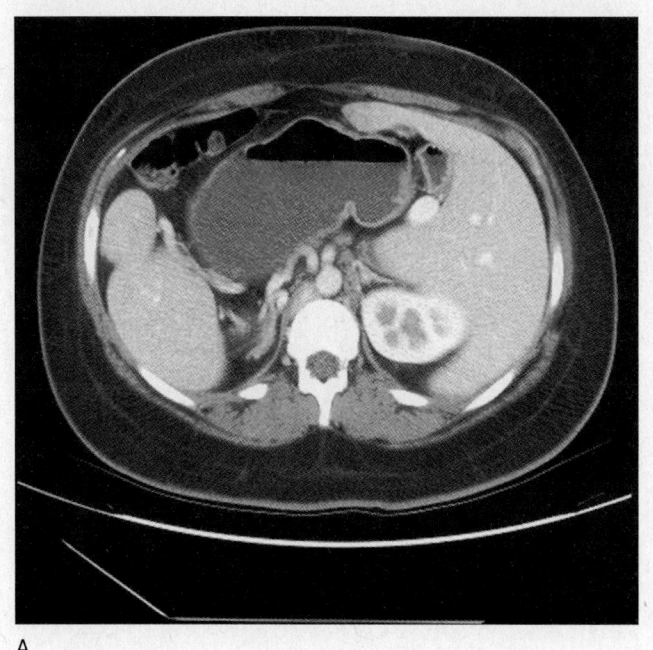
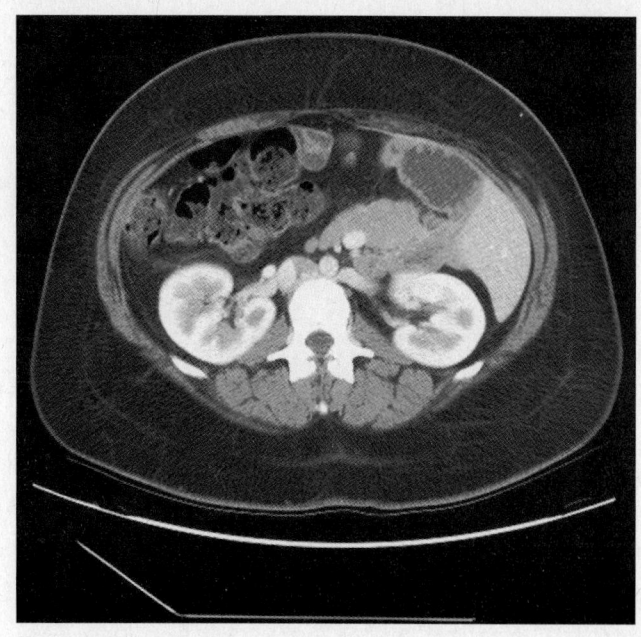

A B

1. 此患者患有先天性心脏病的风险情况如何??
2. 你将在胸部的左侧还是右侧发现心尖?
3. 如何描述此患者腹腔干和肠系膜上动脉的起源?
4. 描述这些图像中胰腺的解剖。

答 案

病例 151

内脏逆位

1. 增加。
2. 在右侧，右位心。
3. 它们共干，起源自主动脉前壁。
4. 胰头位于左上象限，胰体明显短缩。

参考文献

Gastrointestinal Imaging: THE REQUISITES, ed 3, p 146.

点 评

正常胸部和腹部器官位置（内脏正位）倒转被称作内脏逆位。尽管内脏逆位（内脏异位）通常仅为顺序镜像位置颠倒，如本例患者，它还应该包括存在或不存在的脏器排列异常。这些异常包括不连续的下腔静脉、奇静脉异常连接，共干或分干的腹腔干和肠系膜上动脉，如本例所示。内脏逆位可伴有脾缺失。这些患者有特别高的先天性心脏病的发生率（85%～95%）。内脏逆位，常见于小儿科患者中。内脏逆位的其他主要类别是伴有多脾（如本例成年患者），其心脏病的发生率较低。此患者的不寻常之处是未显示右位心，大多数这样的患者为左位心。内脏逆位的名称有时并不确切，因为不是所有的脏器异常都存在。多脾、左位肝和肠管位置倒置很常见，但是，下腔静脉中断伴奇静脉异常连接、短缩的胰腺及右位心不总是存在。无脾的内脏逆位几乎均伴有不同类型的先天性心脏病，但其在成人患者不常见。这可能与无脾的内脏逆位的幼儿具有高死亡率有关。

伴有多脾的内脏逆位患者，若未伴有先天性心脏病，其临床症状可能不明显，器官位置倒转是偶然发现。此类患者偶有隐约的腹痛。

病例 152

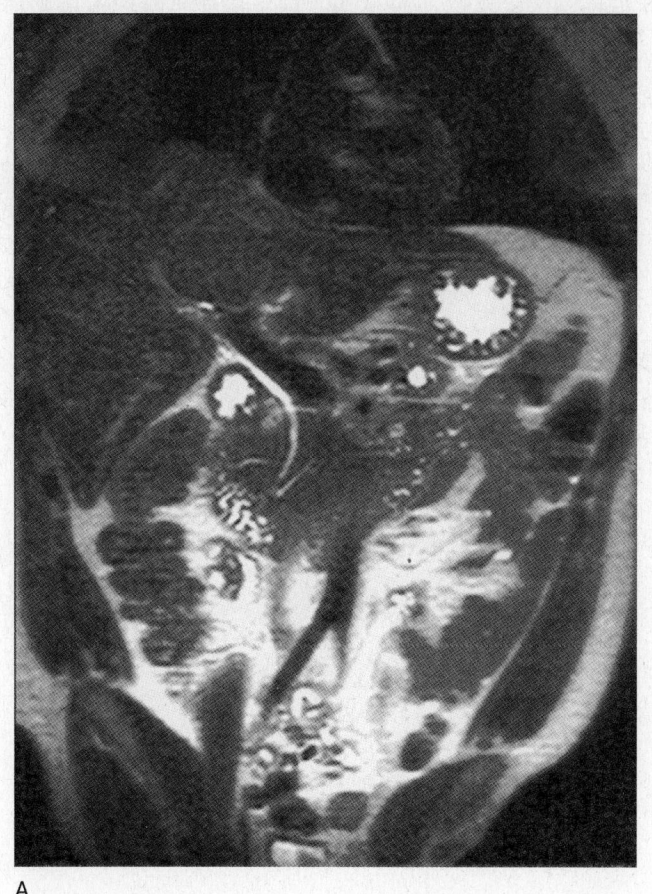
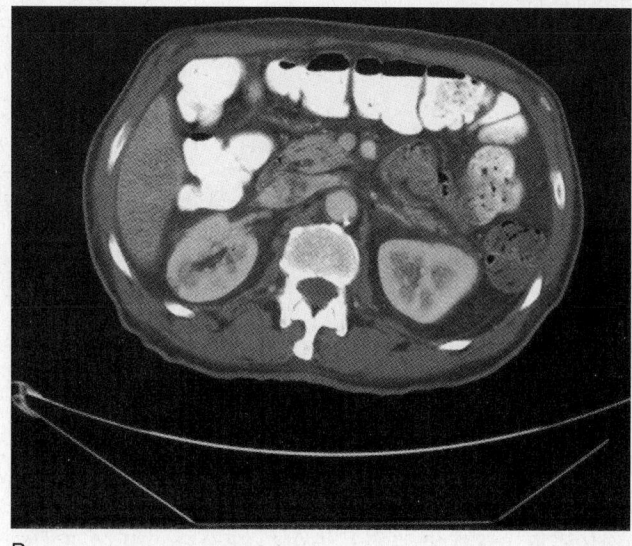

1. 胰腺导管最常见的先天性异常是什么?
2. 胰腺异常最常见的并发症是什么?
3. 胚胎时期哪个导管发育成胰腺的主要导管?
4. 背胰的引流导管是什么?

病例 152

胰腺分裂

1. 胰腺分裂。
2. 胰腺炎。
3. 维尔松管。
4. 桑托里尼管。

参考文献

Gastrointestinal Imaging: THE REQUISITES, ed 3, p 152.

点 评

妊娠期 5 周时，2 个独立的胰芽发育自中肠，胰芽很快融合并形成胰腺，且各自的导管也相互融合。因为导管结构的复杂，发育异常会影响大部分个体的胰管引流。胚胎期，胰芽大部或腹胰芽发育成腹侧胰腺。在腹胰芽和背胰芽没有融合的情况下，当腹侧胰腺旋转，它的导管成为胰腺头部最主要的导管，成树枝状分枝表现，并连接至胆道系统，开口于大乳头。较小的腹胰芽独立发育，其导管开口于小乳头。在正常情况下，桑托里尼管与维尔松管融合，开口于大乳头。部分桑托里尼管至十二指肠的开口通常退化，没有单独的乳头。

胰腺分裂（占尸体解剖标本的 4%~7%）可有多种类型，最常见的是不太重要的腹侧导管分离并与胆管伴行，经大乳头引流入十二指肠，小乳头经常在大乳头近侧为较大的背侧导管的开口处。背侧导管引流胰腺体部和尾部的胰液，腹侧导管引流胰头和钩突的胰液。在部分病例中，如此例，在两个系统之间会有小的交通支。

大部分的胰腺分裂病例是在行经内镜逆行性胰胆管造影时偶然发现的，或像此例一样，在 MRCP（磁共振胰胆管造影）时发现。但是，此类患者胰腺炎的发病率较正常高。忽略其他所有因素（结石、饮酒等），在胰腺分裂的基础上发生胰腺炎的确切病因还不明确。一些研究者认为与主导管经小乳头排空其外分泌物进入十二指肠有关。急性胰腺炎发生于年轻患者时，应怀疑胰腺分裂的可能。尽管 ERCP 或 MRCP 是首选检查方法，显示胰头部 3 条导管时应考虑胰腺分裂的诊断，正如此病例的 CT 图像所示。

病例 153

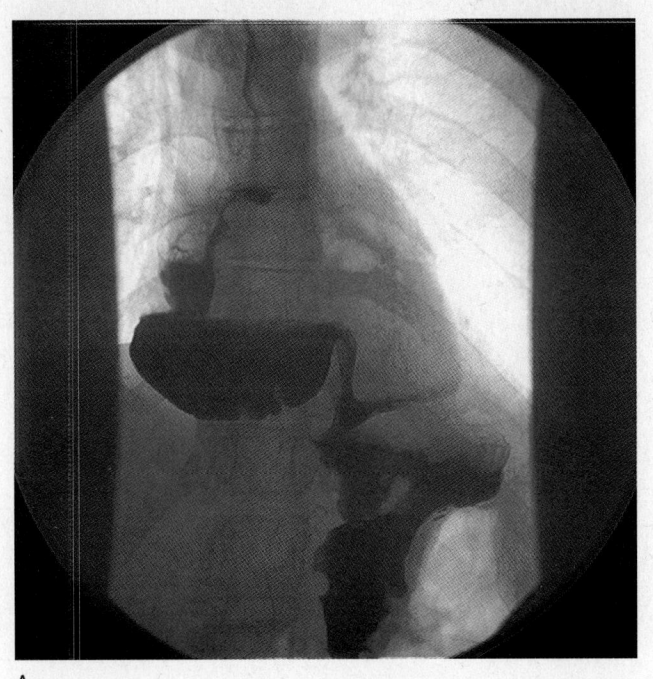
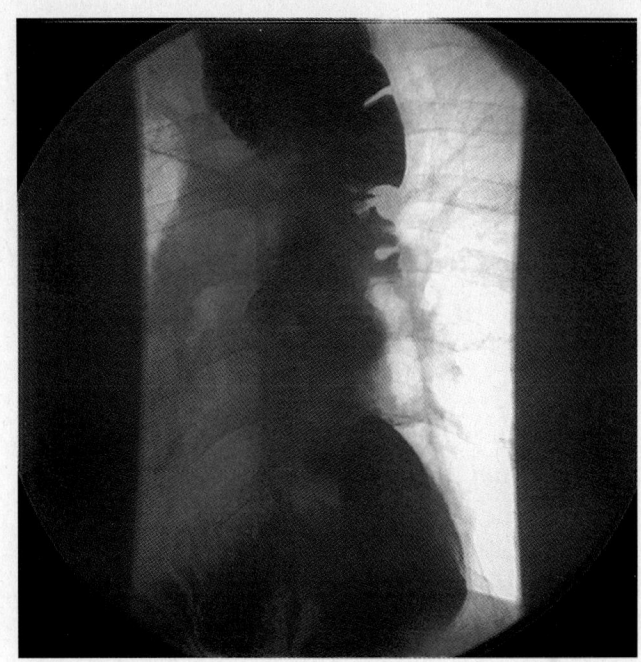

1. 食管疾病治疗后，出现间位结肠表明什么？
2. 列举食管疾病治疗后的并发症。
3. 结肠代食管术后，替代结肠发生过恶性肿瘤吗？
4. 食管旁路术后，什么时候可见黏液囊肿？

病例 153

结肠代食管术

1. 典型者为良性病变，如严重的狭窄、穿孔、手术失败；罕见恶性病变。
2. 吻合口渗漏是最常见的，以及瘘管形成、狭窄、缺血、吸入、食物潴留和旁路食管黏液囊肿。
3. 罕见，但有替代结肠发生恶性肿瘤的报道。
4. 黏液囊肿会在术后数月内出现。

参考文献

Gastrointestinal Imaging: THE REQUISITES, ed 3, p 39.

点 评

食管梗阻或功能丧失的严重的食管疾病患者可能需食管旁路手术。一些外科医师使用一段结肠，将其与上胸段或颈段食管和胃吻合；或者，外科医师使用空肠绕过病变食管而行食管旁路手术。因为食管病变对神经、淋巴和侧支循环的潜在危害，故多不会切除而只行外科分离。这种手术方式最常应用于良性疾病，如食管腐蚀性或消化性狭窄或严重功能失调；偶尔应用于食管恶性肿瘤，特别是患者有较高的生存机会或存在并发症，如穿孔。

因手术的复杂性，并发症常见。早期并发症包括吻合口漏，可有瘘管形成。吻合口狭窄也可出现，典型者发生于吻合口近端。吸入吞咽的食物是另一种并发症。后期并发症包括食物潴留，胃容物反流入替代结肠；替代结肠可发生恶性肿瘤，但罕见。

如果在手术过程中，外科医生游离食管时接近其末端，会发生食管黏液囊肿。黏液囊肿内含有黏液性或蛋白质分泌物，填充于游离的食管管腔内无处引流。食管黏液囊肿通常为自限性，因为压力的增加导致黏膜停止分泌。肿块很少会继续生长引发临床症状。但是，如果不明确病史，替代的结肠或空肠偶尔会使住院医师和放射科医师感到疑惑。因此，医师在进行相关医学检查时，一定要与患者谈话，以获取可靠的病史。

病例 154

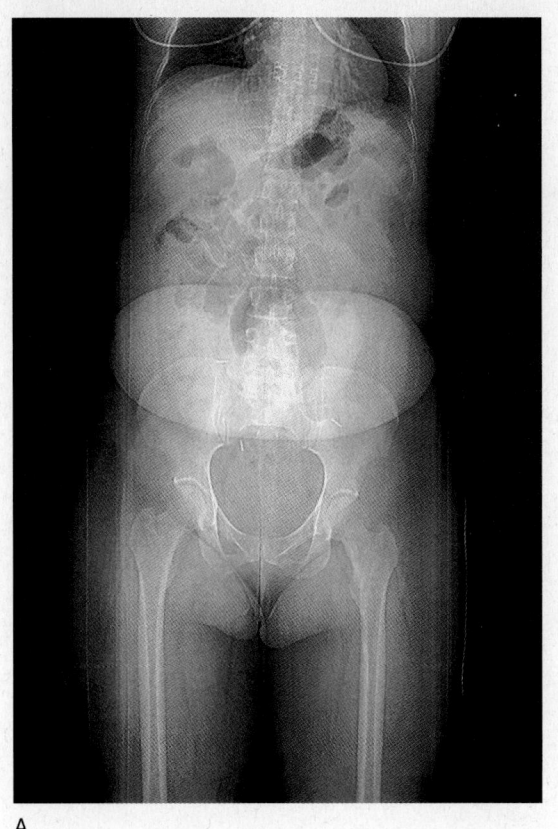
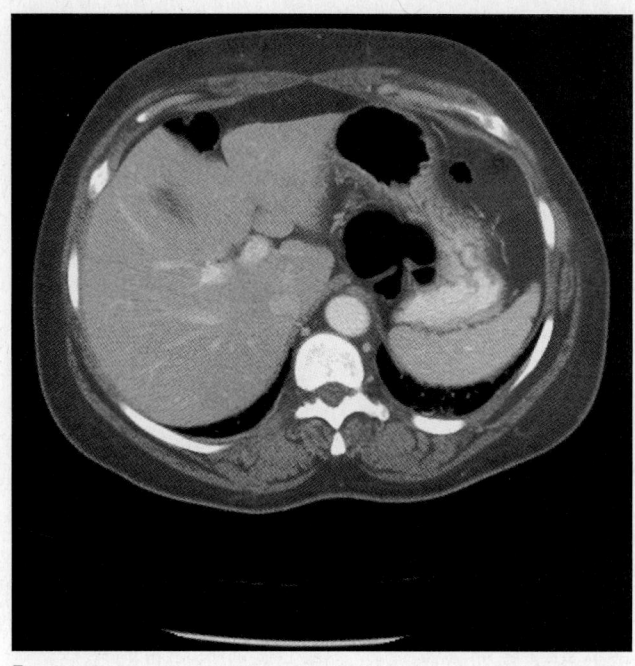

A B

1. 图中排列紊乱的肠管是什么?
2. 胃后方胰腺前方的腹腔间隙称作什么?
3. Winslow 孔在哪里?
4. 肠内疝的发生率?

答 案

病例 154

网膜孔肠内疝

1. 胃后方显示结肠内气体。
2. 网膜囊。
3. 脊椎右侧，小网膜缘后方。
4. 1%~2%，相对少见。

参考文献

Gastrointestinal Imaging: THE REQUISITES, ed 3, p 331.

点 评

Winslow孔(也称网膜孔)位于肝下方肝胃韧带和胃十二指肠韧带的右侧游离缘。正常时较手指略宽，但在某些人会更宽。经网膜孔的肠内疝罕见，诊断时需要仔细读片，因为右侧的十二指肠旁疝亦可有类似的表现。如果疝入的肠管穿越中线到达右侧，是网膜孔疝的证据。大多数病例，如此例所示，为冗长的横结肠或右半结肠疝入网膜孔，伴少量或不伴有腹膜后组织。如果出现肠管绞窄，需急诊手术。钡灌肠检查对诊断很有帮助，但此病例，平片和CT检查已提示网膜孔疝的诊断。平片上，胃泡为气体影遮盖，但此气体不在胃内。同样地，在CT图像上，气体位于胃后肝胃韧带和网膜孔区域。肠内疝少见，网膜孔疝罕见。大部分内疝为十二指肠旁疝或经系膜疝。许多内疝无临床症状，为偶然发现。内疝可以是暂时性的，并可成为腹部隐痛和暂时性梗阻症状的原因。内疝的肠管可压迫胆总管。有报道称，部分网膜孔疝的患者可出现黄疸。

病例 155

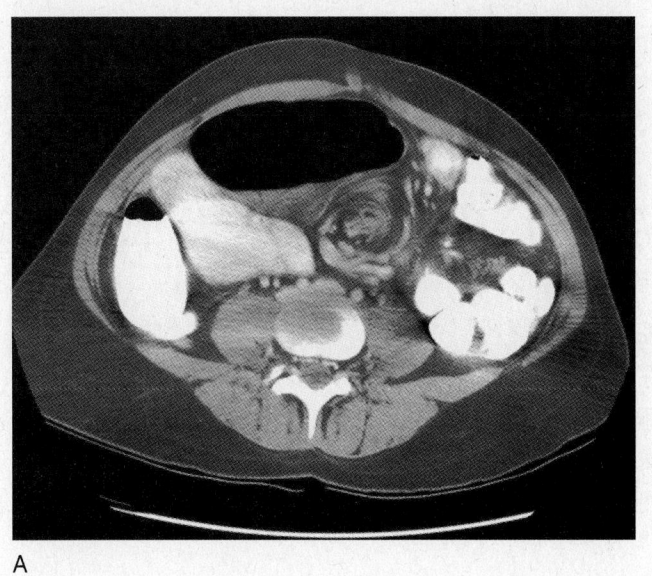
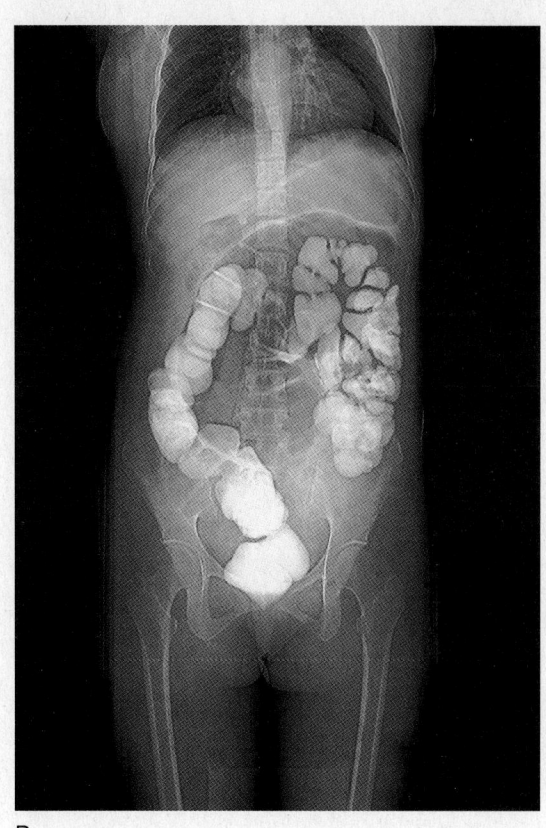

1. 在 CT 图像上，肠系膜根部的不寻常的异常表现是什么？
2. 患者是否存在梗阻？如果是，你认为这是哪种类型的梗阻？
3. 这种情况在哪个年龄组最常见？
4. 你建议下一步进行什么样的影像学检查？

病例 155

肠系膜扭转

1. 肠系膜根部"漩涡征",提示肠系膜和肠管扭转。
2. 是的,为闭袢肠梗阻。中腹部明显扩张的肠袢不是结肠。空虚的结肠内可见对比剂。
3. 一岁内的婴儿。
4. 没有。这种情况需立即进行外科会诊。

参考文献

Gastrointestinal Imaging: THE REQUISITES, ed 3, p 110.

点 评

当小肠袢围绕肠系膜根部扭曲,发生小肠或肠系膜扭转时,可危及生命。当发生完全闭塞,即闭袢性肠梗阻时,需要立即治疗,以避免血管蒂损害、肠坏死、穿孔、腹膜炎,甚至死亡。在部分病例,小肠或肠系膜扭转可以是暂时性的。当小肠扭转而无肠管梗阻时,CT图像可根据肠系膜根部不典型的"漩涡征"而提示肠系膜扭转的诊断。在这个病例中,肠系膜根部的漩涡征,表明中腹部明显扩张的小肠袢为闭袢性肠梗阻。

肠系膜扭转最常见于伴有中肠旋转不良的婴儿。Ladd带在中肠扭转的病例中多见,这有时被称为继发性肠系膜扭转。这就是说,这种扭转有先天性异常的因素存在。但是,在老年人,偶然见到不伴有先天性异常的肠扭转。肠系膜扭转可能与冗长的肠系膜、高纤维素饮食或厌食症有关。但上述原因均为推测,对部分患者,我们不知道其发生肠系膜扭转的确切原因。肠系膜扭转不常见,约占小肠梗阻病例的1%～2%。但是,在几乎半数的病例中,肠系膜根部完全扭曲引起的闭袢性梗阻会导致系膜栓塞。患者的死亡率与诊断和治疗间的间隔时间密切相关。

肠系膜根部漩涡征的显示,并不都意味着小肠扭转。正如上文所述,它可能是暂时性的而无临床意义;就像暂时性肠套叠,需注意患者在两次发作之间的情况。

病例 156

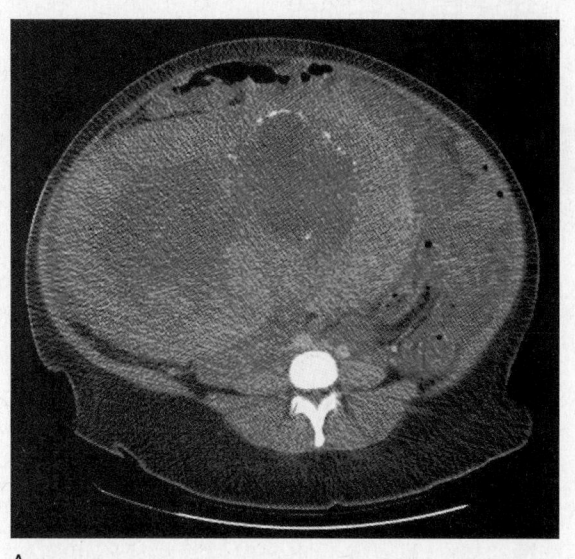
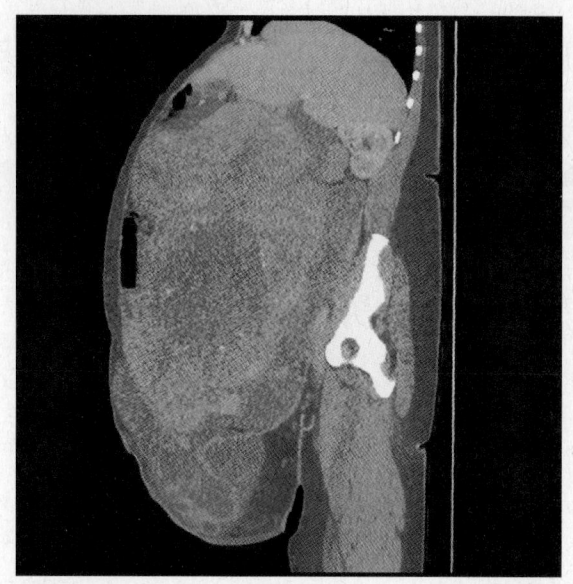

1. 此年轻女性患者的巨大肿块源自哪个器官？
2. 超过30岁的女性，最常见的妇科肿瘤是什么？
3. 什么样的症状使该女性患者去医院就诊？
4. 患有此种疾病的女性患者，有症状的占多少？

病例 157

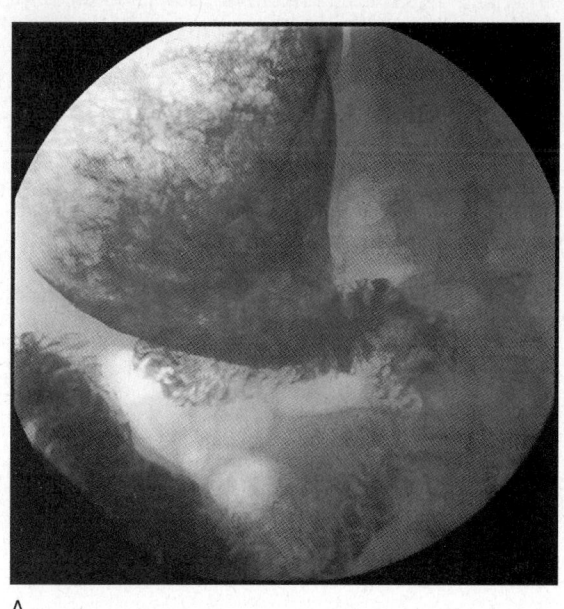
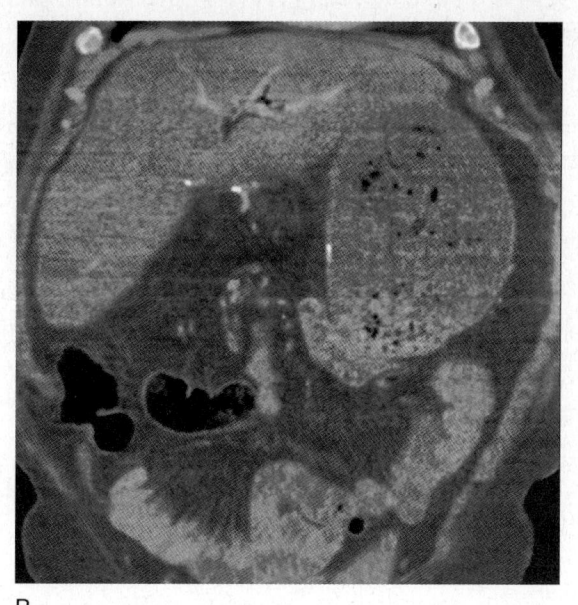

1. 患者的胃部有哪些异常？
2. 你能推测出患者过去的病史是什么吗？
3. 此种情况下，患者有哪些常见症状？
4. 胃腔内毛发聚集被称为什么？

病例 156

巨大子宫肌瘤

1. 盆腔内子宫源性可能大。
2. 子宫肌瘤在超过 30 岁的女性中发病率大于 25%。
3. 腹痛和肿块的推压效应，以及月经过多。
4. 大多数子宫肌瘤不会引起症状，只有 15% 的患者需要治疗。

参考文献

Gastrointestinal Imaging: THE REQUISITES, ed 3, p 308.

点评

多数的子宫肌瘤并不能引起患者或是放射科医师的关注。它们是检查（尤其是 CT）时的次要发现。似此患者的巨大子宫平滑肌瘤罕见，且可疑恶性。但是，术中发现此瘤重约 30 磅，伴有粘连和液化，病理学检查未见恶变。大约 1% 的子宫肌瘤有恶变可能，大多不伴有临床症状，部分病例可能与不孕症有关。子宫肌瘤常规治疗包括子宫肌瘤摘除术，必要时可行子宫全切术。美国每年大约 60 万名患者行子宫全切术，其中约 1/3 为子宫平滑肌瘤。近年来，采用子宫动脉栓塞治疗有症状的子宫肌瘤被证实是非常有效的。

子宫肌瘤常用的检查方法是 CT 和超声，但是，MRI 也非常有价值。使用钆对比剂进行增强检查时，肌瘤边缘可有强化。T_2WI 可显示病变的边缘。在 T_1 和 T_2 加权图像上，子宫肌瘤的信号低于周围组织。本病例中，肌瘤内可见细线状钙化影，这提示病变为良性，但不除外恶性。

该患者可能的诊断应为卵巢肿块、卵巢或子宫源性肿瘤、子宫平滑肌瘤和子宫内膜异位。

病例 157

胃毕 I 式术后胃石形成

1. 胃腔扩张充气，伴混杂有气体的胃内容物。
2. 胃远端未见显示，患者有部分胃切除术的病史。
3. 腹胀、呕吐和腹部不适。
4. 毛粪石。

参考文献

Gastrointestinal Imaging: THE REQUISITES, ed 3, p 78.

点评

胃石为胃手术后并发症之一，与胃动力紊乱有关；但是，胃石也可见于胃解剖结构正常的患者。胃石是不能通过幽门或胃术后吻合口的异物或不可消化的食物形成的。大多数胃石为胃术后的并发症或是食用不易消化食物的结果。如头发（毛粪石）或者难以消化的纤维（植物粪石）。比较典型的是食用柿子，它可能是美国非术后胃石形成最常见的原因。有报道称，其他纤维性物质在胃内积聚亦可形成胃石，如吞服用作缓泻药的欧车前纤维粉而又饮水不足时。

胃手术后的胃石发生率约为 5%～12%，这尽管看上去有些高，但这是密切随访的结果。胃部手术后，大部分胃石可能与食用难以消化的食物，如柑橘、橙皮、土豆皮和通便的纤维性物质有关。胃切除术常同时实施双侧迷走神经切断术，这可导致胃排空功能异常，从而成为胃石形成的主要原因。

胃手术后胃石形成的患者，经常有腹部不适、腹痛、腹胀和呕吐的症状。消化道的其余部分很少出现粪石。文献报道过一些罕见的胃石形成病例，例如油漆性胃石可见于给优质家具精细上漆的油漆工。

病例 158

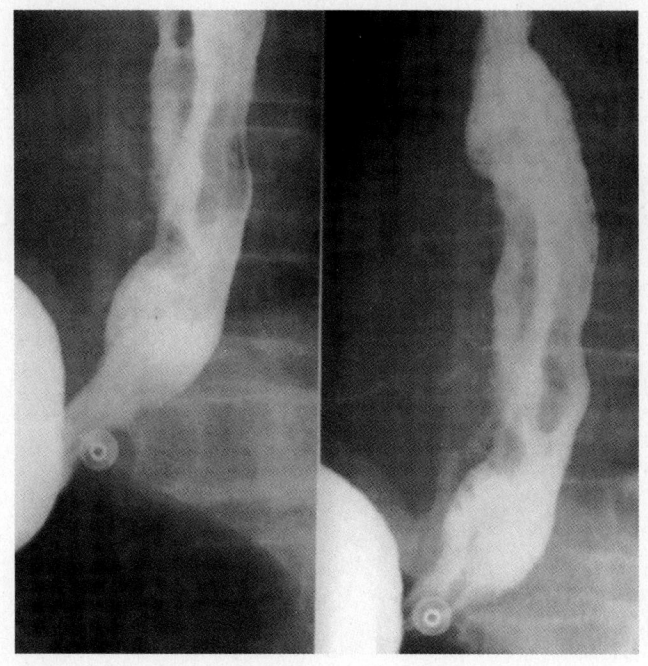
A

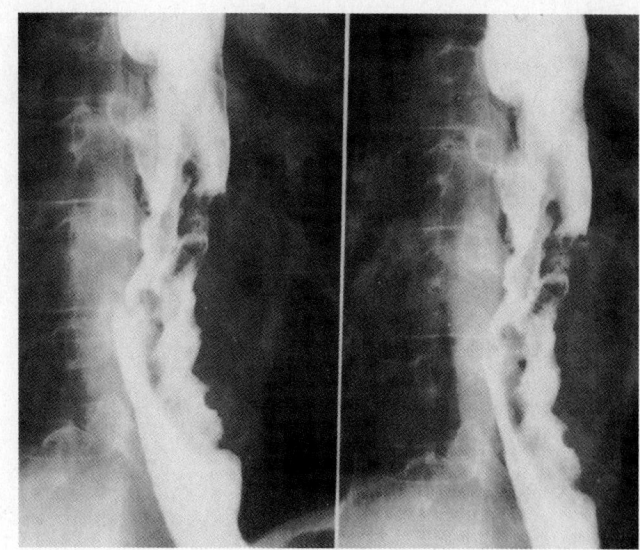
B

1. 这名酗酒的 58 岁男性的影像学表现是什么？
2. 世界范围内，门静脉高压和血管曲张最常见的原因是什么？
3. 食管缺乏肠壁的哪一部分？
4. 食管癌出现跳跃性转移的原因是什么？

答　案

病例 158

食管静脉曲张样癌

1. 食管边缘静脉曲张样的充盈缺损。
2. 血吸虫病。
3. 浆膜层。
4. 食管淋巴网呈纵向走行。

参考文献

Gastrointestinal Imaging: THE REQUISITES, ed 3, p 32.

点　评

食管癌可以表现为多种形式，最常见的表现是管腔狭窄，通常为不规则狭窄。食管癌可以表现为偏心性肿块或管腔内息肉样肿块，也可以表现为溃疡伴持续出血。食管解剖与胃肠道的其他部分略有不同，从而导致肿瘤快速播散，且预后不良。

与胃肠道的其余部分不同的是食管没有浆膜层，肿瘤可直接侵犯邻近结构，导致高死亡率。食管的淋巴引流也很复杂，食管壁的每层都有广泛的淋巴管网，这导致食管癌出现环周性转移和邻近的纵隔淋巴结转移。食管癌可通过这些淋巴管网沿着食管长轴跳跃性或弥漫性生长，而在多个病灶之间可能有正常的黏膜，这种蔓延方式导致该例食管癌患者呈静脉曲张样表现。尽管有酗酒史，根据下列依据仍可做出食管静脉曲张样癌的诊断：不管患者呈立位或卧位，病变形态不发生改变；病变并不随 valsalva 呼吸而发生相应变化；病变处的食管壁僵硬，无蠕动波。

静脉曲张样癌是食管癌的一种少见类型。肿瘤沿食管黏膜下蔓延，导致食管黏膜皱襞增厚，因其表现类似于食管静脉曲张而得名。因为此种播散方式，吞咽困难经常是静脉曲张样食管癌的晚期症状，患者在诊断时病变多已广泛扩散，从而导致预后不良。

病例 159

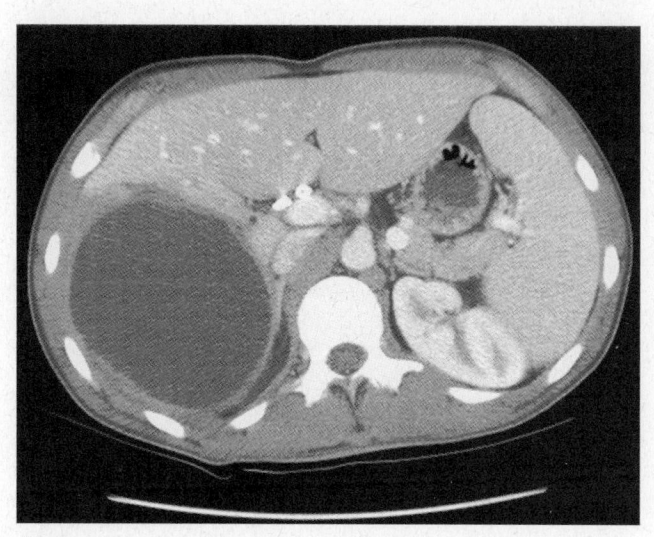
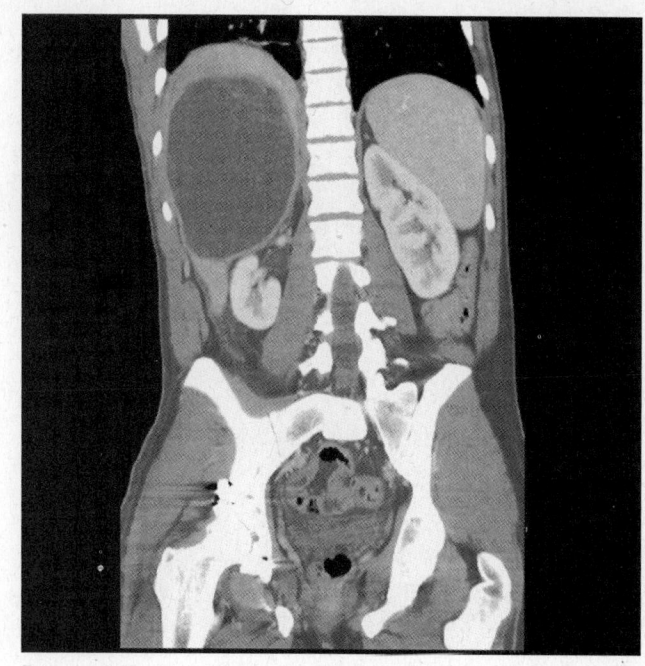

1. 肝最常见的肿瘤是什么？
2. 除了创伤后出血或肝有创性检查（例如肝活检、ERCP）后出血，什么情况下可出现图中的改变？
3. 这种情况常见的发病原因是什么？
4. 这种情况的并发症是什么？

病例 159

肝内胆汁瘤

1. 血管瘤。
2. 肝内胆汁瘤。
3. 在手术中、肝有创性检查或外伤导致胆管损伤。
4. 感染，或胆汁瘤形成并破入腹腔导致胆汁性腹膜炎。

参考文献

Gastrointestinal Imaging: THE REQUISITES, ed 3, p 241.

点　评

CT 显示肝内一巨大的囊性病灶，边界清楚，占位效应明显；其主要诊断为某些与胆道系统相交通的囊性病变。单纯肝囊肿内衬胆管上皮细胞，尽管发病率较高，却很少与胆系相连。包虫囊肿可与胆道系统交通，其主要的并发症之一是自发性破裂进入胆管或腹膜腔。肿瘤坏死或转移瘤很少与胆管交通。

肝内胆汁瘤最常见的原因是损伤所致的胆管破裂持续存在，导致胆汁聚集，晚期可出现引流。胆囊切除术可造成胆管的损伤。在胆囊切除术中，术者将探针或导管插入胆管来辨别有无残存结石。有时，术者将小型内镜插入胆管来辨别有无残存结石。因为解剖上肝内胆管随着胆管分级而迅速变细，上述操作可导致肝内胆管破裂。若术后立即进行胆管造影，可发现小片状造影剂外渗。

小的肝内胆管穿孔常在 2～3 周后自愈。因梗阻致胆系内压力升高会导致病变加重，正如此患者一样。在此种情况下，胆汁聚集增多并形成胆汁瘤。如果胆道也被感染，胆汁可能会被感染并形成脓肿。放射科医师应该认识这一并发症并准确辨别其本质。此病的治疗为引流胆汁瘤，并注入药物，看是否可以找出渗漏的胆管。如果可以，接下来的几周反复引流并注入药物，会显示胆管损伤处的愈合。采用 CT 和 MRI 来显示胆系的情况相对昂贵。胆汁瘤最严重的并发症是发生感染和破入腹膜腔。

病例 160

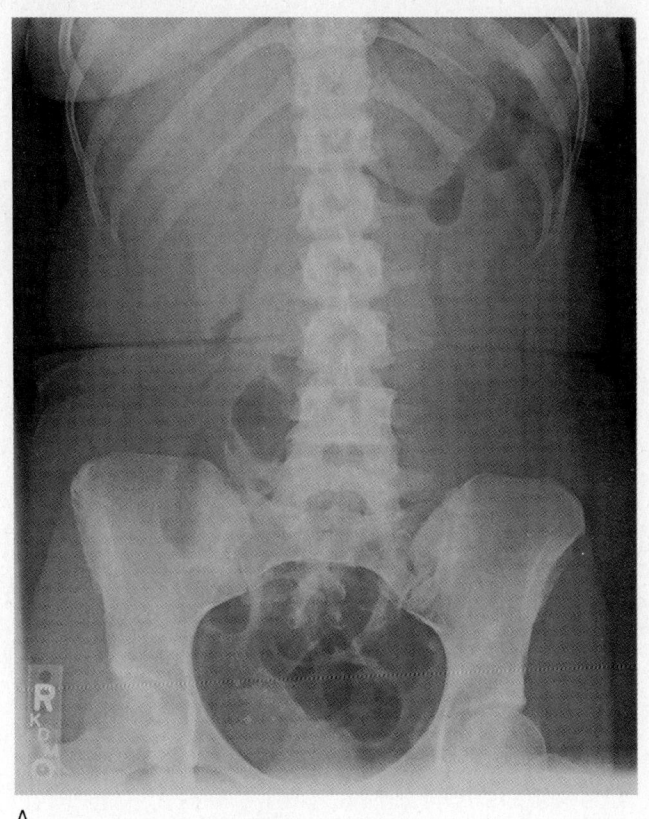
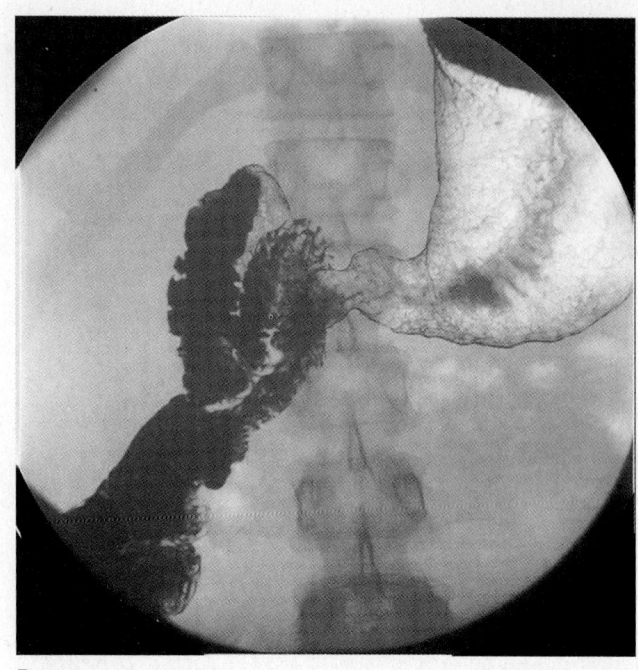

A

B

1. 胃部糜烂的最常见原因是什么？
2. Crohn 病易累及胃的哪一部分？
3. 不伴其他部位受累的胃 Crohn 病的发病率是多少？
4. "羊角征"意味着什么？

病例 160

胃 Crohn 病

1. 消化性溃疡病。
2. 胃窦。
3. 该病几乎均伴有回肠或结肠 Crohn 病。
4. 慢性 Crohn 病和胃畸变，导致羊角样表现。

参考文献

Gastrointestinal Imaging: THE REQUISITES, ed 3, p 69.

点评

胃 Crohn 病常累及胃的远端，但很少累及全胃。胃窦首先受累，并向近侧蔓延，胃底受累罕见；许多患者伴有十二指肠受累。Crohn 病罕见胃单独受累，最常见的是回肠或结肠受累，胃肠道其他部分也可受累。研究表明，Crohn 病累及胃的病例占总病例的 5%～40%。在日本，Crohn 病累及胃的几率高于北美。

胃 Crohn 病最常见的表现是胃部糜烂。这种胃部糜烂与其他类型的胃部糜烂相似，难以在放射学上将其区分。随着病变的进展，炎症更加严重，多个溃疡可相互融合，呈线状或星状形态。与胃肠道的其他部分的病灶相比，胃 Crohn 病更易表现为透壁性炎症，从而导致纤维化和瘢痕形成。典型的（据报道，一半以上的胃 Crohn 病病例）会累及邻近的十二指肠。当胃 Crohn 病病程较长时，胃窦和十二指肠成为无特征性的僵硬管状结构；锥形的胃窦、胃体部和胃底呈宽大的漏斗状，这些征象构成"羊角征"。此种形态与胃硬癌或任何疾病导致的皮革状胃很相似。

瘘管形成是胃 Crohn 病的罕见并发症，可与横结肠之间形成瘘管。炎性息肉可为胃 Crohn 病的后遗症，这与发生在消化道其他部位的 Crohn 病一样，尤其是在结肠。

病例 161

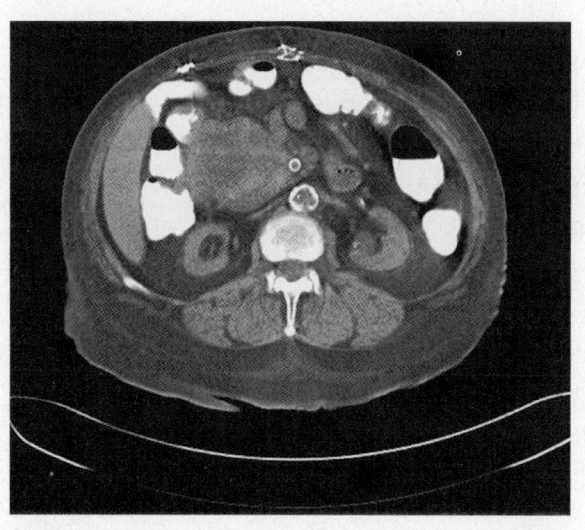
A

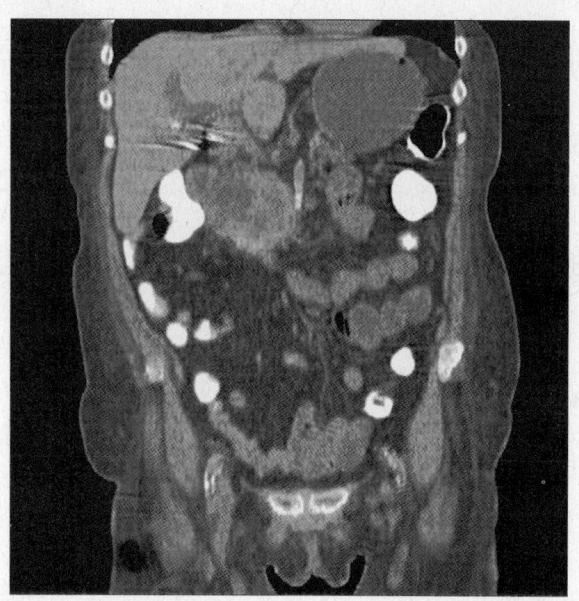
B

1. 描述这两幅 CT 图像的表现。
2. 病人因什么症状去医院就诊？
3. 病变的大小有助于鉴别诊断吗？
4. 这个病变有什么样内分泌变化？

病例 162

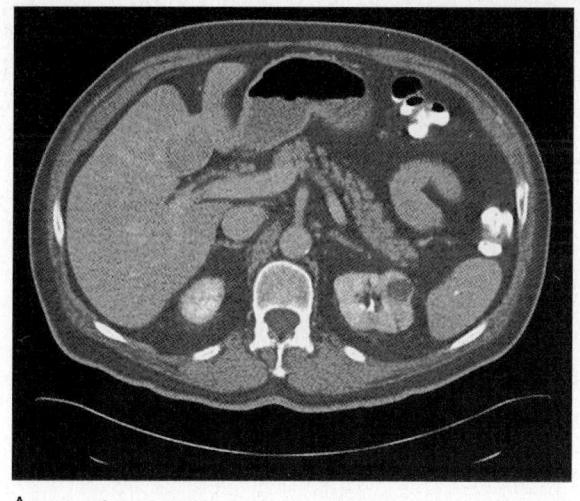
A

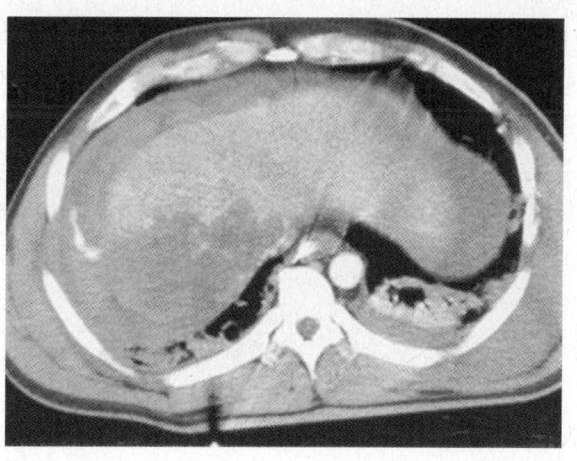
B

1. 这两名患者的共同之处是什么？
2. 什么情况下易患此病？
3. 这种疾病常发现哪种血清因子水平升高？
4. 韩国的医学生如何回答第二个问题？

答 案

病例 161

无功能性胰岛细胞瘤

1. 起源于胰头部的巨大肿块，中心有坏死。
2. 不明原因的腹部不适，无腹痛和体重减轻。
3. 是的。
4. 没有内分泌改变。

参考文献

Gastrointestinal Imaging: THE REQUISITES, ed 3, p 164.

点 评

约20%~25%的胰岛细胞瘤是无功能性的。无功能性胰岛细胞瘤多无临床症状（不合成、不分泌内分泌激素），在体积较大时才被发现，如本例患者。值得注意的是，无功能性胰岛细胞瘤不侵犯胆管系统，无肝内胆管扩张。因为肿瘤长期缓慢地生长，且无明显临床症状，所以发现时不仅体积大，而且还可能有恶变。有研究证实，约50%的无功能性胰岛细胞瘤在发现时已发生恶变，而且大多数表现为周围侵犯或肝转移。因为在发现时肿瘤体积往往较大，所以常见肿块中心坏死。另外，无功能性胰岛细胞瘤可呈囊性，可造成诊断困难，从而延误诊断。

无功能性胰岛细胞瘤可发生于胰腺的任何部位，最常见于胰头和胰尾，病变可达8~20cm。尽管无功能性胰岛细胞瘤的恶变风险很高，但是它的预后较好，不像胰腺导管腺癌那样预后很差。所有功能性和无功能性胰岛细胞瘤中有20%~25%可发现钙化，而导管腺癌发生钙化的几率仅为1%~2%。无功能性胰岛细胞瘤需外科手术治疗。

病例 162

肝细胞癌

1. 它们都是HCC（肝细胞癌、肝癌）。
2. 慢性酒精中毒和肝硬化。
3. 60%~80%的肝癌患者可以发现血清AFP水平升高。
4. 在韩国，B型和C型肝炎及寄生虫引起的肝炎比肝硬化更易引起此病。

参考文献

Gastrointestinal Imaging: THE REQUISITES, ed 3, p 195.

点 评

肝细胞癌是肝细胞最主要的恶性肿瘤。与亚洲相比，西方国家此病相对不常见，但常伴有酒精中毒和肝硬化。在亚洲国家，肝炎（尤其是B型）和寄生虫引起的肝炎被认为是引起此病的病因。此病预后较差，诊断后存活时间一般不超过6~18个月，该病确诊时，至少50%的患者已有门静脉癌栓。值得注意的是，在西方国家，肝细胞癌的发病率有上升的趋势，可能与B型和C型肝炎发病率上升有关。

此病男性多见，尤其是亚洲国家。高质量MDCT和MRI没有改变肝细胞癌的死亡率；此病例的一副CT图像显示肝右叶的典型肝细胞癌肿块并侵犯门静脉，伴有新鲜出血。另一幅CT图像上，肝细胞癌相对隐匿，肝癌病变仅在延迟期显示，表现为肝右叶的病变轻微增强。一般来讲，因肝硬化引起的肝结构的变形加大了早期发现病变或者早期发现隐匿性病变的难度。AFP水平升高对于发现此病很有帮助，但是如果AFP水平正常，不能排除此病的可能。在实际工作中，AFP水平越高，肝细胞癌的可能性越大。如果没有异常出血和凝血功能异常等禁忌证，CT引导下肝活检是最有效的诊断方法。

病例 163

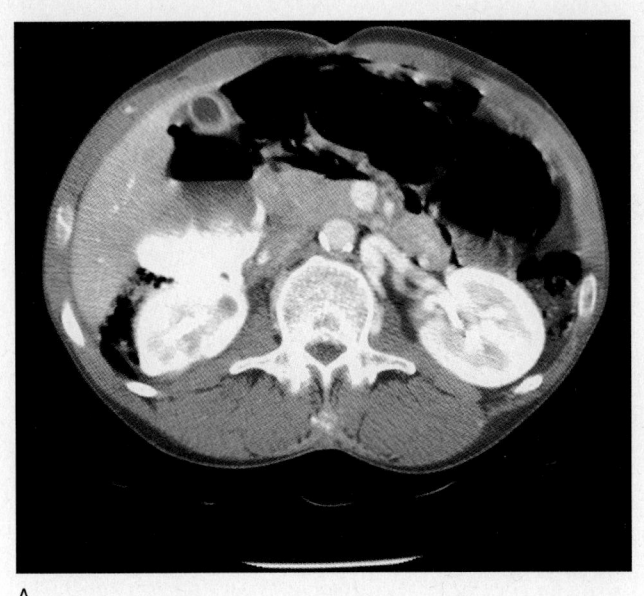
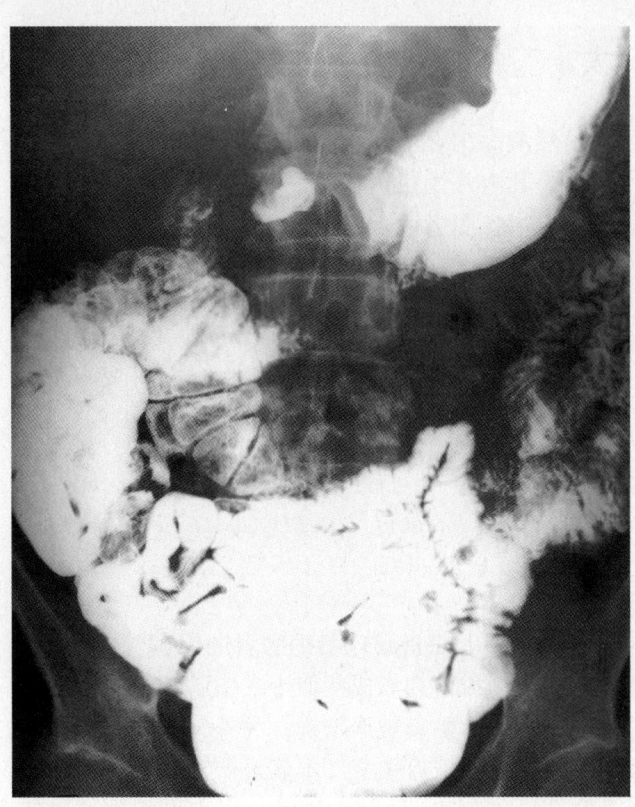

1. 在钡餐图像上，怎样描述十二指肠球部的表现？
2. 巨大十二指肠球溃疡的定义是什么？
3. 穿孔性溃疡好发于什么地方？
4. 在 CT 图像上可显示什么并发症？

病例 163

巨大十二指肠球溃疡及穿孔

1. 虽然溃疡内充填钡剂类似于十二指肠球的形态，但是其内并无黏膜。
2. 十二指肠溃疡大小超过 2cm，或溃疡占据十二指肠球部的 2/3 或以上。
3. 胃前壁或十二指肠球部。
4. 可显示穿孔，并见口服对比剂溢出十二指肠肠壁外。

参考文献

Gastrointestinal Imaging: THE REQUISITES, ed 3, p 99.

点 评

本例巨大十二指肠球溃疡患者的钡餐检查显示，溃疡内有钡剂滞留并形成状似十二指肠球的形态，但是其内未见正常黏膜皱襞结构；另外，巨大十二指肠球溃疡还常发生球后狭窄。本病最严重的并发症是出血及穿孔。本例患者的 CT 图像显示大量腹腔游离气体，口服的对比剂溢出并沿肝下缘局灶分布。CT 能发现少于 1～2ml 的腹腔游离气体，研究证实，立位或卧位平片也能发现量上与 CT 上显示相接近的游离气体。但是，实际工作中，CT 在检查少量腹腔游离气体时较其他检查手段的敏感性更高，而且往往因为这类病人病情严重，所以在摄腹部平片时很难获取恰当的体位进行摄片。而 CT 检查腹腔游离气体时就不受站立位的限制。尽管在因病情严重而不能站立的患者中，其他体位的腹部平片也能发现气腹的一些间接征象，但是 CT 检查具有对游离气体更敏感且不必顾虑体位的明显优势。

腹腔游离气体很容易诊断，但对穿孔部位的准确定位却很困难；有时，穿孔位置只有在手术中才能确定。腹部平片只能显示腹腔游离气体，但这一表现并无特异性。随着 CT 在急症检查中的应用增多，显示对比剂漏入腹腔成为可能，就如同显示腹腔游离气体一样。以此患者为例，对比剂沿肝下缘聚积，强烈提示十二指肠穿孔的诊断。但是，若对比剂位于小网膜囊内或者腹腔左侧，就提示胃穿孔的存在。若有了上述的表现，那么正确的临床处理就是尽快地采取手术治疗，而不必再作进一步检查。

病例 164

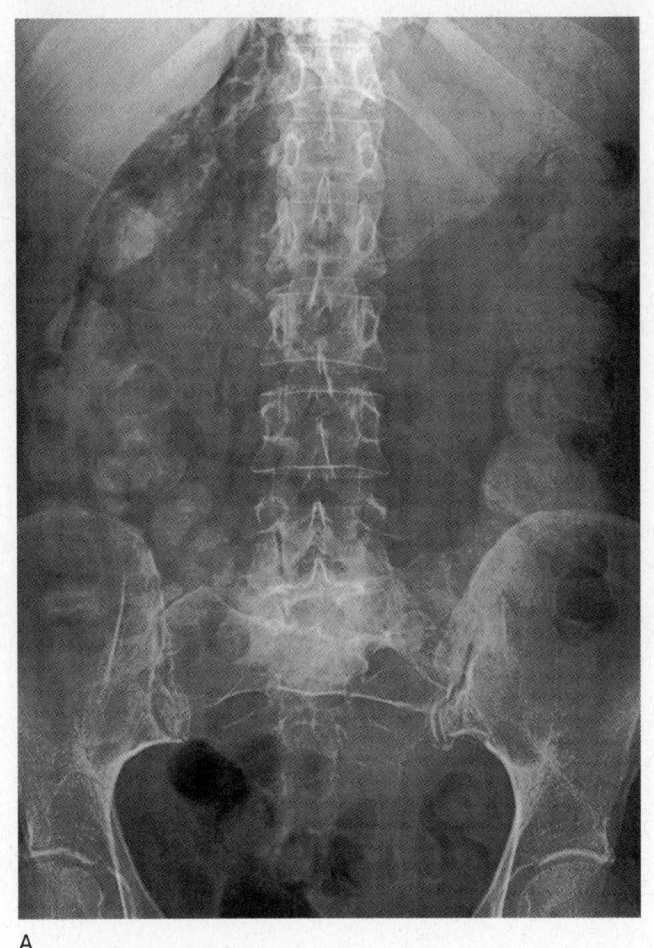
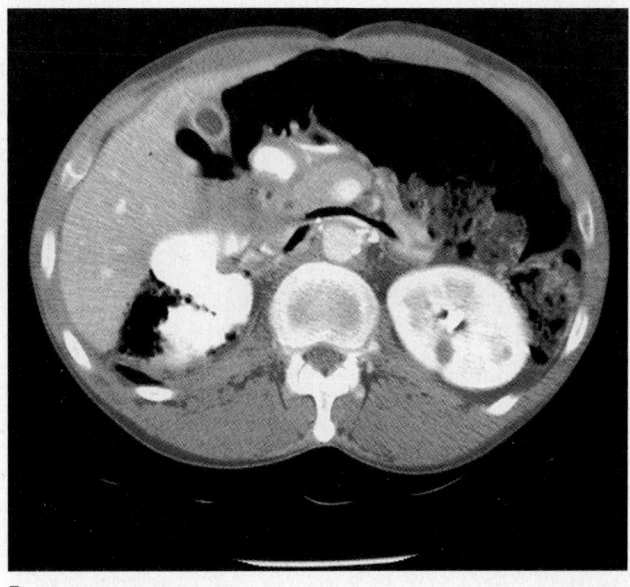

1. 肠道内的气体源自何处？
2. 这些图像上在什么地方发现异常气体？
3. 什么临床原因引起这些表现？
4. 这是腹膜后气肿吗？

答 案

病例 164

腹膜后积气

1. 99%的肠道内气体来源于吞咽的气体。
2. 除显示腹腔内的气体外，腹部CT和平片发现腹膜后有气体。
3. 腹膜后空腔脏器的穿孔。
4. 不是。

参考文献

Gastrointestinal Imaging: THE REQUISITES, ed 3, p 98.

点 评

有些患者偶然发现有气腹但无临床症状，这种情况通常是由肠气囊肿的浆膜内气囊破裂造成的。然而，腹膜后绝不会无缘无故地积气，它常预示着有重要的潜在病因存在，位于腹膜后间隙内的空腔脏器穿孔是最常见的病因，这一间隙内含有部分十二指肠、升/降结肠、胰腺、肾脏及肾上腺等。

除了消化性溃疡穿孔外，还应考虑到内镜检查、ERCP或创伤所致的穿孔。大量纵隔积气也能造成气体经膈肌裂孔下行至腹膜后间隙。在腹膜后积气明显的患者中，气体呈条带状或线状，沿着髂腰肌分布，并能勾勒出肾脏的轮廓，而无Rigler征、无膈下游离气体或镰状韧带周围气体征等气腹征象。腹部钝伤造成结肠腹膜后段破裂并有气体外溢时，可出现腹膜后积气征象。本例患者的腹部平片就能见到条、线状积气征象。虽然平片可以看到这些征象，但是，在发现腹膜后间隙气体方面，CT较平片更敏感，尤其对少量气体的发现更有价值。因此，CT成为这类疾病的常规检查方法。

病例 165

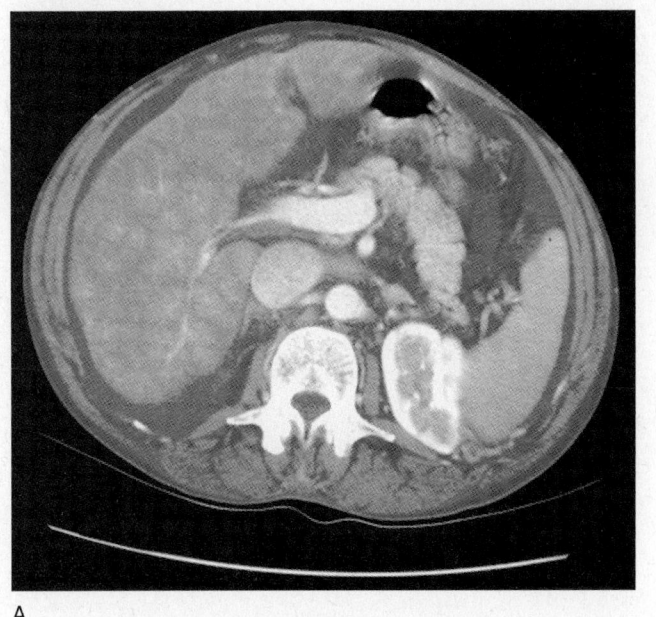
A

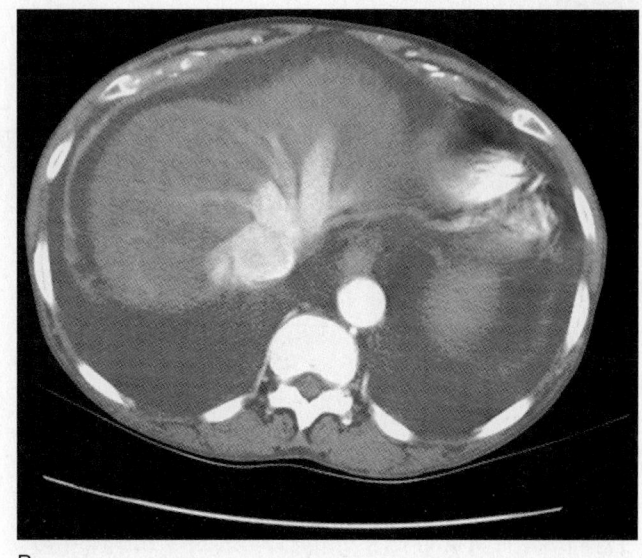
B

1. 怎样描述这些 CT 图像上肝的表现？
2. 这种表现与心脏功能有何联系？
3. 肝的什么病变会引起这种表现？
4. 尸检中，有多大比率会出现这种表现？

病例 166

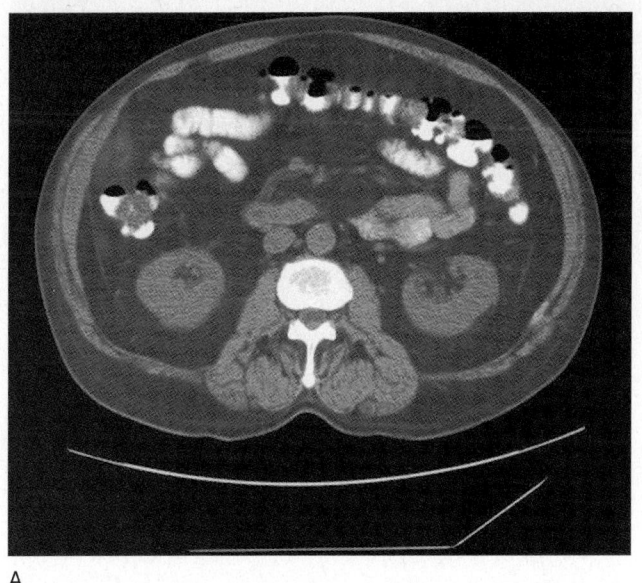
A

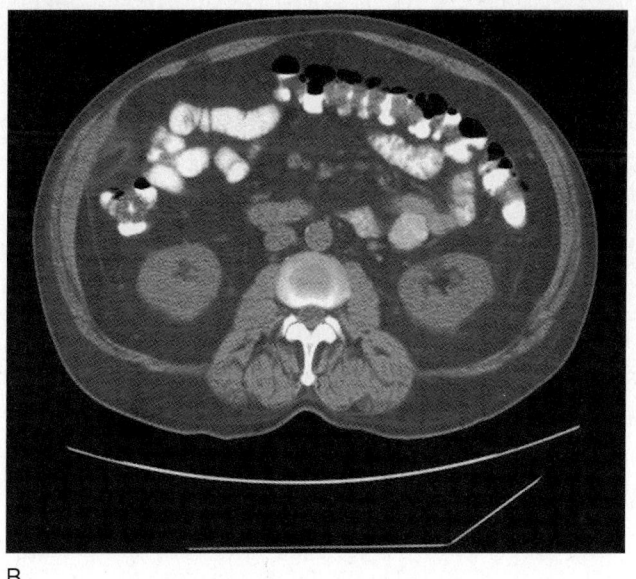
B

1. 患者为 68 岁，下腹疼痛 2～3 天，请描述其 CT 表现。
2. 这种疾病的病因是什么？
3. 此病变与什么疾病相似？
4. 此病变的治疗方法是什么？

病例 165

槟榔肝

1. 弥漫性花斑样表现。
2. 多为右心衰竭所致。
3. 慢性肝淤血。
4. 几乎都有。

参考文献

Gastrointestinal Imaging: THE REQUISITES, ed 3, p 383.

点 评

右心衰竭是绝大多数肝弥漫性花斑样变、不同程度的体积增大及肝静脉扩张的根本原因。100多年以来，一直被病理学家称为"槟榔肝"，在尸体解剖中，这种改变极为常见。任何一种慢性疾病，在晚期时都可以引起右心衰竭，因此槟榔肝在尸体解剖中很常见。槟榔是一种调味品，是一种热带树木的种子。病理学家常用"槟榔肝"这一名称来描述慢性淤血的肝的剖面形态。肝慢性淤血通常是由右心衰竭引起的。肝小叶中央静脉的淤血及色素沉着在早期的病理学家看起来很像槟榔，早期的病理学家习惯用与食物有关的名字来命名疾病（如：奶油面包状心包炎，"鲱鱼酱"样肝病变）。

如果CT没有出现，那么"槟榔肝"可能只是组织病理学上的一个有趣的表现。在对充血性心力衰竭，尤其是右心衰竭的患者进行评价时，放射科医师也发现肝呈现一种"花斑样"外观，与病理学家描述的几乎一致。同时，还能看到肝静脉扩张及不同程度的肝大。

"槟榔肝"所引起的问题是它可能会掩盖其他肝疾病，尽管如此，"槟榔肝"已经成为放射科医师和肝影像学的术语。

病例 166

结肠附件炎

1. CT显示一小脂肪影（肠脂垂），周围有炎症改变（网膜附件炎）
2. 最常见的原因是附件的扭转，其次是附件血管内血栓形成；前者可能导致了后者。
3. 阑尾炎，憩室炎。
4. 保守治疗。

参考文献

Gastrointestinal Imaging: THE REQUISITES, ed 3, p 319.

点 评

急性肠脂垂炎是一种少见的累及结肠肠脂垂的自限性炎症，常认为是由附件蒂扭转导致的血管闭塞、血栓形成和炎症引起的。肠脂垂是起源于两排结肠带之间的延伸的脂肪，两排结肠带形成众所周知的结肠袋样型。结肠带由腹膜覆盖，并沿着结肠长轴延伸。在腹腔镜和CT出现之前，还不能诊断这种疾病，患者也可以康复，或者误诊为腹腔内的其他疾病并行剖腹手术。MDCT不仅能很好地显示此病，还能排除其他引起腹痛的亟需治疗的疾病。如上所述，此病的治疗方法是保守治疗，实际上所有病人都可以自愈。CT可以显示远离肠壁的附件的炎症（如此例所示），以及无炎性改变的肠壁。CT随访检查会显示病变好转以及结肠旁脂肪内的瘢痕组织形成。结肠周围脂肪内的小钙化灶和局限性脂肪瘢痕，提示既往有结肠附件炎的病史。

病例 167

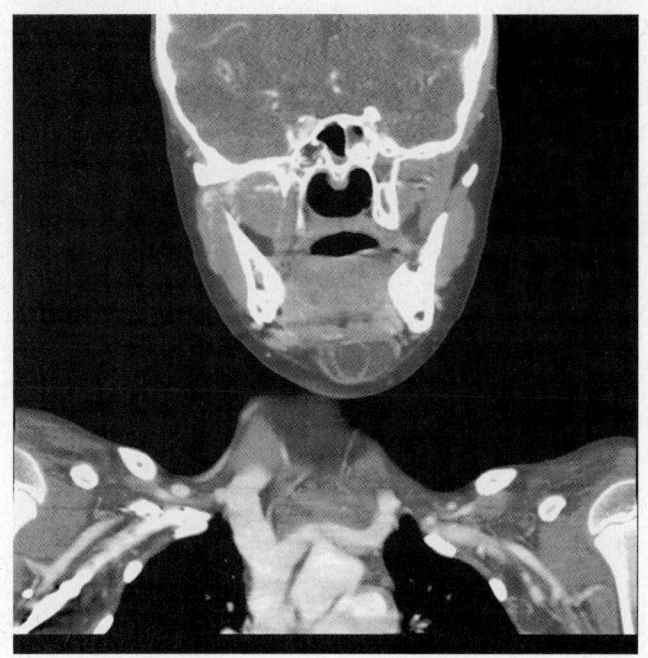
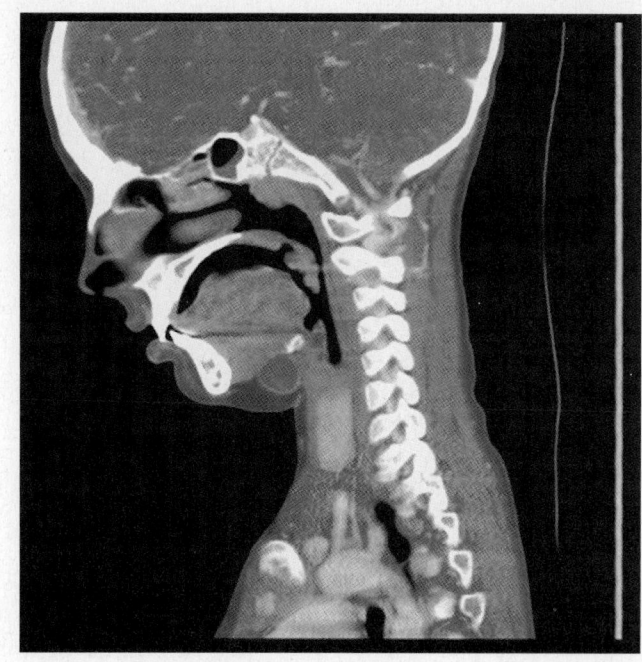

1. 患儿因轻度言语困难行 CT 检查，其 CT 表现是什么？
2. 这种异常是男性常见还是在女性常见？
3. 此疾病的并发症是什么？
4. 确切的治疗方法是什么？

病例 167

甲状舌管囊肿

1. 在中线舌根部毗邻舌骨的一个囊性结构：甲状舌管囊肿。
2. 女性常见。
3. 感染，很少恶变。
4. 手术。

参考文献

Gastrointestinal Imaging: THE REQUISITES, ed 3, p 10.

点 评

甲状舌管囊肿是永存的甲状舌管形成的一个囊型结构，甲状舌管常在胚胎早期（8~9周）退化，但是少数人可以存留，导致在舌根部形成囊肿，多位于中线处，有时与舌骨相连。很多患者是女性，无自觉症状，有时有球状感觉或者吞咽困难。钡餐检查常为正常，CT可显示舌根部的肿块影，多位于中线处，但不是所有患者的病变都位于中线处；其大小很少超过3cm。并发症包括感染，此时患者会有吞咽疼痛（囊肿随着舌移动）以及颈部舌下的痛性肿块。甲状舌管囊肿伴发甲状腺髓样癌已有报道，但很罕见。

其他颈部或者上纵隔的囊性结构为前肠囊肿，如支气管囊肿、重复囊肿、神经源性囊肿和胸腺囊肿。这些疾病可无自觉症状，常为偶然发现。然而，随患者年龄的变化，上述一些囊性病变可能导致患者产生症状。

病例 168

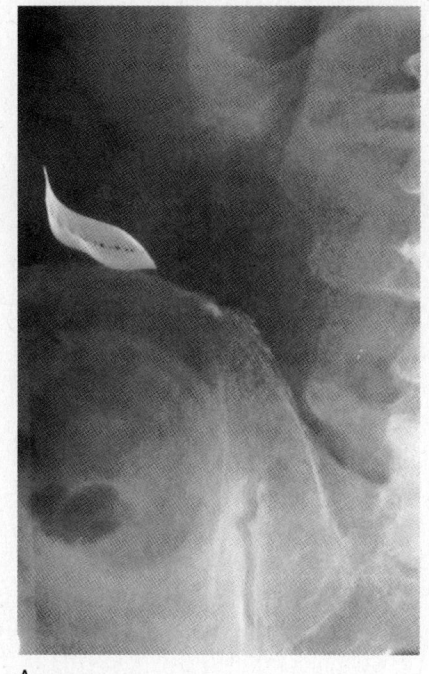
A

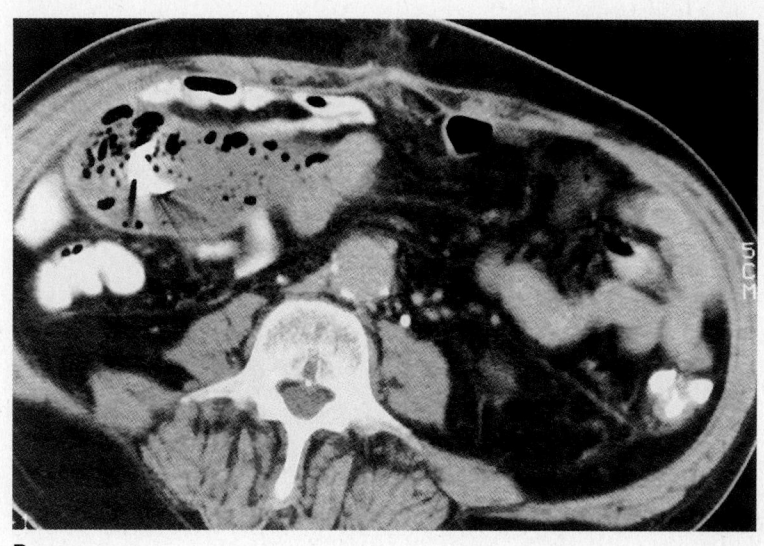
B

1. 腹腔前部有什么异常发现?
2. 什么原因引起此异常高密度灶?
3. 为什么不透 X 线?
4. 放射科医师对它的治疗方法是什么?

答 案

病例 168

纱布瘤（术后纱布残留并脓肿形成）

1. 脓肿。
2. 遗留的外科手术材料（海绵纱布）。
3. 其中含有一部分阻光材料。
4. 引流和经皮摘除。

参考文献

Gastrointestinal Imaging: THE REQUISITES, ed 3, p 123.

点 评

CT 显示腹腔前部气体和液体的异常聚集并伴有脓肿形成，然而，更重要的是在脓肿内呈现条带状密度影，这提示某些异物存留在腹腔内；对此，腹部平片可以清楚地显示。此异常表现与前腹壁的术区（平片造瘘术可以见到）相连增加了医源性原因的可能性（即腹腔手术过程中腹腔内遗落的异物）。这些异物可以是外科手术用纱布、手巾或是外科手术针等。考虑到每天的手术数量，这种情况很少见。

遗留的外科手术用纱布（纱布瘤）有时很难诊断。在平片上，运动伪影几乎使带状高密度影消失。因此，为发现遗留的纱布，必须在屏住呼吸时获得术中的图像。运动伪影会使带状高密度影难以被发现。带状高密度影为遗留的外科用纱布所致，故能在腹部平片上被发现。术中计算纱布的数目不对时就要拍片。这种方法可以发现多数遗留在腹腔内的纱布。然而，由于错误的计数，外科医生没有意识到有纱布遗留在腹腔内。某些异物，在腹腔内可以不引起临床症状，直到在以后的放射学检查中偶然发现。其他的一些异物可以其作为核心形成感染，导致脓肿的形成，如此病例。当因异物遗留引起并发症时，如脓肿形成，外科手术是主要的治疗手段。然而，在一些病例中，遗留的纱布可以在经皮引流脓肿时排出体外。

病例 169

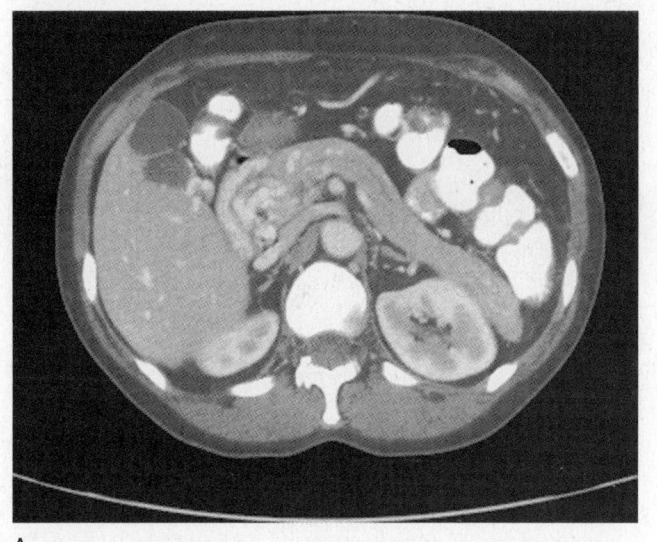
A

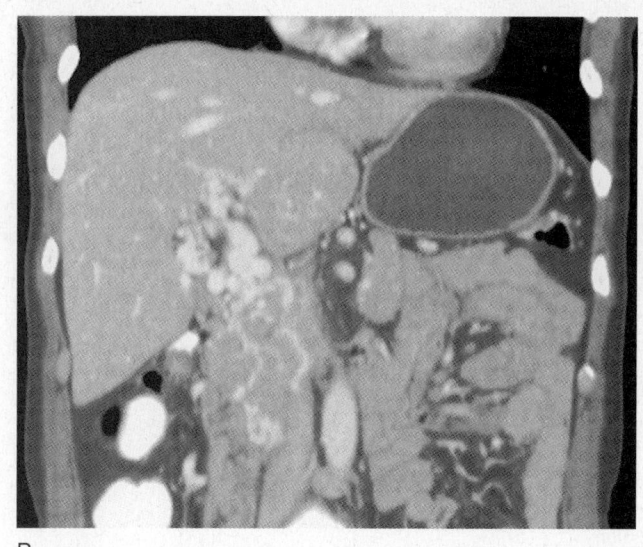
B

1. 引起 CT 图像上异常表现的病因是什么？
2. 这种情况的发生原因是什么？
3. 这种异常是急性过程还是慢性过程？
4. 这种情况用什么介入放射学方法治疗？

病例 170

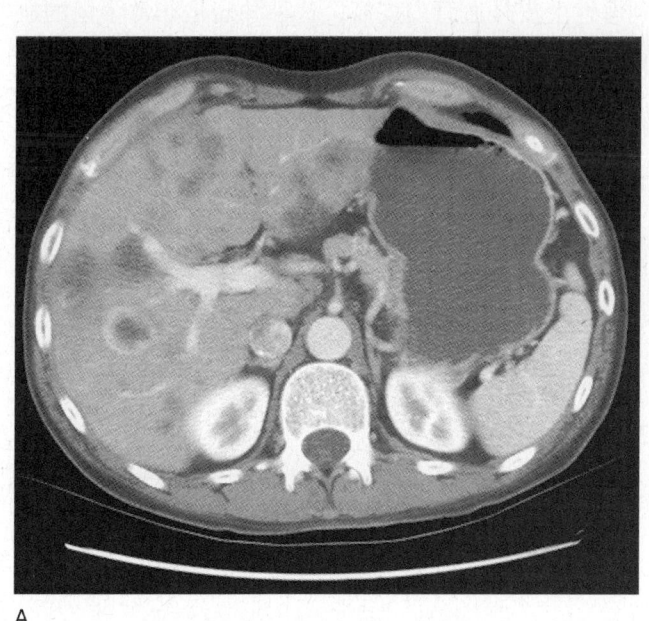
A

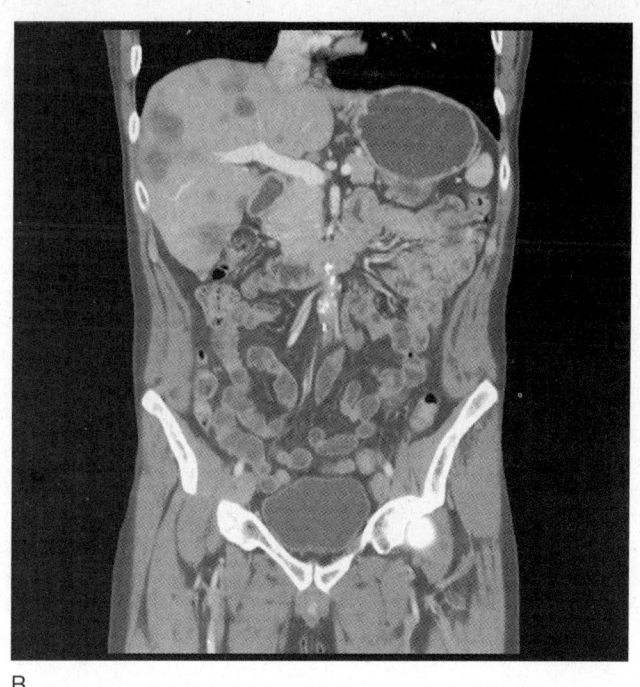
B

1. 根据这两幅图像，你的第一诊断是什么？
2. 肝最常见的血管源性肿瘤是什么？
3. 如果一种肿瘤含有血管和上皮组织，并有局部轻度恶性特征，我们称之为什么？
4. 这种肿瘤的最常见发生部位是哪里？

答 案

病例 169

门脉海绵样变

1. 此患者有门静脉血栓、闭塞和门脉海绵样变。
2. 减少门静脉血流或者影响门静脉系统凝血功能的任何原因。
3. 慢性渐进性的自然过程。
4. 应用经颈静脉的肝内门体循环分流术（TIPS）。

参考文献

Gastrointestinal Imaging: THE REQUISITES, ed 3, p 205.

点 评

门脉系统海绵样变是指门静脉慢性阻塞，导致肝脾之间形成大量迂曲的"蠕虫样"静脉血管，常见于门静脉血栓形成。阻塞过程不是急性的，因此机体可建立静脉侧支循环。并非所有的门脉血栓形成都会发生海绵样变。已有报道表明，纤维化性肝疾病、慢性胰腺炎、胰腺癌、肝癌、围产期新生儿脐炎、怀孕、溶血性贫血（如地中海贫血）、血液高凝性疾病及全身性败血症等均可引起慢性门静脉高压，进一步进展可引起食管静脉曲张、胃静脉曲张及消化道出血。门静脉血栓和门静脉海绵样变常用超声多普勒进行诊断，CT 也可以显示这些改变，并且在一些病例中显示引起此病的病因。

病例 170

上皮样血管内皮瘤

1. 首先考虑为恶性转移瘤。
2. 血管瘤。
3. 恶性上皮样血管内皮瘤。
4. 常见于骨骼和软组织，发生于肝或肺脏者罕见。

参考文献

Gastrointestinal Imaging: THE REQUISITES, ed 3, p 205.

点 评

肝病变表现为软组织密度，某些病灶周围出现"晕征"，应该首先考虑转移瘤。然而，此患者没有原发病灶，并且肝病变的活检发现肝的多结节病变是恶性上皮样血管内皮瘤。这是一种罕见的疾病，主要发生在骨与软组织，发生在肝时与转移瘤相似。尽管转移性病变边缘有强化，呈"晕征"，但恶性上皮样血管内皮瘤可有更明显的"晕征"。不幸的是，这并不一定适用于在肝轴位图像上所见的肝病变。在没有明确的原发病变，周围强化比通常情况下更明显、边界清楚的（不是血管瘤边缘结节样强化）病变，应考虑到恶性上皮样血管内皮瘤，这种肿瘤是非常罕见的血管性病变，以含有上皮样血管内皮细胞为特征；常见于成年人，包括年轻人和老年人。组织学上，此肿瘤为低度恶性。2002 年，WHO 将其命名为恶性上皮样血管内皮瘤，具有侵袭性，但很少转移。

肝的恶性上皮样血管内皮瘤表现为无痛性缓慢生长的多灶性病变，在 CT 上呈高密度的、界限清楚的"晕征"，很少见到肝外转移。

病例 171

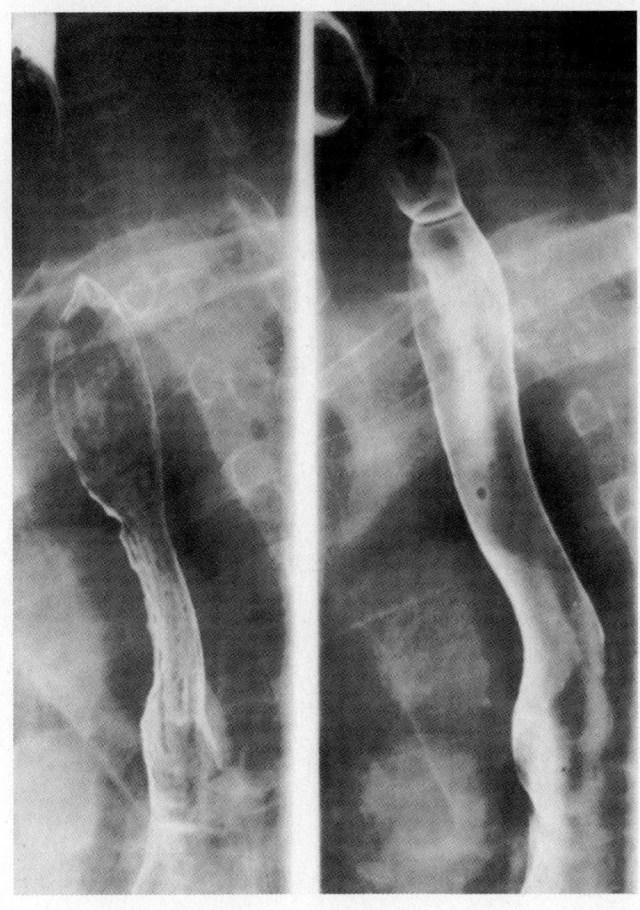

1. 该女性患者诉吞咽困难，吞钡片上最明显的异常是什么？
2. 食管的哪一段的狭窄最常见？
3. 该病伴发什么综合征？
4. 该病采用什么方法治疗？

病例 171

食管蹼

1. 颈部食管显示界限清楚的蹼状物或者环状物。
2. 最常见于食管近端。
3. Plummer-Vinson 综合征。
4. 用内镜通过此蹼即可。

参考文献

Gastrointestinal Imaging: THE REQUISITES, ed 3, p 32.

点 评

食管钡餐检查显示于食管近段可见一界限清楚的蹼状或者环状结构（不常见）。如果蹼状结构很小或者不呈环状，患者可以无症状；如果管壁僵硬，13mm 的钡丸通过此蹼状结构受阻时，病人会出现吞咽困难的症状。Plummer-Vinson 综合征（在英国也称为 Paterson-Kelly 综合征）患者的食管内会发现此蹼状结构，常伴有缺铁性贫血，因此，有时被称为缺铁性吞咽困难。该病的确切病因尚不清楚，有学者对这种相关性和该综合征的可靠性表示怀疑。也有学者推测 Plummer-Vinson 综合征为一种自身免疫疾病，但是尚缺少证据来支持这一假说。该病于 20 世纪初首次被发现并命名，当时认为比较常见，而现在很少见，这可能是因为食管钡餐检查逐渐减少，并且内镜检查又看不到这种蹼状结构或者被内镜推压（产生治疗效果），或者 Plummer-Vinson 综合征可能根本不存在。多数该病患者在行食管钡餐检查时于颈部食管发现食管蹼。有研究认为，该病主要发生在白人女性，且易患食管鳞状细胞癌（但此种相关性尚存争议）。对于放射科医师来说，重要的是排除其他因素引起的狭窄，例如皮肤疾病、大疱性表皮松解、天疱疮以及由于胃食管反流性疾病引起的狭窄。

病例 172

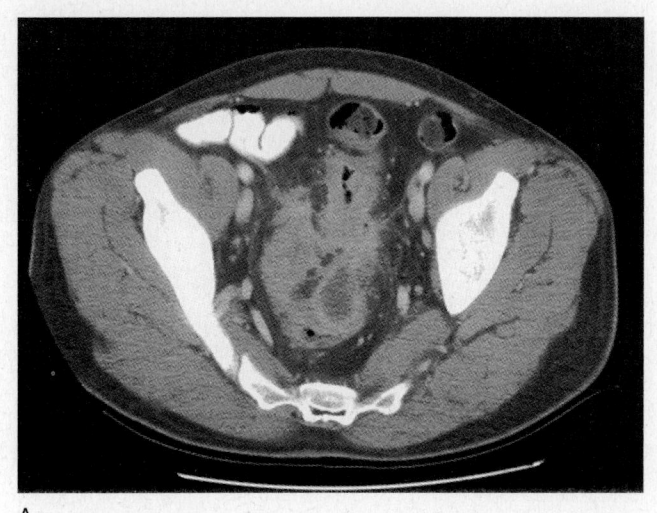
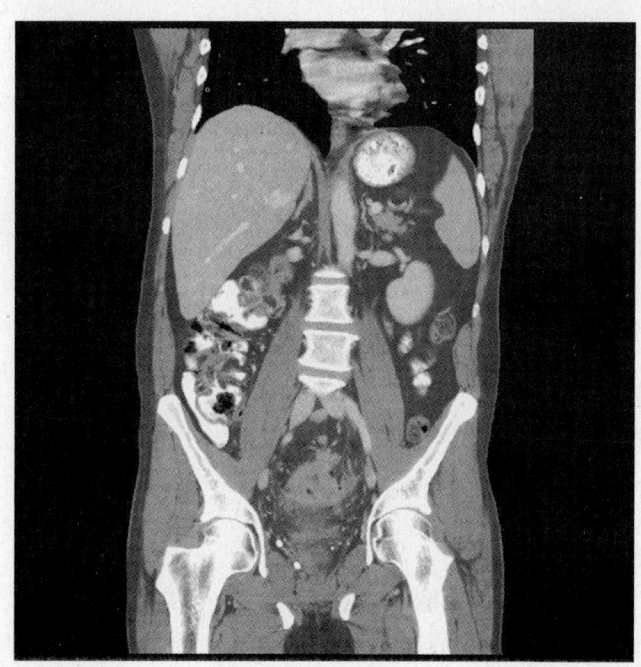

1. 该老年患者出现腹膜刺激征、疼痛和发热，你诊断什么疾病？
2. 结肠周围区域积液意味着什么？
3. 需要和哪些疾病进行鉴别诊断？
4. 是结肠癌吗？

病例 172

类似憩室炎的乙状结肠癌

1. 首先考虑憩室炎。
2. 脓肿形成。
3. 乙状结肠的医源性或者创伤性穿孔、放线菌病、来自盆腔的炎症。
4. 是。

参考文献

Gastrointestinal Imaging: THE REQUISITES, ed 3, p 302.

点 评

该患者的CT图像显示乙状结肠及其周围的炎性改变，以及结肠周围脓肿，提示诊断为憩室炎。然而，放射科医师应该牢记的是，通常梗阻和出血（隐性或显性出血）多由结肠的恶性病变引起，发生穿孔的患者只占很小比例（<1%）。多数患者（如本例）穿孔发生在肿瘤的位置；肿瘤的近侧部位穿孔约占30%；远侧部位穿孔非常罕见。由放疗引起的继发性穿孔已有报道，但很少见。结肠癌引起的穿孔右侧略多见。因此，在诊断右侧结肠憩室炎之前，必须考虑是否由结肠癌引起的穿孔。当穿孔发生在左侧结肠时，尤其是在乙状结肠，与憩室炎表现非常相似。

病例 173

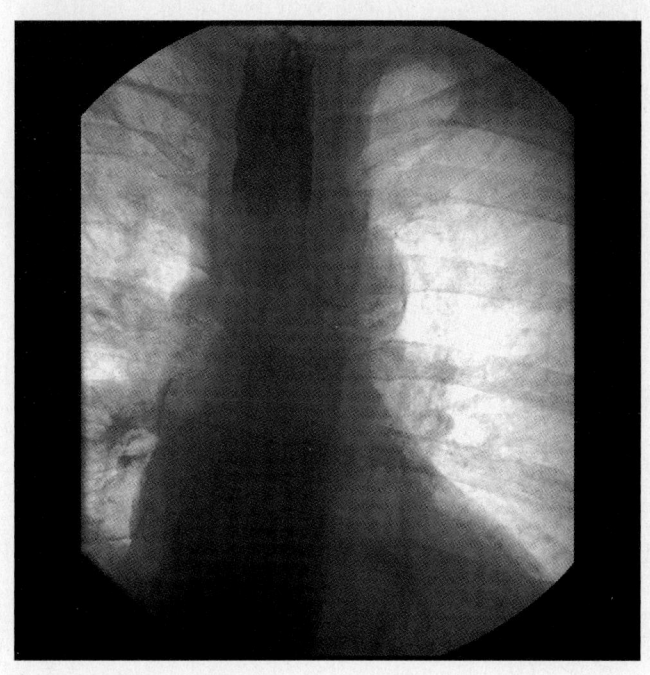
A

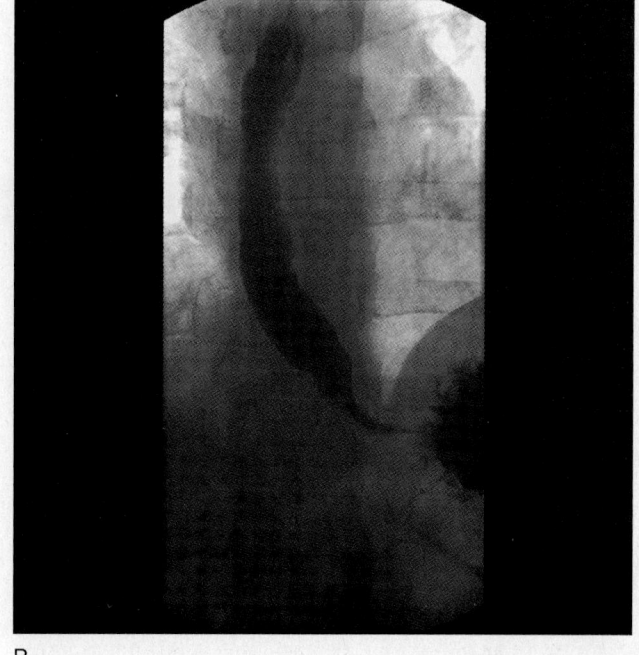
B

1. 依据这两幅连续的图像，试述其发生过程。
2. 食管的充盈缺损表明食管本身有什么问题？
3. 导致这种情况的原因是什么？
4. 其治疗方法是什么？

病例 173

继发于食管狭窄的食物嵌塞

1. 该患者在吃固体食物（即牛排）时，出现胸痛、呕吐和吞咽无力。
2. 食管的食物嵌塞经常提示着食管局部出现狭窄。
3. 吞咽大块固体食物团块时，有时会出现一过性缺氧。
4. 如果发生时间短，由内镜取出或者设法让其通过狭窄处。

参考文献

Gastrointestinal Imaging: THE REQUISITES, ed 3, p 37.

点评

食管内食物嵌塞的情况并不少见。实际上，所有患者都有其基础性病变。常在食管的远端可见轻度的狭窄，形成引起症状的食管 B 环，也称为 Schatzki 环，常伴有慢性反流性疾病。这种情况也称为 "Steakhouse" 综合征，表明患者吞咽了较大的未经充分咀嚼的食物团。该病的病因因人而异。当食物团嵌塞在颈部食管或者咽食管连接处，压迫气管，可导致轻度缺氧，这时应立即进行海姆利克急救，以防止窒息。

人的胃食管结合处适应较大食物团的扩展能力是很强的。食管从解剖学上可分为管状食管和前庭食管。前庭食管为位于胃食管结合处上方略扩张的一小段食管，不要与小的食管裂孔疝相混淆。前庭食管无胃黏膜皱襞，有时可有明显扩张，以便较大的食物团可以安全地通过该处。当固体食物团嵌顿在此处，放射科医师应高度怀疑此处有狭窄的可能性。如果仅有轻度狭窄，在内镜检查时很容易漏诊。在食管钡餐检查中发现，12.5mm 的钡丸常在此处滞留，但用温水可以冲下。放射医师应向患者说明这不是在做药物治疗。

病例 174

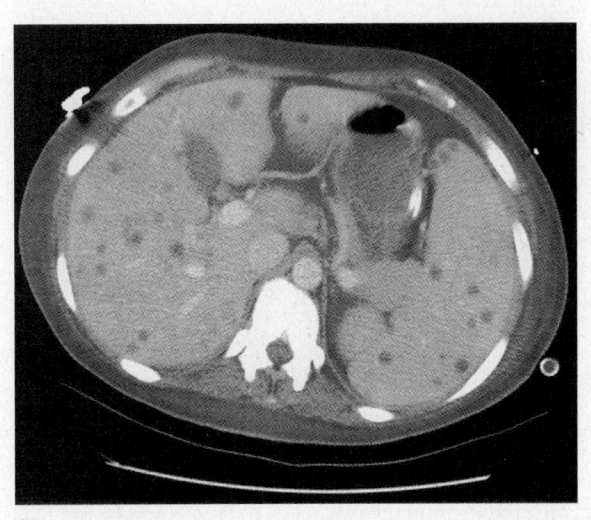
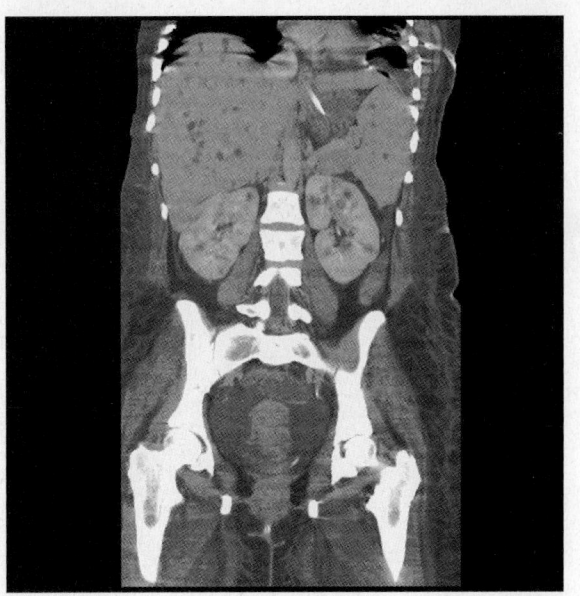

1. 该年轻患者有白血病，什么临床疾病会有这种影像表现？
2. 哪个常见病与该病表现相似？
3. 最常见的病原微生物是什么？
4. 哪些微生物感染也会引起这些表现？

病例 175

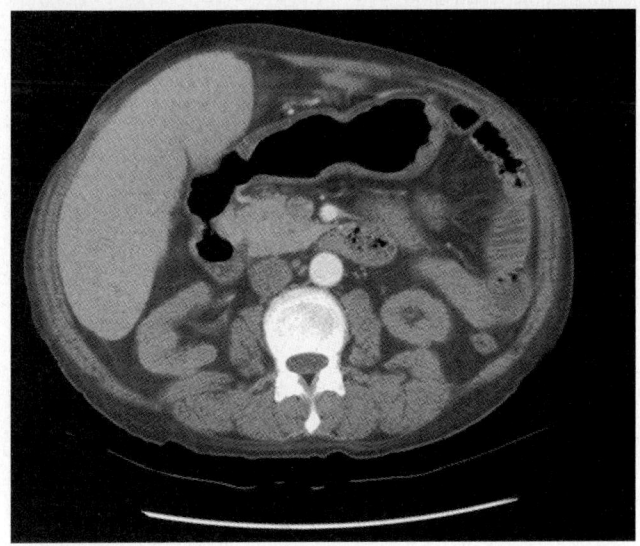

1. 请描述 CT 图像上胃的表现。
2. 你怎样描述胃黏膜皱襞的表现？
3. 在钡餐检查中，如果胃的形态固定，这种疾病称为什么？
4. 哪些疾病会发生这种表现？

答 案

病例 174

肝、脾微小脓肿

1. 免疫抑制。
2. 转移瘤。
3. 念珠菌。
4. 曲霉菌和隐球菌。

参考文献

Gastrointestinal Imaging: THE REQUISITES, ed 3, p 216.

点 评

肝或脾的多发低密度灶，最常见的原因是转移瘤。然而，当出现弥漫性小的低密度灶时，必须考虑微小脓肿的可能性，该病常发生在一些免疫抑制情况下（即获得性免疫缺陷综合征患者、移植受体、白血病和癌症化疗患者）；经甾类激素治疗的患者作为另一种易感人群也应考虑在内。微小脓肿是由微生物（多为真菌）引起的全身脓毒血症而引起的。然而，很多患者的血培养无阳性发现。

白色念珠菌是引起该病的常见病原微生物，它往往存在于免疫抑制患者体内，当患者的免疫状态降低到某一阈值时，就会发生全身感染。其他的病原微生物（包括曲霉菌和隐球菌）也会引起该病。放射学表现几乎不能归因于某型细菌感染。超声显示这些脓肿中心为强回声团，周围为低回声带，呈"牛眼征"，可以有肝、脾增大。CT图像上往往显示肝、脾内多发的低密度灶，直径一般不超过1cm；病灶中心区域有时可呈高密度。主要与转移瘤进行鉴别，淋巴瘤也可以有类似的表现。

病例 175

重症尿毒症性胃炎

1. 胃腔内充满气体，胃壁均匀一致地轻度增厚。
2. 萎缩。
3. 皮革状胃。
4. 重症尿毒症性胃炎（如该例所示）、胃结节病、嗜酸细胞性胃炎、Crohn病、辐射、梅毒、严重的腐蚀性胃炎。

参考文献

Gastrointestinal Imaging: THE REQUISITES, ed 3, p 70.

点 评

萎缩的皮革状胃的常见原因是原发性或转移性恶性肿瘤，此例不能完全排除恶性肿瘤，因未显示肿块，恶性肿瘤的可能性变小。其他的广泛累及胃并且呈皮革状胃的疾病也必须考虑。该患者为镰状细胞病，伴慢性肾功能衰竭。在该类患者中，这种严重的胃炎是很常见的，多数患者还有慢性十二指肠炎（如此患者）。尿毒症性胃炎多见于长期透析治疗的患者。有学者认为，尿毒症性胃炎具有较高的消化性溃疡发病率。增高的血肌酐和血清胃泌素水平之间似乎存在相关性，但是否为引起尿毒症性胃炎的促进因素尚不清楚。血液中的尿素增多将直接影响胃黏膜。在内镜检查中，尿毒症性胃炎表现为黏膜萎缩和糜烂出血。幽门螺杆菌也是引起尿毒症性胃炎的原因，该病与其他消化性溃疡具有相同的感染幽门螺杆菌的几率。无论什么原因，毫无疑问，慢性透析患者比正常人有较高的慢性胃炎、十二指肠炎、消化性溃疡和黏膜糜烂的发病率，也更容易发生消化道出血。

病例 176

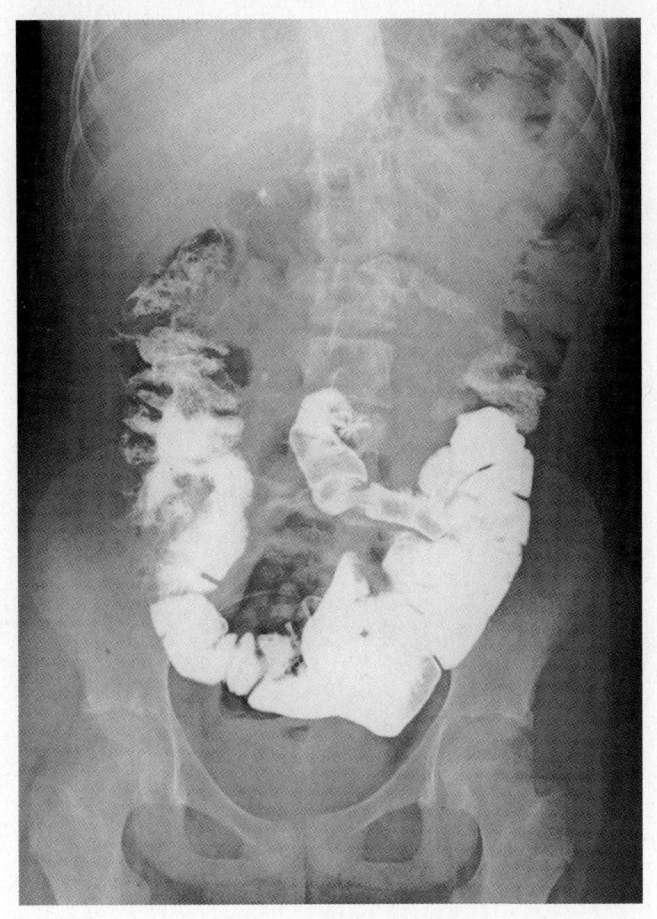
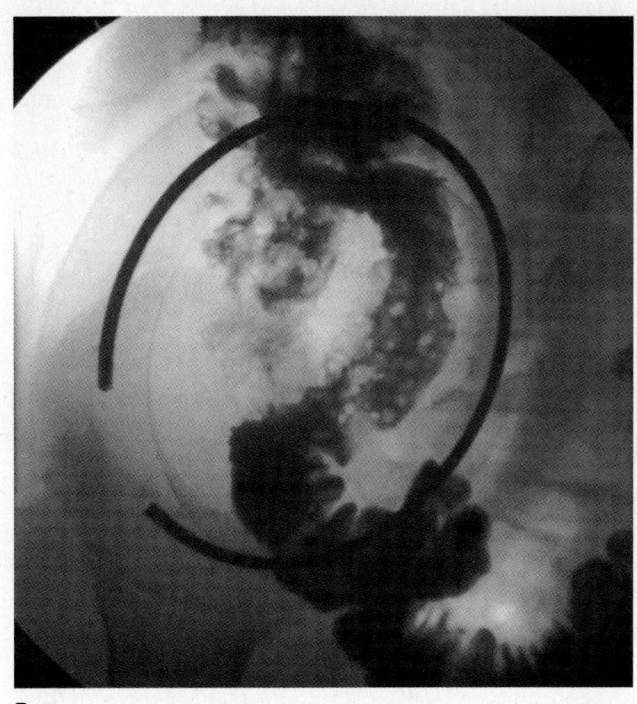

1. 请描述该 22 岁男性患者的回肠末端的影像学表现。
2. 如果发生在小儿，会出现什么并发症？
3. 回肠的正常集合淋巴结称为什么？
4. 这种表现和感染性肠道疾病是否有关系？

答 案

病例 176

回肠末端淋巴样增生

1. 在回肠末端可见散在分布的直径 2~3 mm 的异常结节，无溃疡及炎症征象。淋巴结增大在压迫相上显示得更清楚。
2. 回盲肠套叠。
3. Peyer 集合淋巴结(派尔集合淋巴结)。
4. 没有直接关系。

参考文献

Gastrointestinal Imaging: THE REQUISITES, ed 3, p 127.

点 评

回肠末端淋巴样增生在儿童通常是一种正常表现，有人认为它担当着儿童时期回结肠特异性免疫应答的屏障作用。回肠末端淋巴样增生也在免疫缺陷或者贾第虫病感染的患者（例如小肠的耶尔森菌感染）、肠源性脂肪代谢障碍及 Waldenström 巨球蛋白血症的患者中报道过。一些学者认为，回肠末端的淋巴样增生和小肠远端的 Crohn 病的发生存在某种相关性。这些结节大小为 2~5mm，经常累及回肠末端，很少累及到结肠（尽管结肠的淋巴样组织增生确实存在）。淋巴样增生常被认为是肠道对病毒和细菌感染的反应性增生，具有自限性，最终可消失。一个重要学派的学者们认为，一些患者出现的结节性淋巴组织增生是小肠多发性淋巴瘤的征象。一种罕见的与淋巴样增生有关联的疾病（乳糖耐受不良）也有报道，在一些成人病例中，回肠末端淋巴结节增生明显，伴有体重减轻、腹泻和腹痛等明显的临床症状。切除回肠末端后可有多种预后结果。近年来，在欧洲有学者将儿童孤独症，淋巴结节性增生和儿童免疫联系起来，引起了争议，并进行了大量的讨论。

病例 177

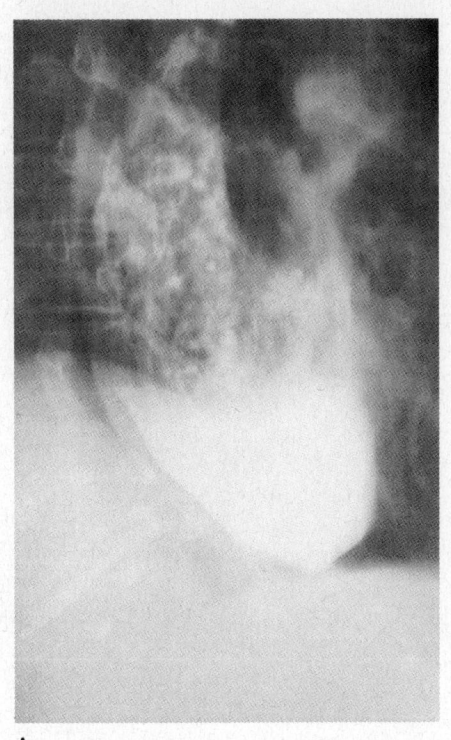
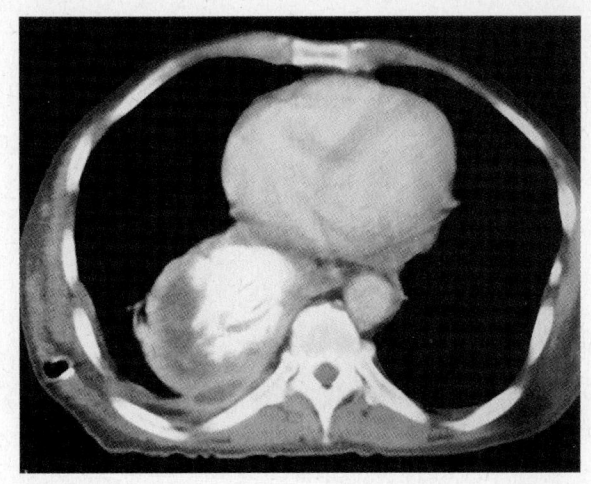

1. 此患者存在的病理生理缺陷是什么？
2. 哪些疾病可以有相似的表现？
3. 此病的主要并发症是什么？
4. 请说出其他伴有高食管癌发病率的病变。

病例 177

贲门失弛缓并食管癌

1. 食管神经节细胞缺失或数目减少。
2. 硬皮病、南美锥虫病、胃食管交界处癌和消化性溃疡性狭窄。
3. 食管癌。
4. 强碱腐蚀性狭窄、乳糜泻、辐射、头颈部肿瘤、Plummer-Vinson 综合征和手掌及足底角化过度。

参考文献

Gastrointestinal Imaging: THE REQUISITES, ed 3, p 2.

点 评

贲门失弛缓症是一种相当常见的疾病，可导致终生功能障碍，但目前对食管运动障碍的机制了解甚少。它是由于食管的神经节细胞减少或缺乏引起的神经源性疾病，还可有迷走神经干及其背核的异常，表现为食管蠕动减少和食管下括约肌松弛功能的丧失。关于神经分布缺失的根本病因还不明确。该病男性和女性有相同的发生率。典型的发病时间为成年早期，如果发病时间晚应与癌症进行鉴别，因为癌症可有类似的表现（继发性贲门失迟缓症）。长期的贲门失弛缓，食管可有明显扩张并且有食物潴留在内。硬皮病和消化性溃疡引起的狭窄、胃食管结合处癌在壁内生长时都可有类似的表现。

贲门失弛缓症的一个少见并发症是由于慢性梗阻所致的食管癌，多为鳞状细胞癌，但腺癌也有报道。研究表明，有 5% 的贲门失迟缓症患者有此并发症，但很多学者认为此并发症很少。一些学者不把食管癌归类于贲门失弛缓症的并发症，因为它在贲门失迟缓症患者中的发病率不高于一般人群。在并发食管癌之前，贲门失迟缓症可持续 20 年或者更长时间。研究表明其他疾病也会增加食管鳞状细胞癌的发生率，例如强碱腐蚀性狭窄、头颈部肿瘤、乳糜泻、Plummer-Vinson 综合征（Paterson-Kelly 综合征）、射线照射、手掌和足底角化过度以及皮肤病（如大疱性表皮松解症）。

病例 178

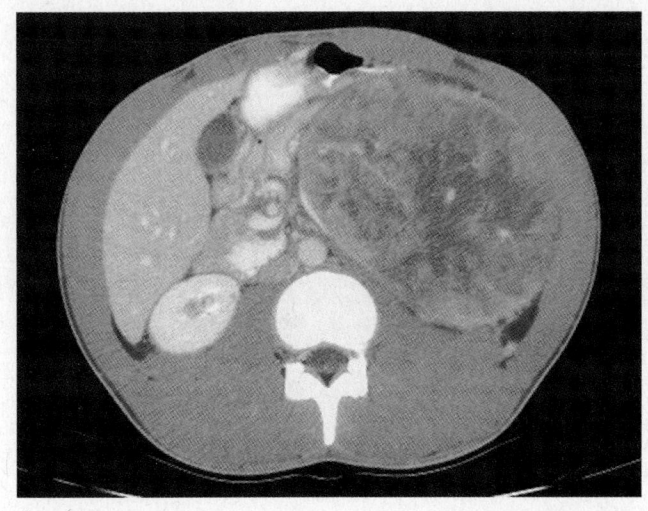
A

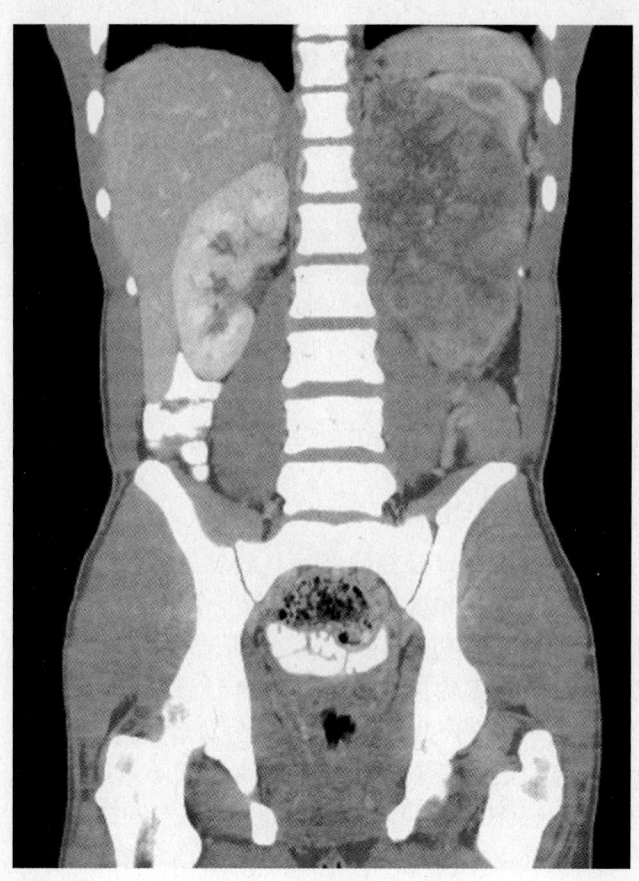
B

1. 该 19 岁男性患者体重减轻，腹部触及肿块，请描述其影像学表现及其对胃肠道的影响。
2. 是胃肠道的病变吗？
3. 你能分辨出左肾吗？
4. 根据患者的年龄，你首先想知道的病史是什么？

病例 178

复发性 Wilms' 瘤累及胃肠道

1. 在腹部左上象限，显示大的密度不均匀的肿块，压迫胃和小肠并使其移位。为复发性 Wilms' 瘤。
2. 不是。
3. 不能，病变上方为受压移位的胃。
4. 其儿童时期患有肿瘤的所有病史。

参考文献

Gastrointestinal Imaging: THE REQUISITES, ed 3, p 59.

点 评

Wilms' 瘤（肾母细胞瘤）是起源于肾的实性肿瘤，常见于儿童和婴儿，居儿童常见癌症的第五位。该病在儿童时期被诊断和治疗，为可治愈的疾病。患者的 5 年生存率约达 90%，与 25 年前该病预后极差形成鲜明对比。该患者儿童时期患过肾母细胞瘤，并治疗成功，15 年后肿瘤复发。该病肾切除术后复发率为 2%～3%，存活率也大大降低（20%～40%）。此肿瘤属于外生性肿瘤并可累及肠道。左上象限的占位性病变，应该考虑到以下疾病：脾增大、胰腺假囊肿、胰腺肿块、膈下病变、近段空肠和结肠脾曲的病变。年轻患者发现腹部有肿块，应考虑为儿童时期的肿瘤复发，虽然罕见，但也可发生。上述的多数外生性病变均可压迫或推移相邻的肠管，但很少有邻近结构的侵犯。该患者的胃被推移至膈和肿块之间，但没有受累。

病例 179

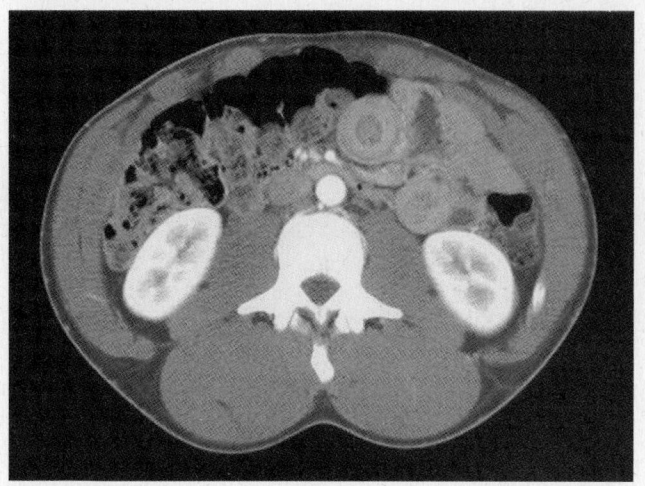
A

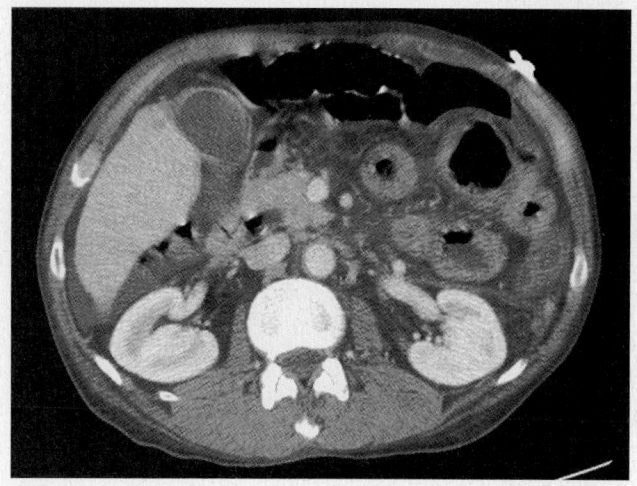
B

1. 描述这两名患者的腹部 CT 表现。
2. 如果这两名患者有免疫缺陷,你的诊断是什么?
3. 艾滋病相关性小肠炎中,最常见的病原微生物有哪些?
4. 其他哪些感染会累及免疫功能低下患者的小肠?

病例 179

艾滋病患者并发小肠感染

1. 肠壁增厚水肿，腹水。
2. 小肠的条件性致病菌感染。
3. 鸟分枝杆菌复合物(MAC)。
4. 隐孢子虫病、巨细胞病毒（CMV）感染和小孢子菌病。

参考文献

Gastrointestinal Imaging: THE REQUISITES, ed 3, p 342.

点评

在艾滋病患者中，小肠是条件性致病菌感染的常见部位，常见症状为腹痛和腹泻。虽然鸟分枝杆菌复合物（MAC）是最常见的病因，但是也应考虑隐孢子虫、巨细胞病毒感染、贾第虫病、小孢子菌病和组织胞浆菌病。常通过小肠抽吸或者活检来确定是什么微生物感染。这两幅图像均是与艾滋病相关的肠道感染。在这两个病例中，钡餐和CT检查均发现小肠病变，但无特异性。MAC感染小肠时，小肠钡餐检查显示其与Whipple病的小肠改变相似。在艾滋病患者中，巨细胞病毒感染常累及结肠，食管和小肠受累少见，累及小肠可引起肠梗阻；在CT图像上，可表现为小肠肠壁增厚和水肿。诊断时也要考虑到小肠淋巴瘤（非霍奇金淋巴瘤在艾滋病患者很少发生）的可能，但其很少引起梗阻。老年非艾滋病患者，肠缺血性改变也有类表现。艾滋病患者也可发生其他小肠肿瘤性病变，如卡伯希肉瘤。

病例 180

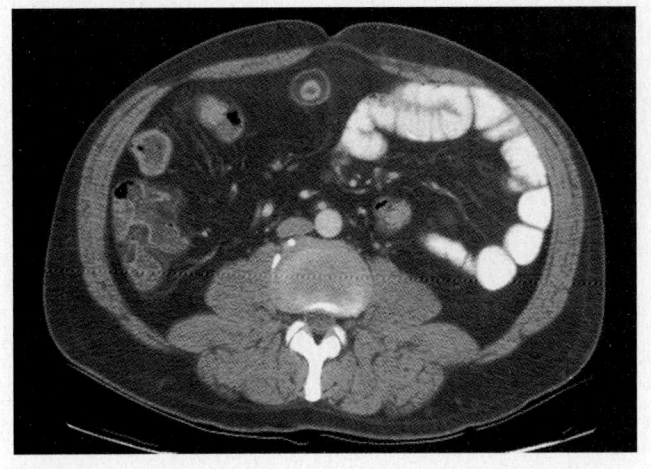
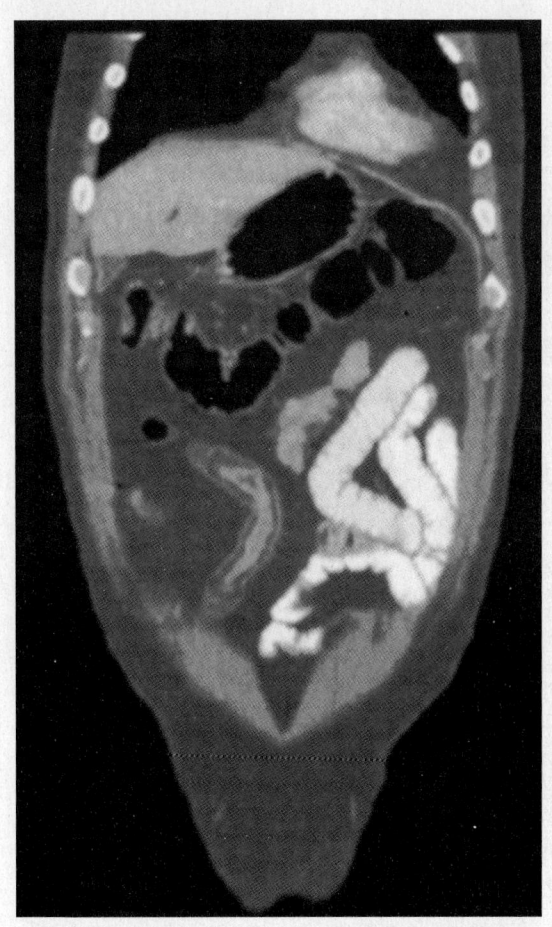

A

B

1. 该年轻患者诉腹痛和腹泻，其 CT 表现是什么？
2. 在增厚的回肠壁内可见到哪些不常见征象？
3. 50 岁以后的 Crohn 病患者，有多少比率的患者会出现这种情况？
4. 这是溃疡性结肠炎吗？

答 案

病例 180

Crohn病肠壁内脂肪沉积

1. 回肠壁增厚，其内可见"管状"透亮区。
2. 黏膜下层的透亮区，为脂肪所致。
3. 大约10%~15%。
4. 不是。

参考文献
Gastrointestinal Imaging: THE REQUISITES, ed 3, p 294.

点 评

该患者的黏膜下脂肪组织环成为炎性肠病的重要CT征象。一般而言，黏膜下层脂肪形成的晕征，并非某个疾病的特有征象，Crohn病、溃疡性结肠炎以及放射性肠炎均可见到此征象，正常的肠管也可以见到！这不是病理学家所说的"蠕动的脂肪"征和有关的Crohn病肉眼解剖。病变肠管周围的肠系膜脂肪变厚及弹性增加，呈"脂肪手指"样表现，沿感染的浆膜表面蔓延并越过肠管表面。另一方面，"晕征"（如本例所示）也可见于胃肠道的炎性疾病，表现为黏膜下层的界限清楚的环状透亮区，多为脂肪密度，该征象也见于肠内淋巴管扩张。自高分辨率CT问世以来，此征象显示的更清楚。一些学者认为"晕征"是非特异性黏膜下水肿的征象。实际上很难准确测量出环状透亮区的CT值，该例呈脂肪密度。该患者的肠道活检证实是Crohn病。肠壁水肿常常累及肠壁全层（图179）。此外，"晕征"也见于无肠道疾病的患者，它也可以是肥胖症的一种表现。如果"晕征"代表着脂肪或者环状水肿，也要考虑到其他病变，（如肠缺血和假膜性结肠炎）。一些学者认为当水肿发生在黏膜和黏膜下层之间时，环状的透亮区呈现"双晕征"。一般来讲，黏膜下层的薄薄的层状脂肪是肠壁炎性病变的另一表现。年轻患者（如此病例），如果回肠末端受累并可见"晕征"时，应首先考虑Crohn病。

病例 181

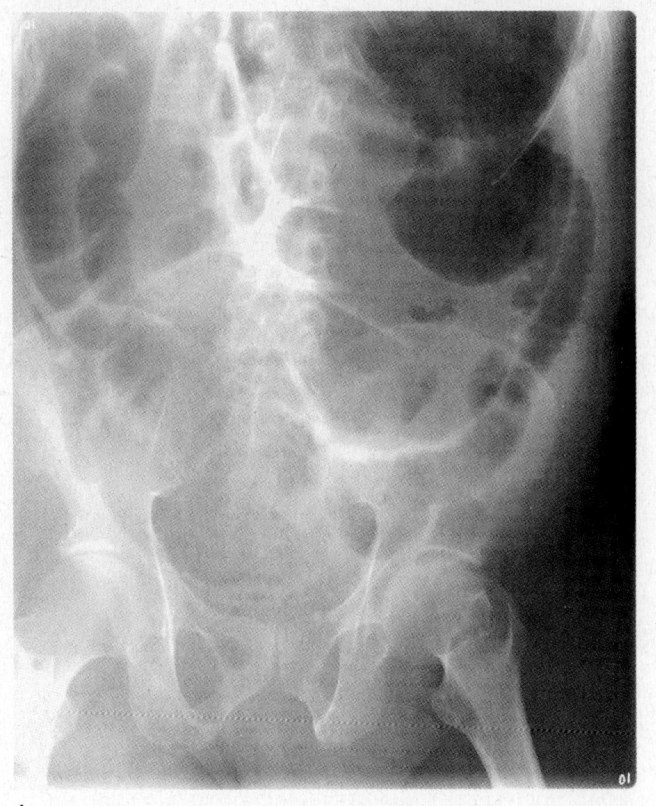
A

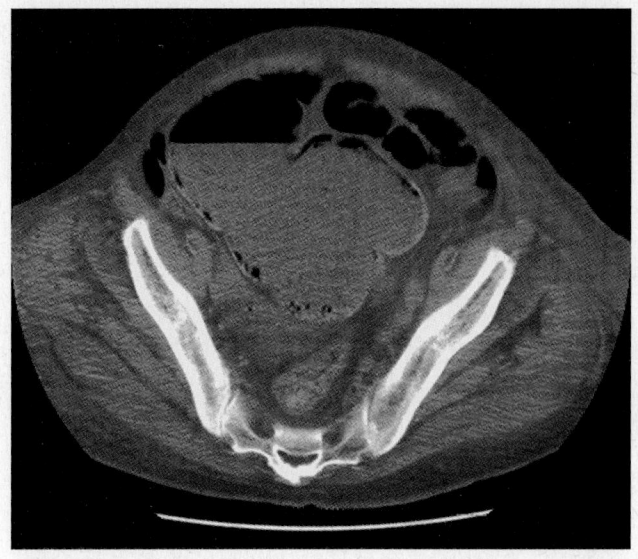
B

1. 结肠梗阻最常见的原因是什么？
2. 术后粘连导致的结肠梗阻占多大比例？
3. 你下一步要做的是通过对比剂灌肠来排除梗阻，这样做正确吗？
4. 含气肠管的形态提示盲肠梗阻还是乙状结肠梗阻？

307

病例 181

横结肠扭转

1. 肿瘤。
2. 少见。少于 1%
3. 不正确。这是禁忌证。
4. 两者都不是,病人应诊断为横结肠扭转。

参考文献

Gastrointestinal Imaging: THE REQUISITES, ed 3, p 310.

点 评

患者为 74 岁男性,诉腹胀和剧烈腹痛。前后位腹部平片显示结肠和部分小肠扩张。因为腹部 CT 现在是具有腹部症状或体征患者的常规检查,我们可以看到盲肠壁内的气体,这表明可能有缺血性改变。通过 CT 图像,我们可以发现结肠梗阻和盲肠扩张并穿孔的原因。在同期获得的平片上,肠壁积气不明显。无论如何,这种异常表现是对比剂灌肠的禁忌证,因为有穿孔的危险。该患者被立即送往外科,手术证实有横结肠扭转。结肠梗阻最常见的原因是癌症,其次是憩室炎和肠扭转。肠扭转大部分发生在乙状结肠(80%)、盲肠(15%)和横结肠(5%)也较为常见。患病因素是结肠系膜过长和横结肠冗长。部分学者认为结肠经肝前方进入到膈肌下方(膈肌下结肠嵌入综合征),会增大患者结肠扭转的风险。然而,其他学者持不同观点,认为间位结肠是一种变异,没有临床意义。结肠脾曲扭转(被认为是另一种形式的横结肠扭转)是一种最少见的结肠扭转。手术被认为是最重要的治疗方式。结肠扭转,如本例患者,因为血管的损害会导致肠管的相应并发症。在这种情况下,死亡率和发病率都很高。对各种结肠梗阻仅进行单纯的复位术时,复发率较高。

病例 182

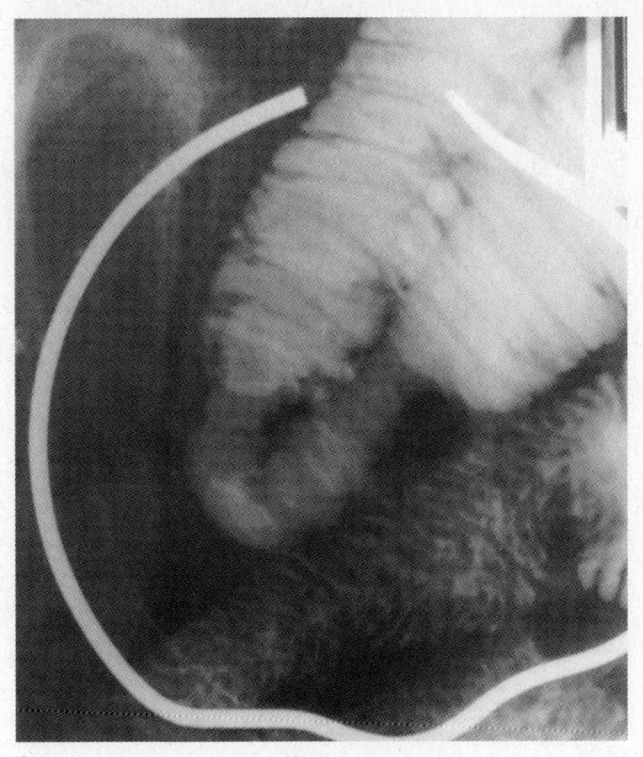
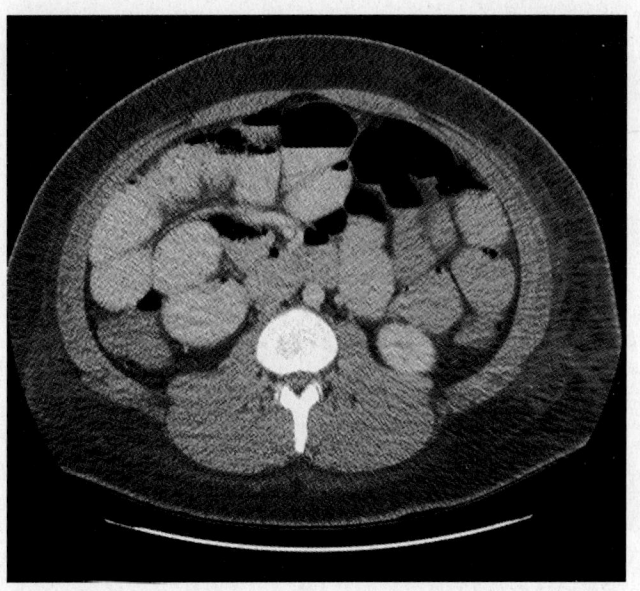

1. 对于该病例，你的诊断是什么？
2. 通过小肠钡餐点片图像，你能发现什么？
3. 这种情况常见吗？
4. 哪些最常见的原因可导致这种情况？

病例 182

小肠缺血性狭窄

1. 小肠梗阻。
2. 局部变窄，但未见破坏征象。
3. 不常见。
4. 肠系膜功能不全、病变治疗后、残存的局灶性瘢痕形成和狭窄。

参考文献

Gastrointestinal Imaging: THE REQUISITES, ed 3, p 115.

点 评

这名患者的CT图像显示为不完全性小肠梗阻。小肠钡剂检查显示回肠部分变窄。请注意，虽然黏膜皱襞是扭曲的，但黏膜完整无破坏征象，提示这不是恶性梗阻；炎性梗阻的可能性应被考虑。术中，病变回肠被切除，对狭窄部分进行病理检查表明：患者先前的局部肠缺血引起的局灶性纤维化和瘢痕组织形成导致肠管狭窄。相对于术后粘连引起小肠梗阻，这种形式的梗阻并不常见。这最常见于患有肠系膜血管闭塞或血液灌注减低的老年人。然而，小肠局部缺血及其并发的纤维化性狭窄，已被证实可见于以下情况：胶原血管病；任何可导致血管炎的疾病，如类风湿性关节炎；移植术后和无穿孔的外伤；放疗；甚至一些吸收不良性病变。结肠缺血性疾病更易导致肠管狭窄（可达40%）。众所周知，肿瘤（如原发性腺癌和类癌）和炎性病变（如Crohn病）也可导致小肠梗阻。

病例 183

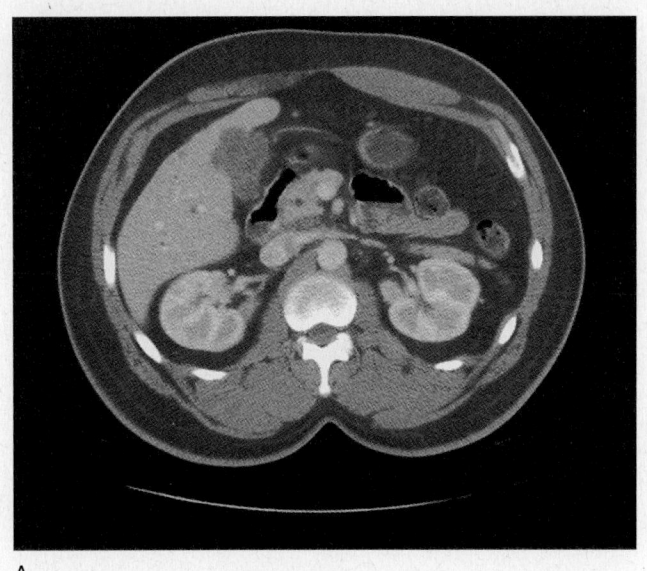
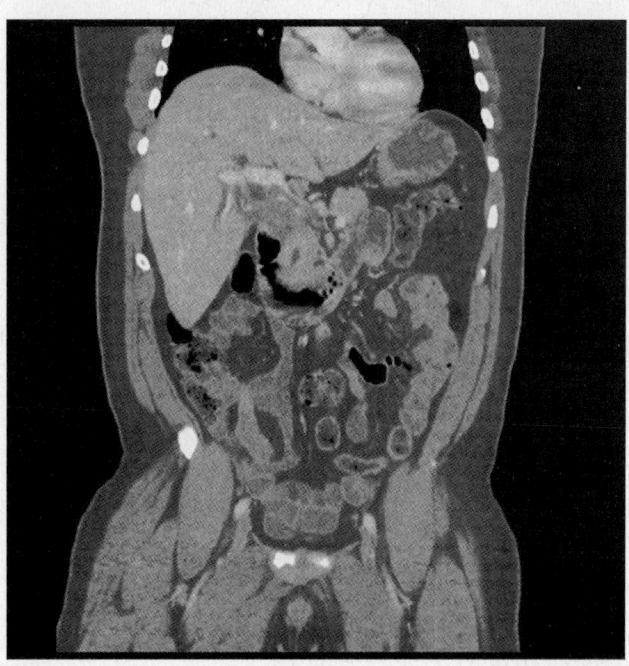

1. 胆道最常见的恶性肿瘤是什么？
2. 本例所示病变的平均生存率是多少？
3. 这种病变会有哪些合并的疾病？
4. CT 对这种病变的诊断有特异性吗？

病例 183

胆囊癌

1. 胆囊癌，如本例所示。
2. 平均生存时间大约是 6 个月。
3. 瓷器样胆囊。
4. 否。

参考文献

Gastrointestinal Imaging: THE REQUISITES, ed 3, p 250.

点 评

胆囊癌并不常见，但它是胆道最常见的恶性疾病。胆囊癌大多为腺癌，患者的症状与胰头病变非常相似：黄疸，体重减轻和腹痛。慢性胆囊炎可导致胆囊管闭塞（如果它没有导致脓毒血症）并可最终导致胆囊壁钙化（瓷器样胆囊）。在这种情况下，发生胆囊癌的几率很高（约 12%）。尽管如此，其他情况（如果非直接性危险因素）也与胆囊癌相关。约 75% 的胆囊癌患者合并有胆结石，其中胆固醇结石居多。由于胆囊与肝门部关系密切，胆囊癌侵犯邻近的重要结构时患者的预后较差。CT 对胆囊癌的诊断虽无特异性，但可提示诊断。如本例所示，有些胆囊癌表现为胆囊被软组织肿块充填，但仍保持胆囊形态（"肿块型胆囊"）。许多病例影像学检查发现肝门部形态不规则的肿块伴胆管梗阻，它或许是起源于胰腺或者胆囊。结合临床症状，严重的胆囊炎也是一种可能的诊断。

病例 184

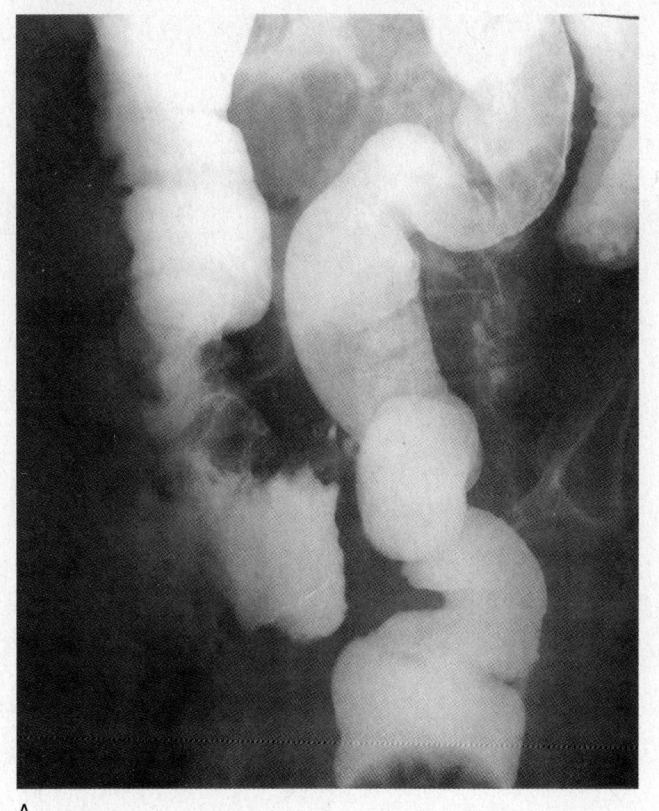
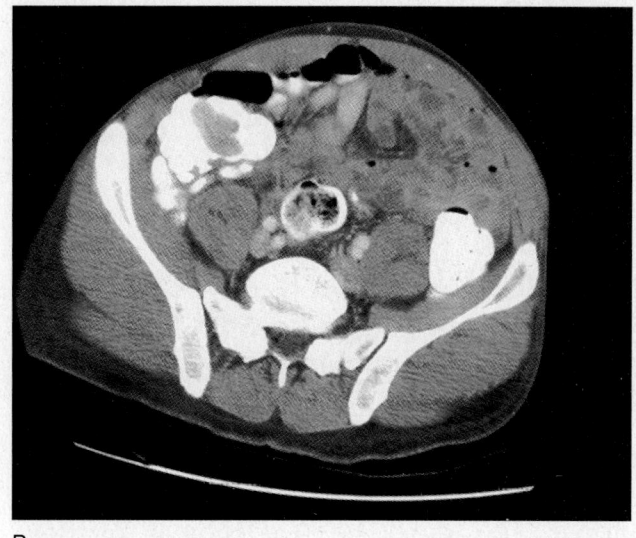

1. 盲肠最常见的恶性肿瘤是什么？
2. 淋巴瘤累及结肠的几率是多少？
3. 在非洲，Burkitt 淋巴瘤最常累及哪些组织和器官？
4. 哪种病毒与 Burkitt 淋巴瘤有相关性？

病例 184

盲肠 Burkitt 淋巴瘤

1. 腺癌。
2. 小于结肠恶性肿瘤的 1%。
3. 颜面部的骨骼，特别是下颌骨，大多是儿童。
4. EB 病毒。

参考文献

Gastrointestinal Imaging: THE REQUISITES, ed 3, p 282.

点 评

该年轻患者在盲肠见一恶性肿瘤，很大的可能性为结肠腺癌（结肠最常见的恶性病变）。结肠淋巴瘤少见，但在结肠各种淋巴瘤中，Burkitt 淋巴瘤是以病理学家 Denis Burkitt 的名字命名的。Denis Burkitt 是首位描述了这种高侵袭性肿瘤的病理学家，Burkitt 淋巴瘤影响了大部分非洲近赤道区域的有疟疾流行地区的儿童。这种疾病在儿童中常累及下颌骨。Burkitt's 淋巴瘤是已知的最常见的侵袭性肿瘤之一，它的发生率是常见的结肠腺癌的两倍。

在北美，这种类型的淋巴瘤常表现为腹内远端回肠和近端结肠的病变，可在右下腹发现肿块，累及此区域是 Burkitt 淋巴瘤的典型表现；如果儿童在此区域有可触及的无痛肿块并伴有粪便亚铁血红素阳性，Burkitt 淋巴瘤的可能性极大。尽管如此，这种疾病在北美更常见于青年人。Burkitt 描述的发生在非洲的这种淋巴瘤，常侵犯儿童的颌部和腹膜后的淋巴结，但这并不是 Burkitt 淋巴瘤在北美的常见类型。像其他癌和淋巴瘤一样，这种淋巴瘤通常发生于腹腔内，并且与 EB 病毒相关联。正如前面提到的，这种淋巴瘤的明显特征是它快速的倍增时间。它有明显的浸润性侵犯特征，并侵犯和替换该区域的肠袢。它对化疗敏感。HIV 患者易患该种淋巴瘤。

病例 185

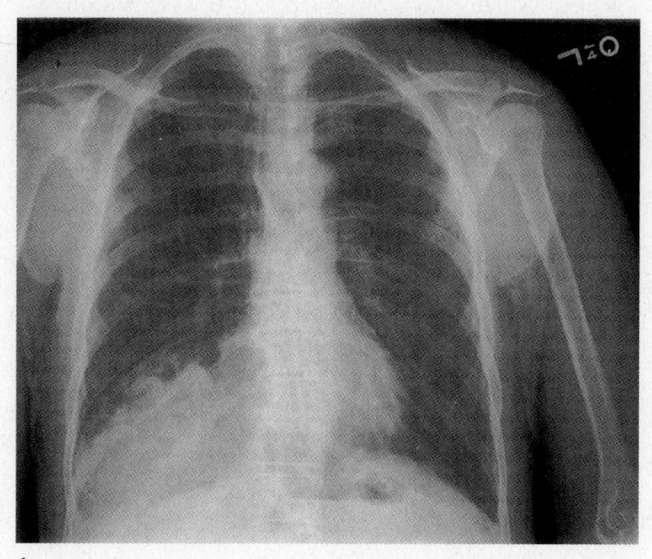
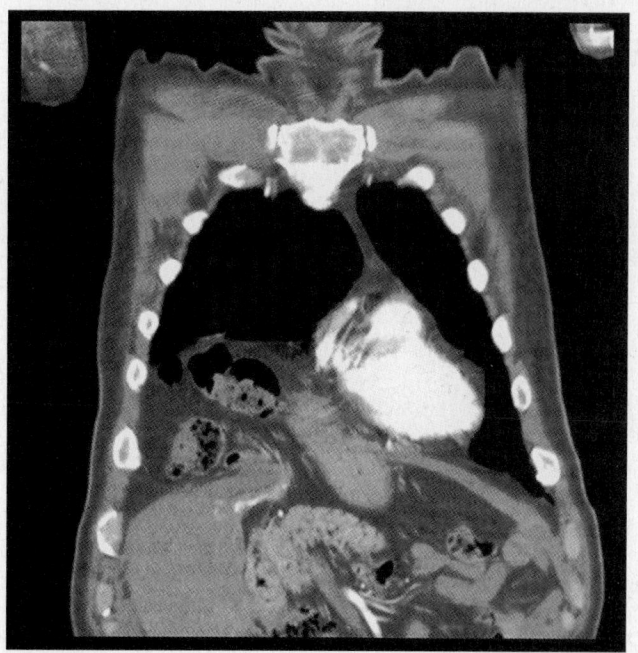

1. 最常见的先天性膈疝是什么？
2. 引起后天性膈疝最常见的原因是什么？
3. 外伤性膈肌缺损最常见于哪一侧？
4. 博赫达勒克孔疝最常累及膈肌的哪一部分？此病例中膈肌的哪部分被累及？

病例 185

先天性胸骨后膈疝

1. 博赫达勒克孔疝，约 90%。
2. 外伤、钝伤或者穿通伤。
3. 超过 70% 的病例见于左侧。
4. 博赫达勒克孔疝累及膈肌的后侧，最常见于左侧；此病例中膈肌右前侧有缺损，为先天性胸骨后膈疝。

参考文献

Gastrointestinal Imaging: THE REQUISITES, ed 3, p 326.

点评

先天性膈疝是新生儿中值得关注的一种疾病，它可伴发其他先天性异常，如肺发育不全、胃肠道和心脏的发育异常；继发的腹内器官疝入到胸腔内也会影响呼吸。某些患儿的先天性膈疝可能至成年时才被偶然发现。腹部钝伤可导致后天性膈疝。膈肌损伤，若无腹腔内容物通过膈肌破损处疝入胸腔时，CT 轴位图像甚至多平面重建图像也可能漏诊。这些病人常有其他危及生命的损伤，而这些损伤需要首先治疗。外伤时，膈肌的损伤以右侧最为常见，通常认为肝对膈肌左侧有一定的保护作用；某些膈肌损伤手术时才被发现。很多成年患者，腹腔内容物通过膈肌先天或后天性缺损处疝入胸腔并没有引起症状；部分患者可能会有隐约的上腹不适感。然而，有些患者最终会出现疝入胸腔下部的肠管的嵌顿，导致肠梗阻症状和血管损伤。此例中的女性患者的右前膈肌有缺损，常规胸片上偶然发现了先天性胸骨后膈疝。钡餐检查可以明确判断疝入的肠管类型和数量。近年来，CT 凭借其快速的扫描速度和对疝入的肠管等腹腔脏器（如脾和肝）的显示能力，应用越来越广泛，并取得了令人满意的效果。

病例 186

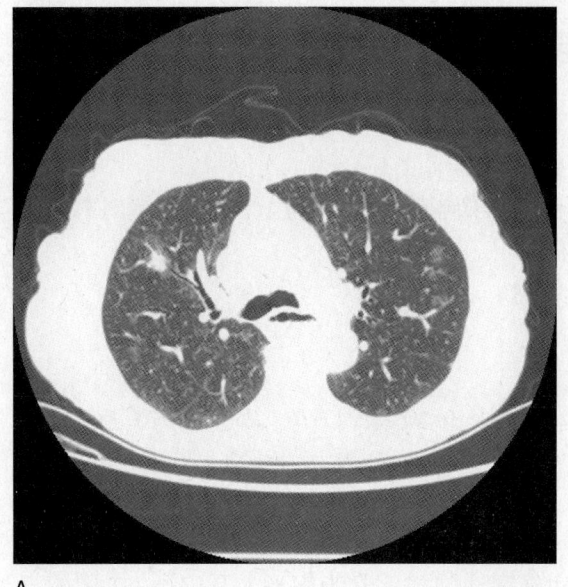
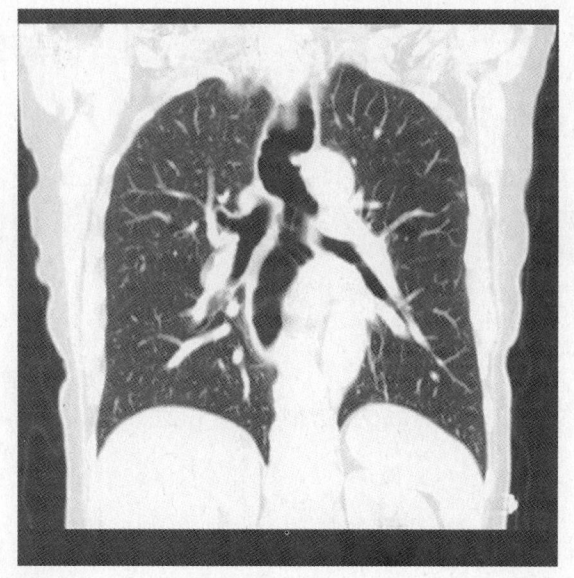

A B

1. 这是一名男性患者,因肺癌而行治疗,现主诉吞咽困难,在 CT 图像上显示有哪些病变?
2. 哪些情况常常继发于恶性肿瘤而又不能合理解释?
3. 引起这种情况的最常见的恶性肿瘤是什么?
4. 这种不常见情况的发生率是多少?

病例 187

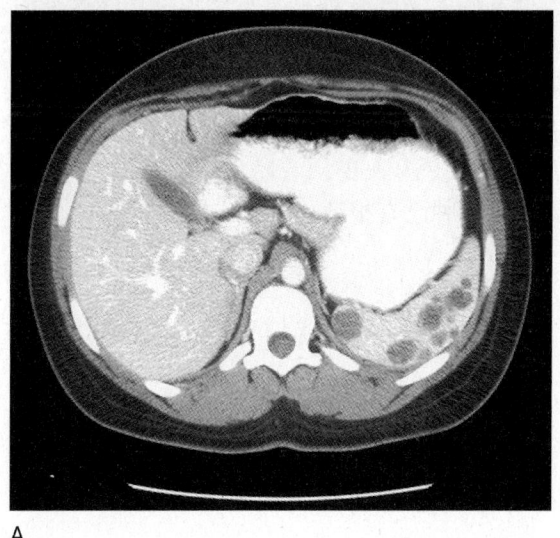
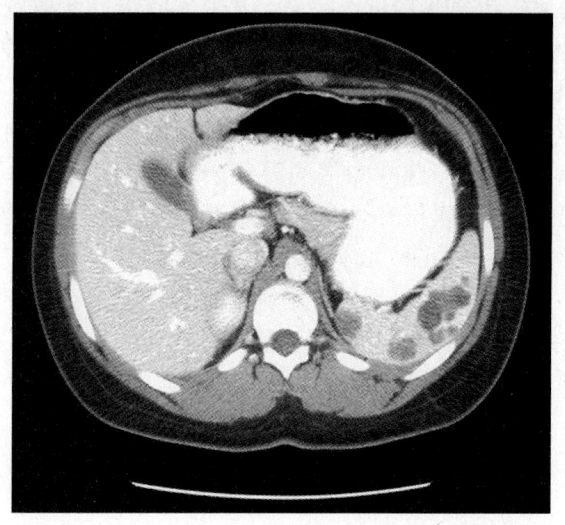

A B

1. 图中所示脾病变,单纯囊肿的可能性有多少?
2. 出现脾灌注缺损最常见的原因是什么?
3. 转移瘤患者发生脾转移的几率是多少?
4. 脾最常见的肿瘤是什么?

答 案

病例 186

类癌综合征

1. CT 图像显示为肺部病变（肺癌）和充气扩张的食管。
2. 类癌综合征。
3. 小细胞肺癌。
4. 没有很确切的统计数字。有学者认为大约 10%。

参考文献

Gastrointestinal Imaging: THE REQUISITES, ed 3, p 27.

点 评

在部分恶性肿瘤患者中，可伴发继发性的（非转移性的）全身性症状。在此病例中，这种食管失弛缓的表现就是一个例子，它最常见于小细胞肺癌患者。然而，类癌综合征包括的不仅是食管的神经肌肉功能的异常，还包括皮肤、肌肉、关节、肾脏、甚至一些内分泌腺体的功能异常。有些硬皮病病例已经被证实为类癌综合征，继发于体内其他部位的原发病变。类癌综合征的发病机制现在还没有完全明确，可能是因为肿瘤分泌的激素影响了特异靶器官所致。有大量的文献就此问题进行探讨，认为是人体产生的遏制肿瘤的抗体在体内产生了次级效应。这种并发食管失弛缓样表现的肺癌患者，不常见但也不罕见。其他胃肠道表现的类癌综合征也有报道，包括小肠吸收不良（有学者认为这是最常见的）和无法解释的腹泻。类癌综合征是现在研究的热门领域，学者们为此花费了大量的时间。也许问题比我们现在知道的要复杂深入的多。尽管肺癌已经被证实最有可能和类癌综合征关联，但最近的研究显示，几乎人体各处的肿瘤都可引起类癌综合征。影像学检查可用来显示原发病变和类癌综合征的相关改变。尽管如此，实验室已可检测到大部分的类癌综合征所致异常。

病例 187

脾转移瘤

1. 不太可能，因为病变为多灶性。
2. 可能是脾梗死。
3. 罕见，影像学检查中约为 1%，尸体解剖中约为 2%。
4. 血管瘤。

参考文献

Gastrointestinal Imaging: THE REQUISITES, ed 3, p 212.

点 评

脾边缘灌注缺损，常为楔形，是脾在 CT 图像上的常见表现。这种表现多为陈旧性脾梗死。虽然脾血供丰富，并具有血液"过滤器"功能，但脾转移瘤却很少见。为什么会出现这种表面上不寻常的情况？从腹腔干发出脾动脉的角度，到脾高度集中的淋巴组织，学者们提出了多种理论。如本例所示，脾转移瘤最常源于肺癌和胃肠道肿瘤；不伴有肝转移瘤的脾转移瘤罕见，少于已报道的脾转移瘤的 5%。

其他鉴别诊断包括先天性和后天性（通常继发于外伤）的脾囊肿。这些囊肿多为单发。包虫囊肿也可表现为脾单发病变。脾脓肿更常见于免疫功能低下的患者，可为单发，但大多表现为多发的小病灶。血管瘤，脾最常见的良性肿瘤，可单发或多发。淋巴瘤或白血病侵犯脾通常会造成脾肿大。尽管如此，对于脾大小正常的脾多发性病变，上述几种病变仍需考虑。脾的胰腺假性囊肿已有报道。

病例 188

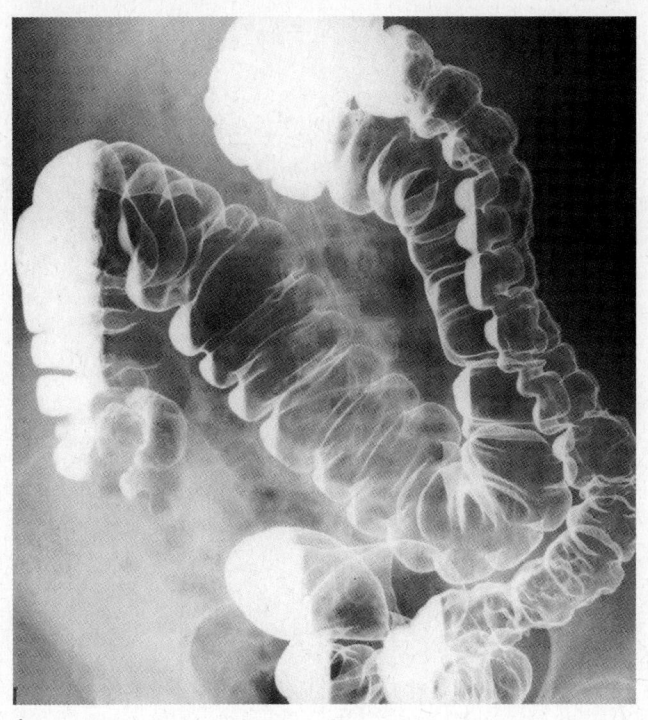
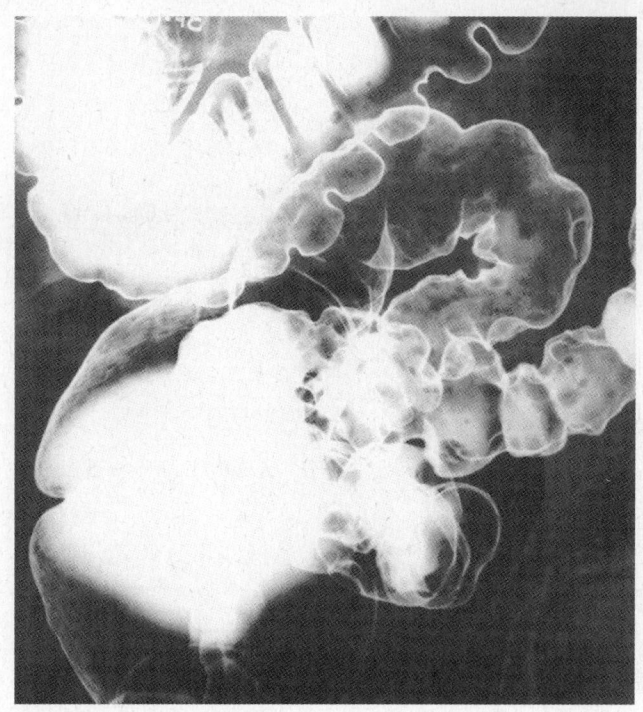

1. 该患者有直肠出血，主要是结肠的哪一部分受累？
2. 哪种结肠息肉最常见？
3. 哪些疾病可能会造成现在这种情况？
4. 如果你知道该患者近 40 岁并且最近曾出国旅行，你会有不同的诊断吗？

病例 188

结肠血吸虫病

1. 结肠远端被侵犯。
2. 增生性息肉。
3. 增生性息肉、腺瘤、息肉综合征、结肠气囊肿症。
4. 是的,如果她在北非,她会不知不觉地感染血吸虫病。

参考文献

Gastrointestinal Imaging: THE REQUISITES, ed 3, p 290.

点评

局限于结肠远端的息肉样病变,如本例所示,通常是增生性息肉。尽管增生息肉是最常见的结肠息肉,但绝大部分都很小(<5mm),并且难以被影像学检查显示。本例中显示的息肉都较大,大多有平滑隆起的表面,部分显示有小的钡斑(代表溃疡);该患者有直肠出血的症状。腺瘤,占所有结肠息肉的10%,会导致出血。然而,聚集在一起的多个局限于结肠远端的腺瘤性息肉非常少见,在各种息肉综合征中也少见此征象。诊断时,患者的国外旅行史和"曾在尼罗河中游泳"的情况应该充分考虑。血吸虫病,在世界上多个地区流行,在最近的世界范围内的疟疾复燃之前,曾是世界上最常见的传染性(寄生虫)疾病;在这些流行区,接触一次淡水就可能导致感染,就像这名患者。人类是血吸虫病的宿主;随着国际旅游变得越来越大众化,医师特别是放射医师应该意识到热带疾病可能就在我们的周围,特别是刚从疟疾暴发地区返回美国的旅行者。血吸虫病包括曼氏血吸虫感染和日本血吸虫感染。在淡水中,血吸虫尾蚴穿过人体的皮肤,沿宿主的血管系统到达肝、肺、膀胱和其他器官;膀胱感染会增加患膀胱癌的可能性。当进入宿主的器官,本例中是结肠下部,它们可侵犯结肠壁上的小静脉,最终成熟虫卵会沉积在肠壁上(导致息肉)并破裂进入管腔(导致溃疡形成和出血)。

病例 189

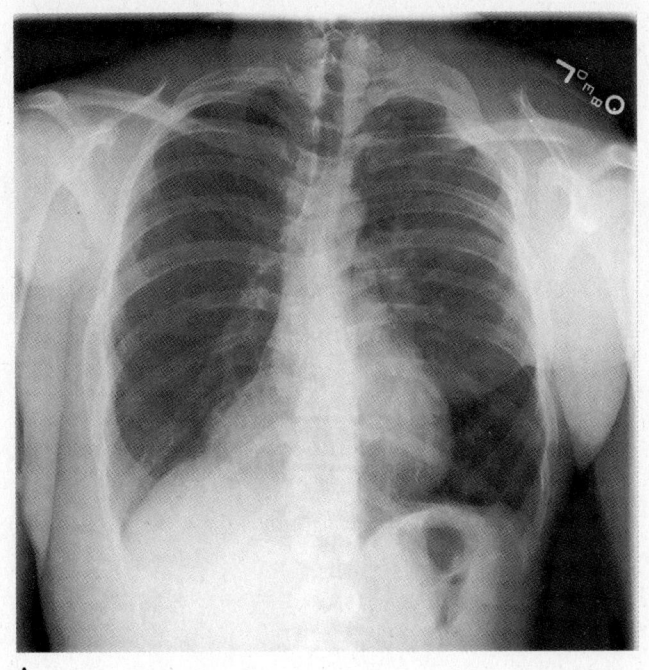
A

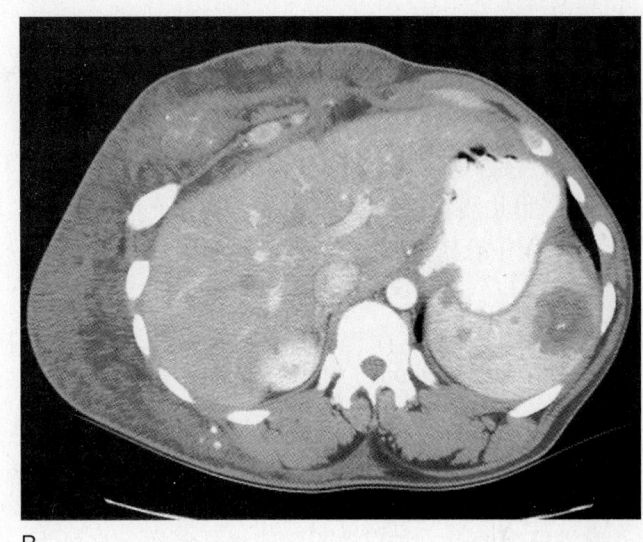
B

1. 脾最常见的肿瘤是什么?
2. 为什么本病例所示病变与脾最常见的肿瘤不一致?
3. 这名 20 岁的男子有语言障碍。这应该怎么解释?
4. 本病伴发哪些先天性的疾病?

病例 189

脾淋巴管瘤

1. 血管瘤。
2. 病变为多发，未呈现血管瘤的表现，而且胸壁下方软组织增厚。
3. 水囊状淋巴管瘤。
4. 淋巴管瘤侵犯脾、软组织和骨骼在 Down 综合征、胎儿酒精综合征、Turner 综合征和其他先天疾病中有较高发生率。

参考文献

Gastrointestinal Imaging: THE REQUISITES, ed 3, p 214.

点 评

脾淋巴管瘤是一种仅侵犯脾的少见疾病，它可为单发或多发，如本例所示。淋巴管瘤是一种淋巴管和淋巴系统的先天畸形，它可以是局灶性的或表现为广泛分布的淋巴管瘤病，如本例所示。虽然如此，该病变是良性的，没有恶性可能。婴儿最常见的淋巴管瘤可能是水囊状淋巴管瘤，被认为是一种发生在颈部的局限性淋巴管瘤。在组织学上，淋巴管瘤是错构瘤而不是肿瘤。脾淋巴管瘤可以是一个单独器官的受累，也可以是淋巴管瘤病多器官受累的一部分；骨骼系统也可能被侵犯。请注意，本例中患者的肋骨有畸形；这种情况下，骨的溶骨性膨胀性改变被称为 Gorham 病。然而，这种骨病变表现为骨骼畸形，而不是骨质替代或破坏。在某些脾淋巴管瘤的病例中，当患者症状明显或诊断不确定时，脾切除术是必要的。患者身体皮肤的增厚是淋巴管瘤病的表现，同时可有纵隔和颈部的侵犯。淋巴管瘤分为三型：①局限性淋巴管瘤；②海绵状淋巴管瘤（本例所示）和③囊性淋巴管瘤（水囊状淋巴管瘤，可与海绵状淋巴管瘤混合存在）。

病例 190

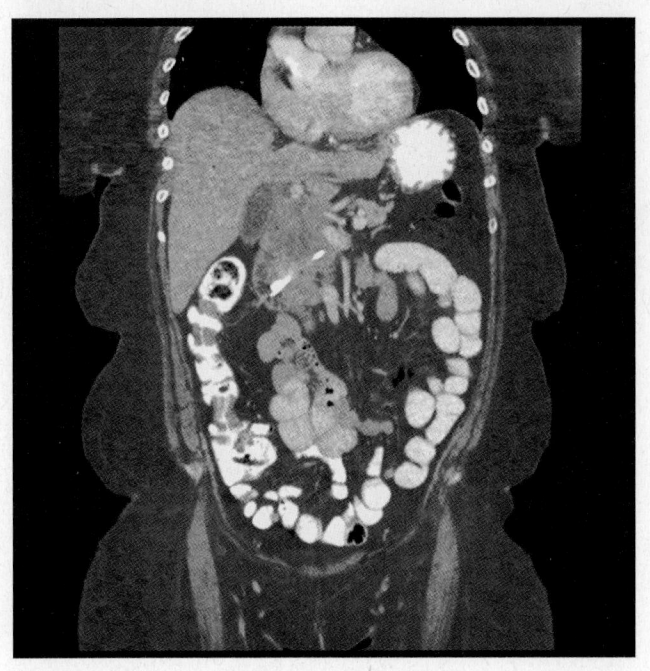
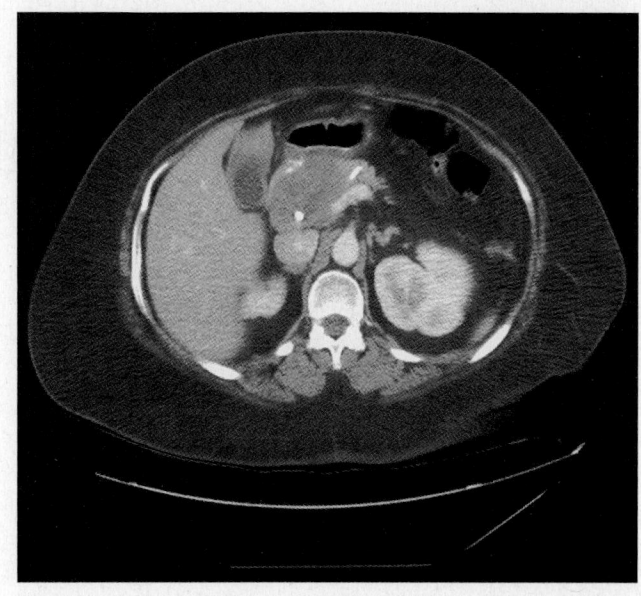

1. 本病例的影像学表现是什么，你的第一诊断是什么？
2. 其他什么疾病也会有这种表现？
3. 哪些影像学表现会让你重新考虑你的第一诊断？
4. 这位 32 岁的女性患者可能有哪些临床表现？

答案

病例 190

胰头 T 细胞性淋巴瘤

1. 胰头部有一巨大的软组织肿块，很可能为胰腺癌。
2. 炎症性的肿块、胰周淋巴结的聚集、胰周转移瘤、胰头浸润性淋巴瘤。患者的组织学诊断为胰头浸润性淋巴瘤。
3. 胰腺导管腺癌多为乏血供肿瘤，而本例中，肿块密度均匀一致，且没有胰管扩张。
4. 患者有轻度黄疸。注意胆管内的支架。

参考文献

Gastrointestinal Imaging: THE REQUISITES, ed 3, p 169.

点评

原发性胰头淋巴瘤罕见，约占胰头肿瘤的 0.5%。非霍奇金淋巴瘤侵犯胰周淋巴结时导致的胰腺受累更为常见。然而，如本病例所示，当肿块完全位于胰腺实质内且无其他部位淋巴瘤证据时，胰腺淋巴瘤也是一个可能的诊断。在本病例中，病变为 T 细胞性淋巴瘤，而大部分的胰腺淋巴瘤是 B 细胞性淋巴瘤。胰腺淋巴瘤通常是由 CT 引导下针吸活检或外科手术后病理做出诊断的。MDCT 和超声内镜检查均有助于胰头肿块的诊断，但无特异性。尽管如此，本例中，MDCT 图像显示的肿块密度均匀一致，其表现不同于乏血供的胰腺导管腺癌。另外，图像上显示的部分末段胰管，表明无胰管阻塞。此外，患者因胆管梗阻入院治疗，支架放置术后，症状在短短几天内完全消失了，这与常见的胰腺导管癌完全不同。所有的现象，尽管无特异性，都提示胰腺淋巴瘤的可能性。艾滋病患者的淋巴瘤发病率会有所增加，发生胰腺淋巴瘤的可能性也相应增加。

病例 191

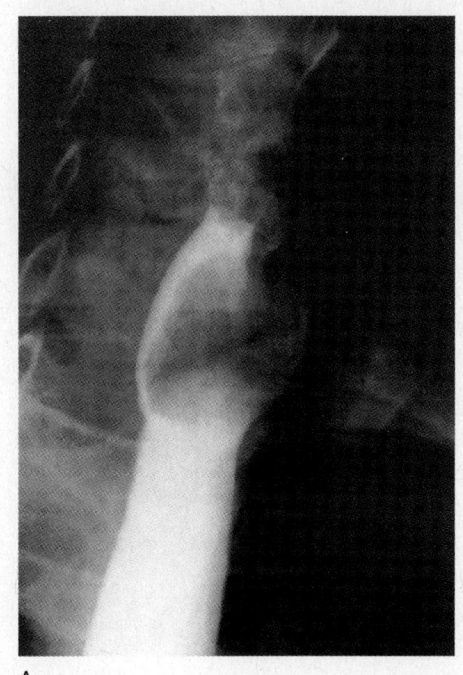
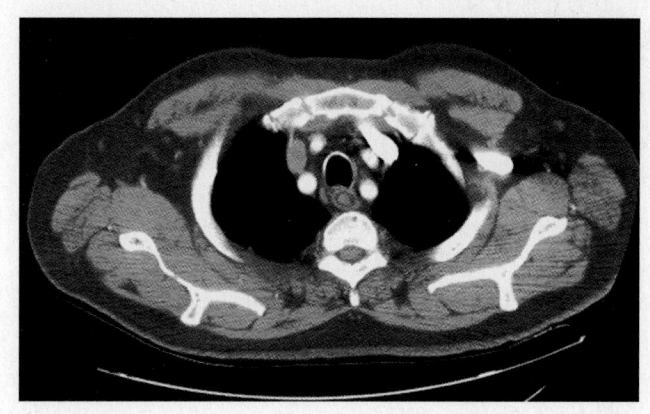

A B

1. 患者诉吞咽时球状感，影像学上有什么异常？
2. 食管息肉的临床意义是什么？
3. 食管最常见的良性肿瘤是什么
4. 其他何种肿瘤会有这种表现？

病例 191

食管纤维血管性息肉

1. 食管吞钡图像上显示充盈缺损，CT发现食管腔内软组织密度影。
2. 对于食管息肉样病变必须要考虑有恶性病变的可能，除非证实为其他疾病。
3. 平滑肌瘤或良性间质细胞瘤。
4. 梭形细胞瘤（癌肉瘤）、平滑肌肉瘤、腺癌及异物。还有间质细胞瘤、纤维血管性息肉、颗粒细胞息肉，以及罕见的鳞状细胞乳头瘤。

参考文献
Gastrointestinal Imaging: THE REQUISITES, ed 3, p 10.

点 评

食管息肉少见，而良性平滑肌瘤或间质细胞瘤常见。食管平滑肌瘤多单发，偶见食管平滑肌瘤病。由纤维血管组织构成的纤维血管性息肉也很少见。部分纤维血管性息肉因含有脂肪组织而在CT上可呈低密度。本病多发生于食管上段，如图所示（两名不同患者），尤其是食管颈段，老年人多见，这与大多数食管肿瘤易发生于食管中、下段相反。本病男性多见。

由于息肉质软，长到很大才会出现临床症状。发生在食管颈段的息肉在食管蠕动和吞入物的反复刺激下容易形成蒂或具有移动性，因此临床典型表现是患者自述一肿物返到口咽部又咽下。该类肿瘤可有出血，肿瘤可生长的很大，但恶变罕见。据报道，活动度较大的食管息肉可导致气道堵塞。源于雪旺细胞的颗粒细胞肿瘤亦少见，仅有10%发生于胃肠道，通常见于食管。食管的鳞状细胞乳头状瘤也有报道，该病多见于男性，多数无临床症状。乳头状瘤是否为真正的肿瘤尚需探讨。

病例 192

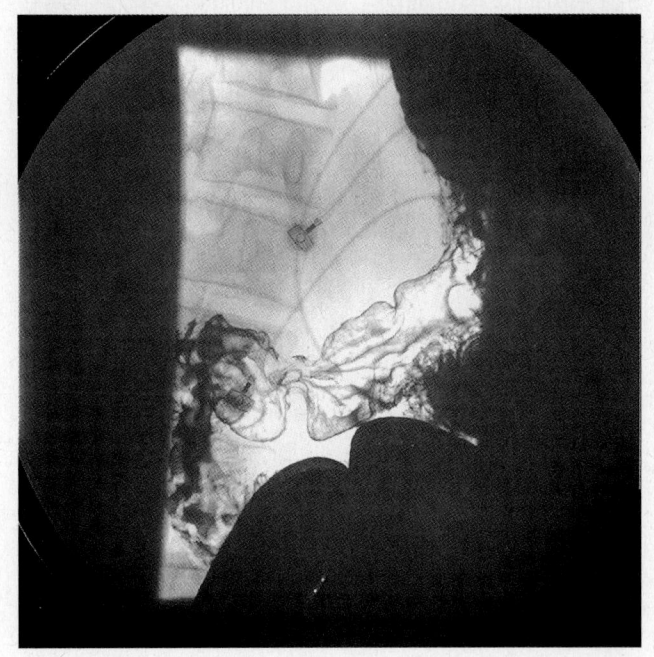 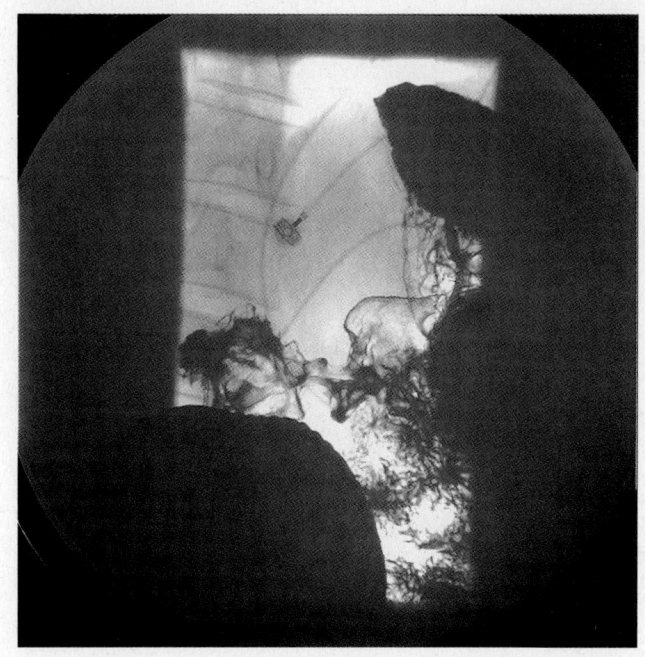

A
B

1. 上消化道钡餐加压点片图像上,胃远端可见到什么征象?
2. 请解释"Dragstead 溃疡"。
3. 本例患者可能有哪些并发症?
4. 请详细说明"充盈缺损"与"钡斑"的不同点并举例。

327

病例 192

幽门管溃疡

1. 幽门管显示良好，可见一较小的持续存在的钡斑。
2. "Dragstead 溃疡"指自胃窦远端至十二指肠基底部的穿透性溃疡，与幽门管平行，因此称为"双幽门管"征。
3. 出血、穿孔及胃出口梗阻。
4. 胃肠道内积存钡剂的腔称为钡斑，包括溃疡和憩室。反之，病变导致局部无钡剂则称为充盈缺损，包括息肉、肿块和肠内容物。

参考文献

Gastrointestinal Imaging: THE REQUISITES, ed 3, p 97.

点 评

本例中，上消化道气钡双重对比造影检查可清楚地显示幽门管持续存在的钡斑。因为溃疡实质上是黏膜局限性缺损故可积存钡剂，这与道路上的坑洼会积水是一样的道理，溃疡也会积钡。形成溃疡底部的颗粒样组织可使钡剂附着于溃疡口部。同理，憩室也会积钡。反之，息肉与肿块等占位性病变使局部无钡剂充盈，称为充盈缺损。尽管这在十年前就是基本知识，但对现在的住院医师来说，似乎已经不那么重要了。随着内镜的广泛应用，放射科医师做的上消化道检查越来越少。在 21 世纪，钡餐检查似乎已经被新的更新奇的检查技术所取代，钡餐检查技术的重要性被放在了次要的位置上。尽管如此，这种检查手段没有消失，医师仍然需要掌握这些基本知识。L.Dragstead 是一名外科医生，他研究证实胃酸过多与消化性疾病密切相关（尽管从一定程度来说，此观点已于 1835 年被 Beaumont 提出），他的名字与胃窦至十二指肠基底部的穿透性溃疡和"双幽门管"征象联系在一起。Dragstead 先于 Marsall 发现幽门螺杆菌与消化性溃疡的相关性。幽门管的溃疡常表现为伴慢性消化道溃疡病史的胃出口梗阻。胃出口梗阻患者在无上消化道疾病的病史时，要提高警惕，因为这可能是恶性病变的征象。

病例 193

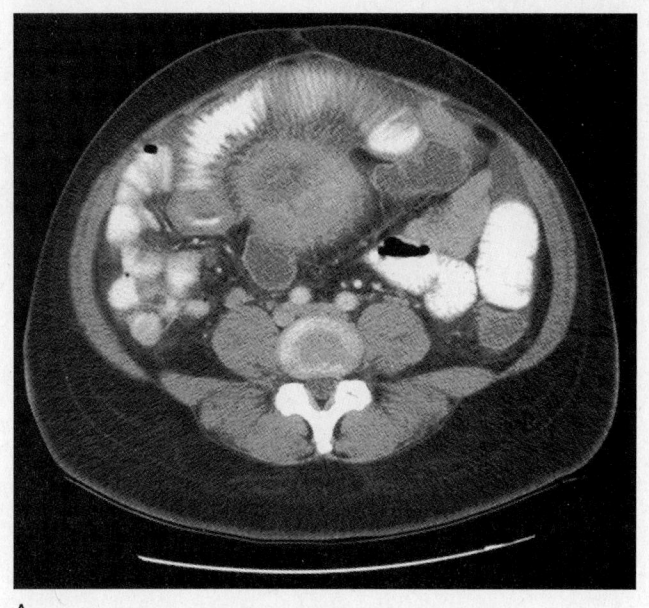
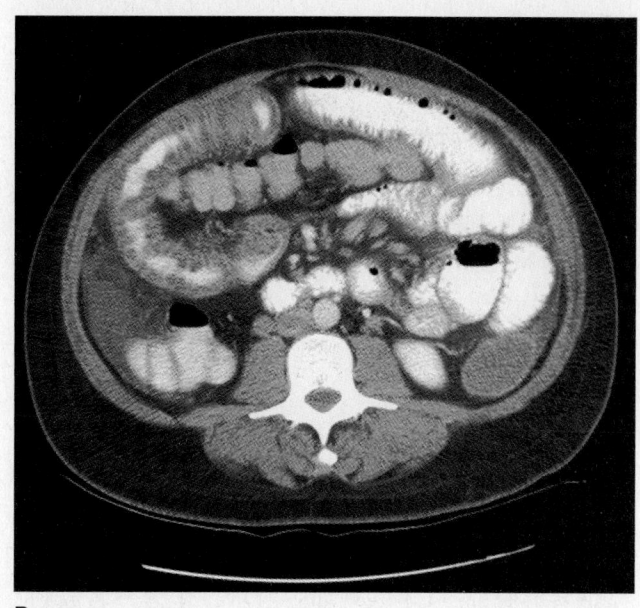

1. 该年轻患者会有哪些症状和体征?
2. 用什么征象来描述受累肠袢的表现?
3. 导致这种情况的原因有哪些?
4. 你考虑哪些鉴别诊断?

答 案

病例 193

小肠壁内出血

1. 腹痛，血细胞比容下降。
2. "硬币堆积"样表现（为钡餐检查常用术语）。
3. 肠系膜缺血、抗凝药物治疗和外伤。
4. 水肿；浸润性病变，如癌、类癌、淋巴瘤或转移性病变。

参考文献

Gastrointestinal Imaging: THE REQUISITES, ed 3, p 144.

点 评

患者诉腹痛，CT表现如图所示，作为一名放射学医师必须考虑到多个可能的诊断。虽然患者相对年轻，可减少但并不能排除局部缺血性疾病或者壁内出血的可能性。血流灌注不足应考虑到，如低血容量性休克时的肠管改变。表现为肠壁内血管炎的疾病可有这种表现，如累及肠管的schönlein-henoch紫癜症，可导致肠管壁内出血。本例中CT显示小肠壁和黏膜皱襞增厚，类似小肠钡餐检查中的"硬币堆积"征。事实上，该患者的确有严重的肠壁内出血，但MDCT未显示大的肠系膜动脉的阻塞。受累肠管的长度不太支持肠管钝性损伤的诊断，肿瘤性或非肿瘤性的浸润性病变需要考虑，如类癌累及肠管（尽管未显示受累肠袢的结缔组织变形）；转移性病变不太可能出现如此大范围的肠管受累；非肿瘤性病变应考虑肠壁水肿、出血以及其他较少见病变，如肠道淋巴管扩张和淀粉样变。本例中，所有的表现均为肠系膜和小肠壁内出血所致。该患者3周后复查CT，显示小肠完全正常，这更支持出血的诊断。

病例 194

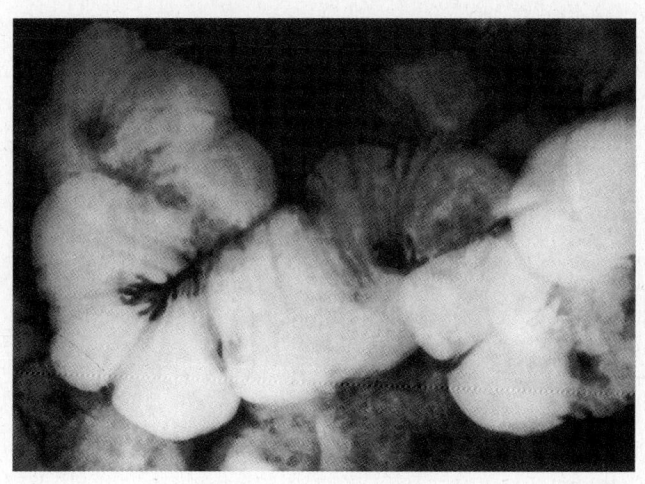
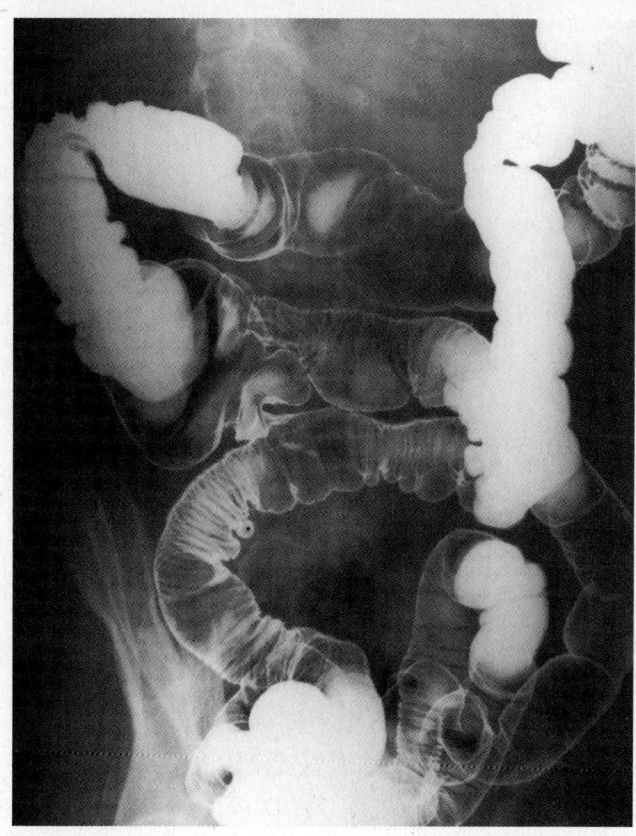

1. CREST 综合征包括哪些疾病？
2. 混合型结缔组织病最常侵及的胃肠道器官是什么？
3. 肠管硬皮病的基本病理改变是什么？
4. 在描述肠管表现时，"紧绷"一词是指什么？

病例 194

小肠和结肠硬皮病

1. 皮下钙质沉着症、雷诺现象、食管功能障碍、指端硬化和毛细血管扩张。
2. 食管。
3. 纤维化和小血管炎。
4. 肠瓣拥挤现象和肠壁僵硬。

参考文献

Gastrointestinal Imaging: THE REQUISITES, ed 3, pp 89, 113.

点评

多种结缔组织病可以累及小肠和结肠。硬皮病是由于胶原在皮肤、血管附近和各种脏器中异常沉积引起的，可以是独立存在的疾病也可以是 CREST 综合征的一部分。CREST 综合征包括钙质沉着引起的病变、雷诺病、指端硬化、食管运动功能障碍和毛细血管扩张（CREST）。混合结缔组织病（MCTD）是一种具有多种结缔组织疾病（系统性红斑狼疮、指端硬化症、多发性肌炎、类风湿性关节炎）特征的独立性疾病。在此病中，如硬皮病，食管是最常受累的器官，并以运动失调为主要特征。

硬皮病的主要病理改变为胶原在各种组织包括肠道的异常沉积。因此，纤维化为本病的主要特征，食管为其累及的主要器官，但是纤维化亦可见于结肠和小肠。本病同时伴有小血管损伤，尤其对于肠道小血管，因为大量沉积的胶原可导致血管炎性改变，并导致肠管的长期缺血。肠道内容物的淤滞、肠道细菌的过度生长、胆盐吸收减少和淋巴引流障碍可导致吸收不良。腹泻、体重下降和胃胀均为其相应症状。纤维化、肌肉萎缩、血管炎等改变均可导致小肠扩张，放射学上称之为"假性梗阻"。积气症为其常见的表现，尤其是结肠气囊肿症，但是其机制尚不清楚。肠道的特异性改变为肠瓣的拥挤现象，或称之为"绷紧"表现。肠道纤维化促使肠瓣更为紧密，比正常肠管出现更多的肠瓣（>5 英尺），肠道边缘亦可扁平。这种情况使肠壁呈手风琴风箱样表现，在结肠中常表现为结肠袋数量减少或紊乱，并伴有宽大憩室样畸形。

病例 195

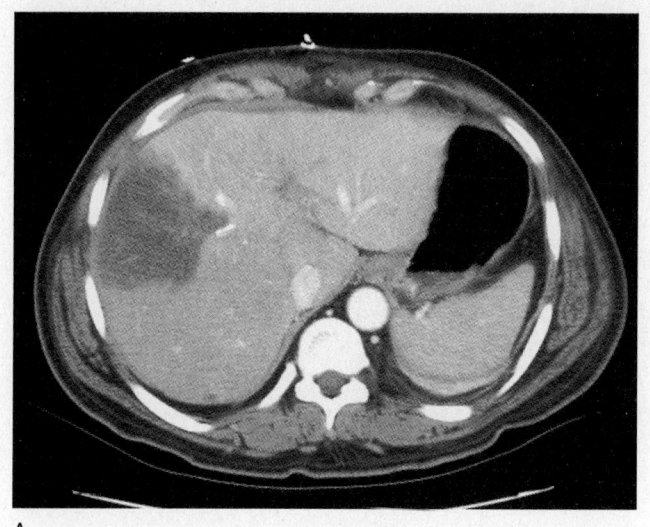

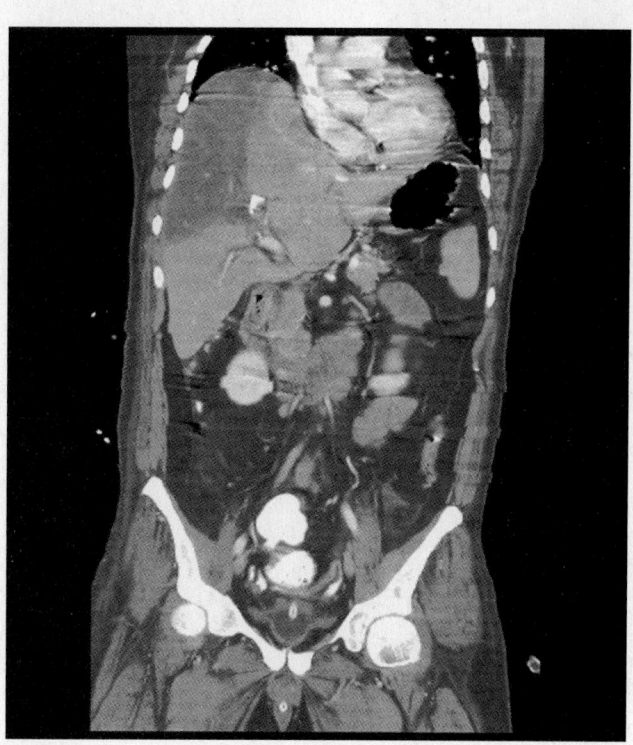

1. 描述该组图像中病变的形状。
2. 给我们什么提示?
3. 什么情况下可能出现这种表现?
4. 肝的主要血供来自哪条血管?

病例 195

局灶性肝动脉闭塞

1. 肝右叶外周区域的楔形灌注缺损。
2. 肝动脉闭塞并肝梗死。
3. 手术相关性血栓形成或血管闭塞、脓毒性栓子和创伤。
4. 肝血供的80%来自于门静脉。

参考文献

Gastrointestinal Imaging: THE REQUISITES, ed 3, p 177.

点 评

本例中,患者由于行肝动脉结扎术,导致肝的楔形梗死。这种楔形梗死是由于相应肝段的供血动脉的血流阻断造成的。有学者可能认为,肝具有肝动脉和门静脉双重血供,这种情况似乎不可能发生。但事实证明,当肝动脉或其分支被阻断后,仅靠门静脉系统并不能使肝避免出现梗死,这可能与门静脉系统的功能有关。门静脉将胃肠道吸收的营养输送至肝进行代谢,而肝动脉富含氧气,具有为肝细胞供氧的功能。大部分的肝梗死发生于肝右叶,但这并不奇怪,因为肝右叶是肝最大的一部分。目前,最佳的诊断工具为动脉晚期CT图像。但有影像学文献表明,即使在门脉期,组织损害导致的边界清晰的"楔形"变仍可显示。在临床病史明确的情况下可做出确切诊断;但其仍然不具有特异性,尤其是那些CT表现类似于梗死,但是并无临床病史的患者。其他的一些病因也需要考虑到,例如肝脓肿、肝的挫裂伤、不太常见的肝转移性病变以及罕见的肝淋巴瘤。但是随着CTA(CT血管造影)技术的不断完善,对肝动脉走行(自腹腔干发出,在肝门处分成左右两支)的显示已取得了极大的进步。

病例 196

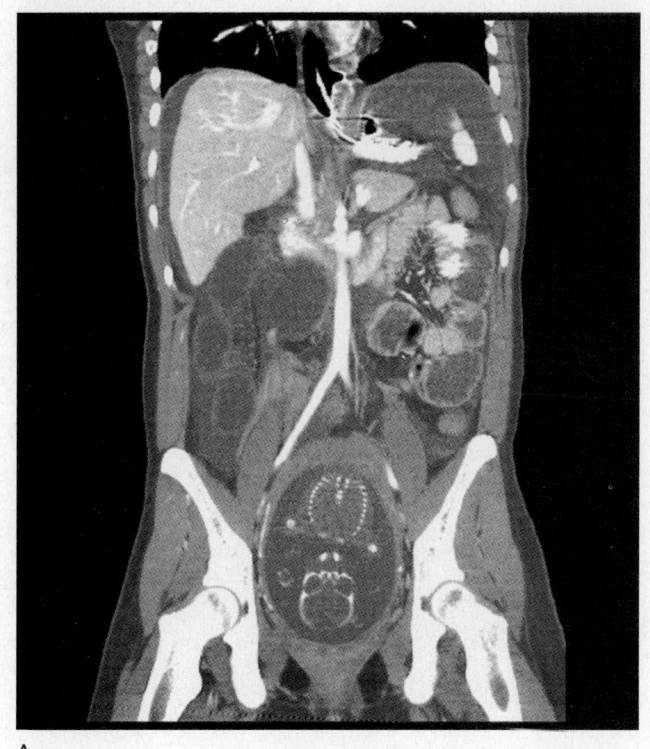
A

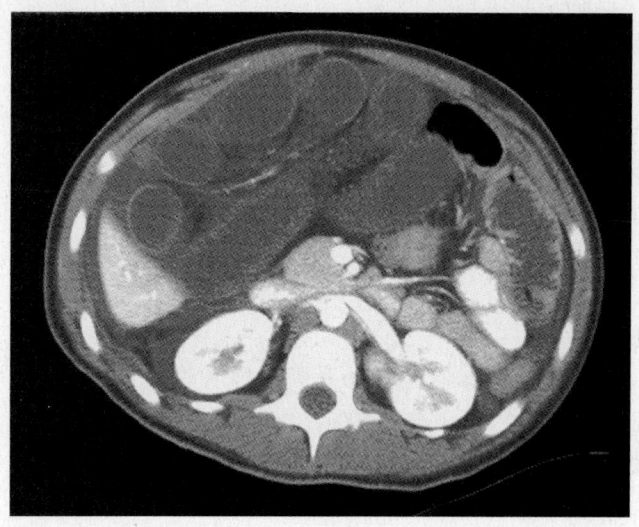
B

1. 该妊娠患者 17 岁，因腹痛多日和虚脱入院，你如何判定其小肠的情况？
2. 这种情况合并妊娠表明患者患有那些疾病？
3. 本例患者还会有哪些 CT 表现？
4. 受累最严重的为小肠的哪一部分肠管？

答案

病例 196

妊娠期肠系膜静脉栓塞

1. 多数肠管无血流灌注。
2. 血液高凝状态。
3. 肠系膜上静脉内血栓、肠壁积气和肠壁水肿增厚。
4. 小肠和升结肠。

参考文献

Gastrointestinal Imaging: THE REQUISITES, ed 3, p 144.

点评

肠系膜静脉血栓在肠系膜缺血和梗死中并不常见，死亡率约为30%~40%，血液高凝状态者（如腹腔内脓毒症、妊娠、红细胞增多症、口服避孕药者）出现肠系膜静脉血栓可导致患者死亡。已有文献报道，一些意外服用口服避孕药的孕妇可出现肠系膜静脉血栓。其他的多种病因包括钝性损伤、某些恶性肿瘤，偶见于腹部手术后。本例中，明显的异常为多个肠袢完全无血流灌注。我们注意到，降结肠血流灌注良好，这提示肠系膜上静脉受累。本例中腹腔内可见游离液体，这与本病相符。肠系膜静脉血栓若诊断不及时或延误就医，死亡率较高。

病例 197

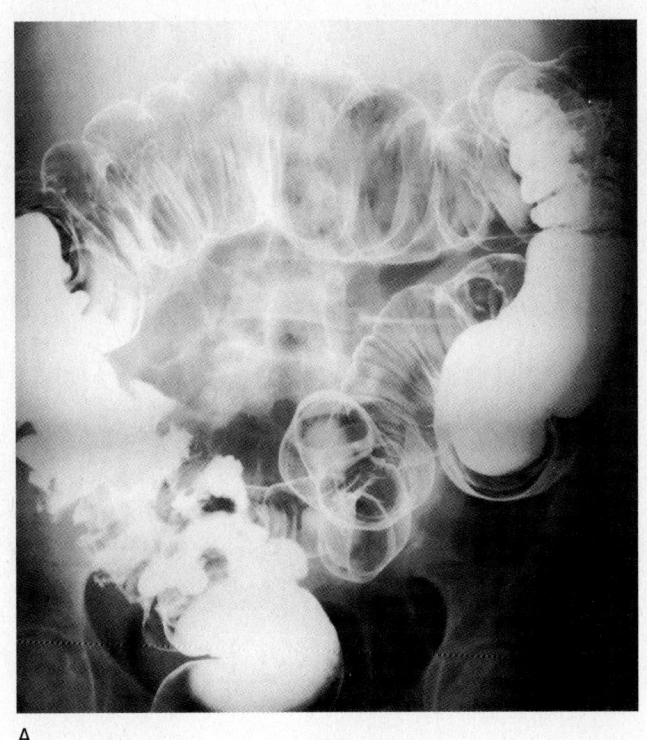

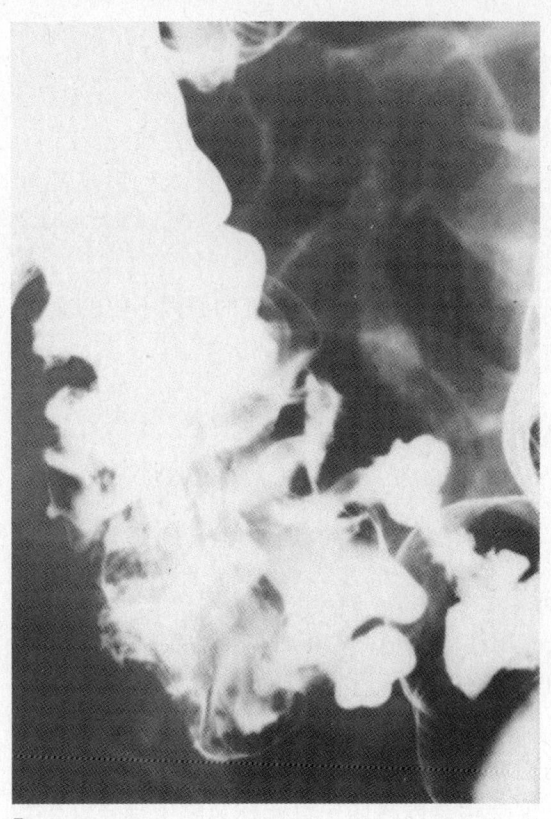

1. 描述该患者的双重对比钡灌肠的表现。
2. 你首先考虑什么诊断？
3. 若该患者有口腔口疮性溃疡、皮肤病变和生殖器溃疡，这些是否会影响你的诊断？
4. 何为"丝绸之路"病？其病因是什么？

病例 197

结肠 Behçet 病

1. 局限于盲肠区的严重的炎性和溃疡性改变。
2. Crohn 病，结核，还有可能为肠阿米巴病或者为肠壁浸润性肿瘤的少见表现。
3. 是的。
4. Behçet 病。一种累及多个系统的原因不明的血管炎性病变。

参考文献

Gastrointestinal Imaging: THE REQUISITES, ed 3, p 300.

点评

Behçet 病在西方是一种相对少见的疾病，但是现在，因为人们在世界各地的流动而更常见了。本病最早见于居住在地中海附近的人群，被认为是中古时代沿着由马克波罗开辟的丝绸之路传入的。19 世纪 30 年代，一位土耳其内科医生首先在文献中描述此病，故以其名命名。Behçet 病可累及多个系统，包括眼睛、皮肤、生殖系统、关节以及胃肠道。最常受累的器官是结肠（最常见于结肠回盲部），也有报道称食管可有受累。Behçet 病本质上是一种病因不明的血管炎，可导致炎性和溃疡性改变，正如本例所示，溃疡多较深且严重。Behçet 病易于与其他的肠道炎性疾病，特别是与 Crohn 病相混淆。患者在出现结肠症状前，常已有其他 Behçet 病相关的表现。Behçet 病导致肠穿孔已有报道；有时该病可表现为回盲部炎性肿块，类似于 Crohn 病所致的回盲部蜂窝织炎。

病例 198

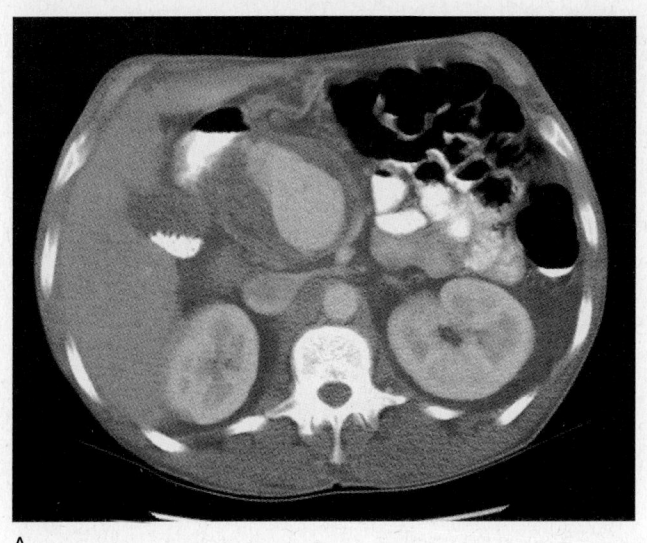
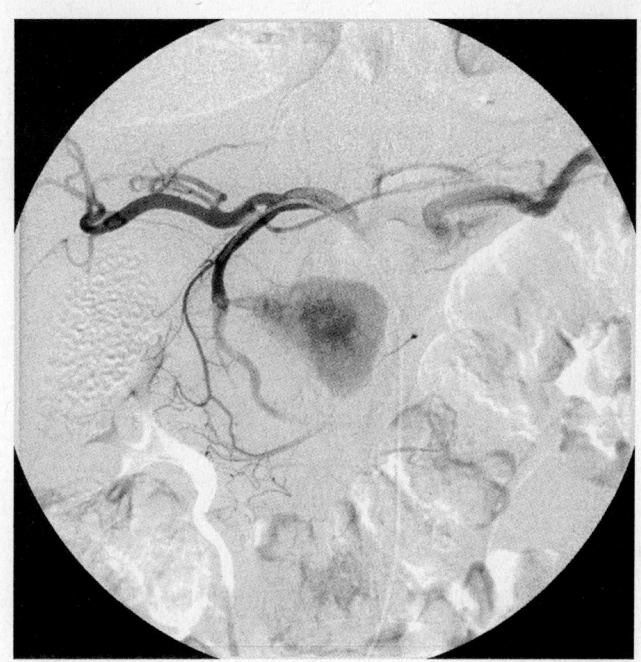

1. 图像中的主要异常是什么？
2. 患者可能有什么病史？
3. 慢性酒精中毒患者发生该病的几率是多少？
4. 通常怎样治疗？

病例 198

胰十二指肠动脉假性动脉瘤

1. CT 显示对比剂充盈的巨大"梨状"结构,为胃十二指肠动脉假性动脉瘤的表现。
2. 慢性酒精中毒。
3. 5%的慢性胰腺炎患者。
4. 目前的主要治疗方法为非手术治疗、血管栓塞。

参考文献

Gastrointestinal Imaging: THE REQUISITES, ed 3, p 165.

点评

与慢性胰腺炎相关的胰床血管的假性动脉瘤并不常见,但是在少部分患者仍可见到(通常小于 5%),最常受累的血管为脾动脉,其次为胃十二指肠动脉。若病变血管位于胰头部,受累血管通常为胃十二指肠动脉;若位于胰体部,则受累血管通常为脾动脉。除了慢性胰腺炎的症状以外,这些患者经常会有与假性动脉瘤相关的其他症状。亦有文献报道,当假性动脉瘤破溃入肠腔、胰管、胆道甚至腹膜后间隙时,可有胃肠道出血。关于胰十二指肠动脉的假性动脉瘤的病例已有报道,但例数较少。诊断时需除外胰腺假性囊肿。若不借助 CT 或多普勒超声很难发现这些征象;借助 CT 增强扫描,大部分病例可以明确诊断。在大多数病例中,可以通过多普勒超声探测到假性动脉瘤内的血流。尽管在体格检查时,慢性胰腺炎患者可在胰床区域发现有搏动,但是在影像学检查广泛应用前,体格检查通常不能做出明确诊断。许多这种体格检查技巧如今已不再应用。当然,胃十二指肠假性动脉瘤可以发生于除慢性酒精中毒外的多种情况,理论上任何能够引起胰腺炎的疾病均可导致这一并发症。

病例 199

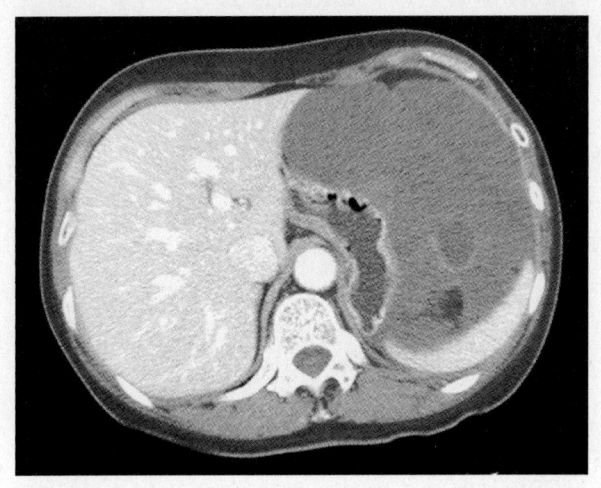
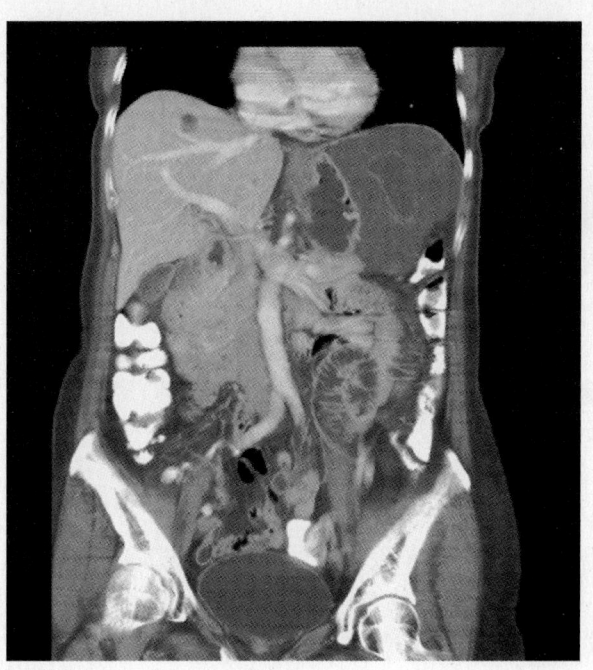

1. 患者为女性，上腹部不适，其CT图像上明显的异常是什么？
2. 你认为需要与哪些疾病鉴别？
3. 该囊性肿块与胃、脾及结肠脾曲的关系如何？
4. 该病变源于哪个脏器？

病例 200

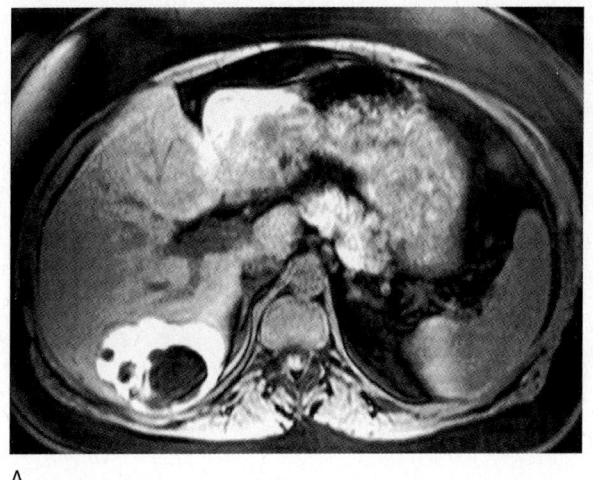
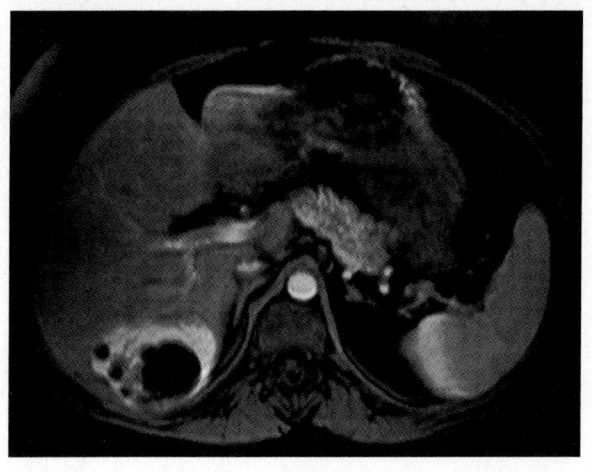

1. 病变在MR T1加权像上为混合信号，提示什么？
2. 病变呈多房性是否有助于诊断？
3. 本病好发于何种性别？
4. 超声可以发现何种MR和CT可能都发现不了的征象？

病例 199

胃囊性外生性胃肠道间质瘤

1. 在膈下左上腹部可见一巨大的低密度囊性肿块。
2. 膈下脓肿，来源于脾、胃或胰腺的囊性病变。
3. 病变导致胃、脾及结肠脾曲移位。
4. 来源于胃。手术中可见巨大的胃外生性液化性肿块，组织学检查证实为胃肠道间质瘤。

参考文献

Gastrointestinal Imaging: THE REQUISITES, ed 3, p 77.

点评

发生于肠管尤其是发生于胃的胃肠道间质瘤（GISTs）多呈良性的生物学行为。若发生于肠壁内，可引起溃疡或出血。GISTs 多为实性，瘤内出现局灶性坏死、液化时，可呈混合密度。本例 GISTs 的 CT 表现并不典型，因为它好像并非来源于任何特定的器官，而且除了轴位上的灶性区域（实性密度）外，几乎完全为囊性。胃肠道间质瘤起初被认为是间质肿瘤或平滑肌肿瘤—平滑肌瘤或平滑肌肉瘤。然而，进一步的组织学检查显示病变中没有平滑肌成分，因此，更准确地讲，"胃肠道间质瘤"一词指由梭形细胞和上皮样细胞构成的肿瘤。GISTs 可发生大片坏死，表现为近似囊性的肿块。然而，GISTs 有时可因特殊的成分而表现为有完整包膜的囊性肿块，并多呈胃外生性生长，女性多见，正如本例所示。

病例 200

胆管囊腺瘤

1. 提示病变部分为囊性。
2. 有助于诊断但并不是决定性的。
3. 好发于女性，男女比例为 1∶4。
4. 超声可以显示这种胆管囊腺瘤通常会有的分隔。

参考文献

Gastrointestinal Imaging: THE REQUISITES, ed 3, p 203.

点评

胆管囊腺瘤是一种来源于胆道的少见的囊性病变。本病最常见于中年女性，并有一定的恶变倾向。患者经常有上腹部不适，极少出现黄疸或占位效应，且多数为偶然发现。胆管囊腺瘤为多房性且有分隔，超声比 CT 或 MRI 更易显示其内分隔。由于胆管囊腺瘤的恶变倾向，并且影像学上无法区分囊腺瘤和囊腺癌，通常需要针吸活检或者手术切除来明确其组织学诊断。囊腺瘤和囊腺癌均生长缓慢且有相似的影像学表现；病变大小不一，小者 3～5cm，大者可达 30cm。

在鉴别诊断时应考虑肝脓肿和先天性胆管囊肿，后者常多发，而胆管囊腺瘤多为单发。肝的囊性病变中，囊腺瘤相对少见，约占 1%～5%。有文献报道称，有症状的胆管囊腺瘤曾被误诊（包虫病）。一般而言，中年女性患者的肝发现多房性并有分隔的囊性病变（常见于肝右叶）时，鉴别诊断应考虑到胆管囊腺瘤或囊腺癌。

A

Abdominal aortic aneurysm, 腹主动脉瘤, 163-164
Abdominal liposarcoma, 腹部脂肪肉瘤, 127-128
Abdominal masses displacing bowel, 腹部肿块推移肠管, 155-156
Abdominal neurofibromatosis, 腹部神经纤维瘤, 151-152
Abdominal trauma, 腹部创伤, 225, 226
Acalculous cholecystitis and perforation, 非结石性胆囊炎并穿孔, 69-70
Acanthosis nigricans, 黑棘皮症, 67, 68
Achalasia, 失弛缓, 68
  definition of, 定义, 300
  esophageal carcinoma in, 食管癌, 299-300
  long-standing, 长期, 171-172
  primary vs. secondary, 原发的对继发的, 171, 172
Achlorhydria, 胃酸缺乏, 229, 230
Acid ingestion, 吞食强酸, 179, 180
Acquired cysts, splenic, 后天性囊肿, 脾脏的, 41, 42
Actinomyces israeli, 伊斯雷尔放线菌, 232
Actinomycosis, 放线菌病, 84
  of sigmoid colon, 乙状结肠的, 231-232
Adenocarcinoma 腺癌
  of appendix, 阑尾的, 236
  of cecum, 盲肠的, 313, 314
  colonic, 结肠的, 251, 252
  diffuse scirrhous, 弥漫性硬癌, 87, 88
  ductal, of pancreas, 导管胰腺, 323, 324
  esophageal, 食管的, 8, 213, 214
  gastric 胃的
    crossing pylorus, 横越幽门部, 223, 224
    and linitis plastica, 皮革状胃, 87, 88
  of GE junction, 胃食管结合部的, 53-54
  hypovascular ductal, 乏血供的导管的, 324
  mucinous, of colon, 黏液的, 结肠的, 185, 186
  and neurofibromatosis, 和神经纤维瘤病, 152
  pancreatic, 胰腺的, 85, 86
  polyps and, 息肉, 25, 26
  primary, 原发的, 212
  pylorus breaching by, 幽门侵犯, 37, 38
Adenoma 腺瘤
  of colon, 结肠的, 25-26, 319, 320
  of duodenum, 十二指肠的, 32
  microcystic, 微小囊肿的, 117, 118
  villous, 绒毛状的, 239, 240
Adenomas, villous, 腺瘤, 绒毛状的, 26, 239, 240
  of duodenum, 十二指肠的, 119, 120

Adenomatoid malformation of lung, 肺腺瘤样畸形, 12
Adenomatous familial polyposis, of colon, 家族性腺瘤性息肉病, 结肠的, 73-74
Adenomatous polyps, 腺瘤性息肉, 119, 120, 158
Adenomyomatosis, 腺肌瘤病, 51, 52
Adenomyomatosis, of gallbladder, 腺肌瘤病, 胆囊的, 109-110
Adherent gallstones, 附着的胆道结石, 51, 52
Adrenal gland, in multiple endocrine neoplasia, 肾上腺, 多发性内分泌腺瘤综合征, 241, 242
Africa, schistosomiasis in, 非洲, 血吸虫病, 320
Africa, Burkitt's lymphoma in, 非洲, Burkitt's 淋巴瘤, 314
Agammaglobulinemia, 无丙球蛋白血症, 32
Aganglionosis, congenital, of distal colon, 神经节细胞缺失症, 先天性的, 结肠末端, 139, 140
AIDS 获得性免疫功能缺失症
  Burkitt's lymphoma in, Burkitt's 淋巴瘤, 314
  cholangitis in, 胆管炎, 117, 118
  colitis in, 结肠炎, 105-106
  cytomegalovirus in, 巨细胞病毒, 106, 304
  neutropenic colitis in, 伴中性白细胞减少症的结肠炎, 203, 204
  non-Hodgkin's lymphoma in, 非霍奇金淋巴瘤, 304
  pancreatic lymphoma in, 胰腺淋巴瘤, 324
  sclerosing cholangitis, 硬化性胆管炎, 193, 194
  small bowel infection in, 小肠感染, 303-304
  splenic abscess in, 脾脓肿, 124
  tuberculosis in, 结核病, 84, 250
AIDS, *Cryptosporidium* in, 获得性免疫缺乏综合征, 隐孢子虫病, 106
Air 气体
  in biliary system, 胆管系统, 59-60, 249, 250
  in bowel wall, 肠壁, 59, 60
  in dilated bowel, 扩张的肠管, 165, 166
  in gallbladder, 胆囊, 122
  in portal venous system, 门静脉系统, 59-60
  in retroperitoneum, 腹膜后间隙, 279-280
  in spleen, 脾脏, 59, 60
  in splenic vein, 脾静脉, 59, 60
  in stomach wall, 胃壁, 52
  in superior mesenteric vessels, 肠系膜上血管, 59, 60
  in urinary bladder, 膀胱, 159, 160, 247, 248
Air contrast barium enema, and cancer screening, 气钡双重对比灌肠, 癌症筛查, 196
Air-fluid levels, in small bowel obstruction, 气液平面, 小肠梗阻, 4
Air reabsorption, after surgery, 气体重吸收, 术后, 30

术语索引

Alcohol 酒精
    and hepatocellular carcinoma, 肝细胞癌, 275, 276
    and liver cirrhosis, 肝硬化, 99, 100
    and pancreatitis, 胰腺炎, 35, 36, 125, 126
    and pseudoaneurysm of pancreatic duodenal artery, 胰十二指肠动脉假性动脉瘤, 339, 340
Alcoholic gastritis, 酒精性胃炎, 97, 98
Alcoholic toxic hepatitis, 酒精中毒性肝炎, 99, 100
Alkaline substance, ingestion of, 碱性物质, 摄食, 179, 180
Alpha-fetoprotein, in hepatoma, 甲胎蛋白, 肝癌, 275, 276
Amebiasis, 阿米巴病, 108, 249, 250
    of colon, 结肠, 201-202
Amebomas, 阿米巴瘤, 202
Amine precursor uptake and decarboxylation cell tumors, 胺前体摄取和脱羧作用细胞肿瘤, 104
Amiodarone, and dense liver, 胺碘酮, 肝脏密度增高, 167-168
Ampulla of Vader Vader 壶腹
    calcification of, 钙化, 202
    gallstones in, 胆道结石, 202
Amyloid, and duodenal fold thickening, 淀粉状蛋白和十二指肠皱襞肥厚, 34
Anaphylactic reaction, in hydatid cyst rupture, 过敏性反应, 包虫囊肿破裂, 190
Anastomosis, 吻合, 261, 262
Anemia, pernicious, 贫血, 恶性的, 229, 230
Aneurysmal dilatation, of small bowel, 动脉瘤性扩张, 小肠, 47-48, 191-192
Angiography, in ischemic bowel disease, 血管造影术, 局部缺血性肠疾病, 40
Annular pancreas, 环状胰腺, 209-210
Antibiotic therapy 抗生素治疗
    for *H. pylori* infection, 幽门螺杆菌感染, 138
    and pseudomembranous colitis, 假膜性结肠炎, 147, 148
Anticoagulant therapy, 抗凝治疗, 329, 330
Aortic aneurysm, abdominal, 主动脉瘤, 腹部的, 163-164
Aphthous ulcers, 口疮性溃疡, 107, 108
Appendagitis, 附件炎, 231, 232
    of colon, 结肠的, 281-282
Appendicitis, 阑尾炎, 3-4
    with appendolith, 阑尾石病, 113-114
    imaging of, 成像, 4, 115, 116
    incidence of, 发病率, 4
    and psoas sign, 腰大肌征, 83, 84
    tumor presenting as, 肿瘤表现为, 235-236
Appendix 阑尾
    adenocarcinoma of, 腺癌, 236
    anatomy of, 解剖, 4
    carcinoids in, 类癌, 103, 104, 235, 236
    mucocele of, 黏液囊肿, 145, 146
Appendolith, with appendicitis, 阑尾石, 阑尾炎, 115-116
Apple core lesion of descending colon, 降结肠的苹果核样病变, 75-76
APUD (amine precursor uptake and decarboxylation) cell tumors, 胺前体摄取和脱羧作用细胞肿瘤, 104
Arteriography, in ischemia, 动脉造影, 局部缺血, 40
Ascariasis, of small bowel, 蛔虫病, 小肠, 175-176
Ascaris lumbricoides, 蛔虫, 176, 193, 194
Ascending cholangitis, 上行性胆管炎, 193, 194
Aspergillus, 曲霉, 295, 296
Asplenia, 无脾, 258
Atherosclerosis, and ischemic bowel disease, 动脉粥样硬化, 局部缺血性肠疾病, 40
Atresia, esophageal, 闭锁, 食管, 219, 220
Azygos continuation, 奇静脉异常连接, 149-150, 258

B

Backwash ileitis, 回肠炎后遗症, 58
Bacterial infection, and cholangitis, 细菌感染, 胆管炎, 117, 118
Bacterial infection colitis, 细菌感染, 结肠炎, 106
Balloon tamponade, 气囊填塞, 233, 234
Barium collection, vs. filling defect, 钡剂聚集, 对.充盈缺损, 327, 328
Barium enema, and small bowel obstruction, 钡灌肠, 小肠梗阻, 3-4
Barrett's metaplasia, Barrett 化生, 7, 8, 53, 54
"Beak sign," 鸟嘴征, 15, 16
Behçet's disease, of colon, 白塞病, 结肠, 337-338
Benign gastric ulcer, 良性胃溃疡, 101-102
Benign stromal cell tumor, 良性间质细胞瘤, 13, 14
Bezoar, gastric, 胃石, 267-268
Bilateral abdominal masses, displacing bowel, 双侧腹部肿块, 肠管移位, 155-156
Bilateral dermoid cysts, 双侧卵巢良性畸胎瘤, 65, 66
Bile duct malignant stricture, 胆管恶性狭窄, 63-64
Bile peritonitis, 胆汁性腹膜炎, 113, 114, 271, 272
Biliary ducts, cystadenoma of, 胆管, 囊腺瘤, 341-342
Biliary obstruction, in pancreatitis, 胆道阻塞, 胰腺炎, 126
Biliary system 胆道系统
    air in, 气体, 59-60, 249, 250
    sclerosing cholangitis of, 硬化性胆管炎, 117, 118
Biloma, intrahepatic, 胆汁瘤, 肝内的, 271-272

Bismuth therapy, for *H. pylori* infection, 铋剂治疗, 幽门螺旋杆菌感染, 138
Blastomycosis, 酵母病, 芽生菌病, 201, 202
Blunt liver trauma, 肝脏钝伤, 89, 90
Bochdalek hernia, 博哈达利科裂孔疝, 315, 316
Body casts, SMA syndrome and, 人体模型, 肠系膜上动脉综合征, 21, 22
Boerhaave syndrome, 特发性食管破裂综合征, 177, 178
Bone marrow transplant, graft-vs.-host disease in, 骨髓移植, 移植物抗宿主病, 227-228
Bones 骨骼
　　caught in esophagus, 食管感染, 245, 246
　　lytic expansile lesions of, 溶骨性膨胀性病变, 322
Bony tumors, and sacral widening, 骨肿瘤, 骶骨变宽, 20
Bouveret syndrome, 心房阵发性心搏过速, 197, 198
Bowel displacement, by abdominal masses, 肠管移位, 腹部肿块, 155-156
Bowel ischemia, 肠管局部缺血, 27, 28
Bowel lymphoma, and vicarious excretion, 肠淋巴瘤, 异位排泄, 133, 134
Bowel necrosis, 肠管坏死, 5, 6
　　and pneumatosis, 积气症, 27, 28
Breast cancer metastasis, 乳腺癌转移, 72, 119, 120, 141-142, 185, 186, 215, 216
Bronchogenic cysts, 支气管囊肿, 11, 12, 284
Brunner's gland hyperplasia, 十二指肠腺增生, 31, 32
Bull's eye metastatic lesions, to stomach, 呈牛眼征的转移灶, 胃, 71-72, 216
Burkitt's lymphoma, of cecum, 伯基特淋巴瘤, 盲肠, 313-314
Burn patients, SMA syndrome in, 烧伤患者, 肠系膜上动脉综合征, 21, 22
Butterfly vertebrae, and neurogenic cysts, 蝶形椎体, 神经源性囊肿, 12

C

"café coronary", 食物嵌塞致猝死, 294
Calcification 钙化
　　of ampulla of Vader, Vader 壶腹, 202
　　appendicitis and, 阑尾炎, 116
　　of echinococcal cyst, 包虫病囊肿, 189, 190
　　of enteroliths, 肠石, 218
　　of gallbladder wall, 胆囊壁, 77-78
　　of islet cell tumor, 胰岛细胞瘤, 276
　　of liver cyst, 肝囊肿, 189, 190
　　in mucinous metastasis disease to liver, 含粘蛋白的肝脏转移瘤, 185-186

　　punctuate, 强调, 221, 222
Calcinosis, 钙质沉着病, 332
Caliculi, 杯状器官, 51, 52
Campylobacter colitis, 弯曲杆菌结肠炎, 106
Cancer screening, air contrast barium enema and, 癌症筛查, 气钡双重对比灌肠, 196
Candida esophagitis, 念珠菌食管炎, 67, 68
Candida infection and esophageal pseudodiverticulosis, 念珠菌感染和食管假憩室病, 79, 80
Candidiasis 念珠菌病
　　of esophagus, 食管, 67-68, 214
　　microabscesses and, 微小脓肿, 295, 296
Capillary angiomatous hematoma, 毛细血管瘤血肿, 46
Capillary hemangioma, 毛细血管瘤, 181, 182
Caput medusa sign, 蛇发女怪征, 170
Carcinoid 类癌瘤
　　of appendix, 阑尾, 103, 104, 235, 236
　　serotonin secretion by, 5-羟色胺分泌, 104
　　of small bowel, 小肠, 47, 48, 103-104
Carcinoid syndrome, 类癌瘤综合征, 104
Carcinoma 癌
　　of colon, 结肠, 39, 40, 215-216, 231-232
　　colonic, 结肠的, 251, 252
　　colorectal, etiology of, 结肠直肠, 病因学的, 75, 76
　　of duodenal sweep, 十二指肠蠕动, 211-212
　　esophageal, 食管的, 131, 132, 179, 180, 270, 290
　　fibrolamellar, 纤维板层, 222
　　of gallbladder, 胆囊, 52, 77, 78, 109, 110, 311-312
　　gastric 胃的
　　　　crossing pylorus, 横越幽门部, 223-224
　　　　metastasis of, 转移, 141, 142
　　　　spread of, via gastronomic ligament, 蔓延, 经胃结肠韧带, 205-206
　　of gastroesophageal junction, 胃食管结合处, 299, 300
　　hepatocellular, 肝细胞的, 99, 100, 222, 275-276
　　lobular, 小叶的, 216
　　of lung, 肺, 317, 318
　　　small cell, 小细胞, 174, 317, 318
　　ovarian, 卵巢的, 167-168
　　pancreatic, 胰腺的, 198
　　of pancreatic head, 胰头, 85-86
　　of papilla, 乳头, 136
　　periampullary, 壶腹周围的, 74
　　of sigmoid, 乙状的, 291-292
　　squamous, of hypopharynx, 鳞状的, 下咽部, 131-132
　　squamous cell, 鳞状上皮细胞, 54, 290

thyroid, 甲状腺, 73, 74
　of uncinate process, 钩突, 85, 86
　varicoid, 静脉曲张样的, 234
Carcinosarcoma, 癌肉瘤, 325, 326
Cardiac arrhythmia, 心律失常, 167, 168
Carmen meniscus sign, Carmen 半月征, 55-56
Carpet lesions, of rectum, 地毯病, 直肠的, 239-240
Cavernous hemangioma of liver, 肝海绵状血管瘤, 181-182
Cavernous lymphangioma, 海绵状淋巴管瘤, 322
Cavernous transformation, 海绵样变, 169, 170, 287-288
Cecal bascule, 游离盲肠型盲肠扭转, 5-6
Cecal tuberculosis, 盲肠结核, 84
Cecal volvulus, 盲肠扭转, 308
Cecum 盲肠
　adenocarcinoma of, 腺癌, 313, 314
　Burkitt's lymphoma of, Burkitt 淋巴瘤, 313-314
　coned, 圆锥形的, 201, 202
　prolapsed terminal ileum in, 回肠末端脱垂, 227-228
　tuberculosis of, 结核, 249-250
　typhlitis of, 盲肠炎, 203-204
Celiac disease, 乳糜泻, 90, 192, 299, 300
Central nervous system tumors, 中枢神经系统肿瘤, 73, 74
Cervical carcinoma, 子宫颈癌, 167, 168
Chagas' disease, 南美洲锥虫病, 299, 300
Child abuse, and pancreatic trauma, 儿童癖嗜, 胰腺创伤, 121, 122
Chocolate cysts, 巧克力样囊肿, 120
Cholangiocarcinoma, 胆管癌, 63, 64, 117, 118, 193, 194
Cholangiopancreatography, 胰胆管造影术, 194
Cholangitis 胆管炎
　ascending, 上行的, 193, 194
　imaging of, 成像, 194
　sclerosing, 硬化的, 63, 64, 117-118, 193-194
Cholecystectomy, 胆囊切除术, 169, 170, 272
Cholecystenteric fistula, 胆囊小肠瘘, 249, 250
Cholecystitis 胆囊炎
　acalculous, 非结石的, 69-70
　chronic, 慢性的, 109, 110
　emphysematous, 气肿性的, 121-122
　and gallbladder enlargement, 胆囊肿大, 113, 114
　and gallstone ileus, 胆石性肠梗阻, 250
　Mirizzi syndrome, Mirizzi 综合征, 214
Choledochal cyst, 先天性胆总管囊肿, 63, 64
Choledochocele, 胆总管囊肿, 135, 136
Cholesterol, and gallbladder polyps, 胆固醇, 胆囊息肉, 51, 52
Cholesterolosis, 胆固醇沉着（病）, 109, 110

Circumoral papillomatosis, 口周乳头状瘤病, 157, 158
Cirrhosis, of liver, 肝硬化, 99-100, 174, 233, 234
Clonorchis sinensis, 华支睾吸虫, 193, 194
Clostridium infection 梭状芽胞杆菌感染
　and emphysematous cholecystitis, 气肿性胆囊炎, 121, 122
　and emphysematous gastritis, 气肿性胃炎, 51, 52
　and pseudomembranous colitis, 假膜性结肠炎, 147, 148
Clostridium perfringens, 产气荚膜梭状芽胞杆菌, 121, 122
Clostridium welchii, 魏氏梭状芽胞杆菌, 121, 122
Clubbing, of folds, 杵状变, 皱褶的, 18
"Cobblestone" effect, "鹅卵石"样表现, 107, 108
"Coffee bean" configuration, 咖啡豆形, 16
Colitis 结肠炎
　in AIDS, 获得性免疫缺乏综合征, 105-106
　bacterial infection, 细菌感染, 106
　cystica profunda, 深部囊性的, 187-188
　ischemic, of transverse colon, 局部缺血的, 横结肠, 39-40
　neutropenic, 中性白细胞减少症的, 203, 204
　pseudomembranous, 假膜的, 28, 105, 106, 143, 144, 147-148
　ulcerative 溃疡性的
　　acute, 急性的, 57-58
　　chronic, 慢性的, 97-98
　　in colorectal carcinoma etiology, 结肠直肠癌病因学, 75, 76
　　presacral widening in, 骶前间隙变宽, 19, 20
　　and sclerosing cholangitis, 硬化性胆管炎, 193, 194
　　terminal ileum in, 回肠末端, 201, 202
　　and toxic megacolon, 中毒性巨结肠, 143, 144
　vs. Crohn's disease, 对 Crohn 病, 58
Collagen vascular disease, 胶原血管病, 310
"Collar button" ulcers, 领扣样溃疡, 107, 108
Colonic adenocarcinoma, 结肠腺癌, 251, 252
Colonic adenoma, 结肠腺瘤, 319, 320
Colonic ileus, 结肠梗阻, 5, 6
Colonic interposition, 结肠补植, 260
Colonic obstruction, left-sided, 结肠梗阻, 左边, 251-252
Colonic polyposis, 结肠息肉病, 73, 74
Colonic schistosomiasis, 结肠血吸虫病, 319-320
Colonography, CT, 结肠成像, CT, 196
Colon polyps, imaging of, 结肠息肉, 成像, 76
Colorectal cancer, 结直肠癌, 195-196
Colorectal carcinoma, etiologic pathway of, 结肠直肠癌, 病原学路径, 75, 76
Colovesicular fistula, 结肠膀胱瘘, 159-160
Coned cecum, 锥形盲肠, 201, 202
Congenital aganglionosis, of distal colon, 先天性无神经节症,

结肠末端，139，140
Congenital cystic adenomatoid malformation of lung, 先天性肺囊性腺瘤样畸形，12
Congenital cysts, foregut, 先天性囊肿，前肠，11，12
Congenital diaphragmatic hernias, 先天性膈疝，315，316
Congenital heart disease, and situs ambiguous, 先天性心脏病，部位不确定，257，258
Congenital hepatic fibrosis, 先天性肝纤维变性，63，64，170
Congenital inferior vena cava interruption, 先天性下腔静脉中断，149，150
Congenital malplaced right subclavian artery, 先天性右锁骨下静脉异位，44
Congenital pancreatic cysts, 先天性胰腺囊肿，45，46
Contrast agents, renal vicarious excretion and, 对比剂，肾脏异位排泄，133-134
Corrosive agents, and emphysematous gastritis, 腐蚀性试剂，气肿性胃炎，52
Cortical hyperostosis, and adenomatous polyposis syndrome, 骨皮质增生，腺瘤息肉综合征，73，74
Courvoisier's gallbladder, 胆道阻塞引起的胆囊膨胀，86
Cowden disease, Cowden 病，13，14，157，158
"Creeping fat" sign, "蠕动的脂肪"症，306
CREST syndrome, CREST 综合征，331，332
Crohn's disease Crohn 病
 and cholangitis, 胆管炎，194
 of colon, 结肠，107-108
 and colovesical fistula, 结肠膀胱瘘，159，160
 and duodenal fold thickening, 十二指肠皱襞增厚，34
 fistula communication in, 瘘管交通，84
 and fistula formation, 瘘管形成，57，58
 and gastric fold thickening, 胃黏膜皱襞增厚，97，98
 imaging of, 成像，96
 intramural fat in, 壁内脂肪，305-306
 pneumatosis and, 积气症，28
 presacral widening in, 骶前间隙增宽，19，20
 presenting as small bowel obstruction, 表现为小肠梗阻，237-238
 and sarcoid, 结节病，295，296
 scleroderma and, 硬皮病，207，208
 sites of involvement, 侵犯部位，95，96
 small bowel feces sign in, 小肠粪便征，253-254
 of stomach, 胃，273-274
 of terminal ileum, 回肠末端，95-96
 and toxic megacolon, 中毒性巨结肠，143，144
 vs. ulcerative colitis, 溃疡性结肠炎，58
Cronkhite-Canada syndrome, 广泛性胃肠息肉病，13，14，32，157，158
Cryptococcus, 隐球菌，295，296
Cryptosporidiosis, 隐孢子虫病，193，194
Cryptosporidium infection, in AIDS, 隐孢子虫感染，获得性免疫缺乏综合征，106
Cryptosporidiosis, 隐孢子虫病，303，304
Cullen sign, 宫外妊娠脐部皮肤变色征，36
Cystadenoma, of biliary ducts, 囊腺瘤，胆管，341-342
Cystic duct obstruction 胆囊管梗阻
 chronic, 慢性的，77，78
 and emphysematous cholecystitis, 气肿性胆囊炎，121，122
 and gallbladder hydrops, 胆囊水肿，113，114
Cystic exophytic gastrointestinal stromal cell tumor, 外生性囊性胃肠道间质瘤，341-342
Cystic fibrosis 囊性纤维化
 and atrophy of pancreas, 胰腺萎缩，183-184
 pancreatic cysts and, 胰腺囊肿，45，46
Cystic fibrous transmembrane conductance regulator gene, 囊性纤维化跨膜传导调节蛋白基因，184
Cystic hygroma, 水囊状淋巴管瘤，321，322
Cystic lymphangioma, 囊性淋巴管瘤，322
Cystic teratoma, 囊性畸胎瘤，117，118
Cystic tumor, of pancreas, 囊性肿瘤，胰腺，117-118
Cystogram, for colovesicular fistula, 膀胱平片，结肠膀胱瘘，159，160
Cytomegalovirus infection 巨细胞病毒感染
 and AIDS colitis, 获得性免疫缺乏综合征结肠炎，105，106，303，304
 and cholangitis, 胆管炎，193，194

D

Defecography, 排粪造影，187，188
Dermoid cysts 皮样囊肿
 and adenomatous polyposis syndrome, 腺瘤息肉综合征，74
 bilateral, 两侧的，65，66
 internal components, 内部成分，65，66
Descending colon 降结肠
 adenoma of, 腺瘤，25-26
 apple core lesion of, 苹果核样病变，75-76
Desmoid, 硬纤维瘤，113，114
Desmoplastic lymphoma, Hodgkin's type, 促结缔组织增生淋巴瘤，Hodgkin 型，88
Dextrocardia, 右位心，257，258
Diabetes mellitus, and emphysematous cholecystitis, 糖尿病，气肿性胆囊炎，121，122
Dialysis, and gastritis, 透析，胃炎，296

Diaphragm, Bochdalek hernia of, 膈, 博哈达利科裂孔疝, 315, 316

Diaphragm, Morgagni hernia of, 膈, 先天性胸骨后膈疝, 315-316

Diaphragmatic rupture, 膈肌破裂, 49, 50, 219-220

Diaphragmatic trauma, 膈肌创伤, 23, 24, 49-50

Differential air-fluid level, 不同的气液平面, 165, 166

Diffuse esophageal spasm, 扩散性食管痉挛, 172

Diffuse scirrhous adenocarcinoma of stomach, 胃弥漫性硬腺癌, 87, 88

Diverticula 憩室
    barium collection by, 钡剂聚集, 328
    true vs. pseudo-, 真性对.假性, 207, 208

Diverticulitis 憩室炎
    and colovesicular fistula, 结肠膀胱瘘, 159, 160
    frank, 显性的, 10, 93, 94
    imaging of, 成像, 94
    sigmoid, 乙状的, 9-10, 93-94
    sigmoid carcinoma mimicking, 乙状结肠癌类似于, 291-292

Diverticulosis, 憩室病, 9, 10
    sigmoid, 乙状的, 248

Diverticulosis coli, 结肠憩室病, 94

Diverticulum, epiphrenic, 憩室, 膈上的, 12

Diverticulum, Meckel's, Meckel, 憩室, 93, 94

DNA mismatch repair sequences, defective, 脱氧核糖核酸错配修复序列, 有缺陷的, 195, 196

"Dog ears" sign, "狗耳"征, 156

"Double duct" sign, "双管"征, 116

"Double halo" sign, "双晕"征, 306

"Double pyloric channel" sign, "双幽门管"征, 327, 328

"Downhill" varices, "下行性"血管曲张, 173, 174

Down syndrome, lymphangioma in, Down 综合征, 淋巴管瘤, 321, 322

Dragstead ulcer, Dragstead 溃疡, 327, 328

Ductal adenocarcinoma of pancreas, 胰腺导管腺癌, 323, 324

Duct of Santorini, 副胰管, 桑托里尼管, 259, 260

Duct of Wirsung, 主胰管, 维尔松（氏）管, 259, 260

Duodenal bulb, nodular filling defects in, 十二指肠球部, 结节状充盈缺损, 32

Duodenal hematoma, 十二指肠血肿, 235-236

Duodenal narrowing, secondary to pancreatitis, 十二指肠狭窄, 继发于胰腺炎, 33-34

Duodenal obstruction, from SMA syndrome, 十二指肠梗阻, 源于肠系膜上动脉综合征, 21, 22

Duodenal perforation, 十二指肠穿孔, 277-278

Duodenal sweep, carcinoma of, 十二指肠蠕动, 癌, 211-212

Duodenal ulcers, 十二指肠溃疡, 137, 138, 242, 277-278

Duodenum 十二指肠
    enlarged papilla of, 乳头增大, 135-136
    heterotopic gastric mucosa of, 胃黏膜异位, 31-32
    inflammation of, 炎症, 33, 34
    lymphoid hyperplasia of, 淋巴样增生, 31, 32
    and right kidney, 右肾, 33, 34
    villous adenoma of, 绒毛状腺瘤, 119, 120

Duplication cyst, 重复囊肿, 284
    of esophagus, 食管, 11-12
    leiomyoma mimicking, 平滑肌瘤类似于, 61, 62

Dysphagia, solid, 吞咽困难, 固体, 91, 92

Dysphagia lusoria, 食管受压性咽下困难, 43-44

E

Eating disorders, SMA syndrome and, 进食障碍疾患, 肠系膜上动脉综合征, 21, 22

Echinococcal cysts, 棘球蚴囊肿, 186, 189-190, 272

Echinococcus granulosus, 细粒棘球绦虫, 189, 190

Echinococcus mutilocularis, 多房棘球绦虫, 189, 190

Ectopic pancreatic rest, 异位胰腺, 61, 62, 120

Ectopic pregnancy, 异位妊娠, 197-198

Effacement, definition of, 消失, 定义, 89, 90

Elderly, colonic diverticula in, Elderly, 老年人, 结肠憩室, 93, 94

Emphysematous cholecystitis, 气肿性胆囊炎, 121-122

Emphysematous gastritis, 气肿性胃炎, 51-52

Endocarditis, and splenic abscess, 心内膜炎, 脾脓肿, 123, 124

Endometriosis 子宫内膜异位症
    and furrowed filling defects, 沟槽状充盈缺损, 187-188
    involving rectum, 累及直肠, 119, 120
    and ureteral obstruction, 输尿管梗阻, 167, 168

Endoscopic retrograde cholangiopancreatography, 内镜逆行胰胆管造影术, 194, 248

Enlarged papilla of duodenum, 十二指肠乳头增大, 135-136

Entamoeba histolytica, 溶组织内阿米巴, 202

Enteric duplication cysts, 肠管重复囊肿 11, 12

Enteritis 肠炎
    in bone marrow transplant patients, 骨髓移植患者, 228
    radiation, 辐射, 133, 134
    regional. See Crohn's disease 局部的 见 Crohn 病

Enteroclysis, 肠造影法, 166

Enterocutaneous fistula, 肠外瘘, 160

Enterocystic fistula, 肠膀胱瘘, 247-248

Enteroenteric fistula, 小肠小肠瘘, 160

Enteroliths, 肠石, 218

Enterolitis, small bowel, 肠病学的, 小肠, 303, 304
Enterovaginal fistula, 肠-阴道瘘, 160
Enterovesicular fistulas, 肠膀胱瘘, 108
Eosinophilia, peripheral, 嗜酸粒细胞增多, 外周的, 199, 200
Eosinophilic enteritis, and duodenal fold thickening, 嗜酸性肠炎, 十二指肠皱襞增厚, 34
Eosinophilic esophagitis, 嗜酸性食管炎, 91-92
Eosinophilic gastritis, 嗜酸性胃炎, 295, 296
　　and peripheral eosinophilia, 外周嗜酸粒细胞增多, 199, 200
　　and thickened gastric folds, 增厚的胃黏膜皱襞, 97, 98
Epidermal cysts, and adenomatous polyposis syndrome, 表皮囊肿, 腺瘤息肉病综合征, 74
Epidermoid cysts, splenic, 表皮样囊肿, 脾脏的, 41, 42
Epiphrenic diverticulum, 膈上憩室, 12
Epiploic appendage, 肠脂垂, 281, 282
Epiploic appendagitis, 肠脂垂炎, 281, 282
Epiploic foramen, 网膜孔, 264
Epithelioid hemangioepithelioma, 上皮样血管上皮瘤, 287-288
Epithelioid hemangioendothelioma, 上皮样血管内皮瘤, 287, 288
Epstein-Barr virus, EB病毒, 192, 313, 314
Escherichia coli, and splenic abscess, 大肠埃希杆菌, 脾脓肿, 124
Esophageal adenocarcinoma, 食管腺癌, 8, 213, 214
Esophageal atresia, 食管闭锁, 219-220
Esophageal carcinoma, 食管癌, 131, 132, 179, 180, 270, 299-300
Esophageal dysmotility, 食管运动功能障碍, 332
Esophageal intramural pseudodiverticulosis, 食管壁内假性憩室, 79-80
Esophageal leiomyoma, 食管平滑肌瘤, 325, 326
Esophageal papillomatosis, 食管乳头状瘤病, 67, 68
Esophageal polyp, 食管息肉, 325-326
Esophageal spasm, diffuse, 食管痉挛, 扩散性, 172
Esophageal strictures, 食管狭窄, 80
Esophageal varices, 食管静脉曲张, 99, 100, 173-174
　　bleeding, 出血, 233-234
Esophageal web, 食管蹼, 289, 290
Esophagitis 食管炎
　　Candida, 念珠菌属, 67, 68
　　eosinophilic, 嗜酸性的, 91-92
　　herpetic, 疱疹的, 68
　　reflux, 反流, 7-8, 53, 54
Esophagus 食管
　　absent or decreased ganglion cells in, 神经节细胞缺乏或减少, 299, 300

candidiasis of, 念珠菌病, 67-68, 214
colonic interposition of, 间位结肠, 261-262
duplication cyst of, 重复囊肿, 11-12
extrinsic impressions on, 外在性压迹, 44
"feline," "猫样", 7, 8, 91-92
filling defects, 充盈缺损, 67, 68, 214
fishbone stuck in, 鱼骨嵌塞, 245-246
food impaction in, secondary to stricture, 食物嵌塞, 继发于狭窄, 293-294
leukemia, 白血病, 214
Mallory-Weiss tear of, 马洛里-魏斯撕裂, 177-178
metastasis to, 转移至, 141-142, 213-214
and mixed connective tissue disease, 混合性结缔组织病, 331, 332
myenteric plexuses of, 肠肌丛, 171, 172
pneumatosis of, 积气症, 177-178
serpiginous filling defects in, 匐行性的充盈缺损, 173, 174
"shaggy," 凹凸不平的, 68
squamous cell carcinoma of, 鳞状上皮细胞癌, 290
varicoid carcinoma of, 静脉曲张样癌的, 269-270
Exophytic growth, by stomach neoplasms, 外生性生长, 胃肿瘤, 61, 62
Extracolonic space, 结肠外间隙, 93, 94
Extragonadal germ cell tumors, 性腺外生殖细胞瘤, 66
Extrapancreatic gastrinomas, 胰外性胃泌素瘤, 241, 242

F
Familial polyposis, 家族性肠息肉病, 13, 14, 32, 113, 114, 135, 136
Fascial planes, 筋膜平面, 87, 88
Feces sign, small bowel, in Crohn's disease, 粪便征, 小肠, Crohn病, 253-254
"Feline" esophagus, "猫样"食管, 7, 8, 91-92
Fetal alcohol syndrome, lymphangioma in, 胎儿酒精综合征, 淋巴管瘤, 321, 322
Fibrolamellar carcinoma, 纤维板层癌 222
Fibrolamellar hepatoma, 纤维板层肝癌 221-222
Fibrosing mesenteritis, 纤维性肠系膜炎, 113, 114
Fibrovascular polyps, 纤维血管性息肉, 325, 326
Filiform polyposis of colon, 结肠丝状息肉病, 98
Filling defect, vs. barium collection, 充盈缺损, 对钡剂聚集, 327, 328
Fishbone, in esophagus, 鱼骨, 食管, 245-246
Flatworm, 扁虫, 193, 194
Focal hepatic artery occlusion, 局部肝动脉闭塞, 333-334
Focal nodular hyperplasia, 局灶性结节性增生, 161-162, 221,

222
Fold atrophy, in small bowel, 皱襞萎缩, 小肠, 89, 90
Fold effacement, 皱襞消失, 89, 90
Fold thickening, gastric, 皱襞增厚, 胃的, 97-98
Food impaction, in esophagus, secondary to stricture, 食物嵌塞, 食管, 继发于狭窄, 293-294
Foramen of Winslow internal bowel hernia, 小肠网膜孔疝, 263-264
Foregut congenital cysts, 前肠先天性囊肿, 11, 12
Foreign body, in esophagus, 异物, 食管, 245-246
Frank diverticulitis, 显性憩室炎, 10, 93, 94
Fundic gland polyps, 胃底腺息肉, 74
Fungal infection, and microabscesses, 真菌感染, 微小脓肿, 296

G

Gallbladder 胆囊
　　adenomyomatosis of, 腺肌瘤病, 109-110
　　air in, 气体, 122
　　carcinoma of, 癌, 52, 77, 78, 109, 110, 311-312
　　Courvoisier's, 库瓦西耶征, 86
　　enlarged, 扩大的, 113, 114
　　filling defects in, 充盈缺损, 52
　　hydrops, 息肉, 113-114
　　"jam packed," 填充的, 312
　　lumen of, 管腔, 122
　　metastases to, 转移至, 52
　　perforation of, 穿孔, 69-70, 113-114, 121, 122
　　porcelain, 瓷器, 77-78, 311, 312
　　vicarious excretion in, 异位排泄, 133, 134
Gallbladder carcinoma, 胆囊癌, 52
Gallbladder emphysema, 胆囊气肿, 70
Gallbladder polyps, 胆囊息肉, 51-52
Gallbladder varices, 胆囊血管曲张, 169-170
Gallbladder wall calcification of, 胆囊壁钙化, 77-78
Gallstone ileus, 胆石性肠梗阻, 197, 198, 217, 218, 249-250
Gallstones 胆道结石
　　adherent, 附着的, 51, 52
　　and air in biliary system, 胆道系统内气体, 60
　　in ampulla of Vader, Vader 壶腹, 202
　　and cholecystitis, 胆囊炎, 69, 70
　　and gallbladder perforation, 胆囊穿孔, 69, 70
　　Mirizzi syndrome and, Mirizzi 综合征, 213, 214
　　and pancreatitis, 胰腺炎, 126
　　in sphincter of Oddi, 奥狄括约肌, 36
　　vs. porcelain gallbladder, 瓷器样胆囊, 77, 78

Gardner's syndrome, 遗传性肠息肉综合征, 74, 113-114, 136, 157, 158
Gas-forming pyogenic infection, 产气性化脓性感染, 60
Gastric adenocarcinoma, and linitis plastica, 胃腺癌, 皮革状胃, 87, 88
Gastric bezoar, 胃石, 267-268
Gastric carcinoma 胃癌
　　crossing pylorus, 横越幽门管, 223-224
　　and esophageal metastasis, 食管转移瘤, 141, 142
　　spread of, via gastrocolic ligament, 蔓延, 经胃结肠韧带, 205-206
Gastric erosions, 胃糜烂, 273, 274
Gastric fold thickening, 胃黏膜皱襞增厚, 97-98, 200
Gastric lymphoma, 胃淋巴瘤, 37-38, 223, 224
Gastric malignancies, ulcerated, 胃恶性肿瘤, 成为溃疡的, 55, 56
Gastric mucosa, prolapse of, 胃黏膜, 脱垂, 119, 120
Gastric outlet obstruction, 胃出口梗阻, 52
　　imaging of, 成像, 198
　　in metastatic disease, 转移性疾病, 197-198
Gastric polyps, multiple, 胃息肉, 多发的, 157-158
Gastric pseudolymphoma, 胃假性淋巴瘤, 243, 244
Gastric pseudotumor, 胃假性肿瘤, 243-244
Gastric sarcoid, 胃类肉瘤, 295-296
Gastric sarcoidosis, 胃肉样瘤病, 295, 296
Gastric ulcer 胃溃疡
　　benign, 良性, 101-102
　　malignant, 恶性, 17-18
Gastric volvulus, 胃扭转, 23-24
Gastrin levels, 胃泌素水平, 229, 230
Gastrinoma, 胃泌素瘤, 229, 230
　　Extrapancreatic, 胰外的, 241, 242
Gastrin secretion, in ZE syndrome, 胃泌素分泌, 卓-埃综合征, 242
Gastritis 胃炎
　　alcoholic, 酒精性的, 97, 98
　　eosinophilic, 嗜酸性的, 295, 296
　　helicobacter, 缠绕杆菌属, 137-138
　　hemorrhagic erosive, 出血性糜烂, 296
　　uremic, 尿毒症的, 295, 296
Gastroduodenal artery, pseudoaneurysm of, 胃十二指肠动脉, 假性动脉瘤, 340
Gastroesophageal junction 胃食管结合处
　　adenocarcinoma of, 腺癌, 53-54
　　carcinoma of, 癌, 299, 300
　　stricture of, 狭窄, 91, 92

Gastroesophageal reflux disease，胃食管反流疾病，7-8
　　and feline esophagus，猫样食管，92
Gastrografin，泛影葡胺制剂，235，236
Gastrohepatic ligament，肝胃韧带，24
Gastrointestinal stromal tumor, of stomach，胃肠道间质瘤，胃，61-62
Gastrojejunostomy, for SMA syndrome，胃空肠吻合术，肠系膜上动脉综合征，22
Gastronomic ligament, gastric carcinoma spread via，胃结肠韧带，胃癌蔓延经，205-206
G-cell hyperplasia，G 细胞增生，229，230
Germ cell tumors, extragonadal，生殖细胞肿瘤，性腺外的，66
GG enema, renal vicarious excretion following，泛影葡胺灌肠，肾脏异位排泄，133-134
Giant sigmoid diverticulum，巨大乙状结肠憩室，94
Glandular hypertrophy of stomach，胃腺体肥大，200
Glioblastoma，成胶质细胞瘤，74
Glycogen acanthosis，糖原棘皮症，67，68，214
Gold, IM, for rheumatoid arthritis，金制剂，肌注，类风湿性关节炎 168
Gorham's disease，Gorham 病，322
Gossypiboma，纱布瘤，284
Graft-vs.-host disease, in bone marrow transplant，移植物抗宿主病，骨髓移植，227-228
Granular cell polyps，颗粒细胞息肉，325，326
Grey Turner sign，Grey Turner 征，36

H

"Halo" sign，晕征，306
Hamartomatous polyps，错构瘤性息肉，158
Hampton's line，Hampton 线，18，101，102
Haustra loss，结肠袋消失，57，58，208
Heart failure, right-sided，心脏衰竭，右侧的，281，282
Heimlich maneuver，汉姆立克操作，294
Helicobacter gastritis，缠绕杆菌属，137-138
Helicobacter pylori 幽门螺旋杆菌
　　and gastric carcinoma，胃癌，206
　　and gastric fold thickening，胃黏膜皱襞增厚，97，98
　　and gastric ulcer disease，胃溃疡，137，138
Hemangioma 血管瘤，
　　of liver，肝，271，272
　　of posterior fossa，后颅窝，45，46
　　of spleen，脾脏，41，42，317，318，321，322
Hematogenous metastasis，血源性转移，142
Hematoma 血肿
　　capillary angiomatous，毛细血管瘤，46

　　duodenal，十二指肠的，235-236
　　of spleen，脾脏，123，124
Hemivertebrae, and neurogenic cysts，半椎体，神经源性囊肿，12
Hemochromatosis，血色素沉着病，100，167，168
Hemolytic streptococci，溶血性链球菌，51，52
Hemoperitoneum，腹腔积血，197-198
Hemorrhagic erosive gastritis，出血性侵蚀性胃炎，296
Hemorrhagic pancreatitis，出血性胰腺炎，36，125-126
Hemorrhoids, as common cause of bleeding，痔疮，出血的常见原因，9，10
Hemosiderosis，含铁血黄素沉着症，167，168
Hepatic adenoma, with bleed，肝腺瘤，出血，161-162
Hepatic artery occlusion, focal，肝动脉闭塞，局部，333-334
Hepatic cirrhosis，肝硬化，99-100，174，233，234
Hepatic fibrosis, congenital，肝纤维化，先天性的，63，64，170
Hepatic hemangioma，肝血管瘤，181-182，271，272
Hepatitis, alcoholic toxic，肝炎，酒精中毒，99，100
Hepatitis B, and hepatoma，乙型肝炎，肝癌，275，276
Hepatitis C, and hepatoma，丙型肝炎，肝癌，275，276
Hepatocellular carcinoma，肝细胞癌，99，100，222，275-276
Hepatoma，肝癌，275，276
Hepatosplenomegaly, and sarcoidosis，肝脾大，肉样瘤病，129-130
Hereditary non polyposis rectal cancer，遗传性非息肉病性直肠癌，195-196
Hernia 疝
　　Bochdalek，博赫达勒克孔，315，316
　　foramen of Winslow internal bowel，小肠网膜孔疝，263-264
　　inguinal，腹股沟的，149-150
　　Morgagni, of diaphragm，摩根，膈，315-316
　　spigelian，半月线（疝），93-94
Hernia, Littre's，Littre 疝，93，94
Hernia, Richter's，Richter 疝，93，94
Herpetic esophagitis，疱疹性食管炎，68
Heterotopic gastric mucosa of duodenum，十二指肠内异位胃黏膜，31-32
"Hidebound" appearance，"绷紧样"表现，208，331，332
Hirschsprung's disease, adult，先天性巨结肠，成人，139-140
Histamine, and gastrin levels，组胺，胃泌素水平，229，230
Hodgkin's type desmoplastic lymphoma of stomach，胃的霍奇金型促结缔组织增生淋巴瘤，88
Hollow viscus, perforated，空腔脏器，穿孔，279，280
Hydatid cysts，包虫囊肿，190
　　in spleen，脾脏，318

Hydrops, gallbladder, 水肿, 胆囊, 113-114
Hydroxyindoleactic acid, 羟吲哚醛酸, 103, 104
Hygroma, cystic, 水囊瘤, 囊状的, 321, 322
Hyperacidity, and duodenal inflammation, 胃酸过多症, 十二指肠炎症, 33, 34
Hyperechoic lesion, 强回声性病变, 162
Hypercoagulable states, and mesenteric venous occlusion, (血液)高凝状态, 肠系膜静脉闭塞, 335, 336
Hyperplastic polyps, 增生性息肉, 74, 157, 158, 319, 320
Hypersecretion, in malabsorption syndromes, 分泌过多, 吸收不良综合征, 89, 90
Hypertension, portal, 高血压, 肝门的, 99-100, 129, 130, 169, 170, 233, 234
Hypogammaglobulinemia, 低丙种球蛋白血(症), 32
Hypoperfusion, 血流灌注不足, 330
Hypopharynx, squamous carcinoma of, 下咽部, 鳞状细胞癌, 131-132
Hypotension, and splenic injury, 低血压, 脾脏损伤, 23, 24
Hypovascular ductal adenocarcinoma, 乏血供的导管腺癌, 324
Hypovolemic shocked bowel, 低血容量性休克, 肠, 330

I

Ileal tuberculosis, 回肠结核, 84
Ileocolic interception, 回肠梗阻, 228
Ileocolic intussusception, 回肠套叠, 297, 298
Ileum, terminal 回肠, 末端
　　Crohn's disease in, Crohn 病, 95-96
　　tumors in, 肿瘤, 13, 14
Imaging 成像
　　of abdominal liposarcoma, 腹部脂肪肉瘤, 128
　　of aberrant right subclavian artery, 右锁骨下动脉异位, 44
　　of achalasia, 失弛缓, 172
　　of appendicitis, 阑尾炎, 4, 115, 116
　　of Carmen meniscus sign, Carmen 半月征的, 55, 56
　　of cholangitis, 胆管炎, 194
　　of colon cancer, 结肠癌, 196
　　of colon polyps, 结肠息肉, 76
　　of colovesicular fistula, 结肠膀胱瘘, 159, 160
　　of Crohn's disease, Crohn 病, 96
　　of diaphragmatic hernia, 膈疝, 316
　　of diverticulitis, 憩室炎, 94
　　of duodenal perforation, 十二指肠穿孔, 278
　　of duodenal ulcer, 十二指肠溃疡, 278
　　of esophageal adenocarcinoma, 食管腺癌, 54
　　of esophageal reflux, 食管反流, 7, 8
　　of esophageal varices, 食管静脉曲张, 173, 174
　　of fibrosing mesenteritis, 纤维性肠系膜炎, 114
　　of foramen of Winslow hernia, 网膜孔疝, 264
　　of foreign bodies in esophagus, 食管异物, 246
　　of gastric malignancy, 胃恶性肿瘤, 17, 18
　　of gastric outlet obstruction, 胃出口梗阻, 198
　　of gastric ulcer, 胃溃疡, 17, 18
　　of GI stromal cell tumors, 胃肠道间质细胞瘤, 62
　　of hemangioma, 血管瘤, 182
　　of hepatic artery, 肝动脉, 334
　　of Hirschsprung's disease, 先天性巨结肠, 140
　　of inguinal hernia, 腹股沟疝, 149, 150
　　of ischemic bowel disease, 局部缺血性肠疾病, 40
　　of non-Hodgkin's lymphoma, 非霍奇金淋巴瘤, 191, 192
　　of pancreatic carcinoma, 胰腺癌, 85, 86
　　of pancreatic lesions, 胰腺病变, 247, 248
　　of pancreatic trauma, 胰腺创伤, 122
　　of pelvic masses, 盆腔肿瘤, 82
　　plain film, of abdominal structures, 平片, 腹部结构, 87, 88
　　of pneumatosis, 积气症, 28
　　of pneumoperitoneum, 气腹, 29, 30
　　of sigmoid volvulus, 乙状肠扭转, 15, 16
　　of small bowel obstruction, 小肠梗阻, 4, 165, 166
　　of splenic abscess, 脾脓肿, 124
　　of splenic flexure trauma, 结肠脾曲创伤, 145, 146
Incisional abdominal wall hernia, 腹壁切口疝, 93, 94
Infarction 栓塞
　　of liver, 肝的, 333, 334
　　splenic, 脾脏的, 317, 318
Inferior vena cava 下腔静脉
　　discontinuous, 中断的, 258
　　occlusion of, 闭塞, 149, 150
Inflammatory bowel disease, presacral widening in, 炎性肠病, 骶前间隙增宽, 19, 20
Inguinal hernia, 腹股沟疝, 149-150
Inherited Lynch syndrome, 遗传性 Lynch 综合征, 195-196
Insomnia, and esophageal reflux, 失眠症, 食管反流, 7, 8
Internal bowel herniation, 小肠内疝, 263, 264
Intestinal lymphangiectasia, 肠淋巴管扩张症, 306
Intrahepatic biloma, 肝内胆汁瘤, 271-272
Intrahepatic duct perforations, 肝内胆管穿孔, 272
Intramural fat, in Crohn's disease, 壁内脂肪, Crohn 病, 305-306
Intramural hemorrhage, small bowel, 壁内出血, 小肠, 329-330
Intramural pseudodiverticulosis, esophageal, 壁内假憩室病, 食管的, 79-80
Intraperitoneal air, 腹腔内气体, 29-30

Intraperitoneal metastases，腹腔内转移，37，38
Intussusception, of small bowel，肠套叠，小肠，13-14
Ischemia 局部缺血
    aphthous ulcers and，口疮性溃疡，108
    of bowel，肠，27，28，39，40
    and toxic megacolon，中毒性巨结肠，143，144
Ischemic colitis, of transverse colon，缺血性结肠炎，横结肠，39-40
Ischemic stricture, of small bowel，局部缺血性狭窄，小肠，309-310
Islet cell tumors，(胰)岛细胞肿瘤，117，118
    nonfunctioning，无功能的，275-276

J
"Jam packed gallbladder"，填塞型胆囊，312
Jejunal interposition，间位空肠，220
"Jump" metastases，跳跃性转移，269，270
Juvenile polyposis，幼年性息肉病，157，158

K
Kaposi sarcoma，卡伯希肉瘤（特发性多发性色素沉着性肉瘤，特发性多发性出血性肉瘤），72
Kidney 肾
    polycystic，多囊肝 156
    right, and duodenum，右侧，十二指肠 33，34
    Wilms' tumor and，Wilms' 瘤 302
Kirkland complex，Kirkland 复合物 55，56
Klatskin tumor，肝门胆管肿瘤 63-64
Kupffer cells，枯否细胞，161，162

L
Ladd's bands，Ladd 带，266
Laennec's cirrhosis，拉埃奈克（氏）肝硬化：萎缩性门静脉性肝硬化，100
Laxative abuse, and scleroderma，滥用缓泻药，硬皮病，207，208
Left-sided colonic obstruction，左半结肠梗阻，251-252
Leiomyoblastoma，成平滑肌瘤，61，62
Leiomyoma，平滑肌瘤，13，14，61，62
    of duodenum，十二指肠的，32
    esophageal，食管的，325，326
    myometrial，子宫肌层的，267-268
Leiomyosarcoma，平滑肌肉瘤，61，62，325，326
Lesser sac，网膜囊，263，264
Leukemia 非白血性白血病
    esophageal，食管的，214
    and microabscesses，微小脓肿，295，296
    neutropenic colitis in，中性白细胞减少症的，203，204
Linea semilunaris，半月线 94
Linitis plastica，皮革状胃，71，72，87-88，216，295，296
Lipodystrophy, mesenteric，脂肪营养障碍，肠系膜的，113，114
Lipogenic tumor，生脂肪性肿瘤，128
Lipomatosis, retroperitoneal，脂肪过多症，腹膜后的，20
Liposarcoma, of abdomen，脂肪肉瘤，腹部，127-128
Littre's hernia，Littre 疝，93，94
Liver 肝
    cavernous hemangioma of，海绵状血管瘤，181-182
    in chest, with diaphragmatic rupture，胸部，膈肌破裂，219-220
    dense, and amiodarone，密度增高，胺碘酮，167-168
    infarction，栓塞，333，334
    laceration of，撕裂，49，50，89-90
    microabscesses of，微小脓肿，295-296
    nutmeg，槟榔，281-282
    traumas to，创伤，89，90
Liver cirrhosis，肝硬化，99-100，174，233，234
Liver cysts, calcification of，肝囊肿，钙化，189，190
Lobular carcinoma，小叶癌，216
Longitudinal muscularis mucosa contraction，纵行肌收缩，91，92
Long-standing achalasia，长期的贲门失弛缓症，171-172
Luminal narrowing，管腔狭窄，75，76
Lung 肺
    carcinoma of，癌，317，318
    congenital cystic adenomatoid malformation of，先天性囊性腺瘤样畸形，12
    small cell carcinoma of，小细胞癌，174，317，318
Lung cancer metastasis，肺癌转移，72，185，186
Lupus erythematosus，红斑狼疮，192，332
Lye ingestion，吞食碱液，179-180
Lye strictures，强碱性狭窄，299，300
Lymphangioma, of spleen，淋巴管瘤，脾，321-322
Lymphangioma circumscriptum，局限性淋巴管瘤，322
Lymphangiomatosis，淋巴管瘤病，322
Lymphoid hyperplasia，淋巴样增生，14
    of duodenum，十二指肠，31，32
    of terminal ileum，回肠末端，297-298
Lymphoma 淋巴瘤
    bowel, and vicarious excretion，肠，异位排泄，133，134
    Burkitt's, of cecum，Burkitt，盲肠，313-314
    as common small bowel lesion，常见的小肠病变，33，34

gastric, 胃的, 37-38, 223, 224
Hodgkin's type desmoplastic, 霍奇金型促结缔组织增生的, 88
neutropenic colitis in, 中性白细胞减少症的结肠炎, 203, 204
non-Hodgkin's, 非霍奇金, 37, 38, 47-48, 191, 192, 324
of pharynx, 咽, 131, 132
pseudo-, 假的, 243, 244
pylorus breaching by, 幽门管侵犯, 37, 38
small bowel, 小肠, 47-48
splenic, 脾脏的, 123, 124
T cell, of pancreatic head, T细胞, 胰头, 323-324
and thickened gastric folds, 胃黏膜皱襞增厚, 97, 98
and transplant recipients, 移植受体, 192
Lynch syndrome, Lynch 综合征, 195-196
Lyphamngiectasia, 淋巴管扩张 306
Lytic expansile lesions, of bones, 溶骨性膨胀性病变, 骨, 322

M

Macklin's pathway, Macklin 途径, 28
Magnetic resonance cholangiopancreatography, 磁共振胆管胰造影术, 247, 248
Malabsorption, small bowel, 吸收不良, 小肠, 89-90
Malaria, 疟疾, 314
Mallory-Weiss syndrome, Mallory-Weiss 综合征（贲门黏膜裂伤综合征）, 177-178
Malrotation, of midgut, 旋转不良, 中肠, 243-244, 266
Mast cells, 肥大细胞, 229, 230
Mastocytosis, of small bowel, 肥大细胞增生病, 小肠, 228
McBurney's point, 麦氏点（阑尾炎压痛点）, 4
Meckel's diverticulum, Meckel 憩室, 93, 94, 217-218
Mediastinal abscess, 纵隔脓肿, 245, 246
Mediastinitis, 纵隔炎, 245, 246
Mediastinum 纵隔
lower, cyst of, 低位, 囊肿, 11, 12
widened, 增宽, 171, 172
Medulloblastoma, 成神经管细胞瘤, 74
Megacolon, toxic, 巨结肠, 中毒的, 143-144
Melanoma 黑色素瘤,
metastasis to esophagus, 食管转移, 214
metastasis to stomach, 转移至胃, 72
Ménétrier's disease, Ménétrier 病, 97, 98, 199-200
Mesenteric arterial disease, 肠系膜动脉疾病, 310
Mesenteric fibromatosis 肠系膜纤维瘤病,
and adenomatous polyposis syndrome, 腺瘤息肉病综合征, 74
and Gardner's syndrome, Gardner 综合征（遗传性肠息肉综合征）, 113, 114
Mesenteric insufficiency, 肠系膜功能不全, 309, 310

Mesenteric ischemia, 肠系膜局部缺血, 329, 330
Mesenteric lipodystrophy, 肠系膜脂肪营养障碍, 113, 114
Mesenteric panniculitis, 肠系膜脂膜炎, 113, 114
Mesenteric venous occlusion in pregnancy, 孕期肠系膜静脉闭塞, 335-336
Mesenteric venous thrombus, 肠系膜静脉血栓形成, 335, 336
Mesenteric vessels, air in, 肠系膜血管, 气体, 59, 60
Mesenteric volvulus, 肠系膜肠扭转, 265-266
Mesenteritis, retractile, 肠系膜炎, 可退缩的, 113, 114
Mesenteroaxial volvulus, 系膜轴型扭转, 24
Metastasis (metastases) 转移灶（转移灶）,
of abdominal liposarcoma, 腹部脂肪肉瘤, 254
from breast, 源于乳腺, 72, 119, 120, 185, 186, 215, 216
bull's eye lesions to stomach, 胃的呈牛眼征的病变, 71-72
to colon, 结肠, 215-216
of esophageal adenocarcinoma, 食管腺癌, 54
of esophageal carcinoma, 食管癌, 269, 270
to esophagus, 食管, 141-142
to gallbladder, 胆囊, 52
and gastric outlet obstruction, 胃出口梗阻, 197-198
hematogenous, 血源性的, 142
intraperitoneal, 腹膜内的, 37, 38
from lung, 源于肺的, 72, 185, 186
of melanoma to stomach, 胃黑色素瘤, 72
mucinous, to liver, 黏液的, 肝, 185-186
from ovaries, 来源于卵巢, 19, 120
from pancreas, 来源于胰腺, 119, 120
peripancreatic, 胰周的, 323, 324
to pharynx and hypopharynx, 咽部和下咽部, 132
to rectum, 直肠, 187, 188
serosal, 浆膜的, 119, 120, 249, 250
to spleen, 脾脏, 41-42
Microabscesses, of liver and spleen, 微小脓肿, 肝和脾, 295-296
Microcystic adenoma, 微小囊性腺瘤, 117, 118
Microsporidiosis, 小孢子虫病, 303, 304
Midgut malrotation, 中肠旋转不良, 243-244, 266
Mirizzi syndrome, Mirizzi 综合征, 64, 213-214
Mixed connective tissue disease, 混合性结缔组织病, 331, 332
Moolage pattern, Moolage 模式, 227, 228
Morgagni hernia, of diaphragm, 先天性胸骨后膈疝, 隔, 315-316
Mottled appearance, of liver, 斑驳样表现, 肝, 281, 282
MRCP chronic pancreatitis, 磁共振胰胆管造影术, 慢性胰腺炎, 247-248
Mucinous adenocarcinoma, of colon, 黏液腺癌, 结肠, 185,

186
Mucinous cystadenocarcinoma, 黏液性囊腺癌, 117, 118, 146
Mucinous cystadenoma, 黏液性囊腺瘤, 117, 118
Mucinous cyst neoplasms, 黏液囊肿 肿瘤, 117, 118
Mucinous metastasis disease to liver, 黏液性肝转移瘤, 185-186
Mucinous neoplasm, ovarian, 黏液性肿瘤, 卵巢, 146
Mucocele 黏液囊肿,
 of appendix, 阑尾, 145, 146
 of bypassed esophagus in colonic interposition, 食管旁路结肠移植, 261, 262
Mucosal tags, 炎性息肉, 98
Multiple endocrine neoplasia I, 多发性内分泌腺瘤综合征 I 型, 241-242
Multiple gastric polyps, 多发性胃息肉, 157-158
Mural nodules, 壁结节, 51, 52
Murphy sign, Murphy 征, 70
Mycobacterium avium, 鸟型分枝杆菌, 303, 304
Myenteric plexuses, of esophagus, 肠肌丛, 食管, 171, 172
Myometrial leiomyomas, 子宫肌瘤, 267-268

N

Necrotizing enterocolitis, and pneumatosis, 坏死性小肠结肠炎, 积气症, 28
Neural foramina, in abdominal neurofibromatosis, 神经孔, 腹部多发性神经纤维瘤, 151, 152
Neuroblastoma, 成神经细胞瘤, 186
Neurofibroma, exophytic growth of, 神经纤维瘤, 外生性生长, 61, 62
Neurofibromatosis 神经纤维瘤病
 of abdomen, 腹部, 151-152
 and psoas infiltration, 腰大肌浸润, 84
Neurogenic cysts, 神经源性囊肿, 11, 12
Neutropenic colitis, 中性白细胞减少性结肠炎, 203, 204
Nodular filling defects, in duodenal bulb, 结节性充盈缺损, 十二指肠球部, 32
Nodular mural lesion, 结节状病变, 223, 224
Nonfunctioning islet cell tumor of pancreas, 胰腺无功能性胰岛细胞瘤, 275-276
Non-Hodgkin's lymphoma 非霍奇金淋巴瘤
 in AIDS, 获得性免疫缺乏综合征, 304
 gastric, 胃的, 37, 38
 imaging of, 成像 191, 192
 pancreatic, 胰腺的, 324
 small bowel, 小肠, 47-48
Nontropical sprue, 非热带性口炎性腹泻, 90
Nutmeg liver, 槟榔肝, 281-282

O

Omphalitis, perinatal, 脐炎, 围产期的, 289
Omphalomesentery duct remnant, 脐肠系膜导管残留, 217, 218
Oral contraceptives 口服避孕药
 and hepatic adenoma, 肝腺瘤, 161, 162
 and mesenteric venous occlusion, 肠系膜静脉闭塞, 336
Organoaxial volvulus, 器官轴型扭转, 24
Osteogenic sarcoma, 成骨肉瘤, 186
Osteoma, and adenomatous polyposis syndrome, 骨瘤, 腺瘤息肉综合征, 73, 74
Osteomyelitis, sacral widening and, 骨髓炎, 骶骨变宽, 20
Ovarian cancer, metastasis of, 卵巢癌, 转移灶, 119, 120
Ovarian carcinoma, with ureteral obstruction, 卵巢癌, 输尿管梗阻, 167-168
Ovarian lesions, character of, 卵巢病变, 特征, 81, 82
Ovarian mucinous neoplasm, 卵巢黏液性肿瘤, 146
Ovarian teratoma, pelvic, 卵巢畸胎瘤, 骨盆, 65-66

P

Packed red blood cells, 血细胞比容, 233, 234
Pain, RUQ, 疼痛, 右上腹, 23, 24
Pancolitis, 全结肠炎, 97, 98
Pancreas 胰腺
 annular, 环状的, 209-210
 atrophy of, and cystic fibrosis, 萎缩, 囊性纤维化, 183-184
 congenital cysts of, 先天性囊肿, 45, 46
 cystic tumor of, 囊性肿瘤, 117-118
 development of, 发展, 260
 embryologic development of, 胚胎发育, 210
 metastasis from, 转移自, 119, 120
 in multiple endocrine neoplasia, 多发性内分泌腺瘤综合征, 241, 242
 nonfunctioning islet cell tumor of, 无功能性胰岛细胞瘤, 275-276
 trauma to, 创伤, 121-122
 ventral, 腹侧的, 209, 210
Pancreatic buds, 胰芽, 210, 260
Pancreatic cancer, and gastric outlet obstruction, 胰腺癌, 胃出口梗阻, 139, 140
Pancreatic carcinoma, 胰腺癌, 198, 201, 202
Pancreatic deficiency, and cystic fibrosis, 胰岛素缺乏, 囊性纤维化, 183, 184
Pancreatic divisum, 胰腺分裂 126, 210, 259-260
Pancreatic duct stents, 胰管支架, 154
Pancreatic duodenal artery, pseudoaneurysm of, 胰十二指肠动脉, 假性动脉瘤, 339-340

术语索引

Pancreatic head, carcinoma of, 胰头, 癌, 85-86
Pancreatic head, T cell lymphoma of, 胰头, T细胞淋巴瘤, 323-324
Pancreatic head mass, vs. pancreatitis, 胰头肿瘤, 对胰腺炎, 247, 248
Pancreatic pseudocysts, 胰腺假囊肿, 302, 318
Pancreatic rest, ectopic, 胰腺残留, 异位, 61, 62, 120
Pancreatic stones, 胰腺结石, 154
Pancreatic strictures, 胰管狭窄, 154
Pancreatic tail pseudocyst, 胰尾假性囊肿, 42
Pancreatitis 胰腺炎
 acute, 急性, 35-36, 201, 202
 and alcohol, 酒精, 35, 36, 125, 126
 and annular pancreas, 环状胰腺, 209, 210
 chronic, benign stricture of, 慢性的, 良性狭窄, 153-154
 duodenal narrowing secondary to, 十二指肠狭窄续发于, 33-34
 and free intraperitoneal fluid, 腹腔内游离积液, 198
 hemorrhagic, 出血的, 36, 125-126
 MRCP chronic, MRCP, 慢性, 247-248
 and pancreatic anomalies, 胰腺畸形, 259, 260
 pseudocysts in, 假性囊肿, 45, 46
 and splenic abscess, 脾脓肿, 124
 and trauma, 创伤, 225, 226
 unusual presentation of, 罕见表现, 201-202
 vs. pancreatic head mass, 胰头肿瘤, 247, 248
Panniculitis, mesenteric, 脂膜炎, 肠系膜的, 113, 114
Papilla 乳头,
 carcinoma of, 癌, 136
 enlarged duodenal, 扩张的十二指肠的, 135-136
Papillary epithelial neoplasm, 乳头状上皮细胞肿瘤, 117, 118
Papilloma, squamous, 绒毛状瘤, 鳞状的, 214, 325, 326
Papillomatosis, esophageal, 乳头状瘤病, 食管的, 67, 68
Paraclonic abscess, 结肠周围脓肿, 9, 10
Paracolic gutters, 结肠旁沟, 155, 156
Paraneoplastic syndrome, 类癌综合征, 317-318
Parasitic infection, recurrent, and cholangiocarcinoma, 寄生虫感染, 复发的, 胆管癌, 63, 64
Parathyroid, in multiple endocrine neoplasia, 甲状旁腺的, 多发性内分泌腺瘤综合征, 241, 242
Paterson-Kelly syndrome, Paterson-Kelly综合征（缺铁性咽下困难）, 290, 300
"Pathway" theory, "途径"理论, 206
Pelvic mass, benign vs. malignant, and bowel, 盆腔肿瘤, 良性对恶性, 小肠, 81, 82
Pelvic mass impressing sigmoid colon, 盆腔肿瘤推压乙状结肠, 81-82
Pelvic ovarian teratoma, 盆腔的卵巢畸胎瘤, 65-66
Pelvic surgery, and presacral widening, 盆腔手术, 骶前间隙增宽, 19, 20
Peptic ulcer disease 消化性溃疡病
 and duodenal inflammation, 十二指肠炎症, 33, 34
 and gastric outlet obstruction, 胃出口梗阻, 140
Perfusion defects, in spleen, 灌注缺损, 脾脏, 318
Periampullary carcinoma, 壶腹周围癌, 74
Periampullary malignancies, 壶腹周围的恶性肿瘤, 120
Periampullary region, villous adenomas in, 壶腹周围区, 绒毛状腺瘤, 119, 120
Pericolonic extension, 结肠周围蔓延, 231-232
Perinatal omphalitis, 围产期脐炎, 289
Peripancreatic lymph node aggregation, 胰周淋巴结聚集, 323, 324
Peripheral eosinophilia, 外周性嗜酸性细胞增多, 199, 200
Peritoneal seeding, 腹膜种植, 188
Peritonitis, bile, 腹膜炎, 胆汁, 113, 114, 271, 272
Pernicious anemia, 恶性贫血, 229, 230
Peutz-Jeghers syndrome, Peutz-Jeghers综合征, 13, 14, 32, 157, 158
Peyer's patches, 派尔集合淋巴结, 297, 298
Pharynx 咽
 lymphoma of, 淋巴瘤, 131, 132
 squamous carcinoma of, 鳞状细胞癌, 131, 132
Pheochromocytoma, in von Hippel-Lindau disease, 嗜铬细胞瘤, 脑视网膜血管瘤病, 46
Phlegmonous gastritis, 蜂窝织炎性胃炎, 52
Phytobezoar, 植物粪石, 268
Pituitary gland, in multiple endocrine neoplasia, 垂体, 多发性内分泌腺瘤综合征, 241, 242
Plain film imaging, of abdominal structures, 平片, 腹部结构, 87, 88
Plummer-Vinson syndrome, Plummer-Vinson综合征（缺铁性咽下困难）, 131, 132, 289, 290, 299, 300
Pneumatosis 积气症
 in children, 儿童, 204
 of colon, 结肠, 203, 204, 319, 320
 of esophagus, 食管, 177-178
Pneumatosis intestinalis, 肠壁囊样积气症, 27-28
Pneumatosis intestinalis cystica, 囊状肠积气症, 28
Pneumomediastinum, 纵隔积气, 280
Pneumoperitoneum, 气腹, 29-30, 279, 280
Polycystic kidneys, 多囊肾, 156
Polycythemia vera, 红细胞增多症, 336

Polymyositis, 多发性肌炎, 332
Polyposis syndromes 息肉病综合征
 and duodenal polyps, 十二指肠息肉 32
 of small bowel, 小肠 13, 14
 and ulcerative colitis, 溃疡性结肠炎, 98
Polyp size, and malignancy, 息肉大小, 恶性, 26
Polysplenia, 多脾, 258
Poppel's sign, 波普尔征（胰腺炎所致乏特乳头水肿的 X 线征象）, 136
Porcelain gallbladder, 瓷器样胆囊, 77-78, 311, 312
Portacaval shunts, 门腔静脉分流术, 234
Portal hypertension, 门脉高压, 99-100, 129, 130, 169, 170, 173, 174, 233, 234
Portal vein 门静脉
 cavernous transformation of, 海绵样变, 287-288
 congenitally absent, 先天性缺如, 169, 170
 and liver vasculature, 肝脏脉管系统, 333, 334
Portal vein occlusion, 门静脉闭塞, 169, 170
Portal vein thrombosis, 门静脉血栓形成, 287, 288
Portal vein thrombus, 门静脉栓塞, 99, 100
Portal venous system, air in, 门静脉系统, 气体, 59-60
Posterior fossa, hemangioma of, 后颅窝, 血管瘤, 45, 46
Postoperative adhesions, 术后粘连, 307, 308
Postsurgical fibrous adhesions, 术后纤维性粘连, 211, 212
Pott's disease, Pott 病, 83, 84
Pregnancy 妊娠
 ectopic, 异位的, 197-198
 mesenteric venous occlusion in, 肠系膜静脉闭塞, 335-336
Presacral widening, 骶前间隙变宽, 19-20
Prolapse 脱垂
 of gastric mucosa, 胃黏膜, 119, 120
 of terminal ileum, 回肠末端, 227-228
Protein-losing enteropathy, 蛋白丢失性肠病, 200
Pseudoaneurysm 假性动脉瘤
 of gastroduodenal artery, 胃十二指肠动脉, 340
 of pancreatic duodenal artery, 胰十二指肠动脉, 339-340
 splenic artery, 脾动脉, 126, 340
Pseudocysts, in pancreatitis, 假性囊肿, 胰腺炎, 45, 46
Pseudodiverticula, vs. true diverticula, 假性憩室, 真性憩室, 207, 208
Pseudodiverticulosis, esophageal intramural, 假憩室病, 食管壁内, 79-80
Pseudolymphoma, of stomach, 假淋巴瘤, 胃, 243, 244
Pseudomembranous colitis, 假膜性结肠炎, 147-148
 in AIDS, 获得性免疫缺乏综合征, 105, 106
 and pneumatosis, 积气症, 28

Pseudomyxoma Peritonei, 腹腔假黏液瘤, 145-146, 236
Pseudo-obstruction, of small bowel, 假性梗阻, 小肠, 332
Pseudopolyps, in ulcerative colitis, 假息肉, 溃疡性结肠炎, 98
Pseudotumor, of stomach, 假性肿瘤, 胃, 243-244
Psoas abscess, 腰大肌脓肿, 83-84
"Psoas sign," 腰大肌征, 83, 84
Puestow procedure, Puestow 式（纵向式胰管空肠吻合术）, 154
Pulmonary fibrosis, and amiodarone, 弥漫间质性肺纤维化, 胺碘酮, 167, 168
Pulmonary hypersensitivity, in ascariasis, 肺超敏反应, 蛔虫病, 175, 176
Pulmonary hypoplasia, 肺发育不全, 316
Pulmonary lesion, on UGI, 肺部病变, 上消化道, 169-170
Pulmonary sarcoidosis, 肺结节病, 129, 130
Punctate calcifications, 点状钙化, 221, 222
Pyelonephritis, 肾盂肾炎, 123, 124
Pyloric channel 幽门管
 gallstone in, 胆石, 197, 198
 ulcer, 溃疡, 327-328
Pyloric stenosis, 幽门狭窄, 198
Pylorus 幽门
 breaching of, by tumors, 侵犯, 肿瘤, 37, 38
 gastric carcinoma crossing, 胃癌横越, 223-224
Pyogenic infection, gas forming, 化脓性感染, 产气, 60

R

Radiation, and presacral widening, 辐射, 骶前间隙增宽, 19, 20
Radiation enteritis, 放射性小肠炎, 133, 134
"Ram's horn" sign, "羊角"征, 273, 274
Ram's horn stomach, 羊角胃, 88
Raynaud's disease, 雷诺病, 332
Rectal bleeding, 直肠出血, 9, 10
 in colonic diverticula, 结肠憩室, 93, 94
Rectal prolapse, 直肠脱垂, 187, 188
Rectal ulcer syndrome, solitary, 直肠溃疡综合征, 孤立性, 187, 188
Rectum 直肠
 carpet lesions of, 地毯病的, 239-240
 endometriosis involving, 子宫内膜异位, 119, 120
 space between sacrum and, 骶前间隙, 19, 20
Red blood cells, packed, 红细胞, 填充的, 233, 234
Reflux esophagitis, 反流性食管炎, 7-8, 53, 54
Regional enteritis. See Crohn's disease 节段性回肠炎, 见 Crohn 病
Renal cell carcinoma, in von Hippel-Lindau disease, 肾细胞癌,

术语索引

脑视网膜血管瘤病，46
Renal vicarious excretion，肾异位排泄，133-134
Retained surgical device，固定的外科设备，285-286
Retina lesions, and adenomatous polyposis syndrome，视网膜病变，腺瘤息肉综合征，74
Retractile mesenteritis，退缩性肠系膜炎，113，114
Retroperitoneal adenopathy，腹膜后淋巴结病变，155，156
Retroperitoneal causes of presacral widening，骶前间隙增宽的腹膜后间隙原因，20
Retroperitoneal fibrosis，腹膜后纤维变性，20，117，118，193，194
Retroperitoneal lipomatosis，腹膜后脂肪过多症，20
Retroperitoneum, air in，腹膜后间隙，气体，279-280
Rheumatoid arthritis, and small bowel stricture，类风湿性关节炎，小肠狭窄，310
Richter's hernia，Richter疝，93，94
Right-sided heart failure，右心功能衰竭，281，282
Rigler's sign，Rigler征，29，30
Rigler's triangle，Rigler三角，29，30
Rokitansky-Aschoff sinuses，罗-阿窦：胆囊黏膜窦，109，110
Roundworm，蛔虫，16，193，194
Ruptured ectopic pregnancy，异位妊娠破裂，197，198
RUQ pain，右上腹痛，23，24，69，70

S

Sacculations, wide-mouth，囊袋，宽口，207，208
Sacrum, space between rectum and，骶骨，和直肠间间隙，19，20
Salmonella colitis，沙门菌结肠炎，106
Salmonellosis，沙门菌感染，108
"Salty skin,"盐性皮肤，184
"Sandwich sign,""三明治征"，236
Sarcoid, of stomach，结节病，胃，295-296
Sarcoidosis 结节病
　　with hepatosplenomegaly，伴有肝脾大，129-130
　　pulmonary，肺的，129，130
　　of stomach，胃，199，200，295，296
　　and thickened gastric folds，胃黏膜皱襞增厚，97，98
Sarcoma, osteogenic，肉瘤，成骨性的，186
Schatzki's ring，沙特斯基：下食管环，294
Schistosoma japonicum，日本血吸虫，320
Schistosoma mansoni，曼氏血吸虫，320
Schistosomiasis，血吸虫病，269，270
　　of colon，结肠，319-320
Schonlein-Henoch purpura，过敏性紫癜，330

Sclerodactyly，指端硬化，332
Scleroderma，硬皮病，68，172，299，300
　　of colon，结肠，207-208，331-332
　　of small bowel，小肠，331-332
Sclerosing cholangitis，硬化性胆管炎，63，64，117-118，193-194
Selleck's folds，Selleck皱襞，34
Serosal metastases，浆膜转移，119，120，249，250
Serotonin, secretion of, by carcinoid tumors，5-羟色胺，分泌物，类癌瘤，104
Serpiginous filling defects, in esophagus，匐行性充盈缺损，食管，173，174
Serpiginous ulcers，匐行性溃疡，107，108
Serum protein azotemia，血清蛋白氮质血症，133，134
Sessile polyp，无柄息肉，25，26
"Shaggy" esophagus，"凹凸不平的"食管，68
Shigella colitis，志贺杆菌结肠炎，106
Sigmoid colon 乙状结肠
　　actinomycosis of，放线菌病，231-232
　　adenoma of，腺瘤，25-26
　　carcinoma of，癌，291-292
　　filling defects in，充盈缺损，97，98
　　pelvic mass impressing，盆腔肿瘤推压，81-82
　　perforation of，穿孔，292
Sigmoid colon obstruction, with volvulus，乙状结肠梗阻，伴肠扭转，16
Sigmoid diverticulitis，乙状结肠憩室炎，9-10，93-94
Sigmoid diverticulosis，乙状结肠憩室炎，248
Sigmoid volvulus，乙状结肠扭转，5，6，15-16，308
"Silk route" disease，"丝绸之路"病，337-338
Situs ambiguous，位置不明确，257-258
Situs solitus，内脏正位，258
Small bowel 小肠
　　air in，气体，165，166
　　aneurysmal dilatation of，动脉瘤性扩张，47-48，191-192
　　ascariasis of，蛔虫病，175-176
　　carcinoid of，类癌瘤，47，48，103-104
　　dilation of，扩张，165-166
　　distal, collapse of，末端的，塌陷，166
　　feces sign in Crohn's disease，Crohn病的粪便征，253-254
　　fold atrophy in，皱襞萎缩，89，90
　　infection, in AIDS patient，传染，获得性免疫缺乏综合征患者，303-304
　　intramural hemorrhage，壁内出血，329-330
　　ischemic stricture of，局部缺血的狭窄，309-310
　　lymphomas，淋巴瘤，192

358

malabsorption, 吸收不良, 89-90
mastocytosis of, 肥大细胞增多症, 228
paraneoplastic syndrome and, 类癌综合征, 318
pseudo-obstruction of, 假梗阻, 332
scleroderma of, 硬皮病, 331-332
transposition of, 转位, 219-220
Small bowel intussusception, 小肠套叠, 13-14
Small bowel obstruction, 小肠梗阻, 3-4, 165, 166, 211, 212
    Crohn's disease presenting as, Crohn 病表现为, 237-238
Small bowel polyposis syndromes, 小肠息肉病综合征, 13, 14
Small bowel tumors, 小肠肿瘤, 13, 14
Small bowel volvulus, 小肠扭转, 266
Small cell carcinoma of lung, 肺小细胞癌, 174, 317, 318
SMA (superior mesenteric artery) syndrome, 肠系膜上动脉综合征, 21-22
Smooth filling defects, 边缘光滑的充盈缺损, 32
Smooth muscle tumors, of stomach, 平滑肌肿瘤, 胃 62
Solid dysphagia, 固体食物吞咽困难, 91, 92
Spigelian hernia, 半月线疝, 93-94
Spindle cell tumor, 梭形细胞肿瘤, 325, 326
Spleen 脾脏
    air in, 气体, 59, 60
    hemangioma of, 血管瘤, 41, 42, 317, 318, 321, 322
    hematoma of, 血肿, 123, 124
    hydatid cysts in, 包虫囊肿, 318
    infarction, 梗死, 123, 124
    laceration of, 撕裂, 23-24, 42, 49, 50
    lymphangioma of, 淋巴管瘤, 321-322
    lymphoma of, 淋巴瘤, 123, 124
    metastasis to, 转移, 41-42
    microabscesses of, 微小脓肿, 295-296
    perfusion defects in, 灌注缺损, 318
    sarcoid involvement of, 结节病侵及 130
Splenic abscess, 脾脓肿, 123-124, 318
Splenic artery embolization, 脾动脉栓塞, 24
Splenic artery pseudoaneurysm, 脾动脉假性动脉瘤, 126, 339, 340
Splenic cysts, benign, 脾囊肿, 良性的, 41, 42
Splenic flexure, 结肠脾曲, 39, 40
Splenic flexure trauma, 结肠脾曲创伤, 145-146
Splenic flexure volvulus, 结肠脾曲肠扭转, 308
Splenic infarction, 脾梗死, 317, 318
Splenic metastatic disease, 脾脏转移性疾病, 317-318
Splenic vein 脾静脉
    air in, 气体, 59, 60
    thrombosis, 血栓形成, 97, 98

Splenomegaly, 脾大, 302, 318
"Spoke-wheel" configuration, "辐条轮"形, 103, 104
Sports injury, and pancreatic trauma, 运动损伤, 胰腺创伤, 121, 122
Sprue 口炎性腹泻
    and lymphoma, 淋巴瘤, 192
    moulage pattern, 熨烫样影像, 227, 228
    nontropical, 非热带的, 90
Squamous carcinoma 鳞状细胞癌
    of esophagus, 食管, 214
    of hypopharynx, 下咽部, 131-132
Squamous cell carcinoma, 鳞状细胞癌, 180
Squamous papilloma, 鳞状细胞乳头状瘤, 214, 325, 326
Stab wound, 刺伤, 145-146
"Stack of coins" appearance, "硬币堆积"样表现, 208, 329, 330
Staphylococci, and splenic abscess, 葡萄球菌, 脾脓肿, 124
Sterility, male, and cystic fibrosis, 不育, 男性, 囊性纤维化, 183, 184
Stomach. *See also entries at Gastric* 胃
    bull's eye metastatic lesions to, 呈牛眼征的转移性病变, 71-72
    Crohn's disease of, Crohn 病, 273-274
    malignant ulcer of, 恶性溃疡, 17-18
Streptococci, and splenic abscess, 链球菌, 脾脓肿, 124
Stricture 狭窄
    food impaction secondary to, 食物嵌塞续发于, 293-294
    ischemic, of small bowel, 局部缺血的, 小肠, 309-310
Stromal cell tumor 间质细胞瘤
    benign, 良性的, 13, 14, 325, 326
    cystic exophytic gastrointestinal, 囊性外生性的胃肠道间质瘤, 341-342
    exophytic growth of, 外生性生长, 61, 62
Stromal tumor, gastrointestinal, 间质肿瘤, 胃肠道, 61-62
Subclavian artery, aberrant right, 锁骨下动脉, 右侧迷走的, 43-44
Subphrenic abscess, 膈下脓肿, 341, 342
Superior mesenteric artery syndrome, 肠系膜上动脉综合征, 21-22
Surgery, air reabsorption after, 手术, 气体重吸收后, 30
Surgical device, retained, 外科设备, 固定的, 285-286
"Swirl" sign, "涡旋"征, 265, 266
Syphilis, and sarcoid of stomach, 梅毒, 胃结节病, 295, 296

T

Tapeworms, 绦虫, 190
T cell lymphoma, of pancreatic head, T 细胞淋巴瘤, 胰头,

术语索引

323-324
Telangiectasia，毛细血管扩张，332
Teratoma 畸胎瘤
    cystic，囊的，117，118
    pelvic ovarian，盆腔的卵巢的，65-66
Terminal ileal disease，回肠末端疾病，201，202
Terminal ileum 回肠末端
    lymphoid hyperplasia of，淋巴样增生，297-298
    prolapsed, in cecum，脱垂的，盲肠，227-228
    tumors in，肿瘤，13，14
    in ulcerative colitis，溃疡性结肠炎，201，202
Terminal ileum, Crohn's disease in，回肠末端，Crohn 病，95-96
Thalassemia，地中海贫血，289
Thorotrast，二氧化钍，168
Thumbprinting，拇指的指纹，39，40
Thymic cyst，胸腺囊肿，284
Thyroglossal cyst，甲状舌管囊肿，283-284
Thyroglossal duct, persistent，甲状舌管，永存的，284
Thyroid carcinoma，甲状腺癌，73，74
Torsion 扭转
    in gastric volvulus，胃扭转，23，24
    in sigmoid volvulus，乙状结肠扭转，16
Toxic megacolon，中毒性巨结肠，143-144
Tracheoesophageal fistula，气管食管瘘，220
Transjugular intrahepatic portosystemic shunt procedure，经颈静脉肝内门体分流术，234，287，288
Transplant recipients, lymphoma and，移植受体，淋巴瘤，192
Transverse colon 横结肠
    ischemic colitis of，缺血性结肠炎，39-40
    volvulus of，肠扭转，307-308
Trauma 创伤
    abdominal，腹部的，225，226
    common sites，常见位置，226
    in liver laceration，肝裂伤，89，90
    pancreatic，胰腺的，121-122
    splenic injury and，脾脏损伤，24
Traumatic diaphragmatic injury，外伤膈肌损伤，23，24，49-50
Trichobezoar，毛粪石，267，268
Trisomy 21, and Hirschsprung's disease，21 三体，Hirschsprung 病（先天性巨结肠），139，140
Trousseau's syndrome，Trousseau 综合征（自发性上下肢静脉血栓形成），86
True diverticula，真性憩室，207，208
Tuberculosis 结核病
    of cecum，盲肠，249-250
    in HIV patients，HIV 患者，250
    ileal and cecal，回肠和盲肠的，84
    and periileal inflammation，回肠周围炎症，95，96
Tubo-ovarian abscess，输卵管-卵巢脓肿，119，120
Tubovillous adenoma，管状绒毛状腺瘤，26
Tubular adenoma，管状腺瘤，26
Turcot's syndrome，Turcot 综合征（结肠息肉-脑肿瘤综合征），73，74
Turner syndrome，Turner 综合征（性腺发育障碍症），321，322
Typhlitis of cecum，盲肠炎，203-204

U

Ulcer 溃疡
    aphthous，口疮的，107，108
    barium collection by，钡剂聚集，328
    benign gastric，胃良性的，101-102
    "collar button,""领扣"107，108
    Dragstead，一种溃疡的名称 327，328
    duodenal，十二指肠的，137，138，242，277-278
    malignant gastric，胃恶性的，17-18
    and pneumatosis，积气症，27，28
    pyloric channel，幽门管，327-328
    serpiginous，匐行性的，107，108
    vs. pseudodiverticulitis，假憩室病，80
Ulcerated gastric malignancies，溃疡型胃恶性肿瘤，55，56
Ulcerative colitis 溃疡性结肠炎
    acute，急性，57-58
    chronic，慢性，97-98
    in colorectal carcinoma etiology，结肠直肠癌病因学，75，76
    presacral widening in，骶前间隙增宽，19，20
    and sclerosing cholangitis，硬化性胆管炎，193，194
    terminal ileum in，回肠末端，201，202
    and toxic megacolon，中毒性巨结肠，143，144
    vs. Crohn's disease，对 Crohn 病，58
Uncinate process, carcinoma of，钩突，癌，85，86
"Uphill" varices，"上行性"血管曲张，173，174，233，234
Urease，尿素酶，137，138
Uremic gastritis，尿毒症性胃炎，295，296
Ureteral obstruction, in ovarian carcinoma，输尿管梗阻，卵巢癌，167-168
Urinary bladder, air in，膀胱，气体，159，160，247，248
Urinary tract, compression of, by pelvic mass，泌尿道，压迫，盆腔肿瘤，81，82
Urine, hydroxyindoleactic acid in，尿，羟吲哚醋酸，103，104
Urticaria, of colon，荨麻疹，结肠，239，240
Uterine fibroids，子宫平滑肌瘤，82，267，268

V

Varices 血管曲张
"downhill" vs. "uphill," "下行性"对"上行性", 173, 174
esophageal, 食管的, 99, 100, 173-174
bleeding, 出血, 233-234
gallbladder, 胆囊, 169-170
Varicoid carcinoma, 静脉曲张样癌, 234
esophageal, 食管的, 269-270
Varnish bezoar, 油漆性胃石, 268
Vascular pedicle compromise, 血管蒂压迫, 5, 6
Vasculitis, in Behçet's disease, 脉管炎, 白塞氏病, 338
Vas deferens, and cystic fibrosis, 输精管, 囊性纤维化, 183, 184
Vasopressors, 血管加压药, 233, 234
Venous thrombotic disease, 静脉血栓形成, 86
Ventral pancreas, 腹侧胰腺, 209, 210
Vertebral anomalies, and neurogenic cysts, 脊椎畸形, 神经源性囊肿, 12
Vicarious excretion, renal, 异位排泄, 肾的, 133-134
Villous adenomas, 绒毛状腺瘤, 26, 239, 240
of duodenum, 十二指肠, 119, 120
Virchow, R. K., 254
Vitelline duct, 卵黄管, 218
Volvulus, 肠扭转, 6
cecal, 盲肠的, 308
gastric, 胃的, 23-24
mesenteric, 肠系膜的, 265-266
mesenteroaxial, 系膜轴向的, 24
organoaxial, 器官轴向的, 24
sigmoid, 乙状的, 15-16, 308
small bowel, 小肠, 266
splenic flexure, 结肠脾曲, 308
of transverse colon, 横结肠, 307-308
Von Hippel-Lindau disease, 脑视网膜血管瘤病, 45-46
Von Recklinghausen disease, 脑视网膜血管瘤病, 152

W

Waldenstrom's macroglobulinemia, 特发性巨球蛋白血（症）, 298
"Watershed" region, "分水岭"区, 39, 40
Weight loss, sudden, SMA syndrome and, 体重减轻, 突然, 肠系膜上动脉综合征, 21, 22
Whipple procedure, Whipple 式, 86, 154
Whipple's disease Whipple 病
and duodenal fold thickening, 十二指肠皱襞增厚, 34
and lymphoid hyperplasia, 淋巴样增生, 298
Wide-mouth sacculations, 宽口囊袋, 207, 208
Widened mediastinum, 纵隔增宽, 171, 172
Wilms' tumor, 肾母细胞瘤, 301-302
Wilson's disease, 肝豆状核变性, 100, 167, 168

Y

Yersinia infection, 耶尔森菌感染, 95, 96, 298

Z

Zollinger-Ellison syndrome, 卓–埃综合征, 34, 98, 230, 241-242